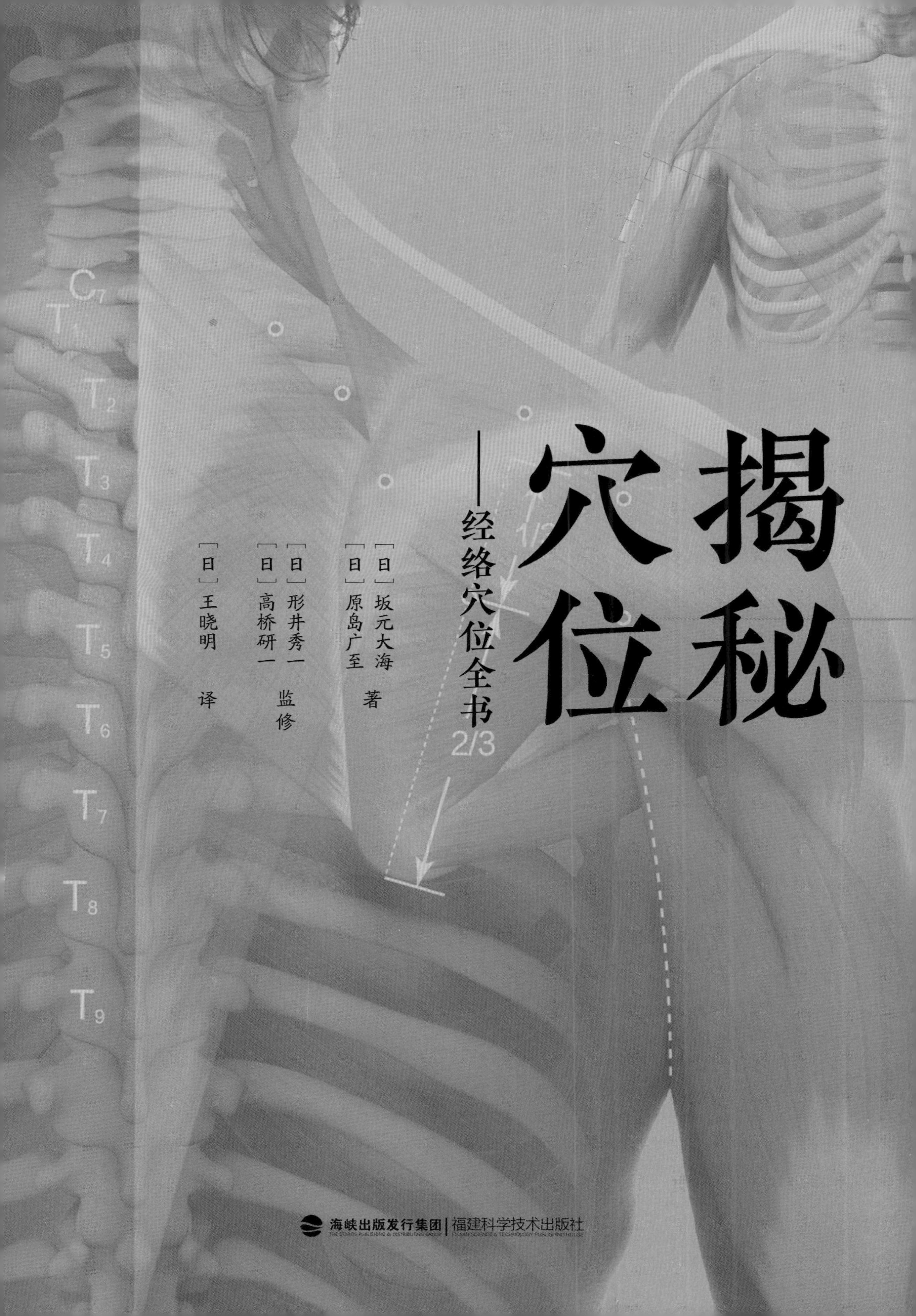

揭秘穴位

——经络穴位全书

[日]坂元大海 [日]原岛广至 著

[日]形井秀一 [日]高桥研一 监修

[日]王晓明 译

海峡出版发行集团 | 福建科学技术出版社

THE STRAITS PUBLISHING & DISTRIBUTING GROUP | FUJIAN SCIENCE & TECHNOLOGY PUBLISHING HOUSE

著作权合同登记号：图字13-2020-030
ツボ単—経穴取穴法・経穴名由來解説・〔ユ〕穴単語集
本作品由太阳文化事业株式会社、四川一览文化传播广告有限公司共同代理，作者原岛广至授权出版中文简体版。

图书在版编目（CIP）数据
揭秘穴位：经络穴位全书 /（日）坂元大海，（日）原岛广至著；（日）王晓明译. -- 福州：福建科学技术出版社，2025. 3. -- ISBN 978-7-5335-7374-4
Ⅰ. R224.1
中国国家版本馆CIP数据核字第2024YG4272号

出 版 人　郭　武
责任编辑　郑琳娜
装帧设计　余景雯
责任校对　王　钦

揭秘穴位——经络穴位全书

著　　者	［日］坂元大海　［日］原岛广至
译　　者	［日］王晓明
出版发行	福建科学技术出版社
社　　址	福州市东水路76号（邮编350001）
网　　址	www.fjstp.com
经　　销	福建新华发行（集团）有限责任公司
印　　刷	雅昌文化（集团）有限公司
开　　本	787毫米×1092毫米　1/16
印　　张	21.5
字　　数	445千字
版　　次	2025年3月第1版
印　　次	2025年3月第1次印刷
书　　号	ISBN 978-7-5335-7374-4
定　　价	148.00元

书中如有印装质量问题，可直接向本社调换。

序一

《揭秘穴位——经络穴位全书》问世的喜悦

《揭秘穴位——经络穴位全书》（下文简称《揭秘穴位》）终于问世。从来没有一本书能对穴位进行如此深入的探索、研究和解析，并以通俗易懂、图文并茂的形式呈现给读者。

迄今为止，对于学生而言，穴位学习，仍是“穴位堪”（勉强为之）；难以记忆的腧穴名称成为“穴位叹”（无可奈何，唯有叹息）；结果常常是灰心无果，成为“穴位瘆”（无可奈何地放弃）。

然而，翻开本书，你一定会欣喜地发现，《揭秘穴位》是引导你探索的“穴位探”，其过程快乐并享受其中，让你体会到学习腧穴的意义。通过本书，你会知道穴位名称的由来，联想到穴位所在部位的解剖结构，想象针刺是如何进入体内并达到身体组织的哪个部位。不知不觉中，你会沉浸在穴位的探索中，成为“穴位耽”（穴位迷）。这样的学习过程，会让你感受到针灸入门后第一次的喜悦和感激。在以后的学习过程中，穴位学习也是锻炼脑力的“穴位锻”，帮助你成为穴位达人。这就是编写本书的目的。

通常，出版一本书需要做很多工作，即使在书到读者手中之前，也有很多辛劳的工作要做。对于本书来说，编撰过程中遇到不少挑战与难题，久久不能付梓。

三年前，本书的作者与作为监修人的我商谈，计划出版本书，但之后的一年多时间里，由于诸多原因而耽搁。忧心忡忡的我，有一天质问编写团队：“难道《揭秘穴位》被搁置了吗？”这句话激起了编写团队的热情，他们开始一步一步推进编写的进程。

之后，本书编写没有“穴位绽”（破绽、散架），而是“穴位谈”（交流、讨论、探究、完善），最终成书，敬献给读者。

我们希望，通过阅读本书，你不仅能了解穴位知识，还能感受到学习本身的喜悦。到那时，《揭秘穴位》一定会成为你的“穴位胆”（对穴位学习有自信及勇气）。

2011 年 2 月

日本筑波技术大学 教授

形井秀一

序 | 二

《揭秘穴位》——针灸知识的宝库

1988 年 4 月至 6 月，根据大阪与上海研究者为期 3 个月的交流协议，我去上海中医学院（现为上海中医药大学）短期留学。其实，在 1984 年，上海中医学院解剖学教研室的教授严振国先生，来到我当时工作的大阪市立大学医学院解剖学教研室研修时，向我介绍了针刺麻醉等中医针灸的现状。当时，中国提倡中西医结合，发挥两者的优势，推进医疗改革。我在上海留学期间，参加了关于中医基础知识的讲座，并翻译了由严教授主编的《经穴断面解剖图解》中的上肢、下肢部。回日本后，我接受严教授的委托，与关西针灸短期大学（现为关西医疗大学）合作，于 1992 年 3 月出版了该书的“上肢部”，同年 12 月出版了“下肢部”。因此，在决定出版“NTS 丛书”之一的《揭秘穴位》编写工作中，我承担了“穴位与解剖学”部分的编写工作。

本书与多数的同类书籍不同，书中不仅标明了解剖名称，还具体说明了针刺时针穿过身体的各个解剖结构层面及其附近的结构。为了进一步深化内容，还单独设立了一个专栏解析（如锁骨下窝、三角肌胸大肌沟等）。具体来说，首先列出针刺时最先穿过的皮肤下感受器的神经，涉及脊神经时，标注其具体支配的脊髓节段。其次，肌肉部分不仅注明肌肉名称，也表述了其支配的神经及功能。不过，并非所有功能都会列出，主要表述了肌肉最常见的功能。此外，还注明穴下动脉的分支及其由来，静脉也是如此。最后，列出针刺深层的骨骼和内脏，尤其是针刺可能导致气胸等危险穴位，书中会特别提示读者注意。

本书的最大特点是对所有穴位进行了全面的解说，包括穴位命名、定位、取穴方法、解剖结构，以及临床有关术语等。读者可以不必再购买相关的数册书籍，本书在手，就可以通过图文并茂形式，系统地学习穴位的基本理论和知识。

针灸疗法的疗效已得到世界卫生组织的认可，希望本书能对从事国民健康保健及传统医学的工作者，如针灸、按摩、推拿、指压师，以及“民间疗法”中重视经络穴位的读者有所帮助。

2011 年 2 月

日本冲绳统合医疗学院（OCIM）院长

高橋研一

序 | 三

简单易懂的穴位书

从 1999 年起，作为物理治疗师与运动员培训师，我对能够为许多市民和运动员服务的针灸疗法产生了兴趣。2007 年，我在美国留学时，美国城市中有很多可以进行针灸治疗的机构，且普通民众对针灸治疗的认可度非常高，给我留下了深刻的印象。原来，针灸疗法不仅局限于亚太地区，即使在重视西医的美国，也被人们所接受。这让我认识到在今后的世界医学发展中，针灸疗法大有前景。回到日本后，为了取得国家的针灸师资格，我进入针灸专门学校学习。刚迈入针灸世界之门，首先映入我眼帘的便是 361 个穴位这个庞大数字。要学习针灸疗法，了解穴位是必不可少的，但这些穴位都是用难懂的汉字书写的，解剖结构（肌肉、骨骼、神经、血管等）也必须记牢。这对即使已经有一些医学基础知识的我来说，也颇有难度。对于不具备基础医学知识的人而言，要付出的努力更远超他们的想象。 然而，对于针灸学生来说，不仅要记住穴位知识，还要能够运用于实际——在身体上准确取穴，否则不仅得不到理想的治疗效果，还有造成患者的严重伤害的风险。为了厘清这些，我们计划编写简明易懂、全面解析穴位的《揭秘穴位》一书。我主要负责每章篇首的解说、经络流注及专栏。

现行的穴位书籍多为大开本，不便携带，而且很少有包含解剖元素的书籍可供研究。因此，我们采用真人结合 3D CG（Computer Graphics）图像的方式，将穴位的词源、定位和取穴方法、解剖结构，以及相关的临床术语以通俗易懂的方式展现在读者面前。我们相信，这将是针灸专业学生的理想读物。此外，不仅是针灸从业人员，也期望物理治疗师、职业治疗师、柔道治疗师和运动员培训师通过本书了解解剖与穴位的关系。本书采用彩色图文结合形式，有助于提高相关知识和技能的学习效果。

我利用自己作为运动员培训师的经验和参与本书编写的经历，从 2011 年起，在鹿儿岛县和福冈县建立设施（Core Factory），提供面向普通民众、老年人和体育爱好者的医疗旅行和运动指导服务，希望为民众的健康和运动员保持最佳运动体质，为医学的发展尽绵薄之力。

最后，我希望有更多的人能够喜欢这本汇聚了众多相关人员的知识和技能的书，并希望它有益于针灸学的进一步发展和人类的健康。

2011 年 2 月

Ark Medical Japan 代表、物理治疗师

坂元大海

序 | 四

破解穴位名称由来的难度和愉悦

读者一直希望见到，不仅仅涉及现代医学和生物学领域，还涉及其他更多学科领域的图书。通过《揭秘穴位》的付梓该愿望得以实现。我们为了帮助针灸初学者更好地理解穴位名称，汇总了大量的文献，尽量以简明、易懂的文字编写本书，尝试通过解释穴位名称的含义、古今穴位名称的由来，以及古代汉字的字形等，加深读者对穴位的理解。

穴位名称生动地描述了每个穴位的解剖特点，有时还用了夸张的比喻手法（如将外踝比为“昆仑山脉”等），将自然界和日常生活中的所有现象都用上了。开卷有益，本书能让你体会到古人对穴位命名的敏锐观察力和卓越想象力。

穴位名称最初出现时，当时的人们一定理解其含义。但是，现代人会感觉穴位名像女性包裹着面纱一样，隐晦难懂。根据本书卷后的参考文献，同一经穴有不同的解释（有时甚至10种以上）。为了使本书便于携带、篇幅紧凑，只能割爱，从诸多解释中选择其中的一种或几种说法。取舍的标准是基于“现代学生学习经穴时，哪种解释能给他们以提示”，这并不一定意味着学术上的连贯性。若还想要进一步深入研究穴位，可请参阅本书的参考文献。

当学生学习经穴时，汉字本身的难度也是一大障碍。为了熟悉它们，本书通过“汉字起源”专栏，揭示了迷人的汉字起源的冰山一角。在常用汉字中，也有一些令人叹为观止的独特的象形字等。彧中的“彡”，联想到“并排的肋骨”；膈关的“膈”，联想到“蒸笼”或隔开胸腔与腹腔的“膈肌”；囟会的“囟”，联想起新生儿“囟门”，这样就更容易理解这些穴位了。

关于这些汉字的起源，与穴位命名的解释一样，因研究者不同而说法迥异。本书中关于汉字起源的解释，有的基于藤堂说，有的引用白川说，可能从专家的角度来看，显得“不靠谱”，但我们优先选择了容易让人联想到穴位的说法，敬请理解。

对穴位名称及汉字的考证研究，局限于必须依据现有的文献及考古出土文物等来推断。如果其有充分的依据，任何人都可以判定了。19 世纪末的甲骨文的发现，为汉语文字研究带来新的契机，穴位名称的起源也有可能通过新的考古发现和对现有考古材料的重新评估而被重新认识。

《揭秘穴位》的最初构想，是希望利用电脑设备上呈现的人体立体图，逐一标注穴位的位置及其解剖结构。然而，在 3D CG 中，存在着一些问题，即如何处理基础数据，如何处理因年龄、性别、种族等不同而产生的不同体形。此外，我们还面临着许多无法在短时间内解决的难题，如穴位的角度和深度问题，血管和神经的走行和分布的个体差异问题，骨骼、肌肉、血管和神经的位置关系因姿势而发生变化的问题等。我们虽然计划最终推出三维软件，但是设定了分阶段完成的目标，即先完成二维书籍，如果能帮助读者通过本书，理解当针灸针刺入穴位时，皮下的神经、血管、肌肉和骨骼会受到哪些影响，我们将万分高兴。

本书的付梓，离不开许多人的合作。我们要感谢筑波技术大学的形井秀一教授，他是第二届日本经穴委员会的主席，感谢他在百忙之中抽出时间来监督、指导本书的编著。也要感谢冲绳统合医疗学院的高桥研一院长，负责监修解剖学部分，并在严格的篇幅限制下撰写简洁明了的解剖学说明。坂元大海先生负责经络流注，各章首页的经络概论及专栏部分，并亲自上阵担任头部模型。在 3D CG 真人合成模型的解剖学确认方面，我们得到了东京玛丽安娜医科大学解剖学系面部重建专家长冈朋人先生的指导。

在真人模特方面，艺术解剖模特 Hiro 先生和女模特 Kawashima 女士欣然同意长期从不同角度拍摄大量照片。

我们要感谢 NTS 出版社吉田隆社长和臼井唯伸先生对本项目的深刻理解和合作。此外，作为摄影师和设计师参与制作的高泽和仁，作为项目编辑、DTP 制作人和设计师奋战在一线的松岛寿子，以及参与 3D CG 建模的住冈大介，连续、超负荷地完成了大量工作。NTS 出版社的井上靖子女士也协助绘制了插图。

此外，谷川宗寿先生负责资料调查和输入数据，东岛香织女士和田中李奈女士负责制作插图和描摹断面解剖和甲骨文等，堀场正彦先生负责制作桌面排版。宫崎智美女士协助中文文献检索。Digital Ippresso 公司的鸠诚一先生协助印刷。

借此机会向众多合作者表示衷心的感谢!

2011 年 2 月

历史、自然科学作者

原島 広至

阅 | 读 | 导 | 航 |

本书由各经脉的概述、穴性与图解、穴名解说[1]、穴位取法，以及相关的解剖要点组成。

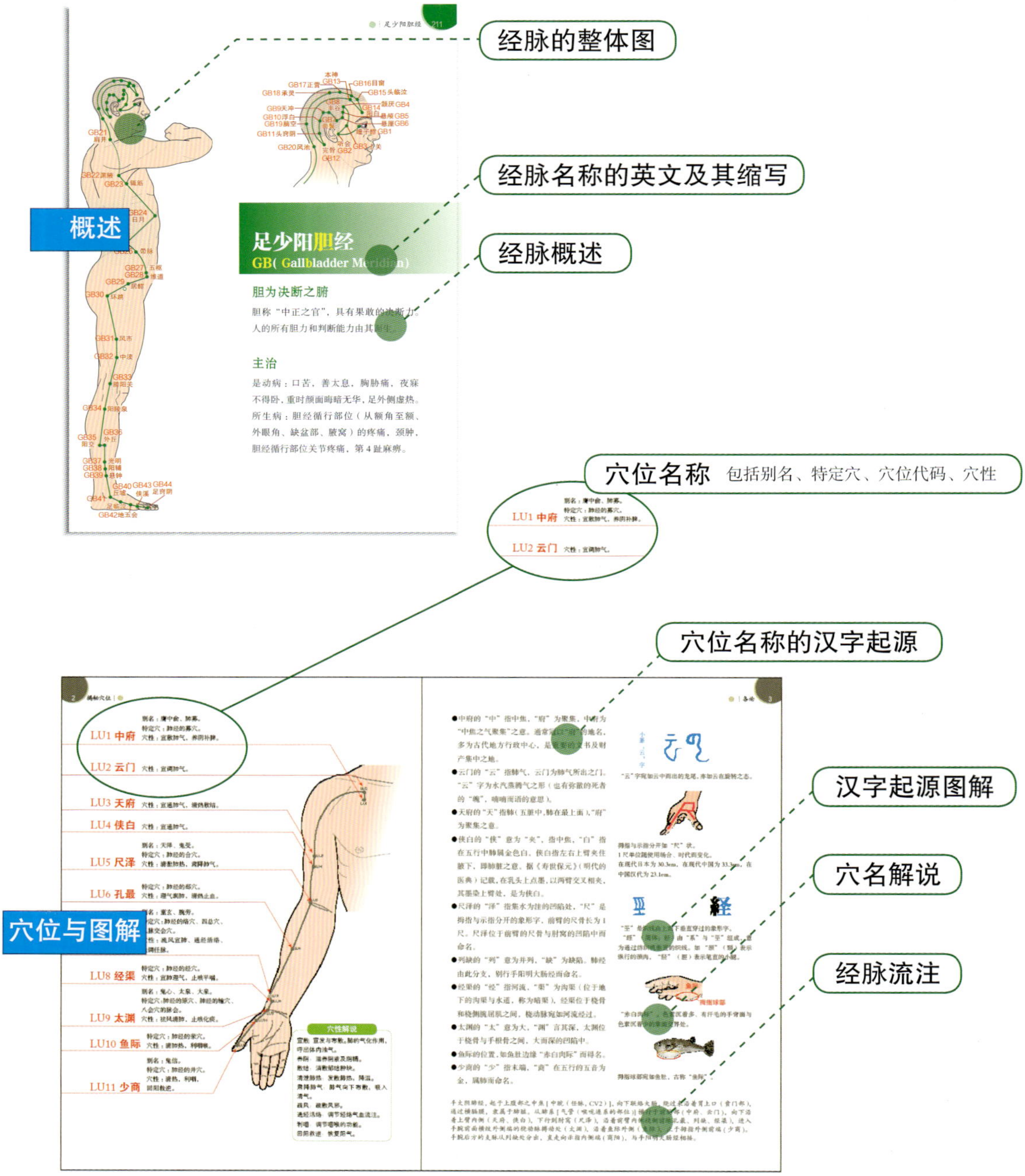

[1] 穴位名称使用的汉字生僻难懂，记忆需要下苦功夫。本书为了让你对穴位的学习加深兴趣，愉快接受，对穴位名称的由来、汉字起源等，进行简单扼要地解说。

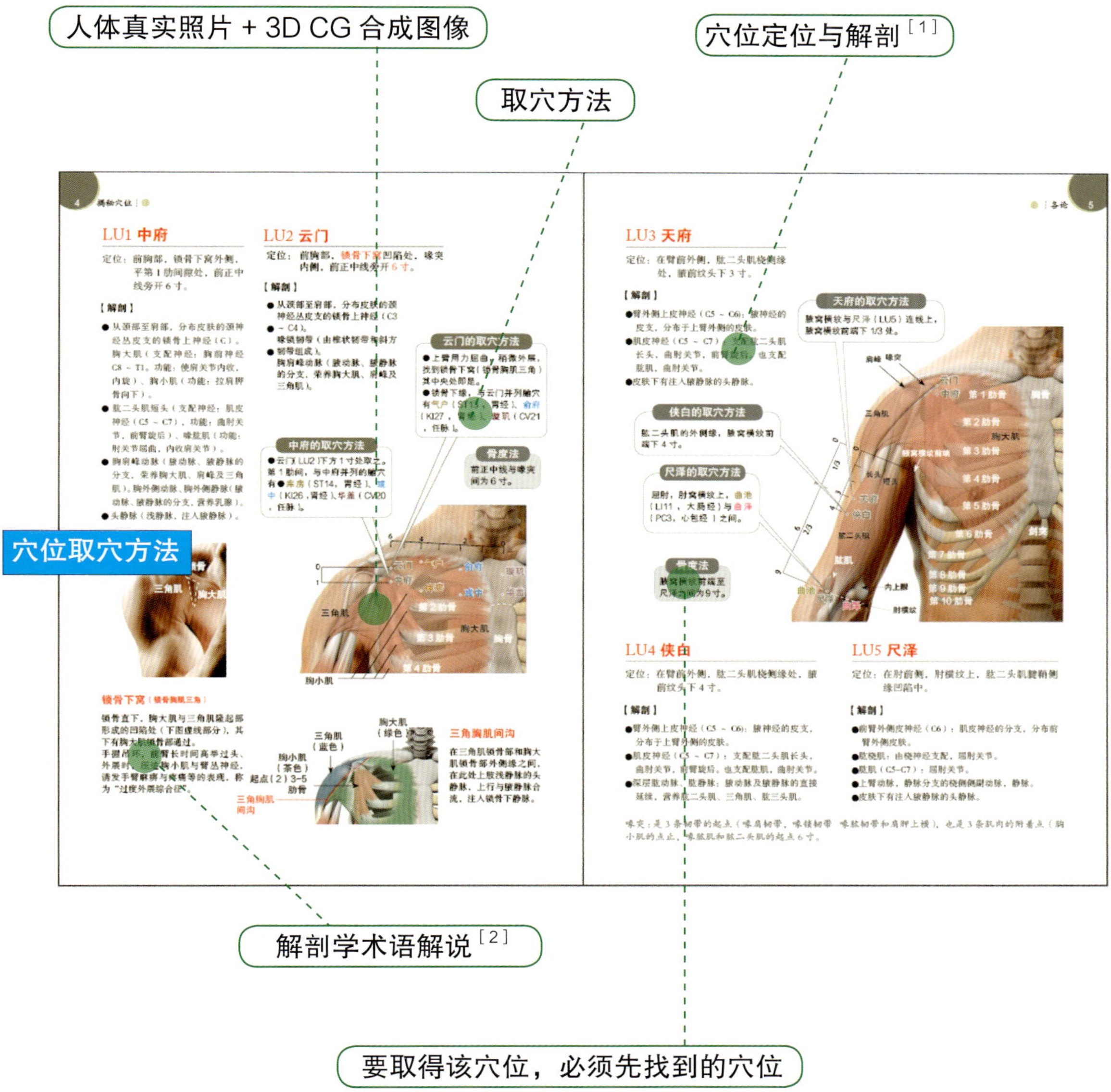

[1] 本书收录了 WHO/WPRO 国际标准化的针灸治疗必要的 361 个穴位定位。
[2] 对有必要理解的解剖学术语进行解说。

目录 CONTENTS

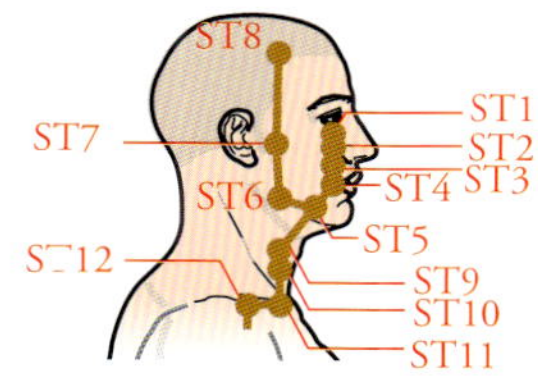

ST8
ST7
ST6
ST12
ST1
ST2
ST3
ST4
ST5
ST9
ST10
ST11

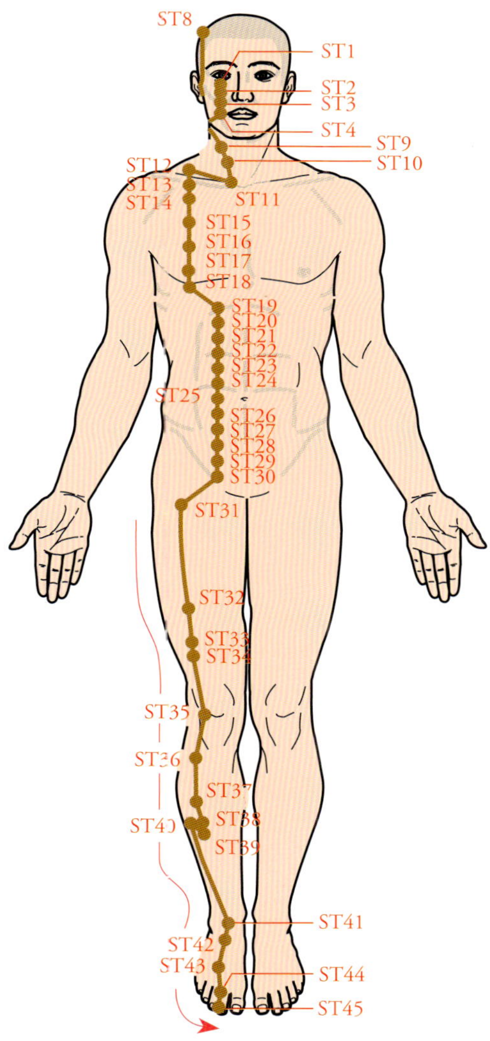

ST8
ST1
ST2
ST3
ST4
ST9
ST10
ST12
ST13
ST14
ST11
ST15
ST16
ST17
ST18
ST19
ST20
ST21
ST22
ST23
ST24
ST25
ST26
ST27
ST28
ST29
ST30
ST31
ST32
ST33
ST34
ST35
ST36
ST37
ST40
ST38
ST39
ST41
ST42
ST43
ST44
ST45

足太阳膀胱经 121

足少阴肾经 165

手厥阴心包经 183

手少阳三焦经 193

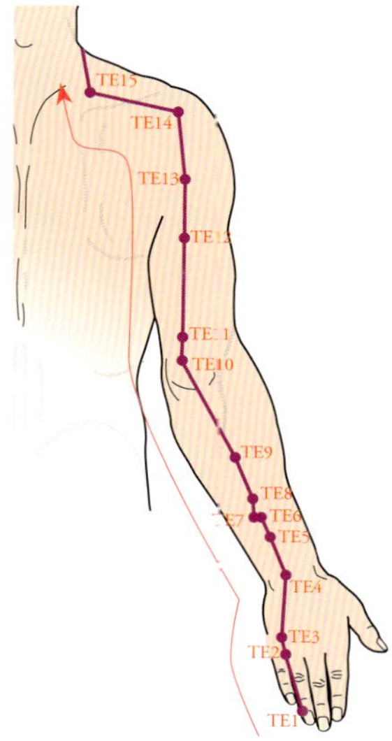

足少阳胆经 211

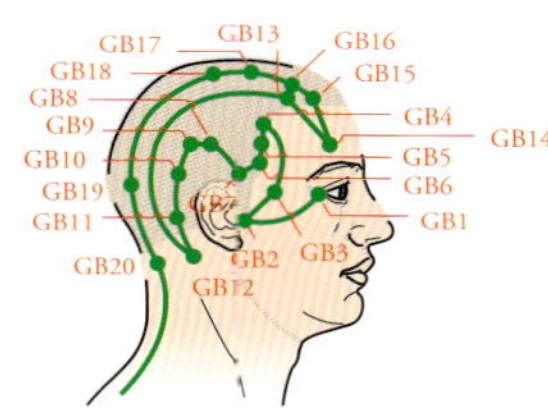

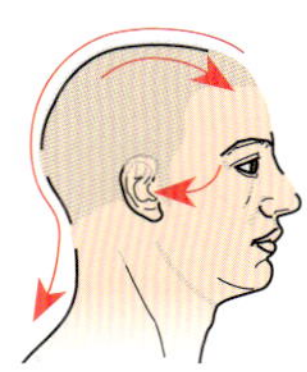

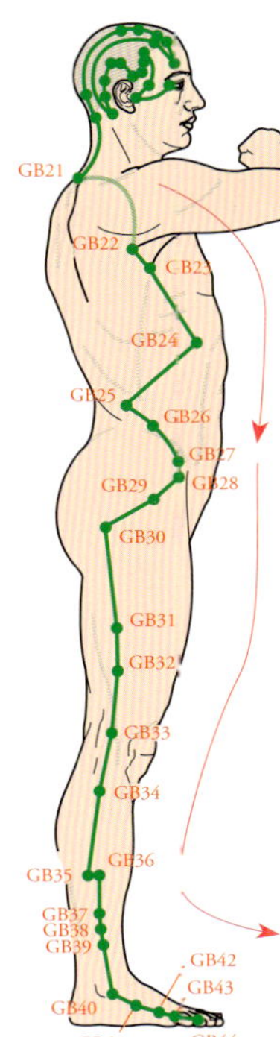

足厥阴肝经……245

督脉……259

任脉……283

奇穴……302

穴位分部图解

头颈部

前面

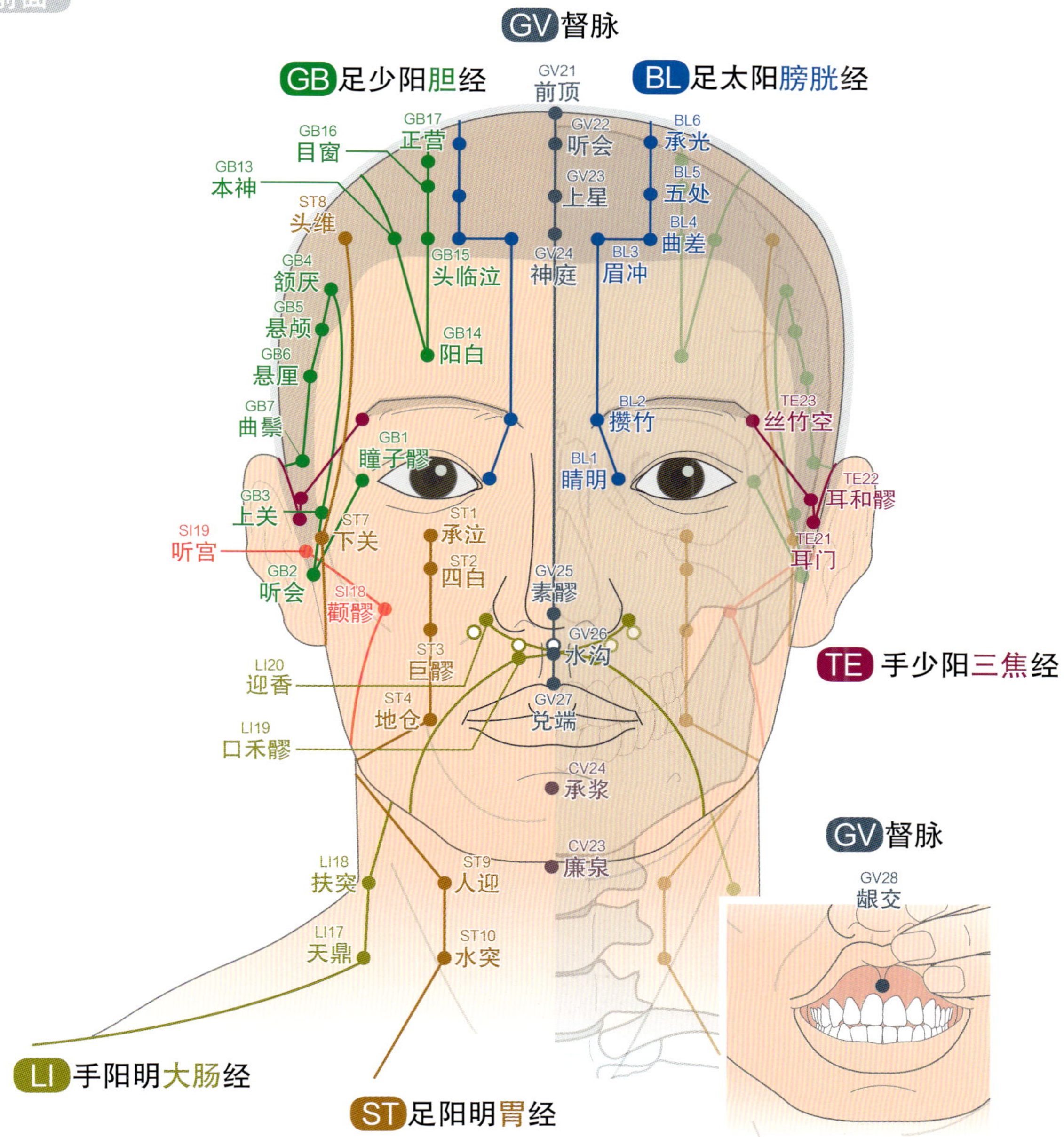

后面

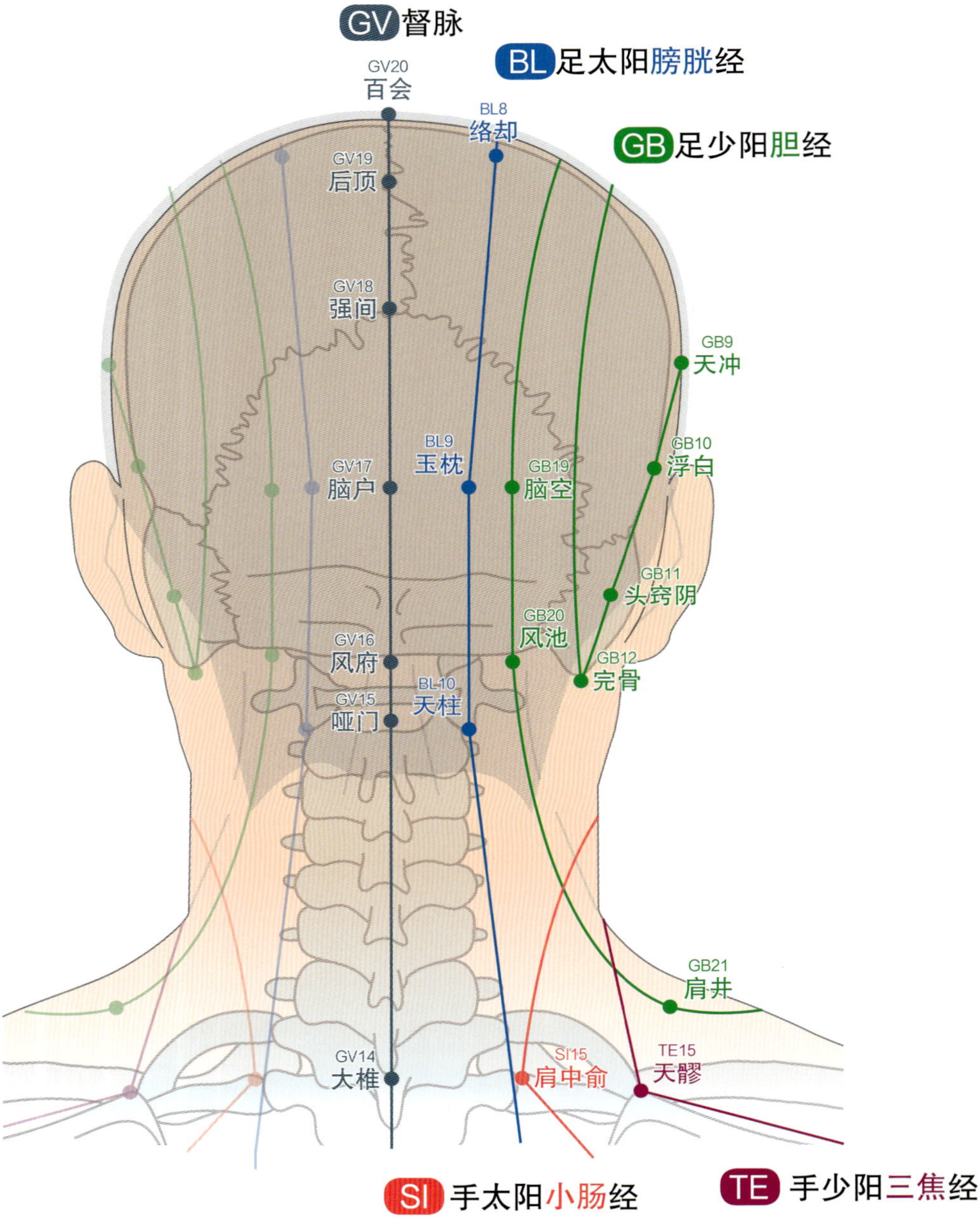
GV 督脉
BL 足太阳膀胱经
GB 足少阳胆经
GV20
百会
BL8
络却
GV19
后顶
GV18
强间
GB9
天冲
BL9
玉枕
GB10
浮白
GV17
脑户
GB19
脑空
GB11
头窍阴
GB20
风池
GV16
风府
GB12
完骨
GV15
哑门
BL10
天柱
GB21
肩井
GV14
大椎
SI15
肩中俞
TE15
天髎
SI 手太阳小肠经
TE 手少阳三焦经

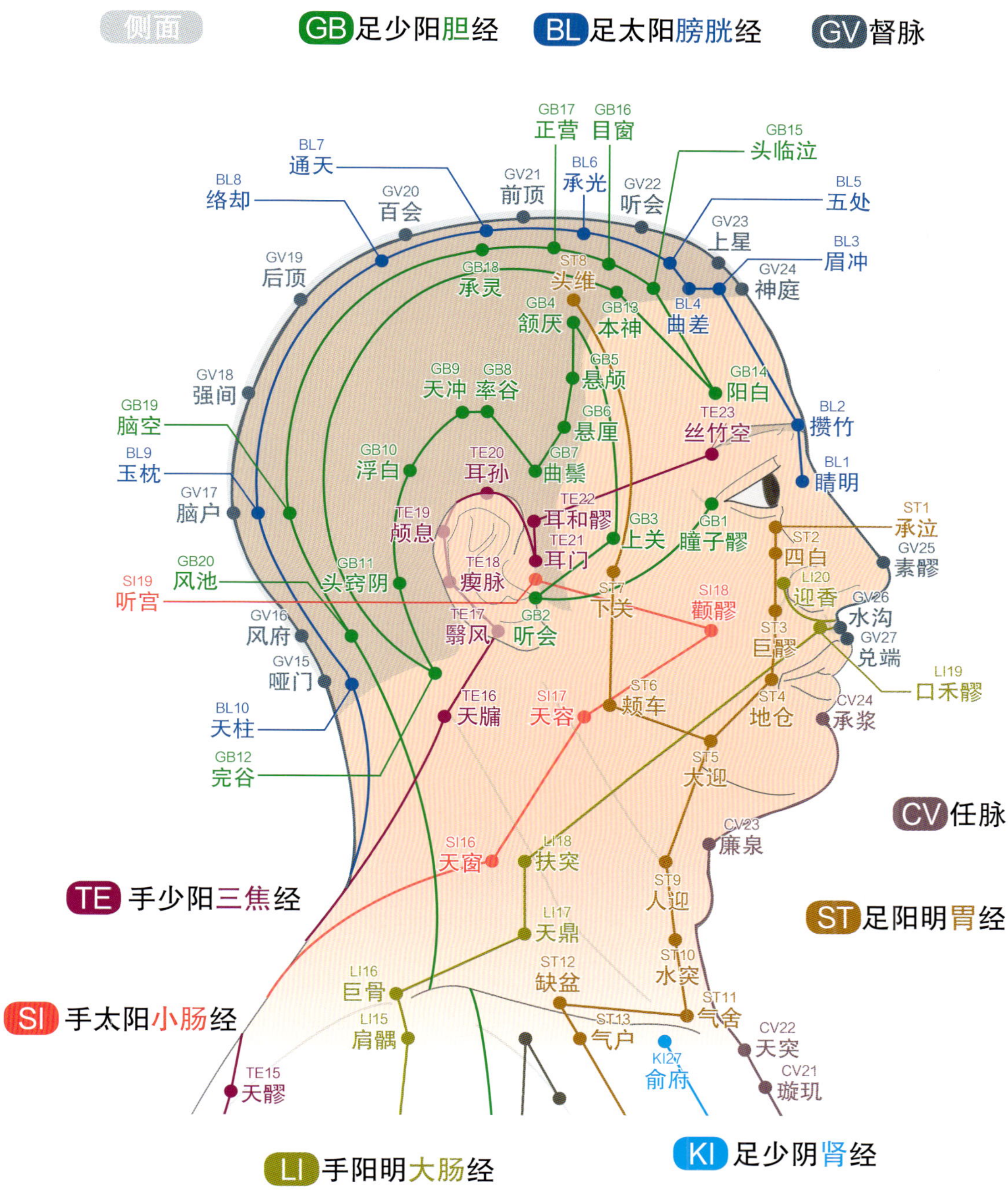
侧面
GB 足少阳胆经
BL 足太阳膀胱经
GV 督脉
GB17 正营
GB16 目窗
GB15 头临泣
BL7 通天
BL6 承光
GV21 前顶
GV22 听会
BL5 五处
BL8 络却
GV20 百会
GV23 上星
BL3 眉冲
GV19 后顶
GB18 承灵
ST8 头维
GV24 神庭
GB4 颔厌
GB13 本神
BL4 曲差
GB5 悬颅
GV18 强间
GB9 天冲
GB8 率谷
GB14 阳白
GB19 脑空
GB6 悬厘
TE23 丝竹空
BL2 攒竹
BL9 玉枕
GB10 浮白
TE20 耳孙
GB7 曲鬓
BL1 睛明
GV17 脑户
TE19 颅息
TE22 耳和髎
GB3 上关
GB1 瞳子髎
ST1 承泣
ST2 四白
GV25 素髎
GB20 风池
GB11 头窍阴
TE18 瘈脉
TE21 耳门
LI20 迎香
SI19 听宫
ST7 下关
SI18 颧髎
GV26 水沟
GV16 风府
TE17 翳风
GB2 听会
ST3 巨髎
GV27 兑端
GV15 哑门
LI19 口禾髎
TE16 天牖
SI17 天容
ST6 颊车
ST4 地仓
CV24 承浆
BL10 天柱
GB12 完谷
ST5 大迎
CV 任脉
CV23 廉泉
SI16 天窗
LI18 扶突
ST9 人迎
TE 手少阳三焦经
ST 足阳明胃经
LI17 天鼎
ST10 水突
LI16 巨骨
ST12 缺盆
SI 手太阳小肠经
ST11 气舍
LI15 肩髃
ST13 气户
CV22 天突
KI27 俞府
TE15 天髎
CV21 璇玑
LI 手阳明大肠经
KI 足少阴肾经

躯干部

胸・腹面

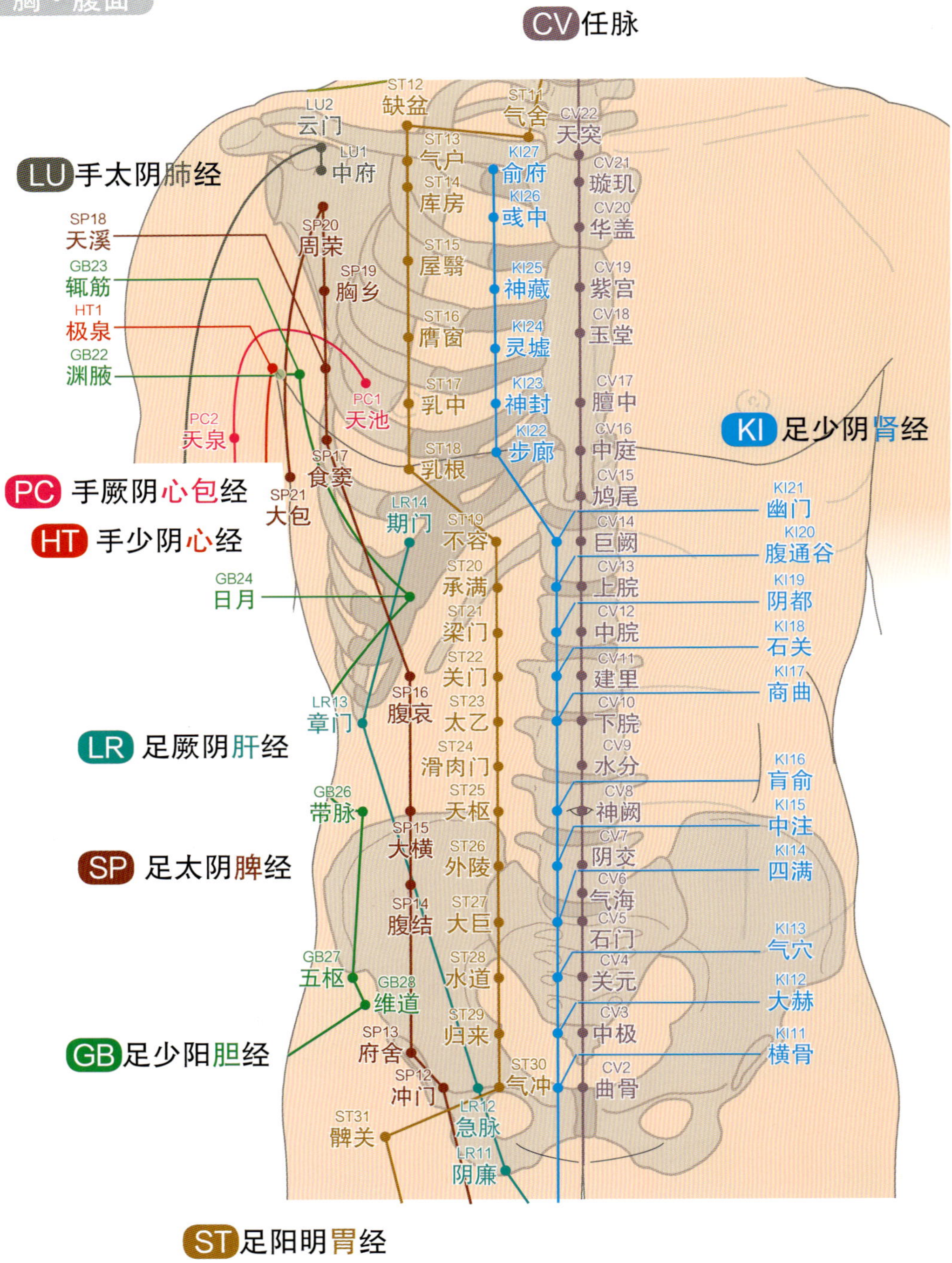
CV任脉
LU手太阴肺经
PC手厥阴心包经
HT手少阴心经
LR足厥阴肝经
SP足太阴脾经
GB足少阳胆经
ST足阳明胃经
KI足少阴肾经
ST12 缺盆
LU2 云门
LU1 中府
ST11 气舍
CV22 天突
ST13 气户
KI27 俞府
CV21 璇玑
ST14 库房
KI26 彧中
CV20 华盖
SP18 天溪
SP20 周荣
GB23 辄筋
SP19 胸乡
ST15 屋翳
KI25 神藏
CV19 紫宫
HT1 极泉
ST16 膺窗
KI24 灵墟
CV18 玉堂
GB22 渊腋
PC1 天池
ST17 乳中
KI23 神封
CV17 膻中
PC2 天泉
KI22 步廊
CV16 中庭
ST18 乳根
SP17 食窦
CV15 鸠尾
SP21 大包
LR14 期门
ST19 不容
CV14 巨阙
KI21 幽门
KI20 腹通谷
ST20 承满
CV13 上脘
GB24 日月
KI19 阴都
ST21 梁门
CV12 中脘
KI18 石关
ST22 关门
CV11 建里
KI17 商曲
LR13 章门
SP16 腹哀
ST23 太乙
CV10 下脘
ST24 滑肉门
CV9 水分
KI16 肓俞
GB26 带脉
ST25 天枢
CV8 神阙
SP15 大横
KI15 中注
CV7 阴交
ST26 外陵
KI14 四满
CV6 气海
SP14 腹结
ST27 大巨
CV5 石门
KI13 气穴
GB27 五枢
ST28 水道
CV4 关元
GB28 维道
KI12 大赫
ST29 归来
CV3 中极
SP13 府舍
KI11 横骨
ST30 气冲
CV2 曲骨
SP12 冲门
LR12 急脉
ST31 髀关
LR11 阴廉

背面

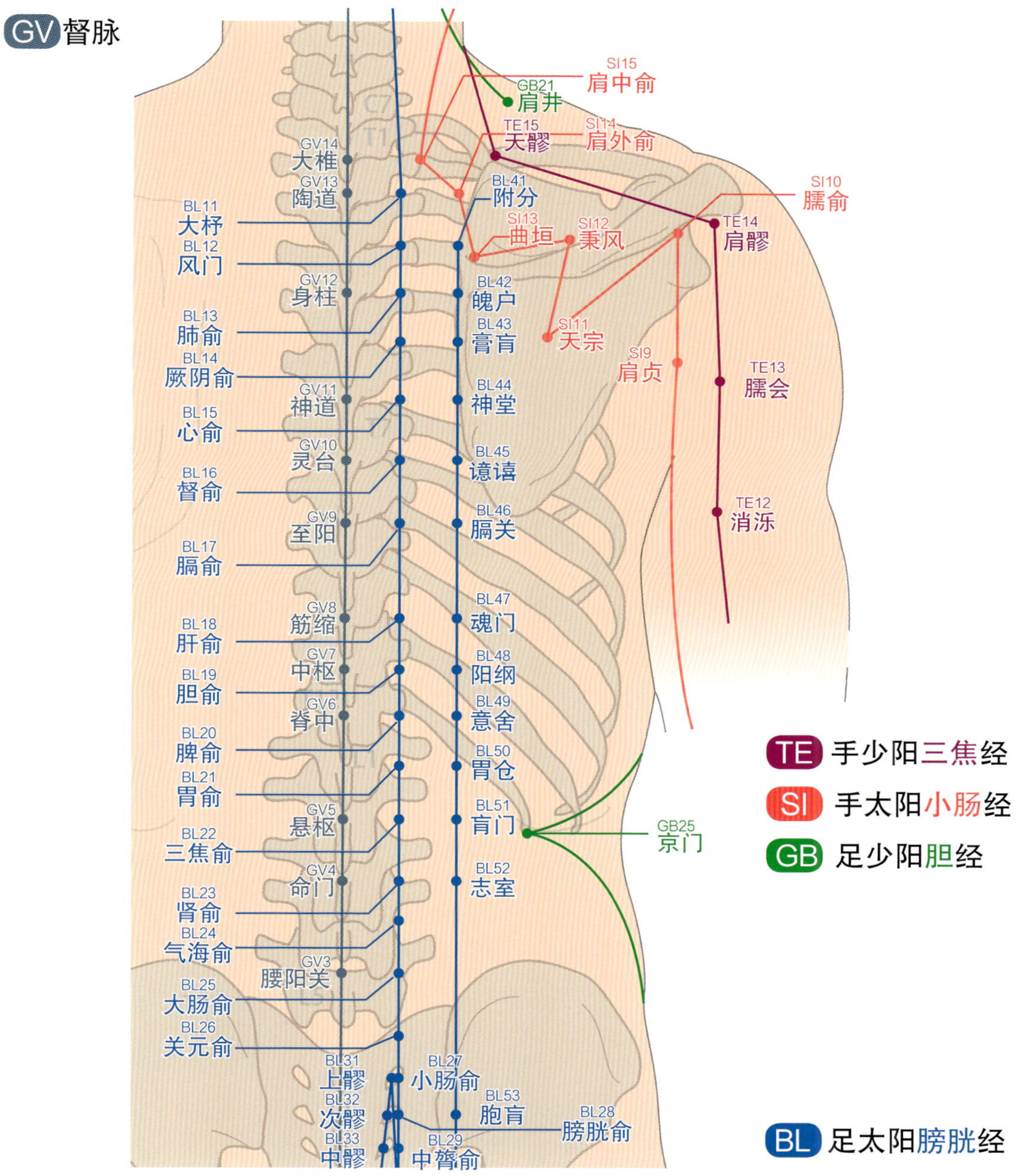
GV 督脉
SI15 肩中俞
GB21 肩井
TE15 天髎
SI14 肩外俞
GV14 大椎
GV13 陶道
BL41 附分
SI10 臑俞
BL11 大杼
SI13 曲垣
SI12 秉风
TE14 肩髎
BL12 风门
GV12 身柱
BL42 魄户
BL13 肺俞
BL43 膏肓
SI11 天宗
BL14 厥阴俞
SI9 肩贞
TE13 臑会
GV11 神道
BL44 神堂
BL15 心俞
GV10 灵台
BL45 譩譆
BL16 督俞
GV9 至阳
BL46 膈关
TE12 消泺
BL17 膈俞
GV8 筋缩
BL47 魂门
BL18 肝俞
GV7 中枢
BL48 阳纲
BL19 胆俞
GV6 脊中
BL49 意舍
BL20 脾俞
BL50 胃仓
BL21 胃俞
GV5 悬枢
BL51 肓门
GB25 京门
BL22 三焦俞
GV4 命门
BL52 志室
BL23 肾俞
BL24 气海俞
GV3 腰阳关
BL25 大肠俞
BL26 关元俞
BL31 上髎
BL27 小肠俞
BL32 次髎
BL53 胞肓
BL28 膀胱俞
BL33 中髎
BL29 中膂俞
TE 手少阳三焦经
SI 手太阳小肠经
GB 足少阳胆经
BL 足太阳膀胱经

侧面

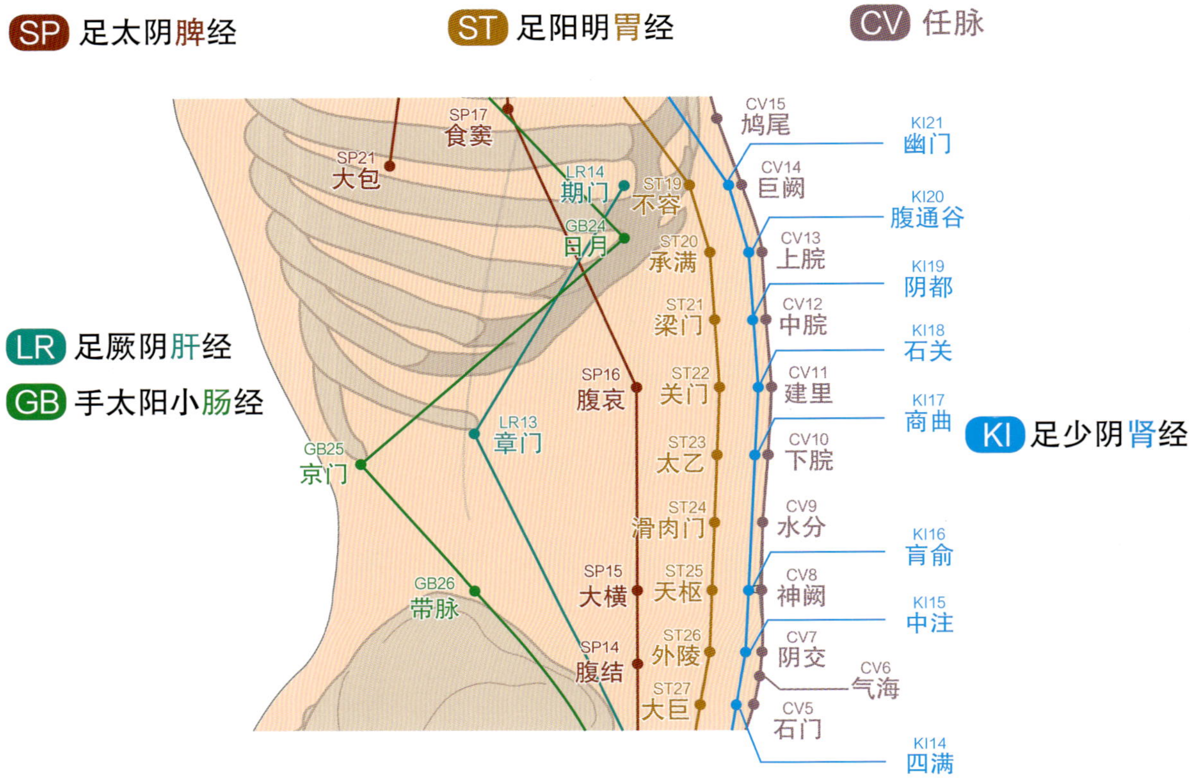
SP 足太阴脾经
ST 足阳明胃经
CV 任脉
LR 足厥阴肝经
GB 手太阳小肠经
KI 足少阴肾经
SP17 食窦
SP21 大包
LR14 期门
GB24 日月
ST19 不容
ST20 承满
ST21 梁门
SP16 腹哀
ST22 关门
LR13 章门
GB25 京门
ST23 太乙
ST24 滑肉门
GB26 带脉
SP15 大横
ST25 天枢
SP14 腹结
ST26 外陵
ST27 大巨
CV15 鸠尾
CV14 巨阙
CV13 上脘
CV12 中脘
CV11 建里
CV10 下脘
CV9 水分
CV8 神阙
CV7 阴交
CV6 气海
CV5 石门
KI21 幽门
KI20 腹通谷
KI19 阴都
KI18 石关
KI17 商曲
KI16 肓俞
KI15 中注
KI14 四满

背面

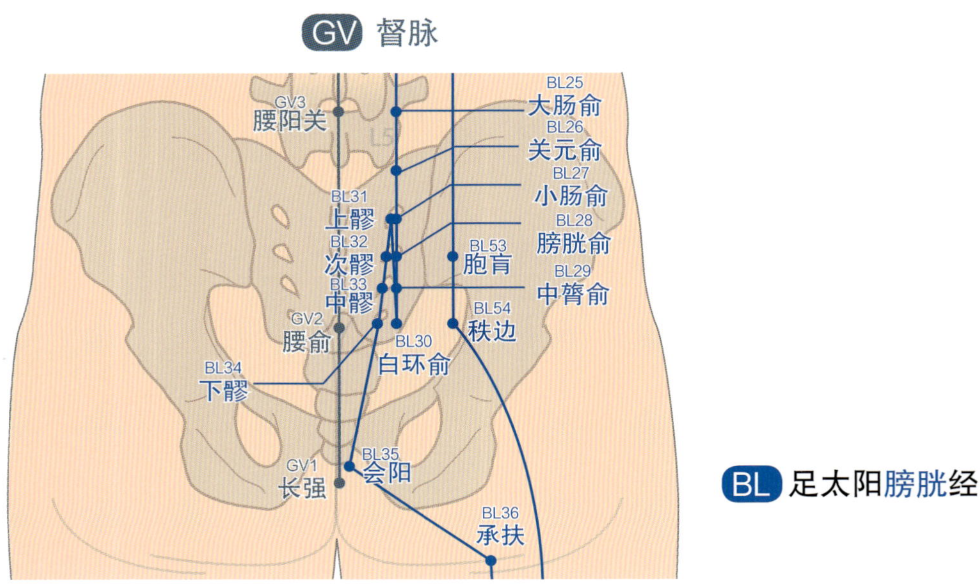
GV 督脉
BL 足太阳膀胱经
GV3 腰阳关
BL25 大肠俞
BL26 关元俞
BL27 小肠俞
BL31 上髎
BL28 膀胱俞
BL32 次髎
BL53 胞肓
BL33 中髎
BL29 中膂俞
GV2 腰俞
BL54 秩边
BL30 白环俞
BL34 下髎
GV1 长强
BL35 会阳
BL36 承扶

上肢部

侧面

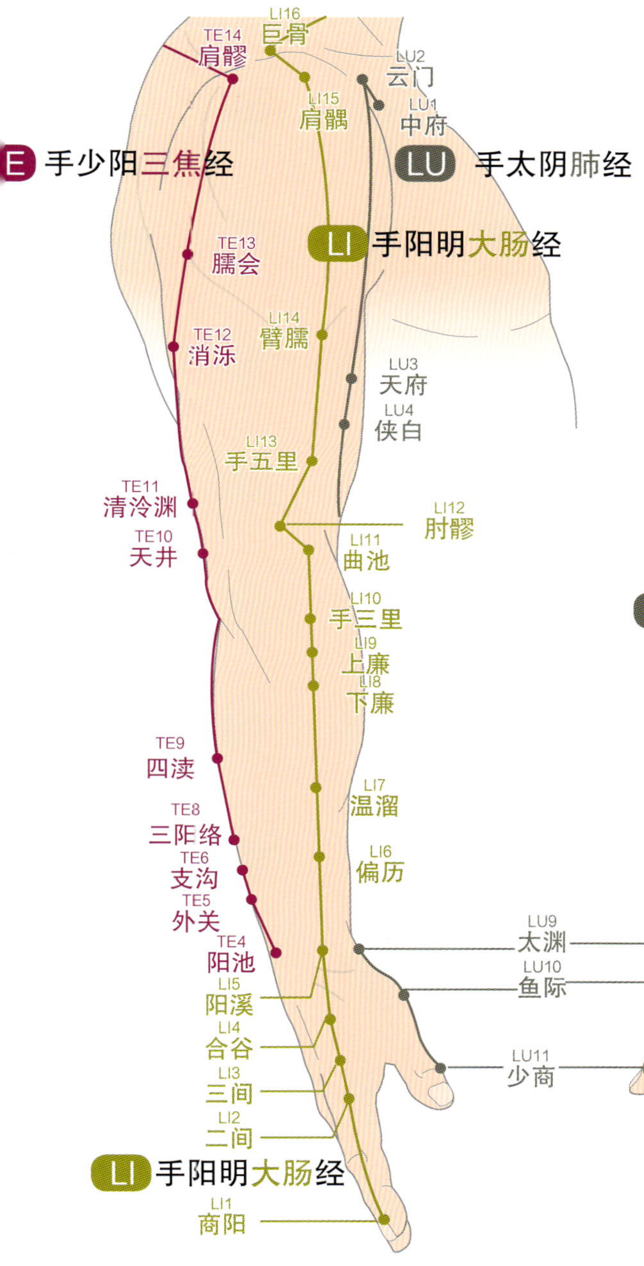

LI16 巨骨
TE14 肩髎
LU2 云门
LU1 中府
LI15 肩髃
E 手少阳三焦经
LU 手太阴肺经
LI 手阳明大肠经
TE13 臑会
LI14 臂臑
TE12 消泺
LU3 天府
LU4 侠白
LI13 手五里
TE11 清泠渊
LI12 肘髎
TE10 天井
LI11 曲池
LI10 手三里
LI9 上廉
LI8 下廉
TE9 四渎
LI7 温溜
TE8 三阳络
LI6 偏历
TE6 支沟
TE5 外关
TE4 阳池
LI5 阳溪
LU9 太渊
LU10 鱼际
LI4 合谷
LU11 少商
LI3 三间
LI2 二间
LI 手阳明大肠经
LI1 商阳

前面

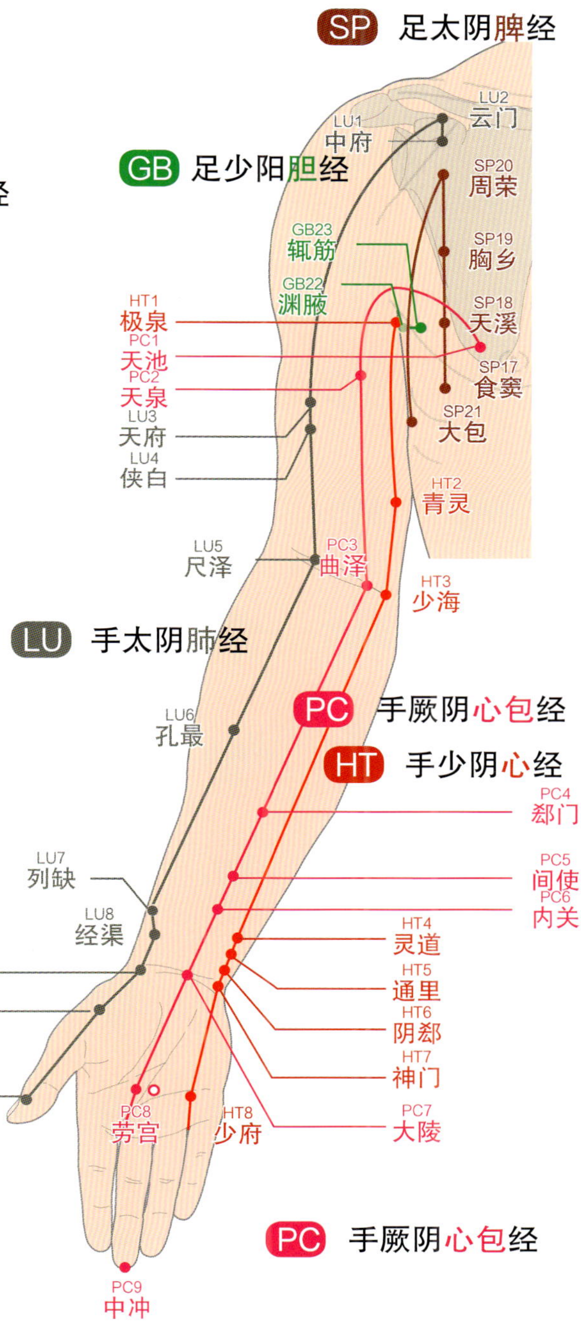

SP 足太阴脾经
LU2 云门
LU1 中府
GB 足少阳胆经
SP20 周荣
GB23 辄筋
SP19 胸乡
GB22 渊腋
HT1 极泉
SP18 天溪
PC1 天池
PC2 天泉
SP17 食窦
LU3 天府
SP21 大包
LU4 侠白
HT2 青灵
LU5 尺泽
PC3 曲泽
HT3 少海
LU 手太阴肺经
PC 手厥阴心包经
LU6 孔最
HT 手少阴心经
PC4 郄门
LU7 列缺
PC5 间使
PC6 内关
LU8 经渠
HT4 灵道
HT5 通里
HT6 阴郄
HT7 神门
PC8 劳宫
HT8 少府
PC7 大陵
PC 手厥阴心包经
PC9 中冲

后面

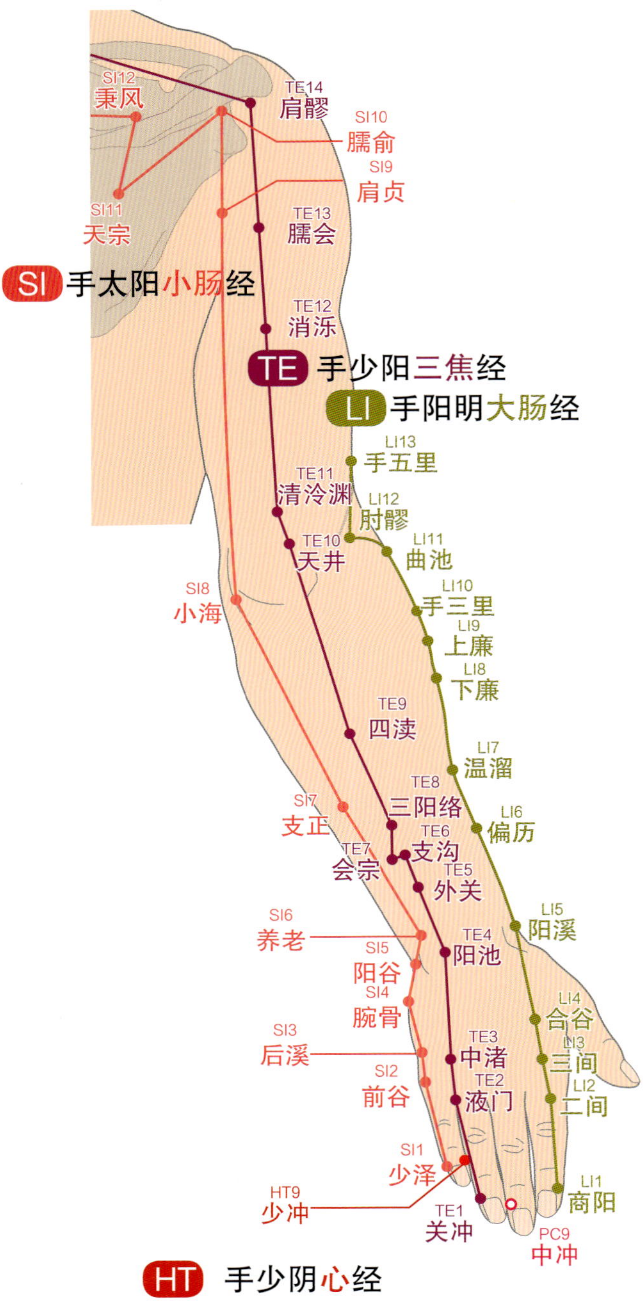

掌侧面（前面）

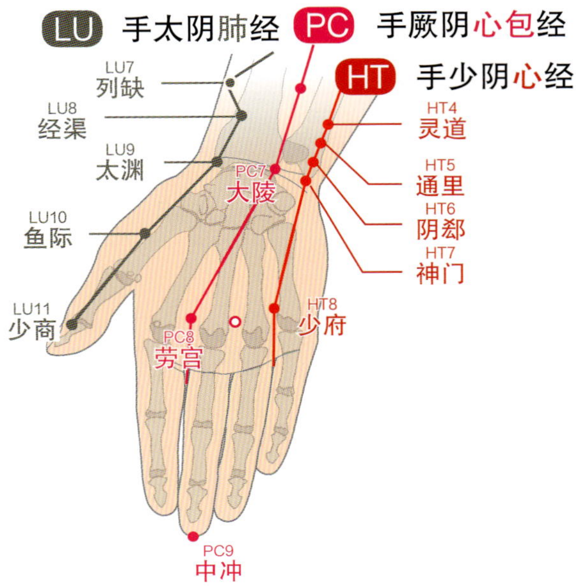

掌侧面（后面）

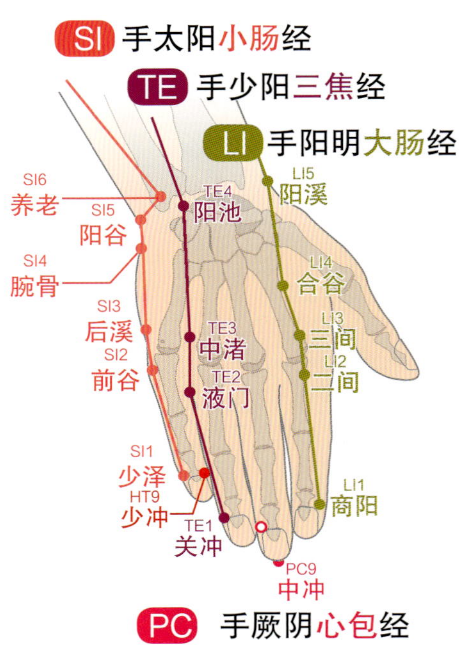

下肢部

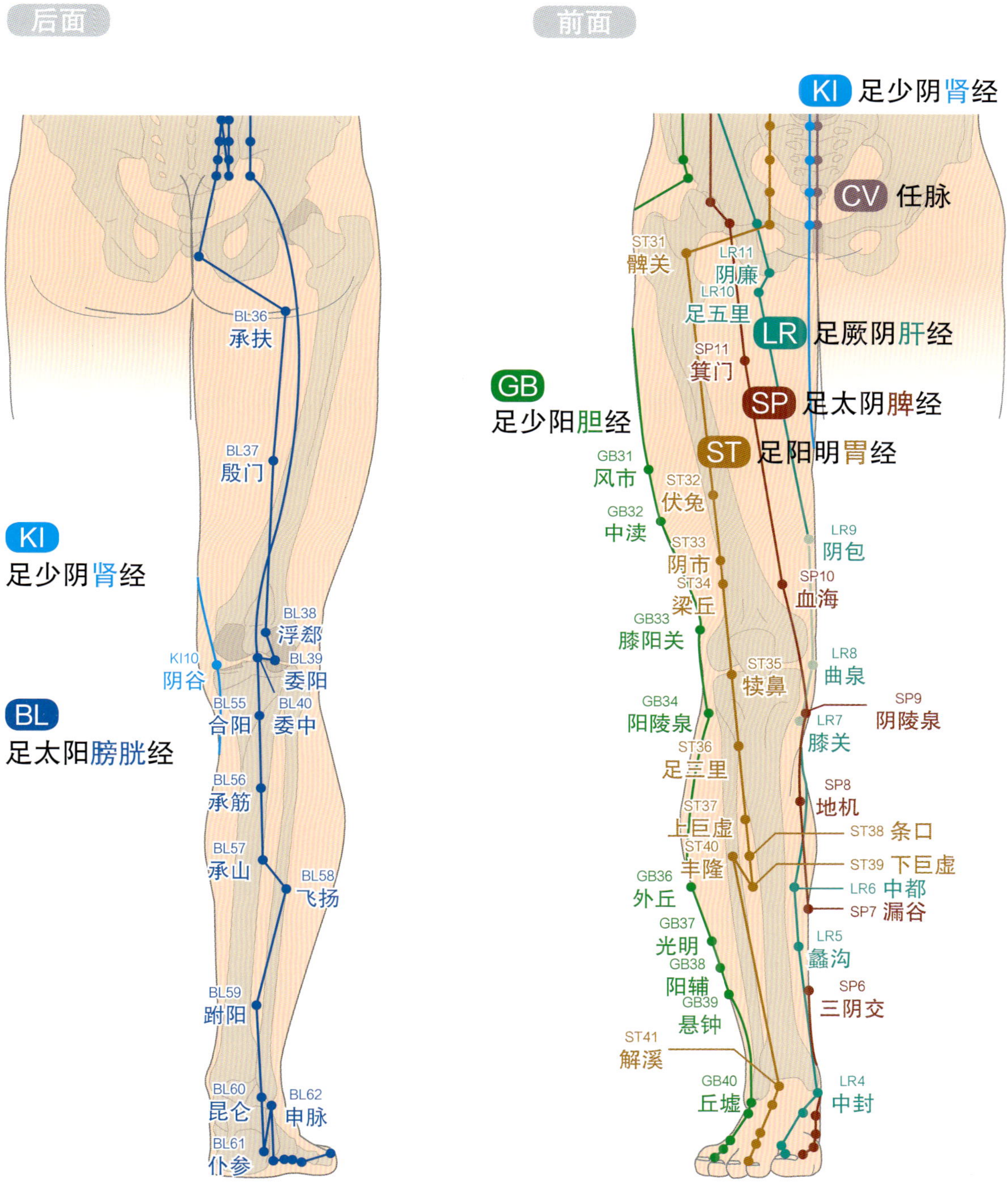
后面
前面
KI 足少阴肾经
BL 足太阳膀胱经
BL36 承扶
BL37 殷门
BL38 浮郄
BL39 委阳
BL40 委中
KI10 阴谷
BL55 合阳
BL56 承筋
BL57 承山
BL58 飞扬
BL59 跗阳
BL60 昆仑
BL62 申脉
BL61 仆参
KI 足少阴肾经
CV 任脉
LR 足厥阴肝经
SP 足太阴脾经
ST 足阳明胃经
GB 足少阳胆经
ST31 髀关
LR11 阴廉
LR10 足五里
SP11 箕门
GB31 风市
ST32 伏兔
GB32 中渎
LR9 阴包
ST33 阴市
ST34 梁丘
SP10 血海
GB33 膝阳关
LR8 曲泉
ST35 犊鼻
SP9 阴陵泉
GB34 阳陵泉
LR7 膝关
ST36 足三里
SP8 地机
ST37 上巨虚
ST38 条口
ST40 丰隆
ST39 下巨虚
GB36 外丘
LR6 中都
SP7 漏谷
GB37 光明
LR5 蠡沟
GB38 阳辅
SP6 三阴交
GB39 悬钟
ST41 解溪
GB40 丘墟
LR4 中封

侧面

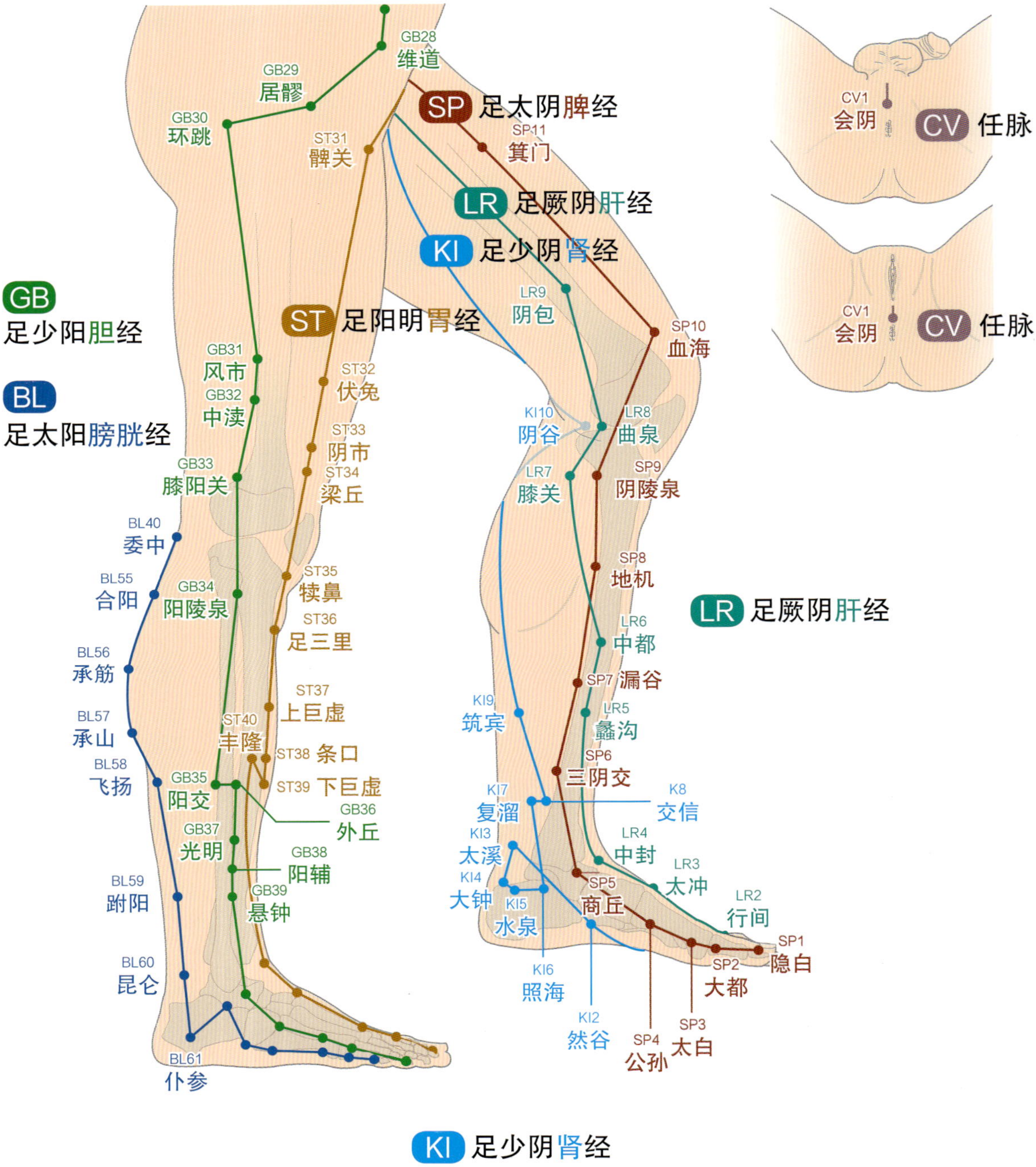
GB28 维道
GB29 居髎
GB30 环跳
ST31 髀关
SP 足太阴脾经
SP11 箕门
LR 足厥阴肝经
KI 足少阴肾经
GB 足少阳胆经
BL 足太阳膀胱经
ST 足阳明胃经
LR9 阴包
SP10 血海
GB31 风市
GB32 中渎
ST32 伏兔
ST33 阴市
ST34 梁丘
GB33 膝阳关
KI10 阴谷
LR8 曲泉
LR7 膝关
SP9 阴陵泉
BL40 委中
BL55 合阳
GB34 阳陵泉
ST35 犊鼻
ST36 足三里
SP8 地机
LR6 中都
BL56 承筋
ST37 上巨虚
SP7 漏谷
KI9 筑宾
LR5 蠡沟
BL57 承山
ST40 丰隆
ST38 条口
ST39 下巨虚
BL58 飞扬
GB35 阳交
GB36 外丘
SP6 三阴交
KI7 复溜
K8 交信
GB37 光明
GB38 阳辅
KI3 太溪
LR4 中封
LR3 太冲
BL59 跗阳
GB39 悬钟
KI4 大钟
KI5 水泉
SP5 商丘
LR2 行间
SP1 隐白
SP2 大都
BL60 昆仑
KI6 照海
KI2 然谷
SP4 公孙
SP3 太白
BL61 仆参
CV1 会阴
CV 任脉
CV1 会阴
CV 任脉
LR 足厥阴肝经
KI 足少阴肾经

足底面（下面）

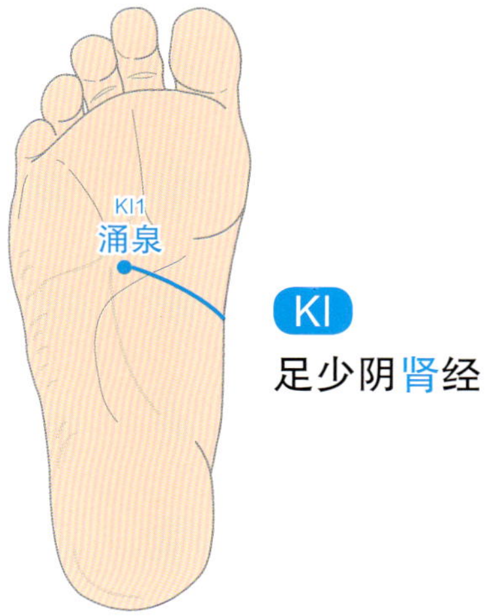

足背面（上面）

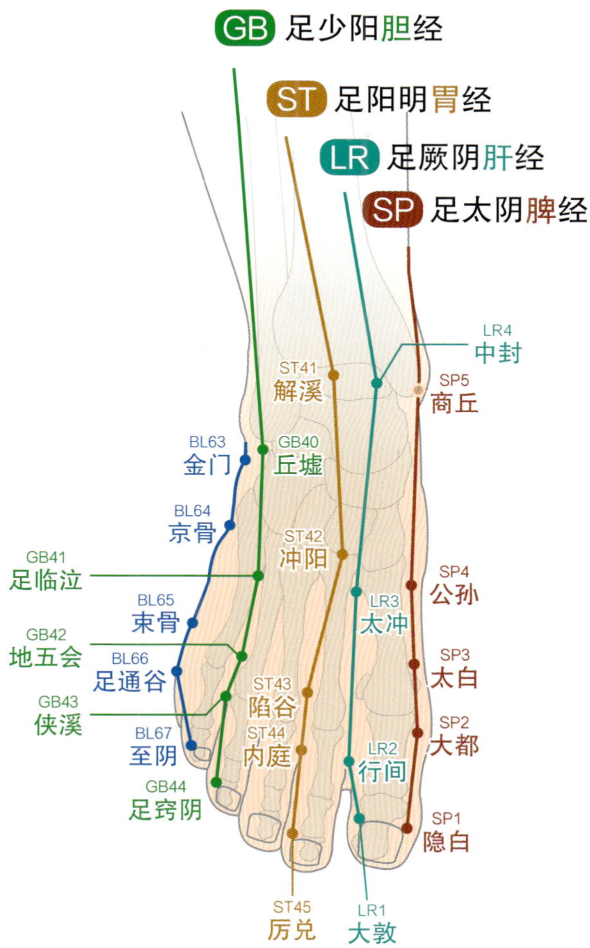

足外侧面

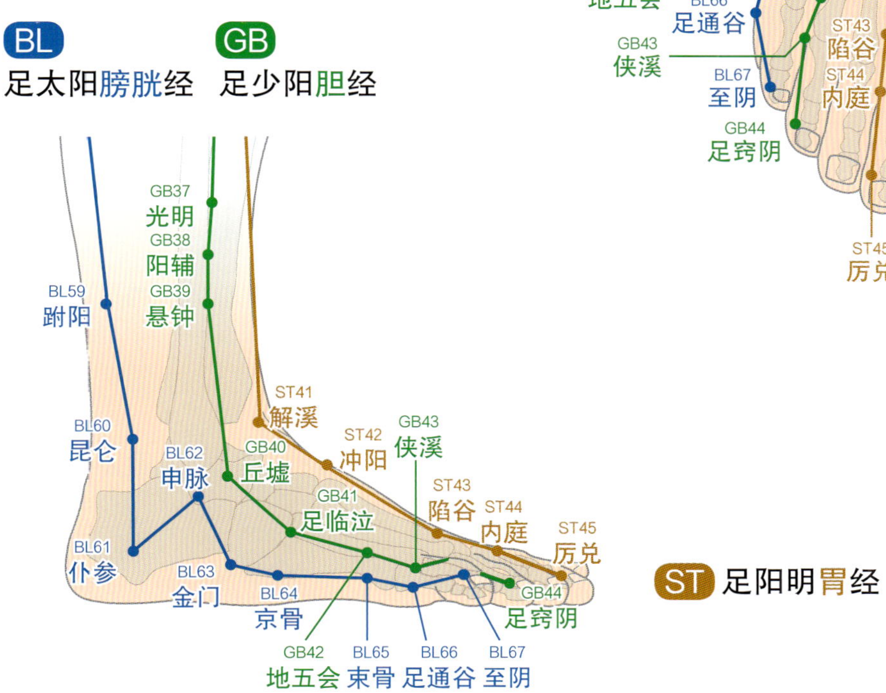

经络穴位概论

关于穴位

针灸学中，常以汉字“穴”表示穴位，以往曾以孔穴、穴道、砭穴等表示，而现代中医学多称为腧穴。

穴位的由来

一般认为手的触摸发现了穴位，如在身体疼痛或不舒服的部位，用手自然地抚摸、触按，缓解其不适；父母温柔地抚摸，使孩子身心愉悦等。

但是，学术观点认为，最初在手足末端施灸，其感觉沿身体纵向传导，从而发现了经络的雏形，后来，人们沿其纵行线上针刺，发现了特异的治疗点。即发现经络走行之后，才确认了穴位的雏形。

经穴、奇穴、阿是穴

经穴

经脉上的穴位，也是针灸学理论体系中的常用穴。因此，经穴与经脉、脏腑及气血等概念密不可分。比如，经穴在 12 经脉及 2 条奇经（任脉、督脉），合计 14 经脉上，共 361 穴。不少经穴对经脉气血运行有影响，如五行穴[1]（井穴、荥穴、输穴、经穴、合穴）与原穴、络穴、郄穴。而俞穴和募穴则会直接影响脏腑。对病因病机的影响，决定了每一个经穴的穴性与主治。经穴在针灸学理论体系中占有重要地位。

腧穴
- 经穴
- 奇穴
- 阿是穴

[1] 五行穴："五行穴"基本上与"五输穴"同义。但是，五行穴中阴经按木、火、土、金、水（相生），阳经按金、水、木、火、土（相生）的规律排列，阴经与阳经的五行穴之间为相克关系。临床上根据五行相生、相克法补泻配穴。（译者注）

奇穴

奇穴有明确的名称与定位，但是其原理不同于针灸理论体系，是在临床上实用的穴位，又称为特效穴。现在，WHO（世界卫生组织）规定的奇穴共 48 个（见第 302 页）。

新穴与奇穴

WHO 规定的奇穴共 48 个，另外还有新穴。奇穴与新穴的区别是，奇穴是 1900 年以前确定的，新穴是 1901 年以后确定的。二者都归类于奇穴，由于年代不同而称呼各异。

阿是穴

触按时感受到的体表的压痛点或敏感点，或触按时感受到硬结或凹陷点，便是阿是穴，亦称天应穴。在现在，与阿是穴相近的概念有压痛点、感觉敏感点、压诊点及应激点等。

五行穴

12 经脉中，除肾经外的 11 条经脉或止或始于指端。在各经脉中从指尖到肘，或从趾尖到膝的经穴中，按五行属性分类的经穴称为五行穴。

五行穴从手足的指端井穴开始，止于肘或膝的合穴，按井、荥、输、经、合的顺序流注。

阴经按木、火、土、金、水，阳经按金、水、木、火、土的顺序与五行相配。即阴经的井穴是井木穴，而阳经的井穴是井金穴。

五行穴根据《难经》69 难与 75 难选穴原则，决定治疗穴位时，要结合各自经脉的五行与经穴的五行属性决定。掌握了经穴的五行属性，就能更好地决定配穴处方。

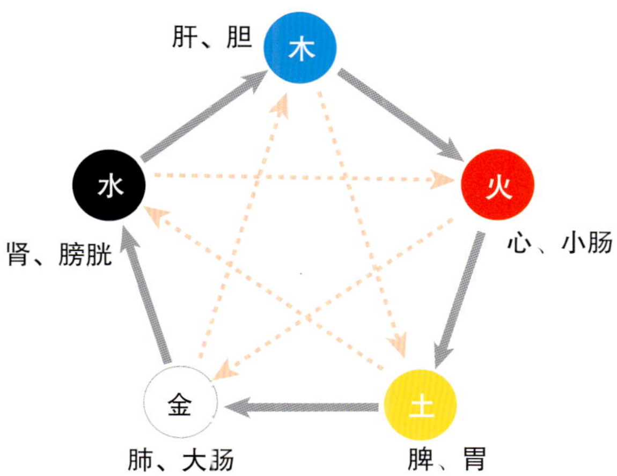

穴位的命名方法

穴位名称，根据其定位、所处位置的形状及功效等，有如下几种命名方法。

根据定位命名

根据骨、关节及穴位等重要标记命名的方法， 如足三里位于髌骨下缘 3 寸，足五里位于期门下 5 寸，扶突从喉结旁开一夫指（3 寸）等。

根据解剖学特点命名

根据古代相关解剖名称命名的方法。如囟会的 “囟”（古指头顶骨前面），玉枕（玉枕骨，古指枕骨），完骨（古指乳突），缺盆（古指锁骨上窝），巨骨（古指锁骨），颊车（古指下颌骨），臂臑（臂，古指前臂；臑，古指上臂或肱二头肌），扶突（古指股四头肌），束骨（古指第 5 跖骨），京骨（古指第 5 跖骨粗隆），关（古指关节）。

根据所处位置的外观、形状命名

根据穴位的外观、形状命名的方法。如泽、谷、溪、池等指位于凹陷处，沟、渠、虚、条等指细长的沟，廉、隆、陵（如阴陵泉、阳陵泉、外陵）等表示隆起处，鱼指大鱼际，犊鼻指小牛的鼻子，庭指内庭，兑（如厉兑）指入口、门，箕（如箕门）指扬米去糠的器具（簸箕）。

根据主治命名

根据穴位的主治命名的方法。如血海，与妇科特别是与调理月经关系密切；水道，与水液代谢（排尿障碍）关系密切；漏谷，可改善排尿障碍；青灵、灵道、神门、神道等，灵与神，与精神作用关系密切。

根据所处部位的特点命名

根据穴位所处部位命名的方法。如冲（冲门、气冲），指动脉搏动处。

根据作用命名

根据针灸学理论所认为的穴位作用命名的方法。如气户指气出入之门户，温溜指温阳之处，商指五行五音属肺金（商丘、少商），少指少阴心经的“少”（少府、少冲、少海），魂门、神堂、意舍、魄户、志室与五神密切相关，背部俞穴（肺俞、心俞及膀胱俞等）与对应脏腑相关。

俞

俞穴，以位于背部，脏腑名称加俞字为代表。用“俞”命名的穴位有很多，如臑俞、肩中俞、肩外俞等。

俞字的本意：① 挖空树木做船；② 表示应答和首肯；③ 通“愈”；④ 背部的穴位。

在俞募穴中，俞代表位于背部的俞穴，与五行穴（井、荥、俞、经、合）中的俞穴同音同义，并与输、腧等字同义。

大与太

经穴名中，有“大”与“太”的穴位不胜枚举，如大赫、太冲[1]、大钟、大都、太溪、太乙、太白、太渊等。

“大” 有物件及事件规模大，或优秀、最高级的意思。“太”有大而卓越、出色的意思。与“大”不同的是，“太”还有初始、第一的意思，如太祖等。而太极拳、太郎中的“太”，则有稳健的意思。

带“风”字的穴位

带有“风”字的穴位多分布在头部、颈项部及肩部等，如风府、风池、风门、翳风、秉风等。五邪之一的风邪容易侵入这些穴位。另外，暑邪与燥邪易侵入人体上部，寒邪与湿邪易侵入人体下部。风邪易引起感冒、中风（脑血管障碍）、偏枯（半身不遂，也称偏风），带有“风”字的穴位多适于治疗上述疾患。风邪所入之处为“门”，所聚之处为“府”，所滞之处为“池”，“翳”与“秉”的意思是抵御风邪入侵。

[1] 原书此处为“大冲”,疑应为“太冲”。（译者注）

关于经络

经络由“经”和“络”组成。经为经纬，本义是纵线和横线。另外，经表示南北走行的道路，现在作为地球的坐标的东经与西经使用。络有缠绕、网状物之意，也有条纹、纹路、表浅血管等意思。

经络，在针灸学里指“经脉”和“络脉”。经脉在身体纵行；络脉连接相关的经脉，如网络维系全身。而经脉与络脉也各自具有分支。

不少人常将“经脉”误认为“经络”，从定义来说，“经络”不等同于“经脉”。

经络由纵行的经脉和横行连接经脉的络脉组成，也可以理解为从深层的经脉向体表走行分支，分为支脉，也就是络脉。络脉纵横交错，遍布全身，包含孙络、浮络等。

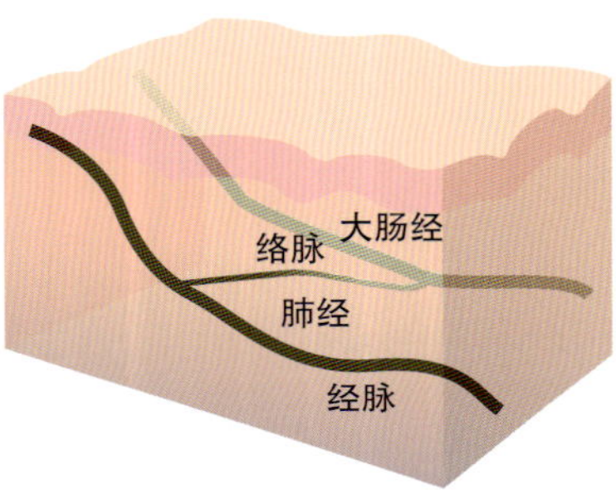

纵行的经脉与横行连接经脉的络脉

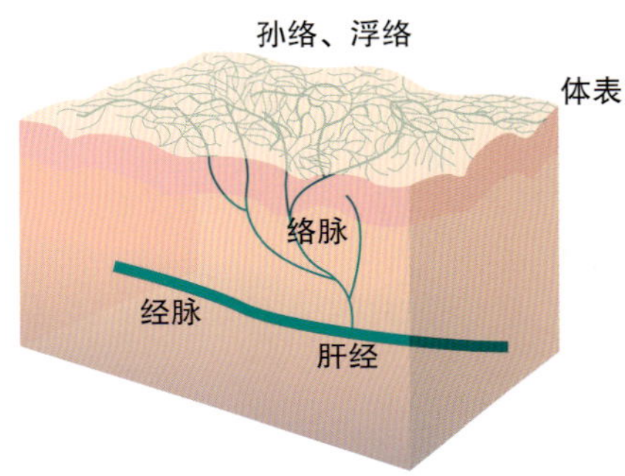

从深层的经脉向体表走行分支，分布表浅的络脉

- 经络
  - 络脉
    - 十五络脉
    - 孙络
    - 浮络
  - 经脉
    - 十二经脉（正经）
      - 手三阴经
        - 手太阴肺经（LU，11穴）
        - 手少阴心经（HT，9穴）
        - 手厥阴心包经（PC，9穴）
      - 手三阳经
        - 手阳明大肠经（LI，20穴）
        - 手太阳小肠经（SI，19穴）
        - 手少阳三焦经（TE，23穴）
      - 足三阴经
        - 足太阴脾经（HT，21穴）
        - 足少阴肾经（KI，27穴）
        - 足厥阴肝经（LR，14穴）
      - 足三阳经
        - 足阳明胃经（ST，45穴）
        - 足太阳膀胱经（BL，67穴）
        - 足少阳胆经（GB，44穴）
    - 奇经八脉
      - 督脉（GV，28穴）
      - 任脉（CV，24穴）
      - 冲脉、带脉、阴维脉、阳维脉、阴跷脉、阳跷脉
    - 经别
    - 经水
    - 经筋

十四正经 = 十二经脉（正经）+ 督脉（GV，28穴）+ 任脉（CV，24穴）

经脉分类

十二经脉

十二经脉各自连接脏腑、头部、躯干及四肢，运行气血于周身，相互连接循环不已。

十二经脉分别隶属六脏六腑，组成三阴经、三阳经。双手双足着地时，身体面向太阳的为阳，反面为阴。阳侧走行的为阳经，阴侧走行的为阴经。三阴经分为太阴经、少阴经、厥阴经，三阳经分为太阳经、少阳经、阳明经，分别走行于头面、躯干、手足，即手三阴经、手三阳经、足三阴经、足三阳经。另外，胃经循行于身体前面的阴侧，胆经循行于身体阴阳交界的侧面。气血走行于经脉的方向称为流注，确定经脉走行方向的体位是双手上举。

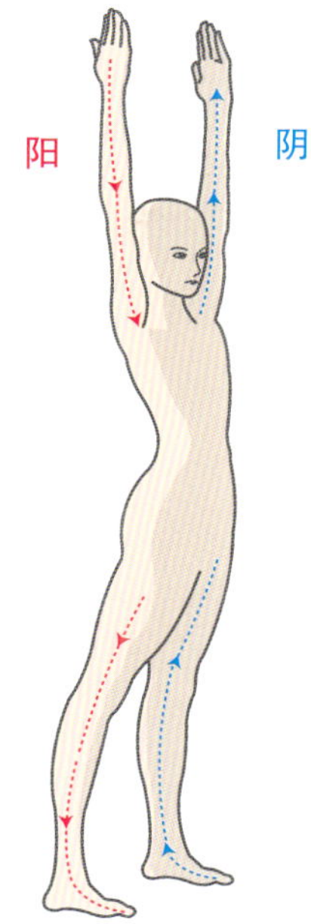

奇经八脉

气血在十二经脉运行，充盈溢出时会流入奇经。奇经有别于十二经脉，所以被称为奇经。

奇经有督脉、任脉、冲脉、带脉、阳跷脉、阴跷脉、阴维脉及阳维脉等 8 条，没有与十二经脉一样的脏腑络属关系，奇经八脉之间也没有表里关系。

奇经八脉纵行、交错于十二经脉之间，加强了经脉之间的联系，调节经脉的气血运行，对十二经脉气血有蓄积和渗灌的调节作用。

奇经八脉之中，任脉与督脉分别循行在躯干的前后正中线上，与十二经脉一样，有固定的穴位。

奇经八脉可依各经脉定出主治穴，称为“总穴”。有 2 条奇经的主治穴组合的治疗方法，其组合也兼治相关经脉的疾患。

阴维脉	内关（心包）	——	（脾）公孙	冲　脉
阳维脉	外关（三焦）	——	（胆）足临泣	带　脉
督　脉	后溪（小肠）	——	（膀胱）申脉	阳跷脉
任　脉	列缺（肺）	——	（肾）照海	阴跷脉

两条奇经的主治穴组合

经别

也称“十二经别”“别行的正经”。是从十二正经别出，循行于胸腹部、头部的 6 对重要经脉，补充了十二经脉在体内外循行的不足。

十二经别的循行，从四肢肘膝关节以上的正经别出后，经过躯干深入体腔与相关的脏腑联系，再浅出体表上行至头、项，在头、项部合于本经经脉。十二经别的作用是加强十二经脉的联系，尤其是加强经脉与所络属的脏腑之间的联系。

经水

经水是将体内的津液流动比喻为中国的十二条河川。不仅气血，津液（体内正常的水液）也如河川一样。《黄帝内经·灵枢》的“经水”篇记载：“足太阳外合于清水，内属膀胱，而通水道焉。足少阳外合于渭水，内属于胆。足阳明外合于海水，内属于胃……”

经筋

也称“十二经筋”。经筋是由十二经脉及相关络脉之气血所濡养的筋肉关节的体系。十二经筋与十二经脉一样，分为三阴三阳，不入脏腑。

经筋的循行走向多是始于四肢，经过肌肉丰厚之处后聚集于大关节周围。其中，部分经筋结于生殖器一带。十二经筋在体表补充十二经脉的循行不足之处。因此，当经筋病变时可见痹痛、拘挛等表现。

特定穴

十四经穴中在临床上有重要作用的、具有经脉共性的、有特殊主治作用的经穴称为特定穴。

特定穴中有五要穴、五行穴、四总穴、八会穴、八脉交会穴、下合穴等。

五要穴：原穴、郄穴、络穴、俞穴、募穴。

五行穴：井穴、荥穴、输穴、经穴、合穴。

四总穴：足三里、委中、列缺、合谷。

八会穴：脏、腑、气、血、筋、脉、骨、髓的精气会聚的经穴。

八脉交会穴：列缺、照海、后溪、申脉、内关、公孙、外关、足临泣。

下合穴：六腑的合穴。

关于流注

经脉运行气血，有一定的规律。饮食经消化、吸收后化为阴精，与自然界中的阳气相合生成真气，循行周身。经脉是气血运行的通路，营气驱动气血运行，作为营血，通过经脉滋养周身。

气血流注始于肺经，然后经大肠经、胃经、脾经……最后由胆经终止于肝经，自肝经返回肺经，重新再循环，周而复始。经脉这一循行规律称为“流注”。经脉的流注大致如下：手三阴经由躯干走向手指；手三阳经由手指走向颜面部；足三阴经由足趾走向胸部；足三阳经由头部（眼周围）走向足趾。如此，三阴三阳的十二经脉气血流注覆盖手足、头面、颈部、胸腹、腰背等周身。

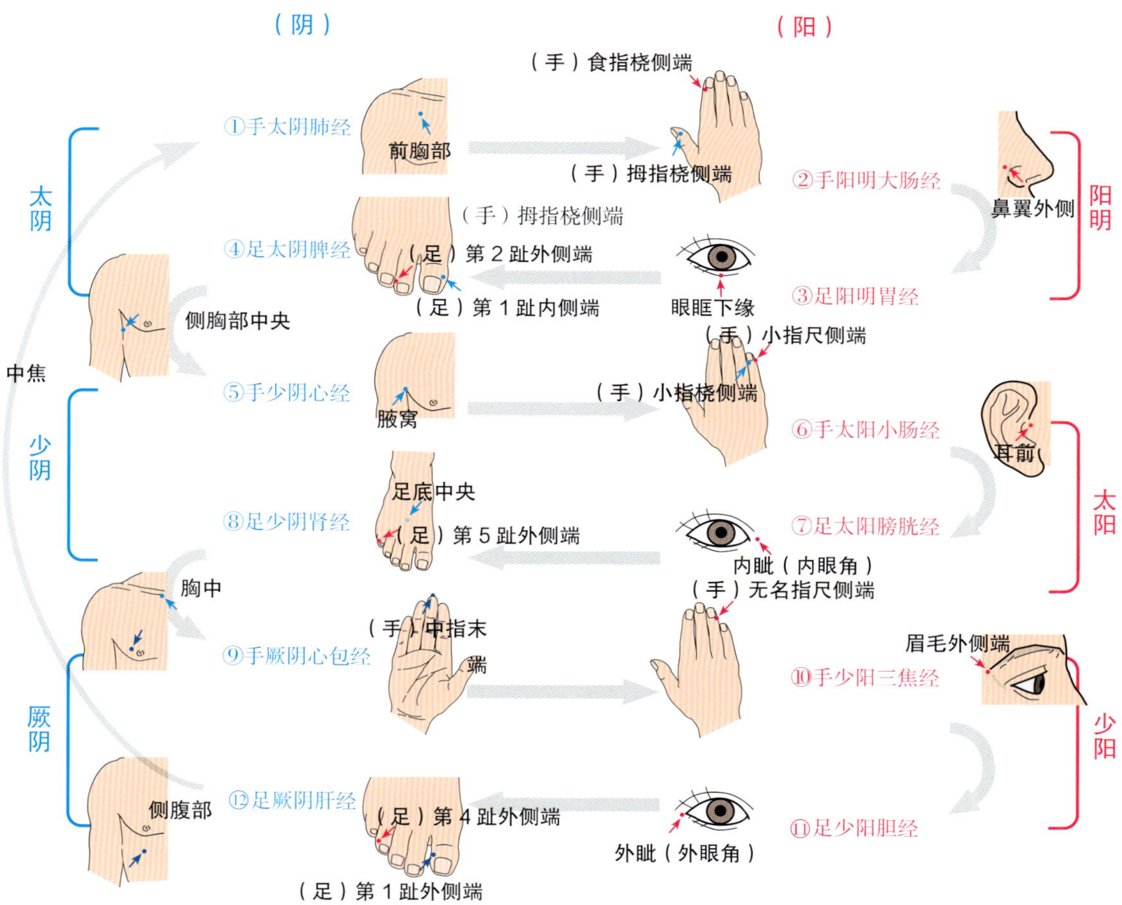

脏腑的概念

脏腑是六脏（肝、心、脾、肺、肾、心包）与六腑（胆、小肠、胃、大肠、膀胱、三焦）的总称。常见的“五脏六腑”一词，其实并不包含心包。其他的器官归类于奇恒之腑（胆、脑、髓、骨、脉、女子胞）。

五脏藏五神，属实质性器官。用阴阳分类则属阴。腑为中空器官，主要功能是营养物的消化与吸收、食物残渣及尿液的排泄，用阴阳分类则属阳。

腑消化、吸收从体外摄取的饮食物，产生维持生命活动的气血。气血盈余藏于脏中。脏通过储存的气血，促进腑的消化、吸收的功能。脏与腑相辅相成、维持生命的基本活动。

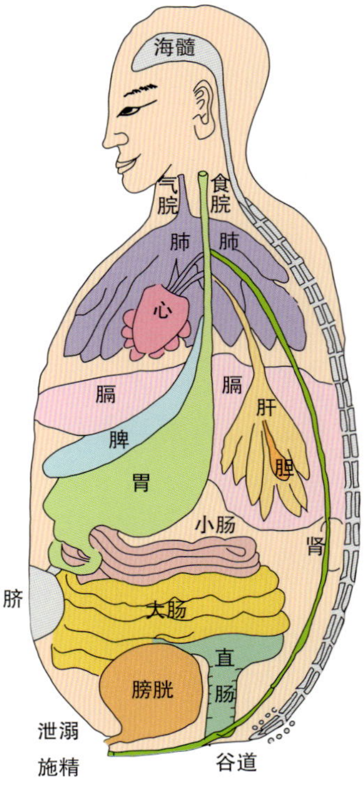

五脏六腑图，改编自《针灸大成》

气血的概念

气血是滋养人体生命活动的营养物质。一般认为，气与血是两个不同概念，作为生命活动的基本要素，“血”是最早概念化的，屠宰动物割肉食之时，或人大量出血导致死亡时，使“血”概念化。“气”的概念化在“血”之后。

骨度法

古人想出确定穴位位置的方法颇为不易。躯干和四肢的长短，因人而异。所以，当时人们先以7尺5寸的身高为标准，然后确定手足、躯干的各部位尺寸（分寸）。那么，这样能够没有误差、确定穴位位置吗？比如，前臂从腕关节至肘关节为12寸（准确地说是12.5寸，WHO定为12寸）。以汉代制定的标准来看，1寸约为2.3cm，前臂长度约27.6cm，可是，实际上前臂为27.6cm的人不多。

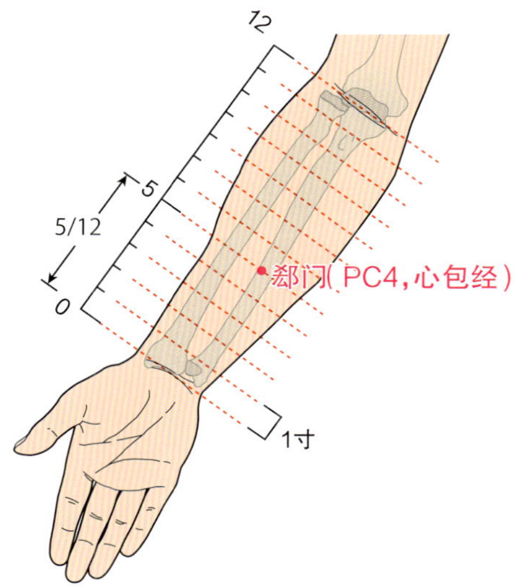

因此，这里所指的1寸，不是绝对尺寸的1寸（即1寸不绝对等于2.3cm），是将其整个长度均分后的比例。无论前臂长短，将其均分为12份即是。

最初，你可能会感到惊讶、奇怪。然而，中国人发明的这种“骨度法”非常有兼容性。换句话说，所有人的“郄门”位置，若用绝对尺寸定位，由于个体差异很难一致。但是，如果用骨度法，前臂长度为12寸，从腕关节上5寸，即前臂5/12处，即可取到“郄门”。这是适用于所有人的正确取穴法。

综上可见，骨度法是个睿智的取穴方法。

头部

眉间 ➔ 至前发际中点（**3寸**）

眉间，两眉毛之间的中点。

面部

前两额发际之间（**9寸**）

额角，指前额部的外侧端，前发际左右两边的角。

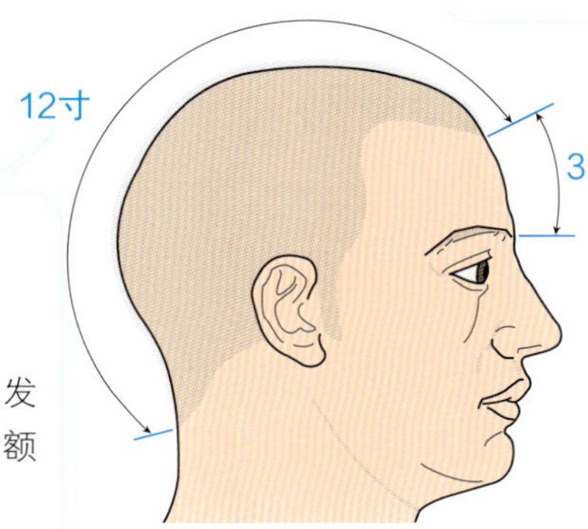

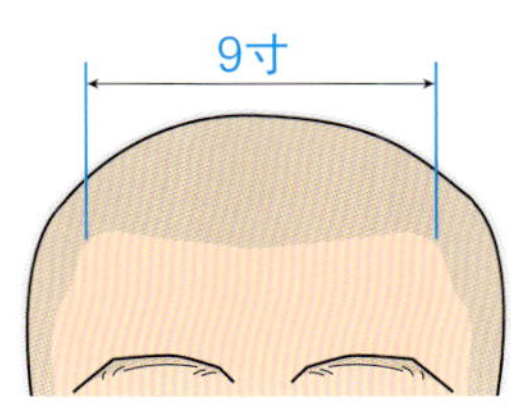

头部

前发际中点 ➔ 后发际中点（**12寸**）

发际，毛发生长区域与无发区的交界线。前发际在前额部，后边际在项部。

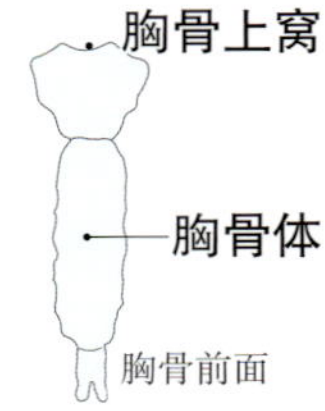

胸骨前面

胁部
两乳头之间（8寸）

胸部
胸骨上窝 → 胸剑结合中点（9寸）

上肢
腋前后纹头 → 肘横纹（9寸）

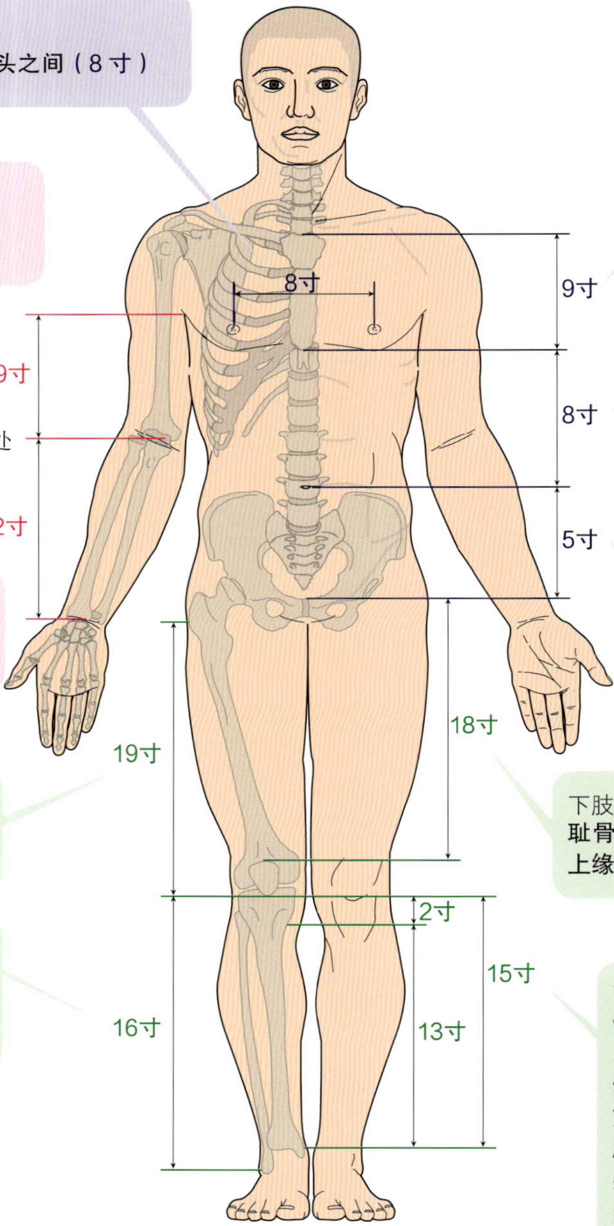

腹部
胸剑结合中点 → 脐中（8寸）

肘窝指肘关节前面的凹陷处

腹部
脐 →耻骨联合上缘（5寸）

上肢
肘横纹 →腕掌横纹（12寸）

下肢
股骨大转子 → 腘横纹（19寸）

下肢
耻骨联合上缘→股骨内上髁上缘（18寸）

下肢
腘横纹 → 外踝尖（16寸）
外踝尖位于外踝的最高点。

下肢
髌骨尖 → 外踝尖（13寸）
髌骨尖 → 胫骨内侧髁下方（2寸）
胫骨内侧髁下方→ 内踝尖（13寸）
内踝尖指内踝最高点。

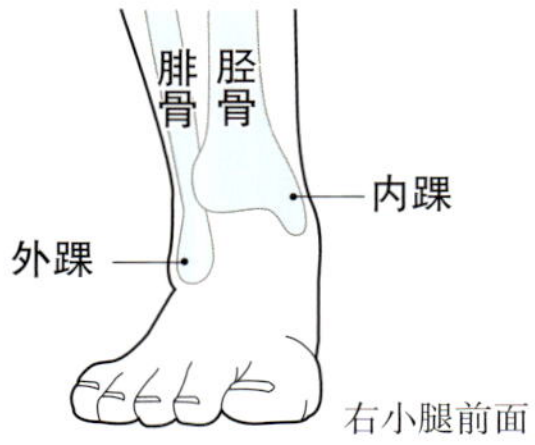

右小腿前面

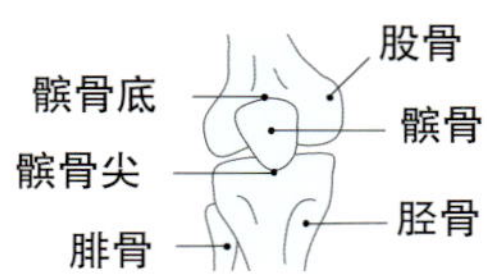

手指同身寸

手指同身寸是在骨度法取穴困难时辅助的取穴方法。

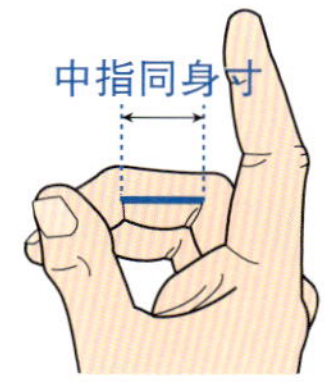

中指同身寸

（以患者）中指中节屈曲时内侧两端纹头之间的距离为1寸。

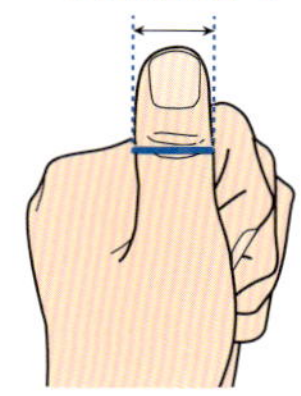

拇指同身寸

（以患者）拇指指关节的宽度为1寸。

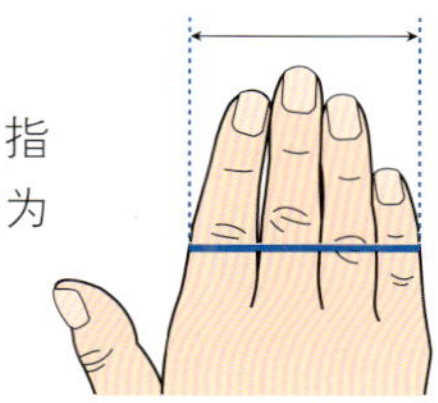

横指同身寸（一夫指）

（令患者）将食指、中指、无名指和小指伸直并拢（以中指中节横纹）为3寸。

颈部

两乳突（完骨）之间（9寸）

乳突在耳介后下方。

上背部

两肩胛骨内侧缘之间（6寸）

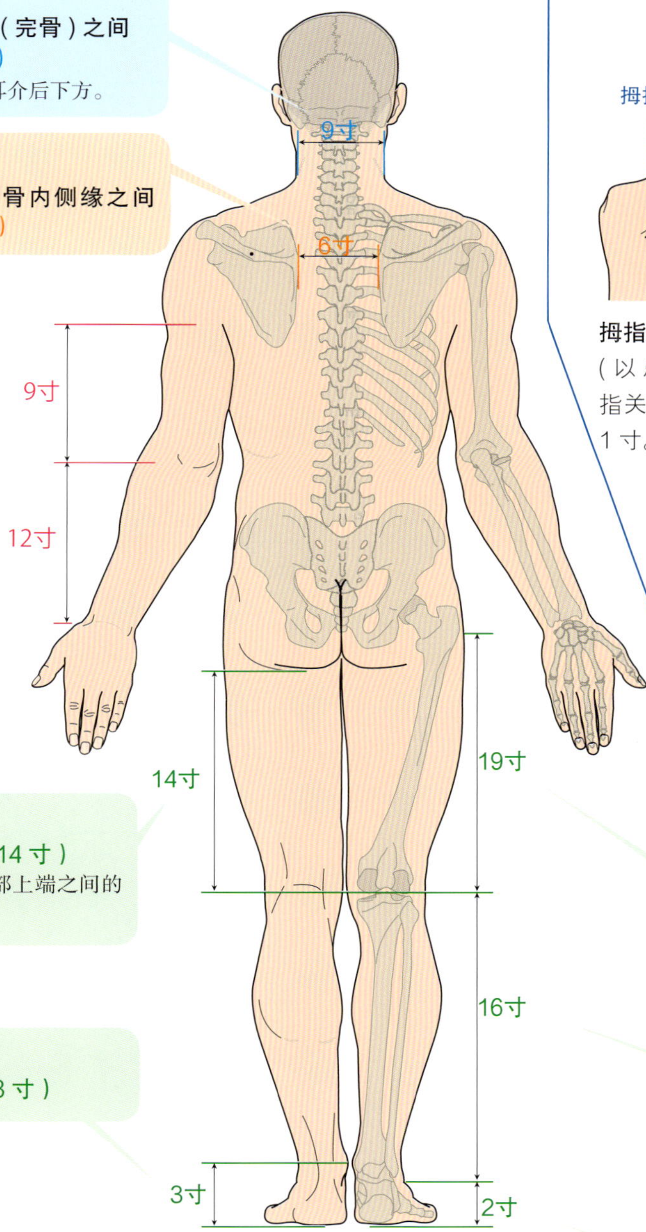

下肢

臀沟→腘横纹（14寸）

臀沟指臀部与股后部上端之间的皮肤沟。

下肢

股骨大转子外侧最高点→腘横纹（19寸）

下肢

内踝尖→足底（3寸）

下肢

腘横纹→外踝尖（16寸）

下肢

外踝尖→足底（2寸）

古代解剖名称图解

前面

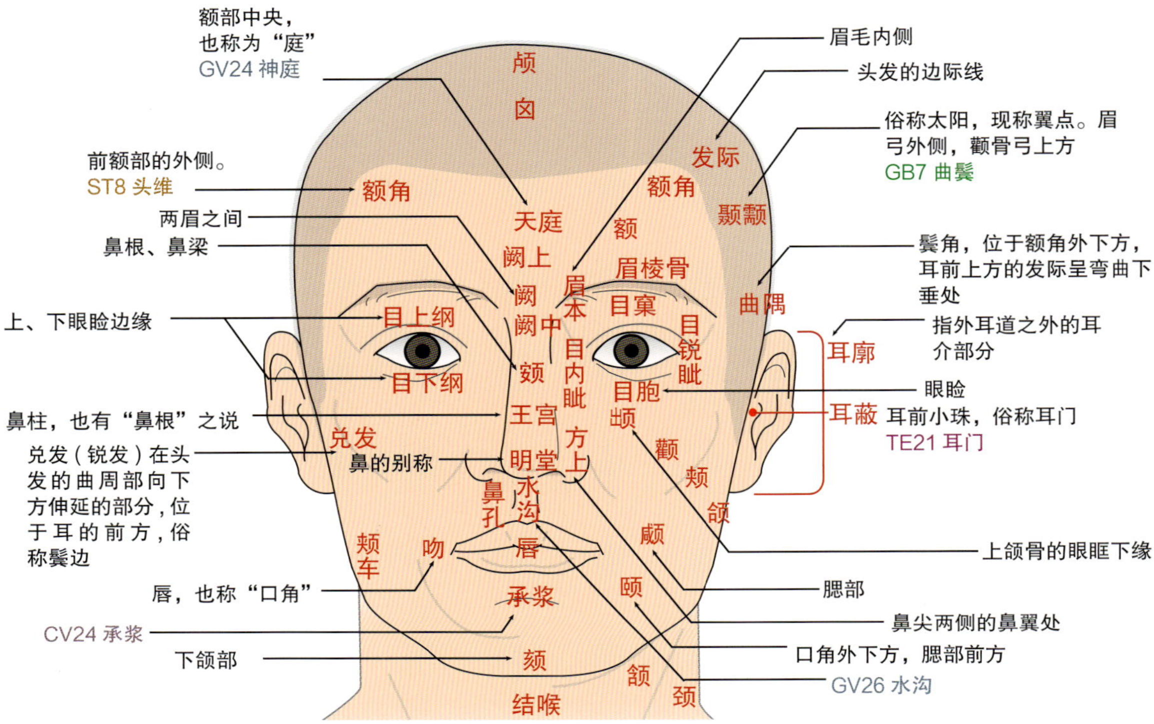

侧面

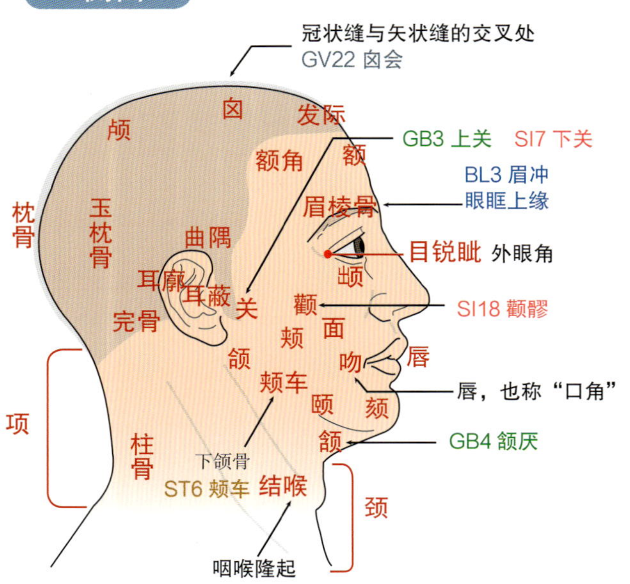

后面

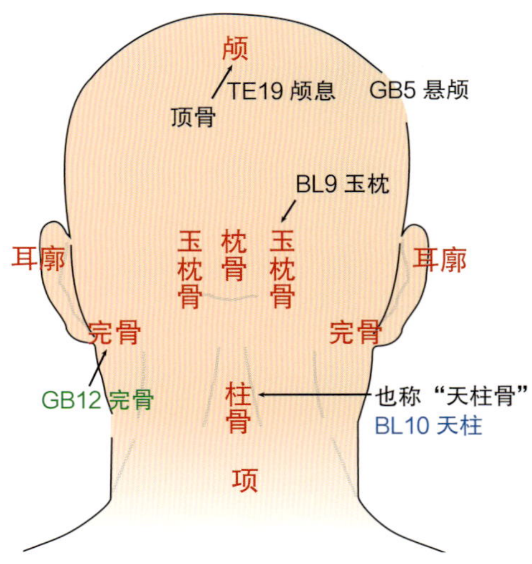

前面

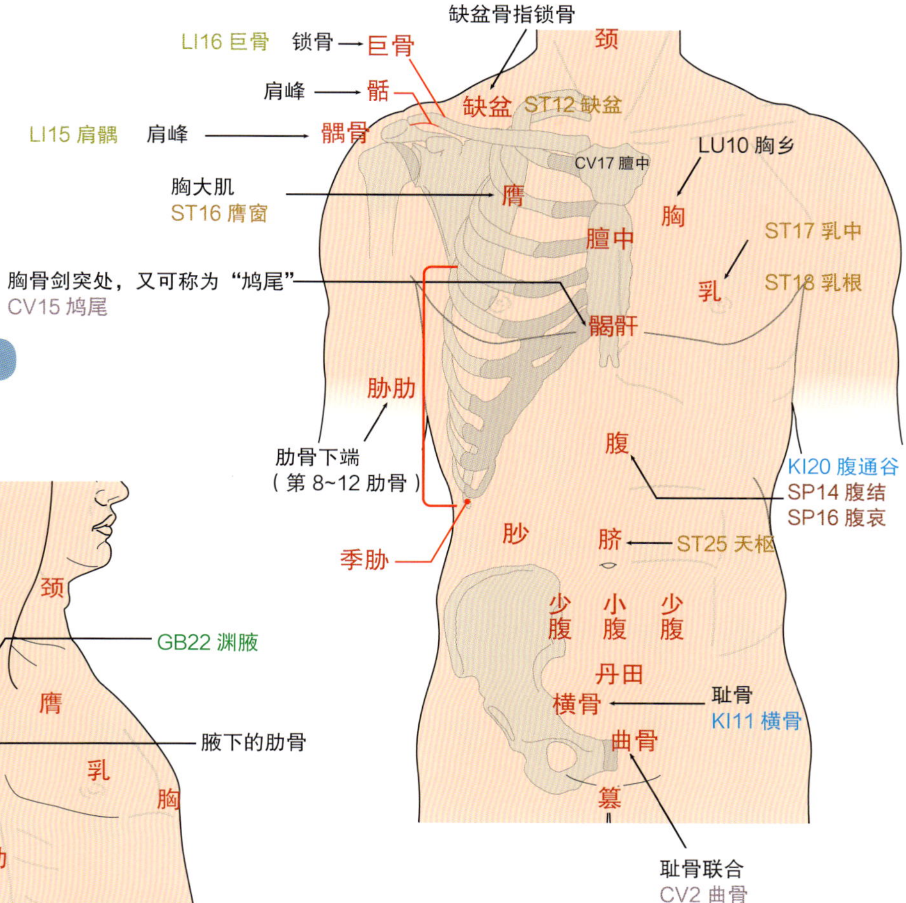
缺盆骨指锁骨
LI16 巨骨
锁骨
巨骨
颈
肩峰
髃
缺盆
ST12 缺盆
LI15 肩髃
肩峰
髃骨
CV17 膻中
LU10 胸乡
胸大肌
ST16 膺窗
膺
胸
膻中
ST17 乳中
胸骨剑突处，又可称为“鸠尾”
CV15 鸠尾
乳
ST18 乳根
髑骬
胁肋
肋骨下端
（第 8~12 肋骨）
腹
KI20 腹通谷
SP14 腹结
SP16 腹哀
眇
脐
ST25 天枢
季胁
少腹
小腹
少腹
丹田
耻骨
横骨
KI11 横骨
曲骨
篡
耻骨联合
CV2 曲骨

侧面

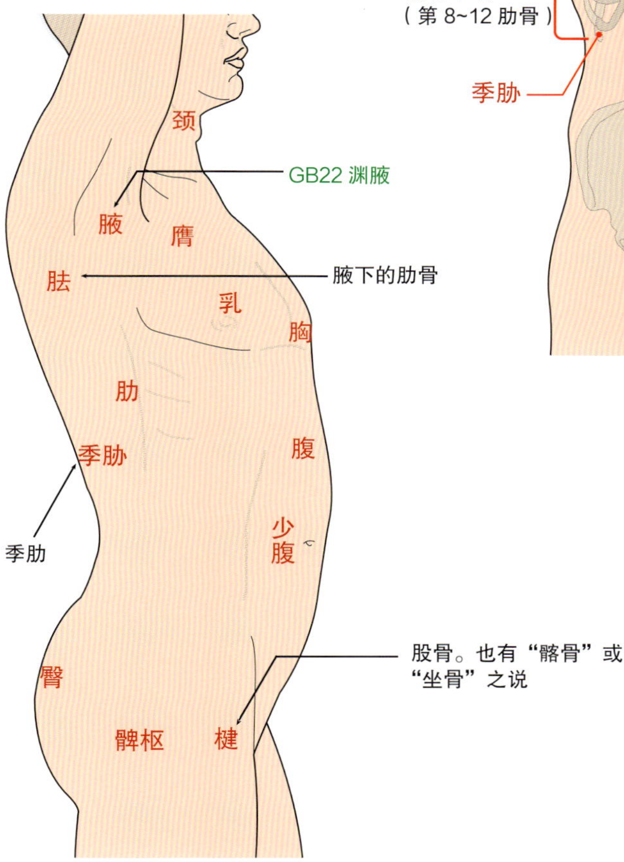
颈
GB22 渊腋
腋
膺
胠
腋下的肋骨
乳
胸
肋
季胁
腹
季胁
少腹
臀
股骨。也有“髂骨”或“坐骨”之说
髀枢
楗

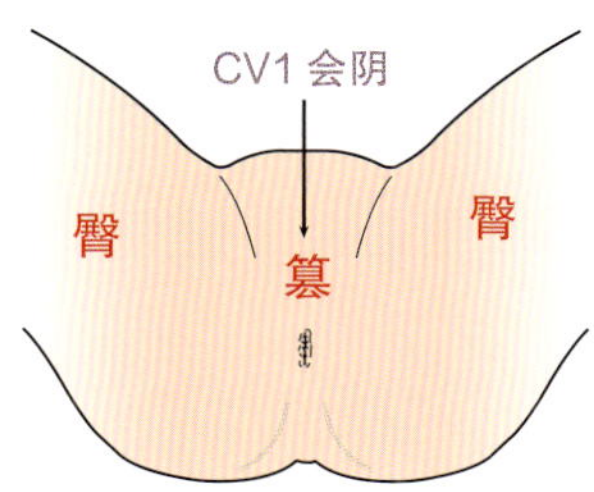
CV1 会阴
臀
臀
篡

前面

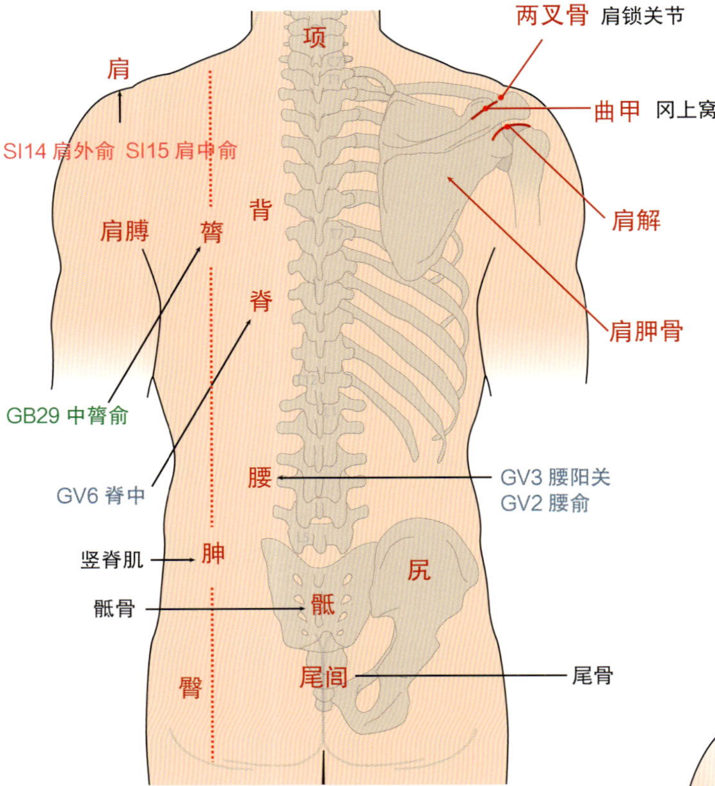
两叉骨 肩锁关节
项
肩
曲甲 冈上窝
SI14 肩外俞 SI15 肩中俞
肩解
背
肩膊
膂
脊
肩胛骨
GB29 中膂俞
腰
GV3 腰阳关
GV2 腰俞
GV6 脊中
竖脊肌
胂
尻
骶骨
骶
尾间
尾骨
臀

后面

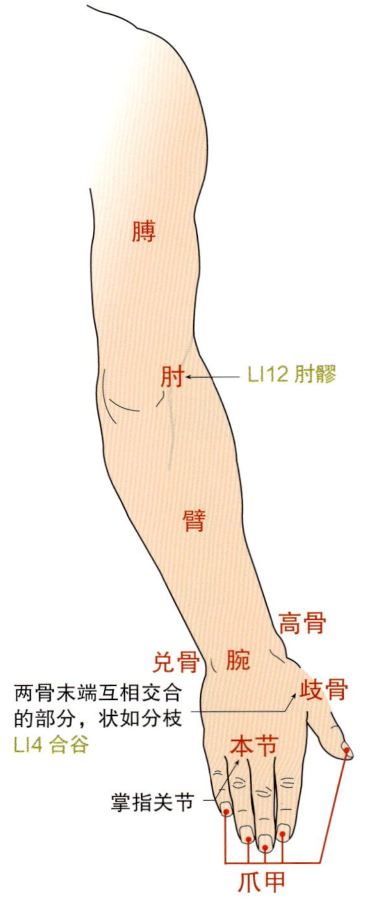
膊
肘
LI12 肘髎
臂
高骨
兑骨
腕
歧骨
两骨末端互相交合
的部分，状如分枝
LI4 合谷
本节
掌指关节
爪甲

前面

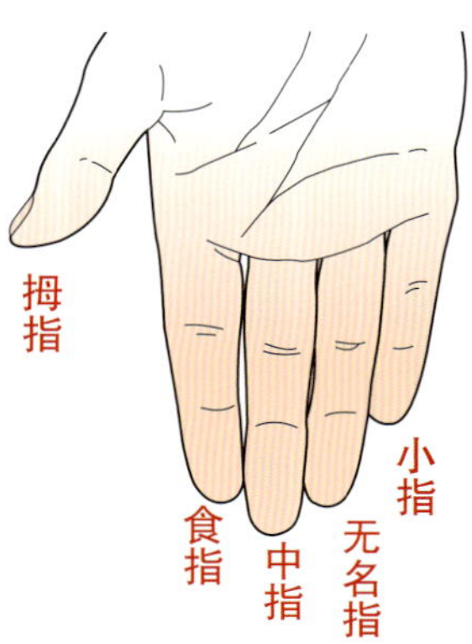
拇指
食指
中指
无名指
小指

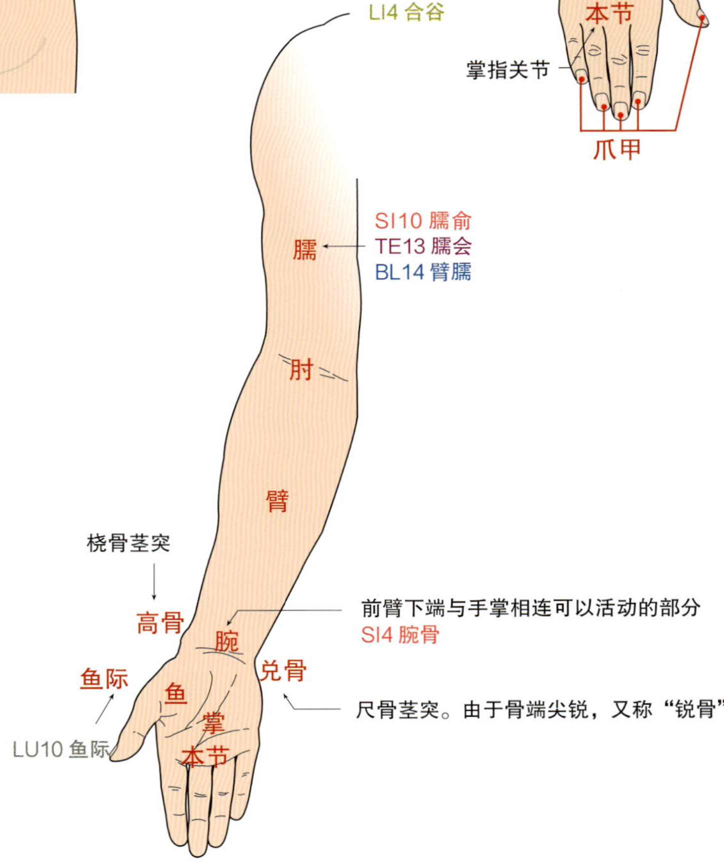
臑
SI10 臑俞
TE13 臑会
BL14 臂臑
肘
臂
桡骨茎突
高骨
腕
前臂下端与手掌相连可以活动的部分
SI4 腕骨
兑骨
尺骨茎突。由于骨端尖锐，又称“锐骨”
鱼际
LU10 鱼际
鱼
掌
本节

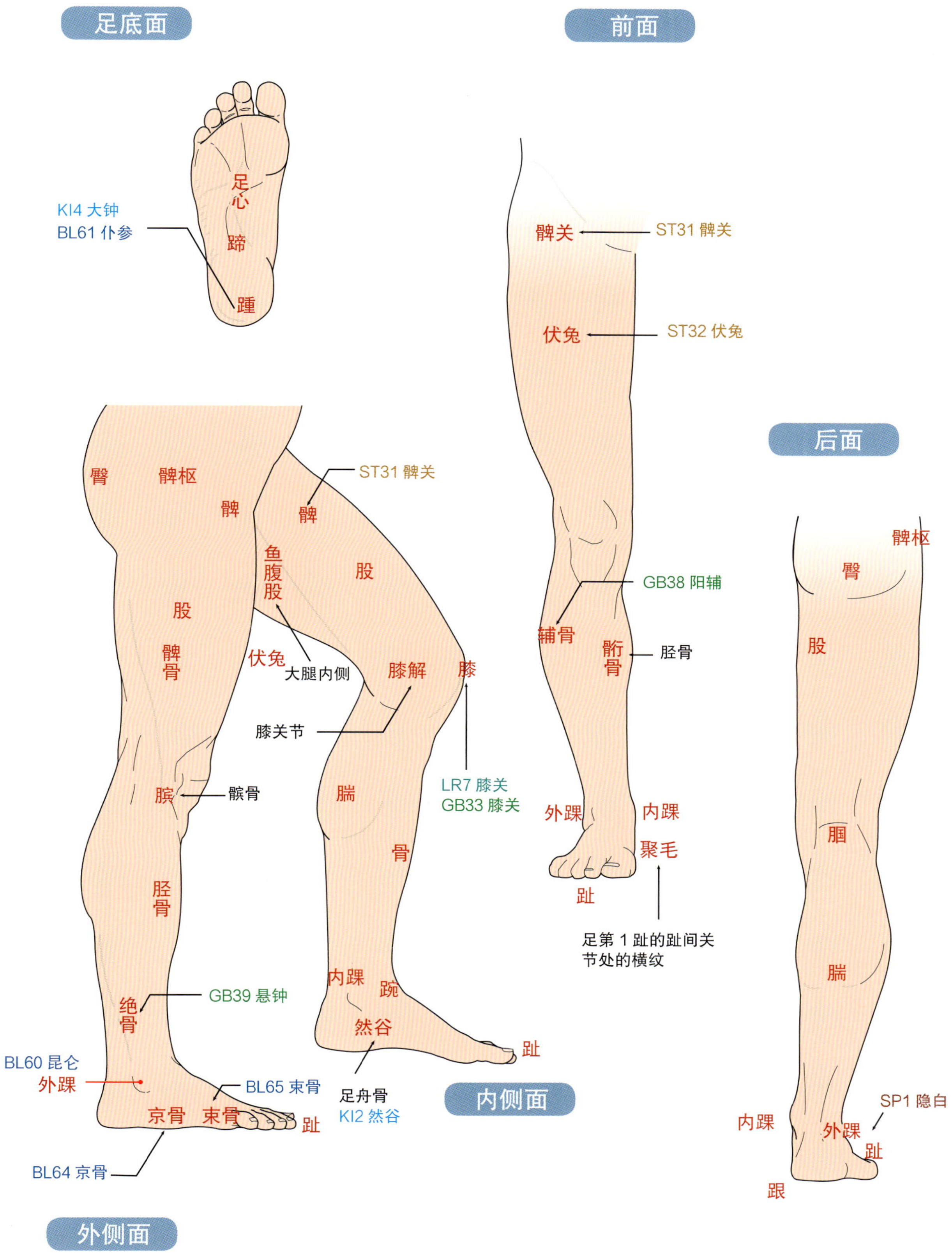

足底面
足心
KI4 大钟
BL61 仆参
踠
踵
前面
髀关
ST31 髀关
伏兔
ST32 伏兔
GB38 阳辅
辅骨
胻骨
胫骨
外踝
内踝
聚毛
趾
足第 1 趾的趾间关节处的横纹
后面
髀枢
臀
股
腘
腨
SP1 隐白
内踝
外踝
趾
跟
臀
髀枢
髀
ST31 髀关
髀
鱼腹股
股
股
髀骨
伏兔
大腿内侧
膝解
膝
膝关节
膑
髌骨
腨
LR7 膝关
GB33 膝关
骨
胫骨
内踝
踠
然谷
趾
GB39 悬钟
绝骨
BL60 昆仑
外踝
BL65 束骨
京骨
束骨
趾
足舟骨
KI2 然谷
内侧面
BL64 京骨
外侧面

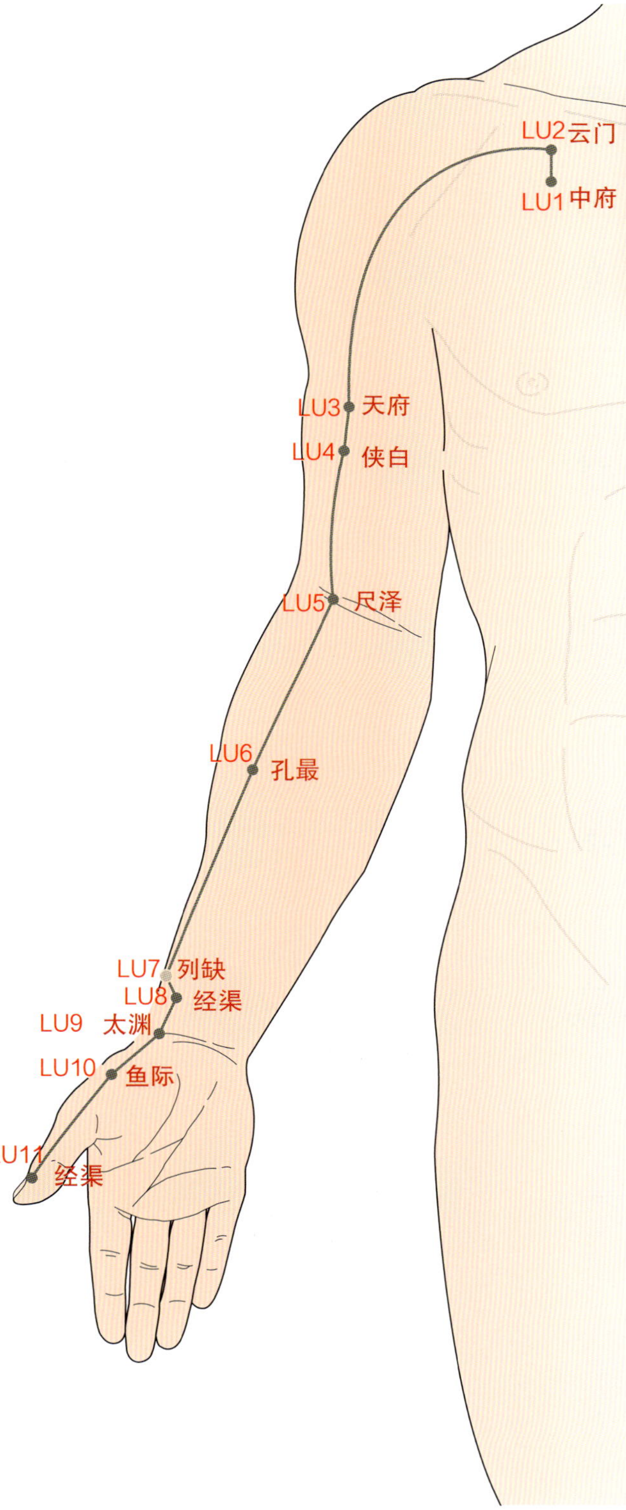

手太阴肺经
LU(Lung Meridian)

肺主气，司呼吸

肺为“相傅之官”，可助心（君主之官）行血。通过呼吸，吐故纳新（呼出体内的浊气，吸入自然中的清气）。

肺主宣发与肃降

宣发是向上升宣，使气扩散周身。肺部通过这一作用，使体内的浊气向上向外，排出体外。

肃降与宣发相反，是指向下通降的功能。肺部吸入自然的清气，向下布散，使清气、津液及营养物质向下布散周身。

宣发与肃降，对体内的水液代谢也有调节作用（通调水道）。

主治

是动病[1]：胸胀，咳嗽，锁骨上窝痛，气短。所生病[2]：肺经经脉循行（上肢前面外侧）部位的疼痛，感觉与运动障碍，掌中热，咳嗽，胸满，咽干。

[1] 是动病：指经脉之气变动失常，外邪侵入经脉，导致经脉（和脏腑）发生病变。详细解释见第 52 页。（译者注）

[2] 所生病：指脏腑失调，或影响脏腑所属的经脉发生病变。详细解释见第 52 页。（译者注）

LU1 中府

别名：膺中俞、肺募。

特定穴：肺经的募穴。

穴性[1]：宣散肺气，养阴补脾。

LU2 云门

穴性：宣调肺气。

LU3 天府

穴性：宣通肺气，清热散结。

LU4 侠白

穴性：宣通肺气。

LU5 尺泽

别名：天泽、鬼受。

特定穴：肺经的合水穴。

穴性：清泄肺热，肃降肺气。

LU6 孔最

特定穴：肺经的郄穴。

穴性：理气润肺，清热止血。

LU7 列缺

别名：童玄、腕劳。

特定穴：肺经的络穴、四总穴、八脉交会穴。

穴性：疏风宣肺，通经活络，通调任脉。

LU8 经渠

特定穴：肺经的经穴。

穴性：宣肺理气，止咳平喘。

LU9 太渊

别名：鬼心、太泉、大泉。

特定穴：肺经的原穴、肺经的俞土穴、八会穴的脉会。

穴性：祛风清肺，止咳化痰。

LU10 鱼际

特定穴：肺经的荥火穴。

穴性：清肺热，利咽喉。

LU11 少商

别名：鬼信。

特定穴：肺经的井木穴。

穴性：清热，利咽，回阳救逆。

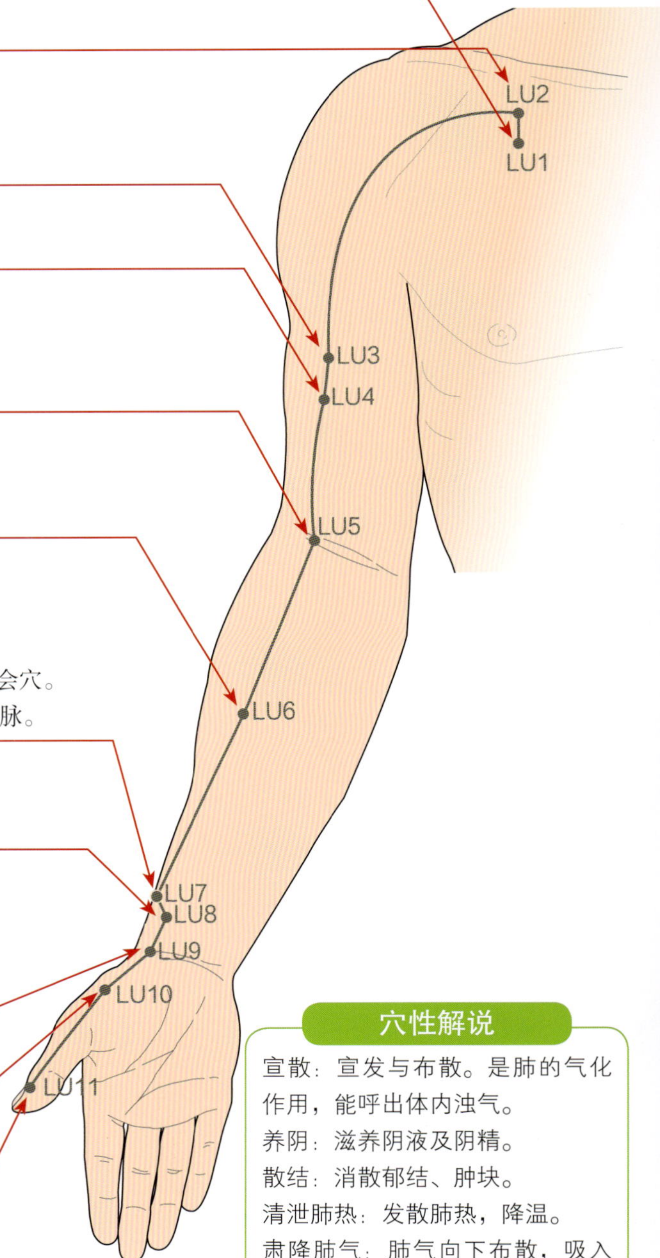

穴性解说

宣散：宣发与布散。是肺的气化作用，能呼出体内浊气。

养阴：滋养阴液及阴精。

散结：消散郁结、肿块。

清泄肺热：发散肺热，降温。

肃降肺气：肺气向下布散，吸入清气。

疏风：疏散风邪。

通经活络：调节经络气血流注。

利咽：调节咽喉的功能。

回阳救逆：恢复阳气。

[1] 穴性：指穴位的功能和疗效。详细解释见第 36 页。（编者注）

- **中府**的“中”指中焦，“府”为聚集，中府为“中焦之气聚集”之意。通常冠以“府”的地名（如府中、骏府、长府等），多为古代地方行政中心，是重要的文书及财产集中之地。
- **云门**的“云”指肺气，云门为肺气所出之门。“云”字为水汽蒸腾之形（也有弥散的死者的“魄”，喃喃而语的意思）。
- **天府**的“天”指肺（五脏中，肺在最上），“府”为聚集之意。
- **侠白**的“侠”意为“夹”；“白”与肺同属五行中的“金”。侠白穴位于左右上臂夹住“肺”处，故名。据《寿世保元》（明代医典）记载，在乳头上点墨，以两臂交叉相夹，其墨染上臂处，是为侠白。
- **尺泽**的“泽”指集水为洼的凹陷处，“尺”是拇指与食指分开的象形字，前臂尺骨长也约为 1 尺。尺泽位于前臂的尺骨与肘窝的凹陷处，故名。
- **列缺**的“列”意为并列，“缺”为残破、缺口。肺经由此分支，别行手阳明大肠经，故名。
- **经渠**的“经”指河流，“渠”为沟渠（位于地下的沟渠或水道，则称为暗渠），经渠位于桡骨和桡侧腕屈肌之间，桡动脉宛如河流经过。
- **太渊**的“太”意为大，“渊”言其深，太渊位于桡骨与手舟骨之间，大而深的凹陷中。
- **鱼际**的位置，如鱼肚边缘“赤白肉际”而得名。
- **少商**的“少”指末端，“商”在五行的五音为金属肺，故名。

小篆『云』字

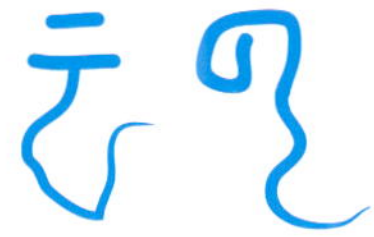

“云”字宛如云中而出的龙尾，亦如云在旋转之态。

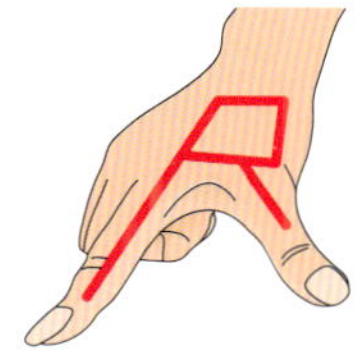

拇指与食指分开如“尺”状。
1 尺单位随使用场合、时代而变化。
在现代日本为 30.3cm，在现代中国为 33.3cm，在中国汉代为 23.1cm。

巠　経

“巠”是织线由上而下垂直穿过的象形字。“經”（简体：经）由“糸”与“巠”组成，意为通过纺织机垂直的织线。“颈”（頸）表示纵行的颈肉，“胫”（脛）表示笔直的小腿。

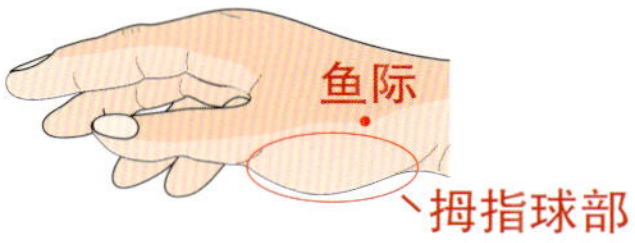

手背容易出现色素沉着，且有汗毛。手背与色素沉着少的掌面交界处即为“赤白肉际”。

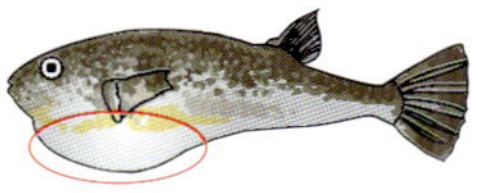

拇指球部宛如鱼肚，古称“鱼际”。

手太阴肺经，起于上腹部之中焦［中脘（任脉，CV2）］，向下联络大肠，绕过来沿着胃上口（贲门），通过横膈，隶属于肺。从肺［气管（喉咙连系的部位）］横行于前胸（中府、云门），向下沿着上臂内侧（天府、侠白），下行到肘窝（尺泽），沿着前臂内侧桡侧前缘（孔最、列缺、经渠），进入腕横纹外侧端的桡动脉搏动处（太渊），沿着鱼际外侧（鱼际），止于拇指外侧前端（少商）。此外，手腕后方的支脉从列缺处分出，直走向食指内侧端［商阳（大肠经，LI1）］，与手阳明大肠经相接。

LU1 中府

定位：前胸部，锁骨下窝外侧，平第 1 肋间隙，前正中线旁开 6 寸。

【解剖】

- 分布于颈部至肩部皮肤的颈神经丛皮支的锁骨上神经（C_4）。胸内侧神经（C_8~T_1）、胸外侧神经（$C_{5\sim7}$）支配胸大肌、胸小肌。胸大肌能使肩关节内收、内旋；胸小肌能拉肩胛骨向下。
- 肱二头肌短头、喙肱肌由肌皮神经（$C_{5\sim7}$）支配，肱二头肌短头能屈肘关节，前臂旋后；喙肱肌能屈肘关节，内收肩关节。
- 胸肩峰动脉、静脉位于腋窝，可营养胸大肌、肩峰及三角肌。
- 胸外侧动脉、静脉可营养乳腺。
- 头静脉（浅静脉，注入腋静脉）。

锁骨下窝（三角肌胸大肌间三角）

锁骨直下，胸大肌与三角肌隆起部形成的凹陷处（下图虚线部分），其下有胸大肌锁骨部通过。

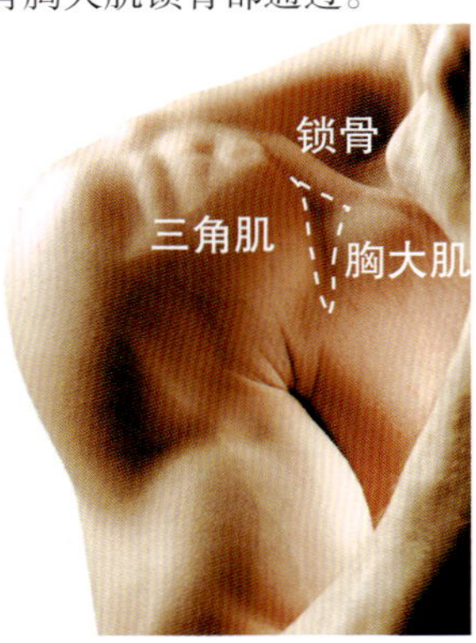

手握吊环，前臂长时间高举过头，外展时，压迫胸小肌与臂丛神经，诱发手臂麻痹与疼痛等症状，称为“肩关节过度外展综合征”（“胸廓出口综合征”的一种）。

LU2 云门

定位：前胸部，锁骨下窝凹陷处，喙突内侧，前正中线旁开 6 寸。

【解剖】

- 分布于颈部至肩部皮肤的颈神经丛皮支的锁骨上神经（$C_{3\sim4}$）。
- 喙锁韧带（由椎状韧带和斜方韧带组成）。
- 胸肩峰动脉、静脉，可营养胸大肌、肩峰及三角肌。

云门的取穴方法

抵抗外力，上臂屈曲，稍微外展，确认三角肌胸大肌间三角（锁骨下窝），其中央取之。锁骨下缘，与云门并列腧穴有气户（ST13，胃经）、俞府（KI27，肾经）、璇玑（CV21，任脉）。

中府的取穴方法

云门（LU2）下方 1 寸处取之。第 1 肋间，与中府并列的腧穴有库房（ST14，胃经），彧中（KI26，肾经），华盖（CV20，任脉）。

骨度法

前正中线与喙突间为 6 寸。

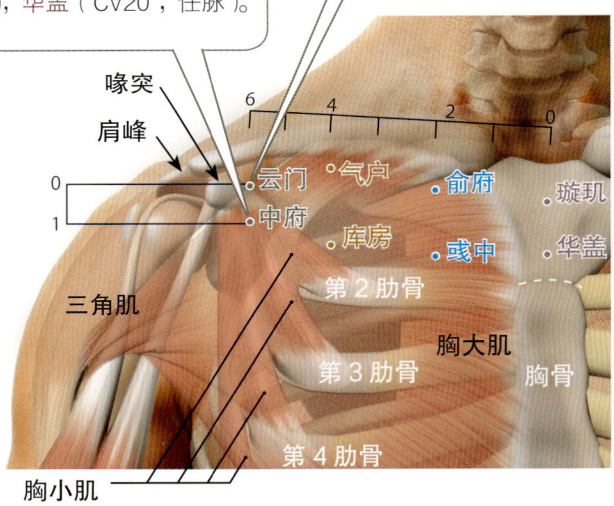

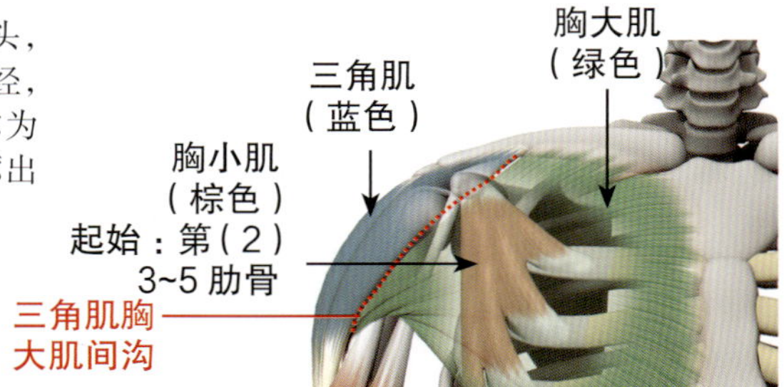

三角肌胸大肌间沟

在三角肌锁骨部和胸大肌锁骨部外侧缘之间，上肢浅静脉的头静脉，上行与腋静脉合流，注入锁骨下静脉。

LU3 天府

定位：在前臂外侧，肱二头肌桡侧缘处，腋前纹头下 3 寸。

【解剖】

- 臂外侧上皮神经（$C_{5\sim6}$）分布于上臂外侧的皮肤，属腋神经的皮支。
- 肌皮神经（$C_{5\sim7}$）支配肱二头肌长头、肱肌。肱二头肌长头可屈肘关节，前臂旋后；肱肌可屈肘关节。
- 皮下有注入腋静脉的头静脉。

天府的取穴方法

腋窝横纹与尺泽（LU5）连线上，腋窝横纹前端下 1/3 处。

侠白的取穴方法

肱二头肌的外侧缘，腋窝横纹前端下 4 寸。

尺泽的取穴方法

屈肘，肘窝横纹上，曲池（LI11，大肠经）与曲泽（PC3，心包经）之间。
尺泽（LU5）与曲泽分别位于肱二头肌肌腱的两端。

骨度法

腋窝横纹前端至尺泽之间为9寸。

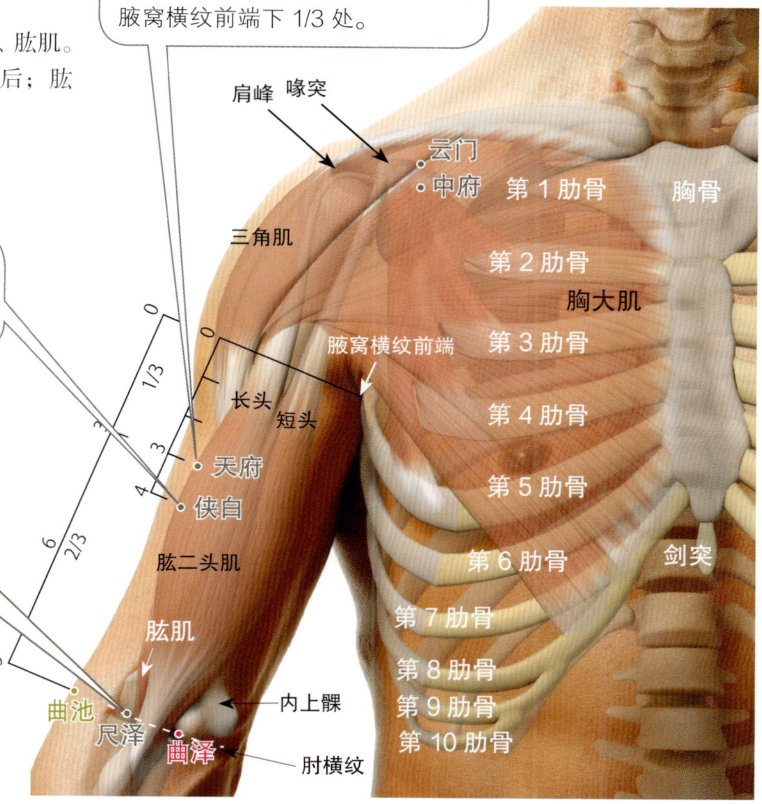

LU4 侠白

定位：在臂前外侧，肱二头肌桡侧缘处，腋前纹头下 4 寸。

【解剖】

- 臂外侧上皮神经（$C_{5\sim6}$）分布于上臂外侧的皮肤，属腋神经的皮支。
- 肌皮神经（$C_{5\sim7}$）支配肱二头肌长头、肱肌。肱二头肌长头可屈肘关节，前臂旋后；肱肌可屈肘关节。
- 深层肱动脉、静脉为腋动脉、静脉的直接延续，营养肱二头肌、三角肌、肱三头肌。

LU5 尺泽

定位：在肘前侧，肘横纹上，肱二头肌腱桡侧缘凹陷中。

【解剖】

- 前臂外侧皮神经（C_6）为肌皮神经的分支，分布于前臂外侧皮肤。
- 肱桡肌：由桡神经支配，可屈曲肘关节。
- 肱肌受肌皮神经（$C_{5\sim7}$）支配，可屈曲肘关节。
- 桡侧副动脉、静脉属上臂动脉、静脉的分支。
- 皮下有注入腋静脉的头静脉。

喙突：是 4 条韧带的起点（喙肩韧带、喙锁韧带、喙肱韧带和肩胛上横韧带），也是 3 条肌肉的附着点（胸小肌的止点，喙肱肌和肱二头肌的起点）。

LU6 孔最

定位：在前臂前外侧，尺泽（LU5）与太渊（LU9）连线上，腕掌侧横纹上 7 寸。

【解剖】

- 前臂外侧皮神经（C_6）分布于前臂桡侧皮肤，属肌皮神经的分支。
- 肱桡肌由桡神经深支（肌支）（C_5 ~ T_1）支配，可屈肘关节。
- 旋前圆肌由正中神经（C_5 ~ T_1）支配。
- 桡动脉、静脉是肱动脉、静脉的直接延续，营养桡侧肌群。
- 皮下有注入腋静脉的头静脉。

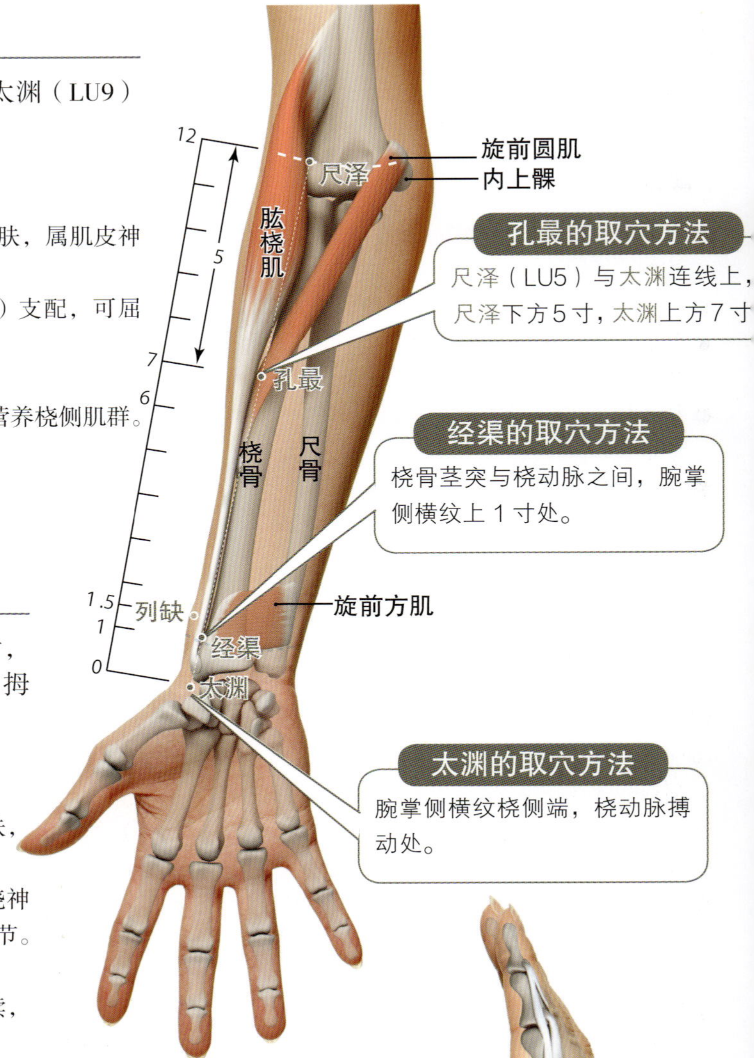

LU7 列缺

定位：在前臂桡侧，腕掌横纹上 1.5 寸，拇短伸肌腱与拇长展肌腱之间，拇长展肌腱凹陷中。

【解剖】

- 前臂外侧皮神经（C_6）分布于前臂桡侧皮肤，属肌皮神经的分支。
- 肱桡肌、拇长展肌（腱）、拇短伸肌由桡神经深支（肌支）（C_5 ~ T_1）支配，可屈肘关节。
- 旋前方肌由正中神经（C_5 ~ T_1）支配。
- 桡动脉、静脉是肱动脉、静脉的直接延续，营养桡侧肌群。
- 皮下有注入腋静脉的头静脉。

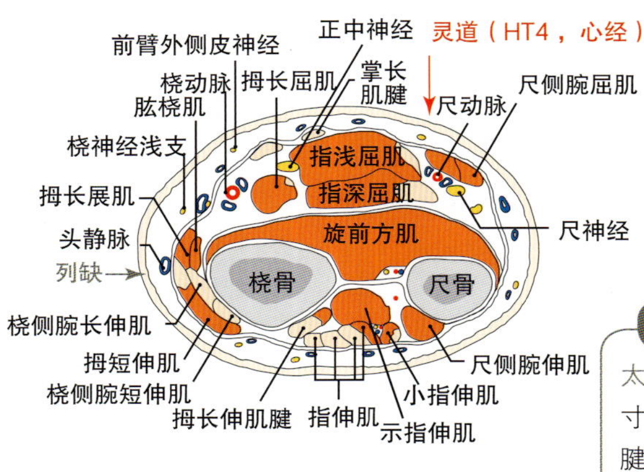

列缺横断面解剖图

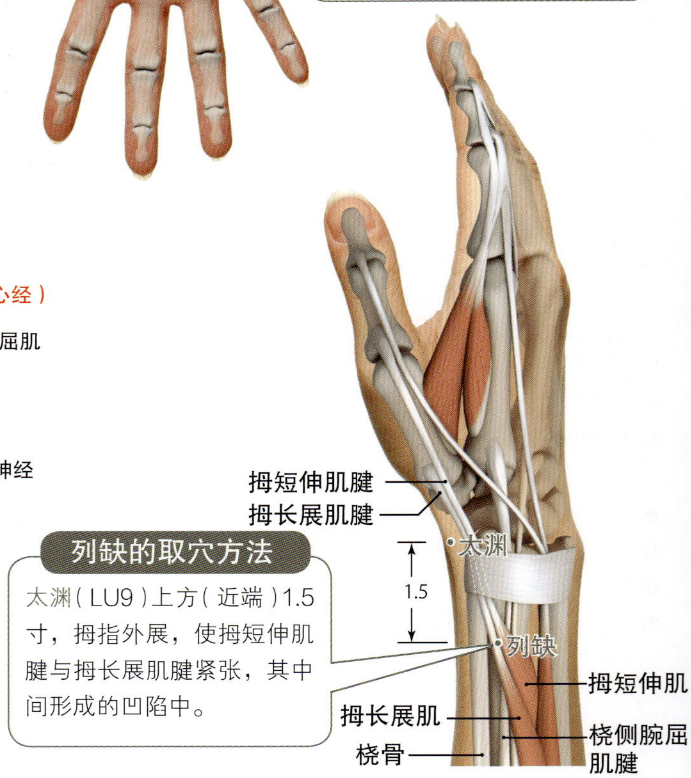

LU8 经渠

定位：在前臂前外侧，桡骨茎突*与桡动脉之间，腕掌横纹上 1 寸。

【解剖】

- 前臂外侧皮神经（$C_{5\sim7}$）分布于前臂桡侧皮肤，属肌皮神经的分支。
- 桡神经浅支（皮支，$C_{5\sim8}$、T_1）。
- 肱桡肌、拇长展肌（腱）由桡神经深支（肌支）（$C_7\sim T_1$）支配，可屈肘关节。
- 桡动脉、静脉是肱动脉及腋静脉直接延续，营养桡侧肌群。
- 深层有肱桡肌腱止点的桡骨茎突。

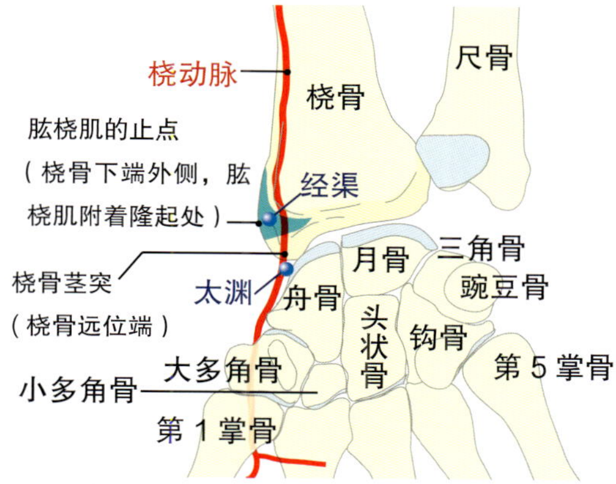

*解剖书籍中，“桡骨茎突”多指桡骨远位端，而非“肱桡肌止点”。虽然经渠（LU8）的实际位置应在“肱桡肌止点”。但是，中、日、韩等国及 WHO/WPRO 皆以“桡骨茎突”标示本穴。在古代典籍中，该部位称为“高骨”或“关”。

LU9 太渊

定位：在前臂前外侧，桡骨茎突与手舟骨之间，拇长展肌腱尺侧凹陷中。

【解剖】

- 前臂外侧皮神经（$C_{5\sim7}$）分布于前臂桡侧皮肤：属肌皮神经的分支。
- 桡神经浅支（皮支：$C_{5\sim8}$，T_1）。
- 桡侧腕屈肌（腱）由正中神经（$C_5\sim T_1$）支配。
- 拇长展肌（腱）由桡神经分支的骨间后神经支配。
- 桡动脉、静脉是肱动脉及腋静脉直接延续，营养桡侧肌群。
- 皮下有注入腋静脉的头静脉。

LU10 鱼际

定位：在手掌，第 1 掌骨桡侧中点，赤白肉际处。

【解剖】

- 正中神经皮支（$C_5\sim T_1$）。
- 桡神经浅支（皮支）（$C_5\sim T_1$）分布于手背桡侧半部皮肤。
- 拇短展肌、拇对掌肌由正中神经（$C_5\sim T_1$）支配。
- 拇短屈肌浅头由正中神经（$C_{6\sim7}$）支配。
- 拇短屈肌深头由尺骨神经（$C_{6\sim7}$）支配。
- 拇主要动脉、静脉通过拇对掌肌之下，分为第 1 掌侧手指动脉、静脉，属桡动脉的分支。

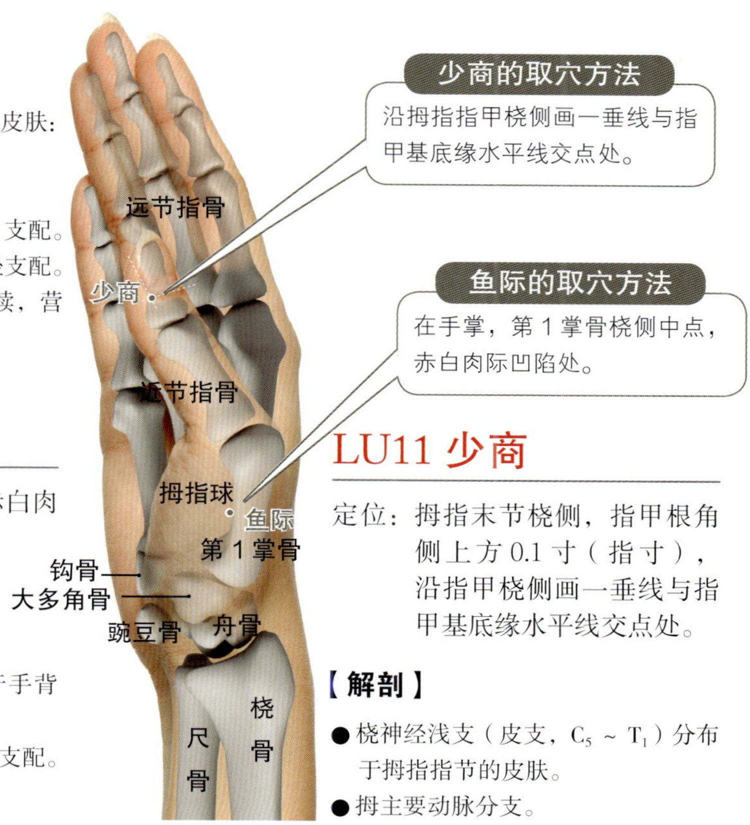

LU11 少商

定位：拇指末节桡侧，指甲根角侧上方 0.1 寸（指寸），沿指甲桡侧画一垂线与指甲基底缘水平线交点处。

【解剖】

- 桡神经浅支（皮支，$C_5\sim T_1$）分布于拇指指节的皮肤。
- 拇主要动脉分支。
- 第 1 指甲根角。

鱼际：解剖学上所说的鱼际，位于手掌鱼际处。构成拇指球的肌肉有①拇短展肌（正中神经）；②拇对掌肌（正中神经）；③拇短屈肌（浅头，正中神经；深头，尺神经）；④拇收肌（尺神经）。腕管综合征（鼠标手），是由正中神经麻痹引起的手指麻木、疼痛与萎缩。

穴 性

本书使用解剖学、生理学等专业术语介绍腧穴的同时，引入了“穴性”的概念。所谓“穴性”，简而言之，是指穴位的功能和疗效。

穴性理论是1930年在中国发行的《针灸杂志》上连载的罗兆琚的《实用针灸指要》中被首次提出的（谭源生）。穴性概念的提出至今仅有80多年，在针灸学的悠久历史中，还是新的理论。

穴性表达了腧穴和隶属经脉的关系，可以治疗的证候、疾患，也深刻阐明了腧穴对机体的作用。对于腧穴的功效的定义，谭氏认为可以理解为中医药的中药药性理论（现代医学的药理理论）在腧穴理论中的应用。

在日本，很多针灸师不是根据中医药的理、法、方、药，从事针灸的临床诊疗的。因此，对于中医药的药性理论在腧穴中的应用也颇感困惑。

举例来说，治疗感冒的有名方剂“葛根汤”的7味中药之一的葛根，根据中药的药性理论，分类为解表剂（发汗、发散作用），在解表剂中，又细分为辛凉解表剂（散寒解表）。即葛根适用于相对实证的感冒初期，发热、无汗、项背强、头重、头痛、肌肉酸楚。解表（通过发汗，解肌散邪），缓解相关症状，因此，葛根汤适用于感冒初期。根据单味中药的作用整理、分类的理论，便属于中药的药性理论。

中药的药性理论如何在腧穴理论中应用呢？以下举例说明。

感冒的针灸处方中，“解表类”的腧穴中，有“发散风寒”作用的，如风池、风府、风门、列缺、头维、四白、玉枕、天柱等，有“发散风热”作用的，如鱼际、少商、中府、尺泽、大椎、曲池、合谷等。这些腧穴群主治中包括治疗感冒，因此选用相关腧穴，可以治疗感冒。

如上所述，如果腧穴也能同中药的药性理论一样分门别类，或许能较好确立腧穴的治疗理论体系，完善腧穴处方。

中国提出的穴性学理论，或许现代能够证明的临床研究尚不充分。期待随着今后的深入研究，证明腧穴的临床作用及功效，明确腧穴的功能及疗效与穴性的关系，使穴性学能根植于在针灸理论中。

形井秀一

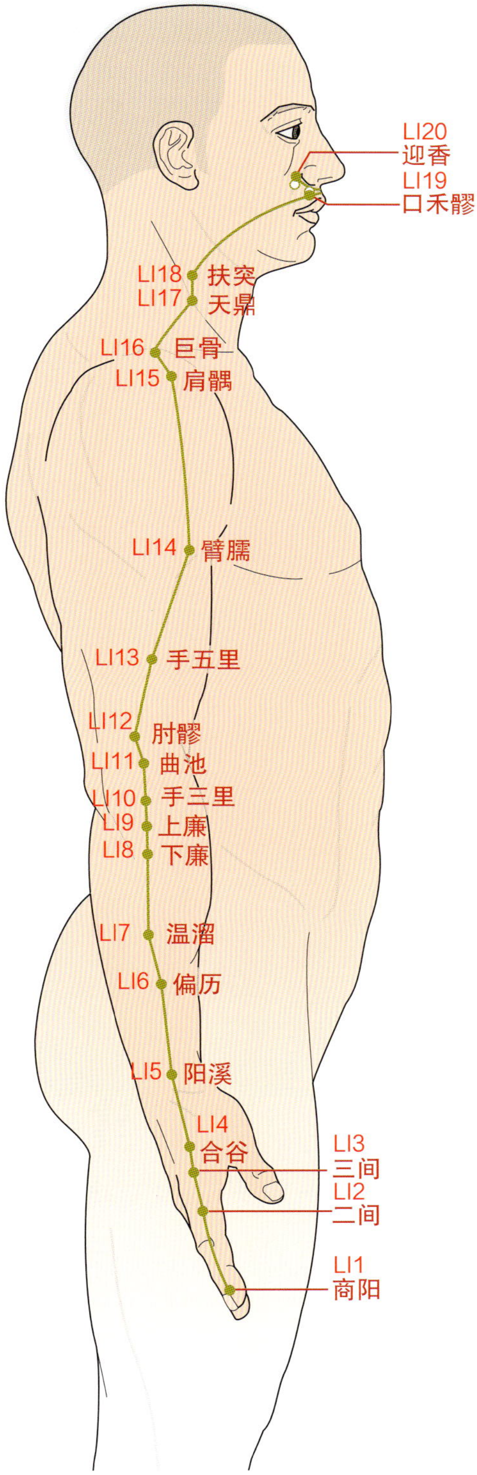

手阳明大肠经

LI(Large Intestine Meridian)

大肠主传化（糟粕）

大肠为“传导之官”，接受小肠泌别清浊后所剩下的食物残渣，再吸收其中的水分，形成粪便，传送大肠末端，排出体外。

主治

是动病：齿痛，颈部、咽喉肿痛。

所生病：目黄，口渴，鼻塞，鼻衄，咽喉肿痛，大肠经循行部位的疼痛、感觉及运动障碍，食指疼痛。

别名：绝阳。
特定穴：大肠经的井金穴。
LI1 商阳 穴性：泄热消肿，开窍醒神。

别名：间谷。
特定穴：大肠经的荥火穴。
LI2 二间 穴性：散风，清热，消肿。

别名：少谷。
特定穴：大肠经的俞木穴。
LI3 三间 穴性：散风，行气，消肿。

别名：虎口。
特定穴：大肠经的原穴，四总穴。
LI4 合谷 穴性：镇静安神，疏经活络，疏风解表。

别名：中魁。
特定穴：大肠经的经火穴。
LI5 阳溪 穴性：清热散风，明目利咽。

特定穴：大肠经的络穴。
LI6 偏历 穴性：清热疏肺，通调水道。

别名：逆注、蛇头、池头。
特定穴：大肠经的郄穴。
LI7 温溜 穴性：清热解毒，调理胃肠。

LI8 下廉 穴性：通腑气，利关节。

LI9 上廉 穴性：通腑气，利关节。

别名：鬼邪、三里。
LI10 手三里 穴性：祛风通络，调理胃肠，消肿止痛。

别名：鬼臣。
特定穴：大肠经的合土穴。
LI11 曲池 穴性：祛风解表，清热利湿，调和气血。

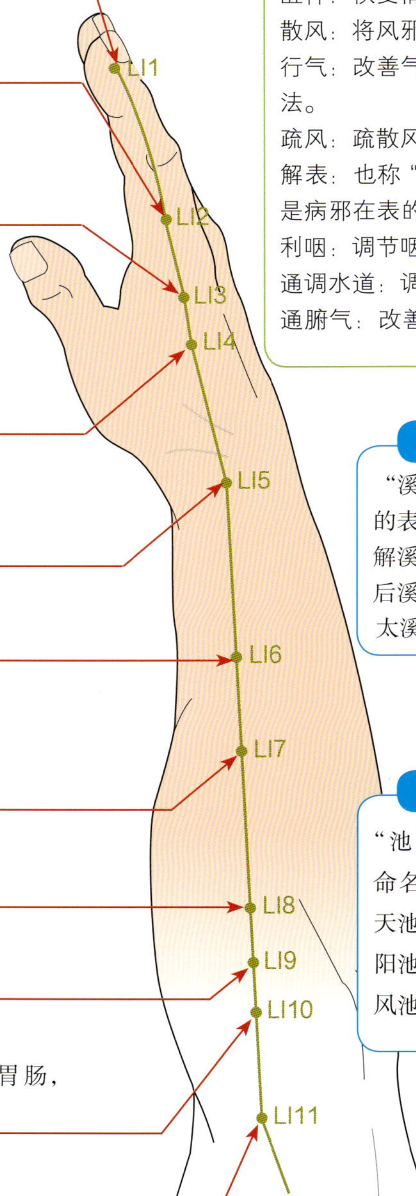

穴性解说

泄热：将热邪排出体外。
开窍：通九窍（眼、耳、鼻、口、尿道、肛门），驱邪外出，醒神。
醒神：恢复精神意识。
散风：将风邪发散体外。
行气：改善气的运行，是气滞的治疗方法。
疏风：疏散风邪。
解表：也称“疏表”，适用于外感初期，是病邪在表的治疗方法。
利咽：调节咽喉的功能。
通调水道：调节水液代谢。
通腑气：改善大肠功能，促进排便。

“溪”字解说

“溪”多用于表浅血管及肌腱的表浅凹陷处腧穴的命名。
解溪（ST41，胃经）
后溪（SI3，小肠经）
太溪（KI3，肾经）

“池”字解说

“池”多用于凹陷处腧穴的命名。
天池（PC1，心包经）
阳池（TE4，三焦经）
风池（GB20，胆经）

- **商阳**的“商”，五行的五音为金，属肺，大肠与肺相表里。手背为“阳”，大肠经为阳经，代表本穴位于手背的阳经，故曰“商阳”。
- **二间**的“二”意为位于第 2 个关节（近侧指间关节）的穴位，也是大肠经的第 2 个穴位。
- **三间**的“三”意为位于第 3 个关节（掌指关节）的穴位，也是大肠经的第 3 个穴位。
- **合谷**的“谷”，以及别名“虎口”皆代表拇指与食指展开时的样子。

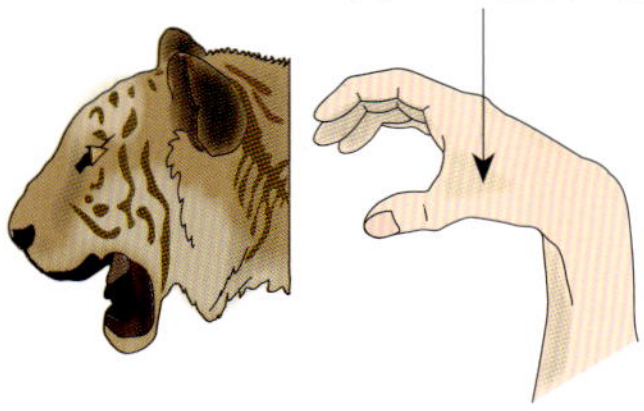

- **阳溪**的“阳”，手背为阳，阳溪位于鼻烟窝（拇短伸肌腱与拇长伸肌腱之间）的凹陷，故名。
- **偏历**的“偏”，意为一侧，“历”为经过，表示经过前臂一侧的经穴。也有解释偏历的“偏”，为斜向而行，偏历是大肠经的络穴，别行肺经，故名。
- **温溜**的“温”，意为温暖，“溜”指滞留，温溜表达了将温暖保留至体内之意。
- **下廉**的“廉”意为菱形的角，也有垂帘的意思。下廉位于曲肘时深处斜面可见的骨棱尺侧下方。同时，“廉”也暗指上廉、下廉位于拇短伸肌腱与拇长伸肌腱之间。
- **上廉**则是位于上述的下廉的上方的穴位。
- **手三里**的“里”，意为居住的地方，此处将气血所聚比喻为人群聚集的“里”。手三里在曲池下方 2 寸。但也有少数观点认为手三里在曲池下方 3 寸。穴名中的 1 里代表 1 寸，前臂的 1 寸为前臂长度的 1/12。
- **曲池**的“曲”意为屈处。本穴位于屈肘形成的表浅凹陷处，故名。

从肘窝横纹外侧（曲池），沿上臂外侧前缘（肘髎、手五里、臂臑），上走肩端（肩髃），沿肩峰前缘（巨骨），向上出于颈椎“手足三阳经聚会处”（大椎，GV14），向下进入缺盆（ST12，胃经），联络肺脏，通过横膈，属于大肠。缺盆部支脉，上走颈部（天鼎、扶突），通过面颊，进入下齿龈，回绕至上唇，交叉于人中，左脉向右，右脉向左，经过鼻孔外侧（口禾髎），分布于鼻翼外侧（迎香），与足阳明胃经相接。

LI12 肘髎 穴性：舒筋利节。

LI13 手五里 穴性：舒筋止痛，行气散瘀。

LI14 臂臑 别名：头冲。
穴性：祛风通络，清热明目。

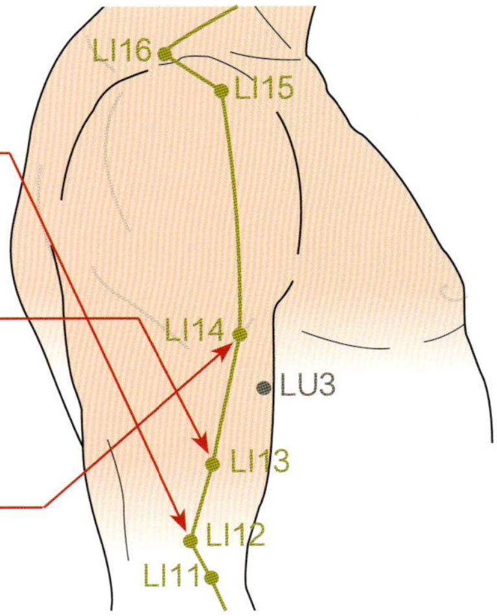

LI15 肩髃 穴性：舒筋活络，通利关节，调和气血。

LI16 巨骨 穴性：舒筋利节。

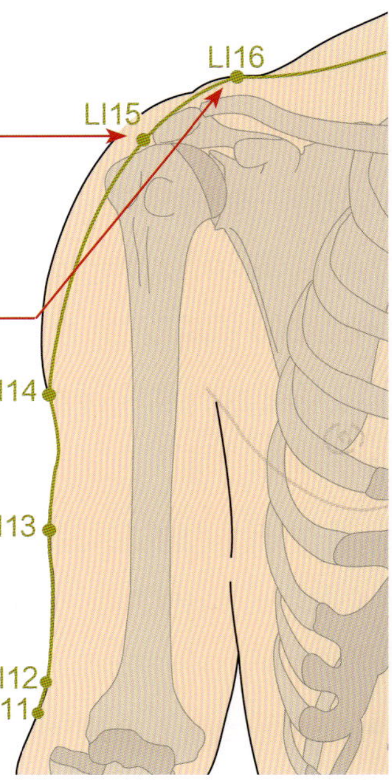

LI17 天鼎 穴性：理气化痰，清咽利膈。

LI18 扶突 穴性：宣肺理气，利咽喉。

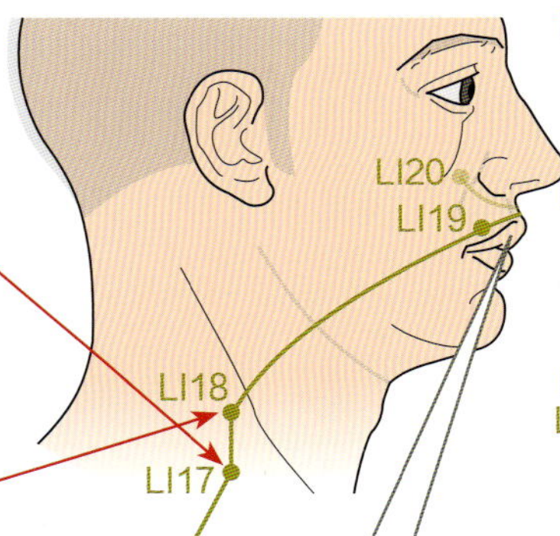

大肠经从口禾髎交叉循行至相反方向的鼻翼外侧的迎香穴［交叉于人中，左脉向右，右脉向左，分布于鼻孔两侧（迎香）］。

LI19 口禾髎 穴性：祛风开窍。

LI20 迎香 别名：冲阳。
穴性：散风清热，宣通鼻窍。

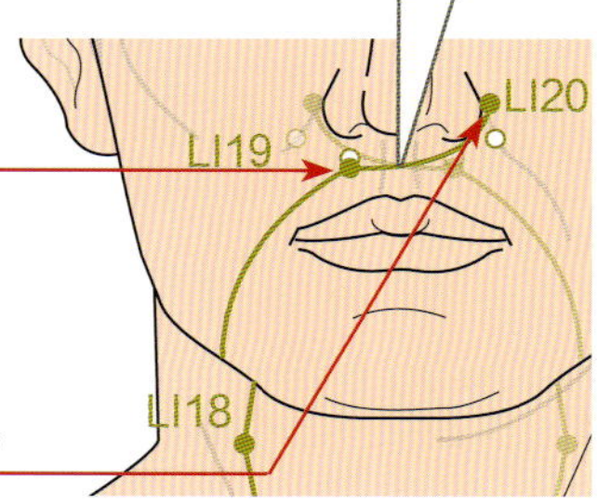

穴性解说

舒筋：舒展筋骨。
散瘀：活血化瘀。
清热：清除热邪，使体温正常（对于表热，也称解热）。
清咽：调节咽喉的功能。
鼻窍：鼻孔。

- **肘髎**的“髎”，意为骨间凹陷处。肘髎位于肘关节（肱桡关节）附近的凹陷处，故名。
- **手五里**，肘部至肩部的长度为 1 尺 7 寸，本穴位于肺经的天府（LU3）下 5 寸，故名。临床上，用于治疗五脏病证。
- **臂臑**的“臂”，指“上肢”或“前臂”；“臑”意为上臂前面（肱二头肌的外侧），或柔软的肌肉。
- **肩髃**位于肩胛骨的肩峰与肱骨头之间。“髃”意为与锁骨和肱骨构成的肩峰端。
- **巨骨**，中国古代称锁骨为“巨骨”，本穴位于锁骨外侧端后方，故名。另有一说，“巨”的本意为“规尺、曲尺”，巨骨的“巨”与其说是大的意思，不如说是把锁骨比喻为规尺或曲尺。
- **天鼎**的“鼎”，指中国古代三足的青铜器皿，头部由左右“胸锁乳突肌”和“脊椎”支撑，形状如“鼎”。也有左右的天鼎与大椎，以及左右的大肠经与督脉，形状如“鼎”之说。
- **扶突**的“突”，指颈部突起的部位，即为喉头突起。扶突位于从喉头突起下 1 夫指（3 寸，4 根手指宽）的外侧，故名。
- **口禾髎**的“禾”，意为稻穗，五行属金，五官为鼻。“髎”意为凹陷处，此处指鼻孔外缘。口禾髎位于鼻孔外缘直下，故名。
- **迎香**位于可以嗅到香味的鼻孔的外侧，也是治疗鼻疾患的要穴。

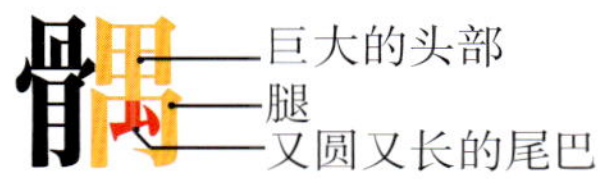

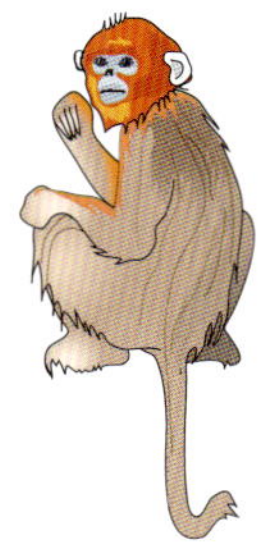

“禺”为象形字，代表长尾巴猴子的外形。猴与人外观相似故而有“对称”的意思（亦有他解）。

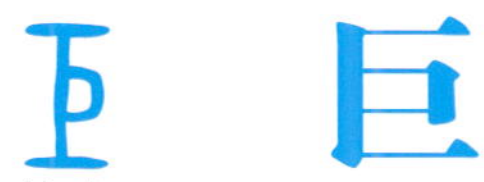

“巨”原意指规尺等测量距离的工具，之后引申出了大的物品（巨大）的意思。

从肘窝横纹外侧（曲池），沿上臂外侧前缘（肘髎、手五里、臂臑），上走肩端（肩髃），沿肩峰前缘（巨骨），向上出于颈椎“手足三阳经聚会处”（大椎，GV14），向下进入缺盆（ST12，胃经），联络肺脏，通过横膈，属于大肠。缺盆部支脉，上走颈部（天鼎、扶突），通过面颊，进入下齿龈，回绕至上唇，交叉于人中，左脉向右，右脉向左，经过鼻孔外缘下方（口禾髎），分布于鼻翼外侧（迎香），与足阳明胃经相接。

LI1 商阳

定位：食指末节桡侧，指甲根角侧上方 0.1 寸（指寸），沿指甲桡侧画一垂线与指甲基底缘水平线交点处。

【解剖】

- 正中神经的掌侧固有神经指背侧支（C_7）分布于食指皮肤。
- 指背侧动脉（桡动脉与尺动脉的背侧分支）。
- 食指指甲下角。

商阳的取穴方法

沿食指甲桡侧画一垂线与指甲基底缘水平线交点处。

二间的取穴方法

食指，第 2 掌指关节桡侧远端凹陷处。

LI2 二间

定位：食指，第 2 掌指关节桡侧远端赤白肉际凹陷处。

【解剖】

- 桡神经浅支（$C_5 \sim T_1$）分布于手背桡侧 1/2 皮肤。
- 指背腱膜受尺神经支配，可伸食指。
- 指背动脉（桡动脉与尺动脉的掌动脉网）。
- 深层是食指近节指骨底。

三间的取穴方法

食指，第 2 掌指关节桡侧近端凹陷处。

合谷的取穴方法

第 2 掌骨桡侧的中点处。

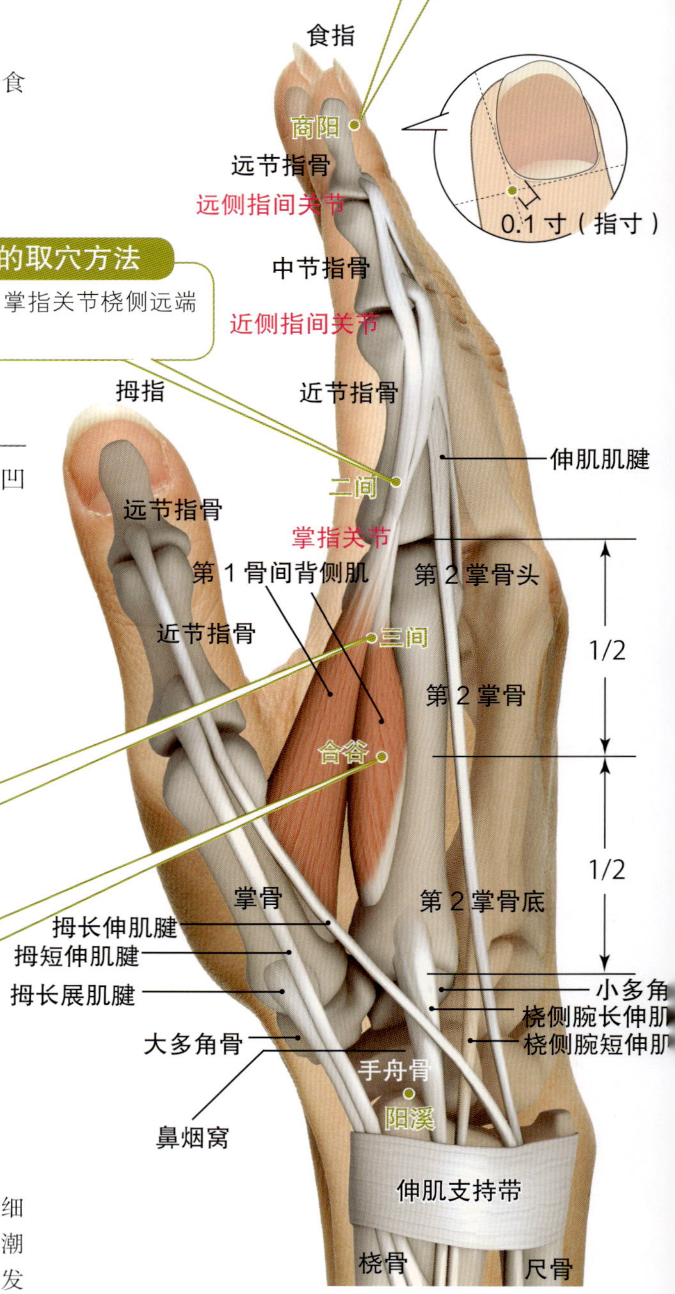

雷诺现象

由于寒冷或情绪激动引起发作性的手指（足趾）微细血管痉挛，导致手指（足趾）苍白、发紫然后变为潮红的体征。没有特别原因者为原发性雷诺现象。继发于其他疾病者，如全身性硬皮病、类风湿关节炎等，或 β－受体阻滞剂引起的则称为继发性雷诺现象。

LI3 三间

定位：在手背，第 2 掌指关节桡侧近端凹陷中。

【解剖】

- 桡神经浅支（C_5 ~ T_1）分布于手背桡侧 1/2 皮肤。
- 指背腱膜由尺神经支配，可伸食指。
- 第 1 蚓状肌由正中神经支配，可屈掌指关节。
- 指背动脉（桡动脉与尺动脉的掌动脉网）。
- 针刺时会通过第 2 掌骨的掌侧。

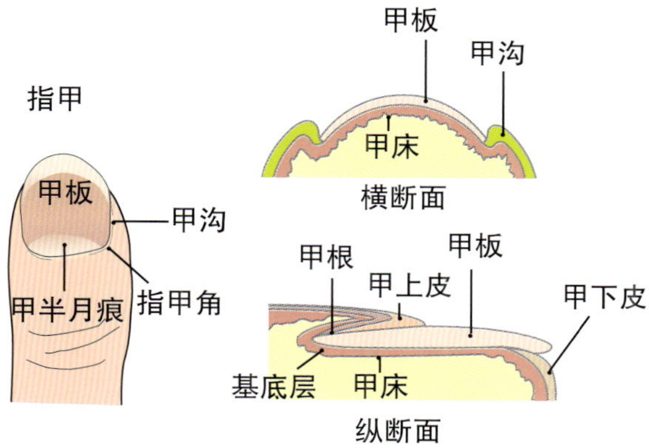

指甲系由皮肤衍生而来。甲板相当于皮肤角化层，甲床由结缔组织形成。指甲生长是甲根部的甲基质细胞增生、角化而成。半月白色部分的甲半月痕是由于角化不完全所致。

LI4 合谷

定位：在手背，第 2 掌骨桡侧的中点处。

【解剖】

- 桡神经浅支（C_5 ~ T_1）分布于手背皮肤。
- 指背腱膜由尺神经支配，可伸食指。
- 第 1 手背掌动脉。
- 手背静脉网汇入桡侧皮静脉。
- 针刺时会通过第 2 掌骨的掌侧。

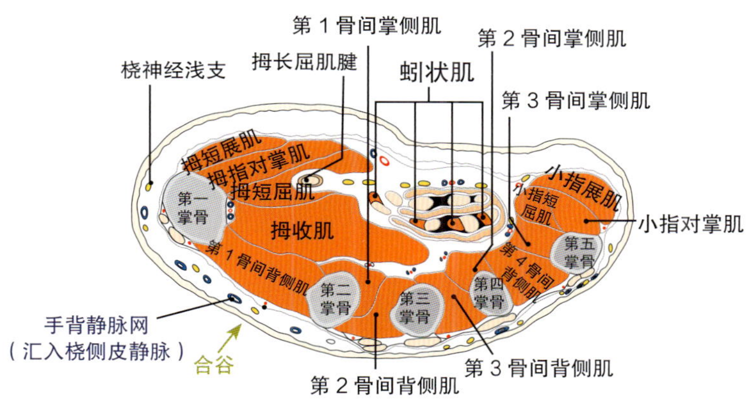

合谷断面解剖图

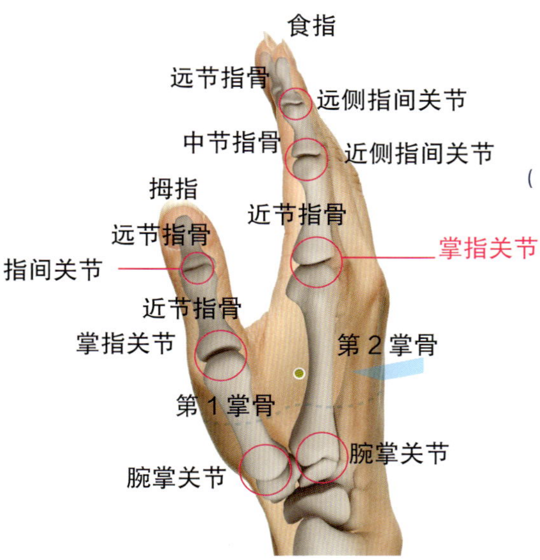

掌指关节

屈曲掌指关节和近侧指间关节，可以握紧拳头。虽然掌指关节形态学分类属于多轴球关节，由于掌侧韧带和侧韧带的制约，仅能有屈、伸、外展、内收动作。紧握物品时，由于侧韧带的紧张，不能做外展、内收动作。掌指关节的作用是稳定地握紧物品。

合谷是临床常用穴，适应证广，镇痛效果佳，对上肢疼痛、麻痹有良好效果。在古代医籍中，是大肠经的原穴，可以治疗大肠疾患及大肠经的异常。合谷也是四总穴之一（面口合谷收），可以治疗颜面、头部的疼痛（头痛、齿痛、咽喉肿痛）等。

LI5 阳溪

定位：在腕后外侧，腕背侧横纹桡侧，桡骨茎突远端，“鼻烟窝”凹陷中。

【解剖】

- 桡神经浅支（皮支，C_6）分布于手背皮肤。
- 伸肌支持带（同一腱鞘的拇长伸肌腱、拇短伸肌腱、拇长展肌腱之间）。
- 指背动脉属桡动脉分支（通过肘窝的肱二头肌内侧的肱动脉的延续）。
- 桡侧皮静脉（指背静脉网的延续）。
- 深层为手舟骨。

阳溪的取穴方法

拇长伸肌腱与拇短伸肌腱之间，拇指用力外展，伸指时的凹陷中，桡骨与手舟骨之间。

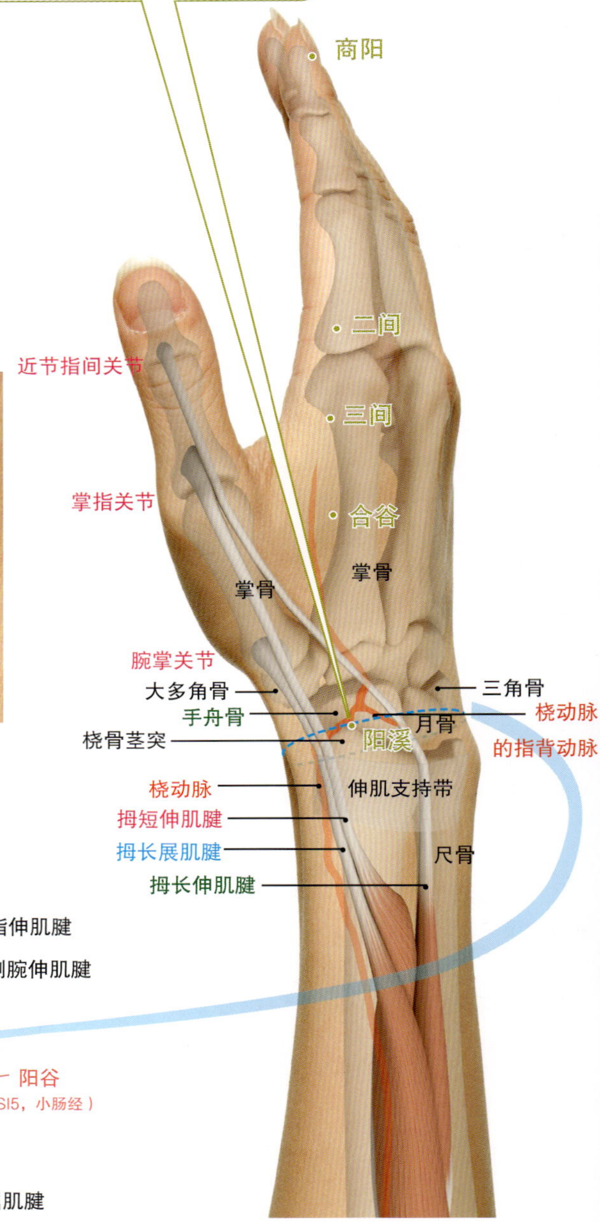

鼻烟窝

拇指用力外展、伸指时，由拇长展肌腱、拇长伸肌腱及拇短伸肌腱形成的凹陷处，桡动脉通过其下，下面有手舟骨与大多角骨。解剖学称为“鼻烟窝”。过去，人们常将烟末放入此窝中吸入而得名。

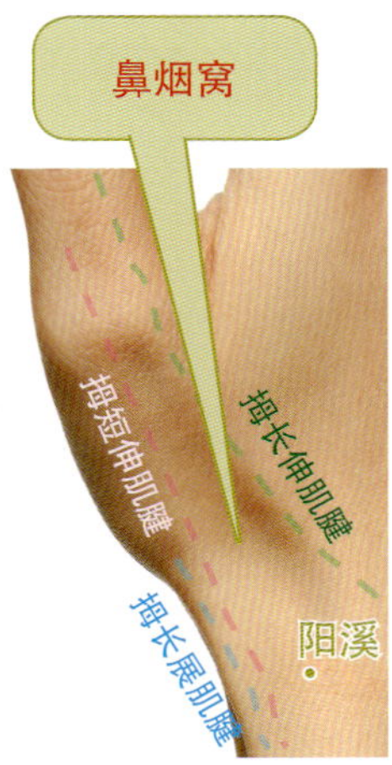

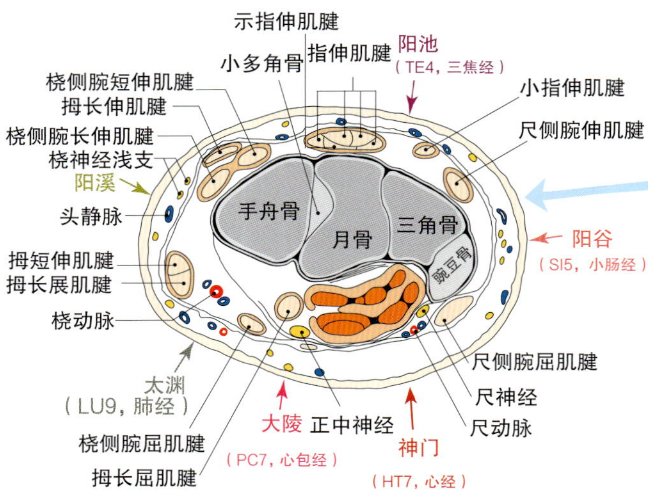

阳溪断面解剖图

LI6 偏历

定位：在前臂后外侧，阳溪（LI5）与曲池（LI11）连线上，腕背横纹上 3 寸。

【解剖】

- 皮肤：前臂外侧皮神经（肌皮神经分支，C_6）。
- 伸肌支持带（同一腱鞘的拇短伸肌腱、拇长展肌腱）。
- 桡侧腕长伸肌腱与桡侧腕短伸肌腱由桡神经 $C_{6\sim7}$ 支配。
- 桡动脉、静脉（通过肘窝的肱二头肌内侧的肱动脉、静脉的延续）。
- 桡侧皮静脉（指背静脉网的延续）。

LI7 温溜

定位：在前臂后外，阳溪（LI5）与曲池（LI11）连线上，腕背横纹上 5 寸。

【解剖】

- 皮肤：前臂外侧皮神经（C_6）。
- 桡侧腕长伸肌腱、桡侧腕短伸肌腱起自肱骨外上髁，由桡神经肌支 $C_{6\sim7}$ 支配。
- 桡动脉、静脉（通过肘窝的肱二头肌内侧的肱动脉、静脉的延续）。
- 桡侧皮静脉（指背静脉网的延续）。

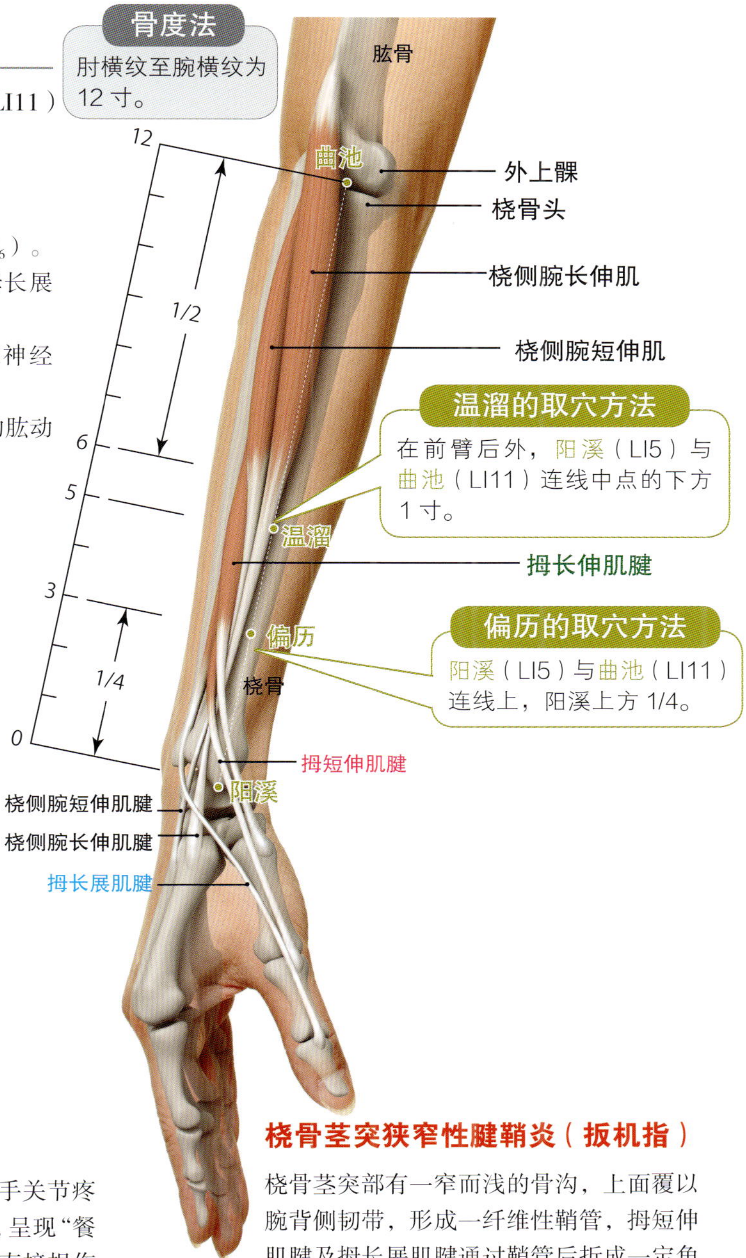

Colles 骨折

系指发生于桡骨远端的骨折，高龄者多见。手关节疼痛、肿胀及腕关节活动障碍，由于向背侧移位，呈现“餐叉状”畸形。手掌侧的近端骨碎片的移位，直接损伤或肿胀、也可能合并发生腕管综合征（正中神经麻痹表现为手指感觉障碍，大鱼际肌麻痹）。

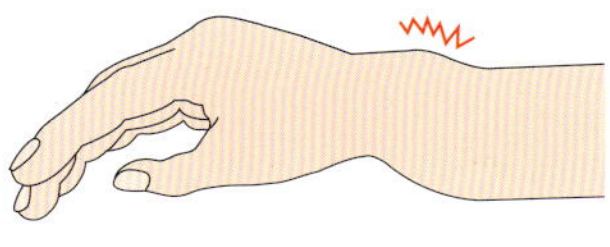

桡骨茎突狭窄性腱鞘炎（扳机指）

桡骨茎突部有一窄而浅的骨沟，上面覆以腕背侧韧带，形成一纤维性鞘管，拇短伸肌腱及拇长展肌腱通过鞘管后折成一定角度。拇指过度使用则可发生腱鞘炎。女性多见，临床症状多见桡骨茎突处红胀、疼痛及热感，其腱鞘肥厚，可触及硬结节。

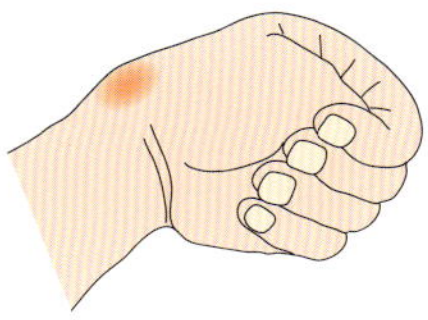

阳溪位于拇长伸肌腱与拇短伸肌腱之间形成的鼻烟窝中。其部位是桡骨茎突狭窄性腱鞘炎（拇长伸肌腱与拇短伸肌腱的腱鞘炎）的压痛点，深层是手舟骨，跌倒时易发生骨折，难治愈。

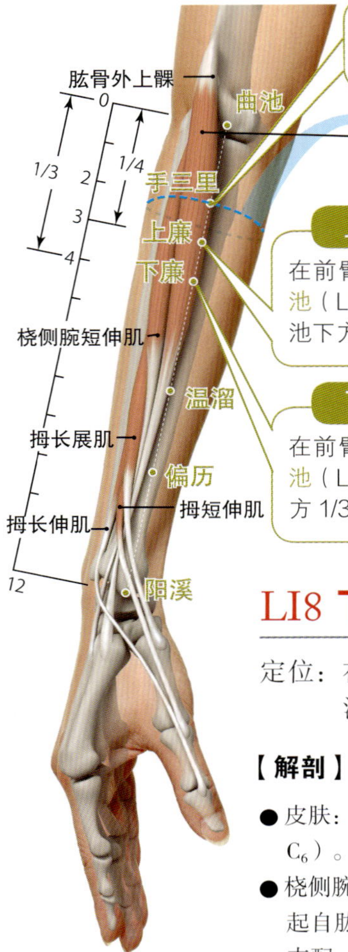

手三里的取穴方法

曲池（LI11）下方 2 寸。

上廉的取穴方法

在前臂后侧，阳溪（LI5）与阳池（LI11）连接线 4 等分，曲池下方 1/4。

下廉的取穴方法

在前臂后侧，阳溪（LI5）与曲池（LI11）连接线上，曲池下方 1/3，上廉下方 1 寸。

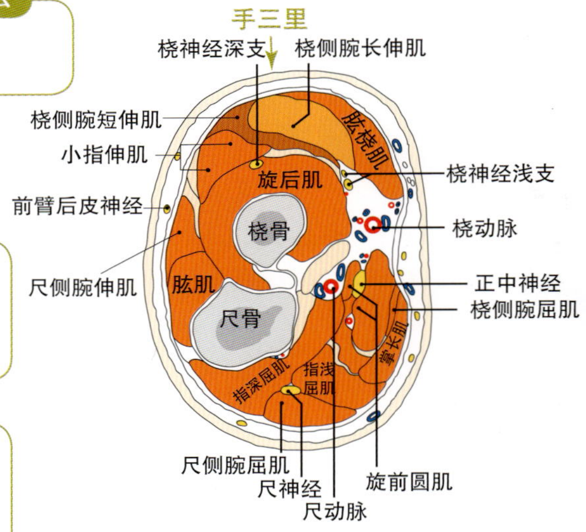

手三里断面解剖图

LI8 下廉

定位：在前臂后侧，阳溪（LI5）与曲池（LI11）连线上，肘横纹下 4 寸。

【解剖】

- 皮肤：前臂外侧皮神经（肌皮神经皮支，C_6）。
- 桡侧腕长伸肌（腱）与桡侧腕短伸肌（腱）起自肱骨外上髁，由桡神经深支（$C_{6\sim7}$）支配。
- 桡动脉、静脉（通过肘窝的肱二头肌内侧的肱动脉、静脉的延续）。
- 深层：桡骨。

LI9 上廉

定位：在前臂后侧，阳溪（LI5）与曲池（LI11）连线上，肘横纹下 3 寸。

【解剖】

- 皮肤：前臂外侧皮神经（肌皮神经皮支，C_6）。
- 桡侧腕长伸肌（腱）与桡侧腕短伸肌（腱）起自肱骨外上髁，由桡神经深支，（$C_{6\sim7}$）支配。
- 第 1 腱鞘的拇长展肌。
- 桡动脉、静脉（通过肘窝的肱二头肌内侧的肱动脉及静脉的延续）。
- 深层：桡骨。

LI10 手三里

定位：在前臂后侧，阳溪（LI5）与曲池（LI11）连线上，肘横纹下 2 寸。

【解剖】

- 皮肤：前臂外侧皮神经（肌皮神经皮支，C_6）。
- 桡侧腕长伸肌（腱）与桡侧腕短伸肌（腱）始于肱骨外上髁，由桡神经深支（$C_{6\sim7}$）支配。
- 桡动脉、静脉（通过肘窝的肱二头肌内侧的肱动脉、静脉的延续）。
- 旋后肌始于肱骨外上髁与尺骨上端，由桡神经深支（$C_{6\sim7}$）支配。
- 深层：桡骨。

曲池的取穴方法

屈肘成直角，肘横纹桡侧端的凹陷处。

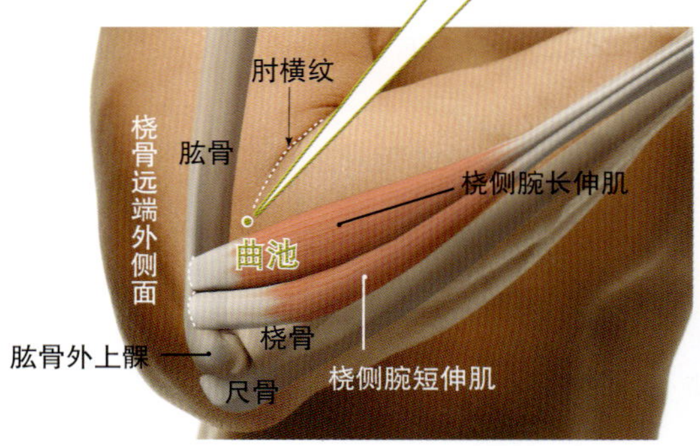

LI11 曲池

定位：在肘外侧，尺泽（LU5）与肱骨外上髁连线中点处。

【解剖】

- 皮肤：前臂后皮神经（桡神经皮支，C6）。
- 桡侧腕长伸肌（腱）与桡侧腕短伸肌（腱）起自肱骨外上髁，由桡神经深支，（C5 ~ T1）支配。
- 深层：桡神经。
- 桡侧副动脉、静脉源自肱动脉，属肱深动脉、静脉分支。

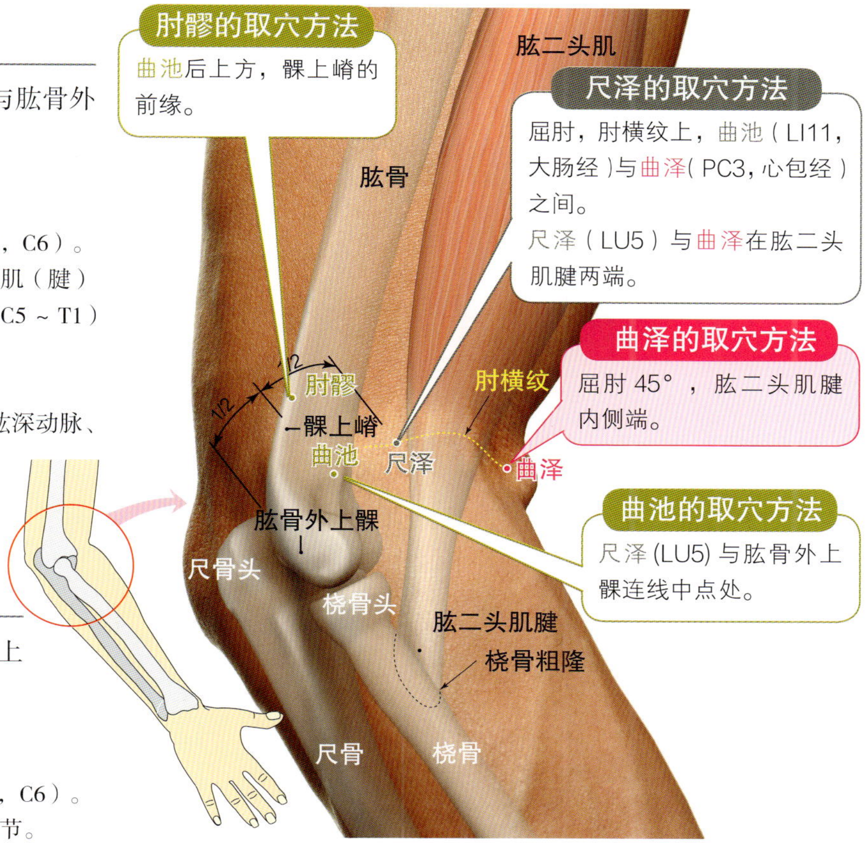

本图中的手臂介于旋前与旋后中间的位置

LI12 肘髎

定位：在肘后外侧，肱骨外上髁上缘，髁上嵴的前缘。

【解剖】

- 皮肤：前臂后皮神经（桡神经皮支，C6）。
- 肱三头肌由桡神经支配，可伸肘关节。
- 深层：桡神经。
- 中侧副动脉、静脉源自肱动脉，属肱深动脉及静脉分支。

肱骨外上髁炎

肱骨外上髁是前臂浅伸肌群起点处，肘部过劳性综合征时，前臂伸肌重复用力引起的慢性撕拉伤造成的慢性炎症，局部压痛，又称“网球肘”。30 ~ 50 岁的非从事网球运动的女性做拧毛巾等长期反复用力做肘部活动，易患此病，也称“网球肘”。

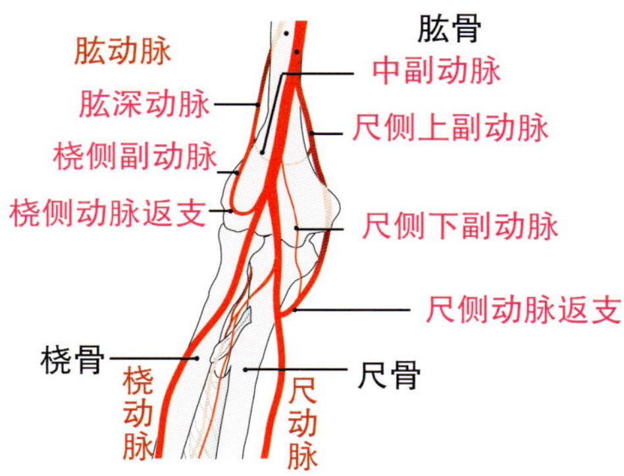

肱动脉及其分支

肱动脉为腋动脉的直接延续。最先分支的肱深动脉，沿肱骨后面下行，分为中副动脉与桡侧副动脉。从肱深动脉的下方再分为尺侧上副动脉与尺侧下副动脉。这 4 条分支与在肘窝，由肱动脉分支的上行桡侧动脉返支和尺侧动脉返支吻合，形成肘关节网，即使肱动脉在肘关节周围栓塞，也可以代偿地向前臂及手指供血。

过度使用起自肱骨外上髁的伸腕及伸指的伸肌群，有罹患肱骨外上髁炎（网球肘）的可能。本病多见于 30 ~ 50 岁的女性，与桡侧腕短伸肌关系密切。由于手三里、曲池位于桡侧腕长伸肌和桡侧腕短伸肌之上，肱骨外上髁炎患者此处有明显的压痛。

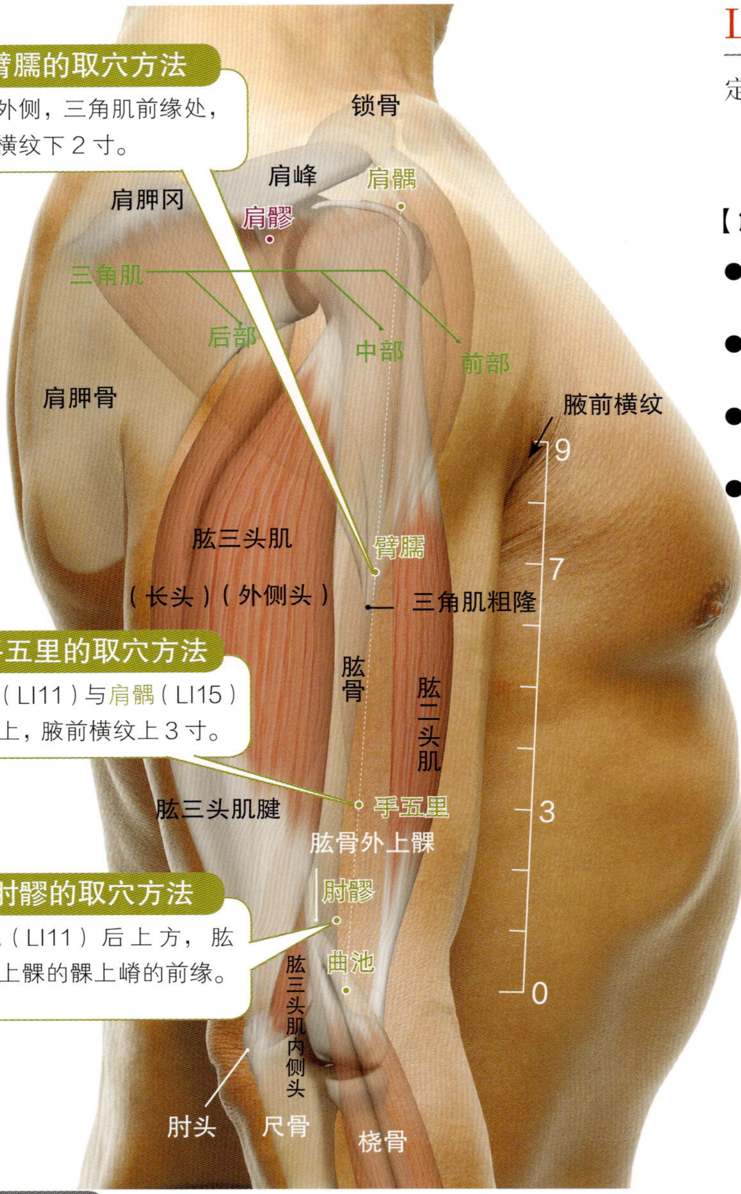

臂臑的取穴方法

在臂外侧，三角肌前缘处，腋前横纹下 2 寸。

手五里的取穴方法

曲池（LI11）与肩髃（LI15）连线上，腋前横纹上 3 寸。

肘髎的取穴方法

曲池（LI11）后上方，肱骨外上髁的髁上嵴的前缘。

骨度法

腋前横纹头至肘窝为 9 寸。

LI13 手五里

定位：在臂外侧，曲池（LI11）与肩髃（LI15）连线上，肘横纹上 3 寸。

【解剖】

- 皮肤：下臂外侧皮神经（桡神经皮支，C_5）。
- 肱肌由肌皮神经支配（$C_{5\sim6}$），可屈肘关节。
- 肱三头肌由桡神经支配（$C_{6\sim8}$）可伸肘关节。
- 桡侧副动脉、静脉源自肱动脉，属肱深动脉、静脉分支。

LI14 臂臑

定位：在臂外侧，三角肌前缘处，曲池（LI11）上 7 寸。

【解剖】

- 皮肤：上臂外侧皮神经（腋神经皮支，$C_{5\sim6}$）。
- 深层为桡神经（肌皮神经，$C_{5\sim6}$）。
- 三角肌由腋神经肌支（$C_{5\sim6}$）支配，可外展、屈曲和外旋肩关节。
- 桡侧副动脉、静脉源自肱动脉，属肱深动脉、静脉分支。

三角肌

肩关节周围最强的外展肌。起自锁骨（前部），肩峰部（中部）及肩胛冈部（后部），其中部对肩关节外展起到主要作用。三角肌的起点与斜方肌的止点几乎相同，所以三角肌使上臂外展时，斜方肌固定肩胛骨，从而可以举起重物。

由于三角肌完全包裹住肩关节，可以缓解跌打损伤的冲击力，对肩关节起到保护作用。

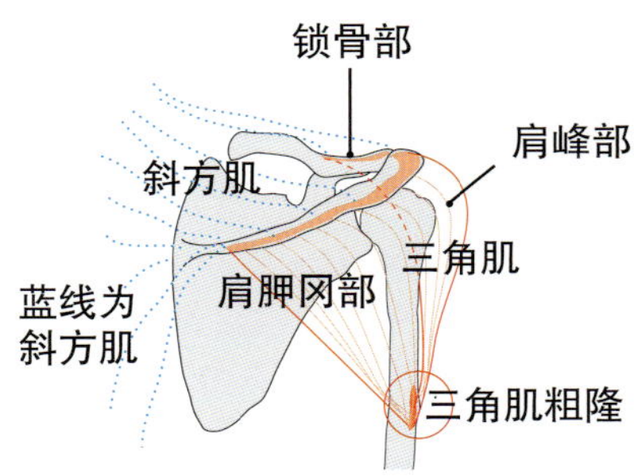

肩髃的取穴方法

上臂外展时，肩峰部出现两个凹陷，前方的凹陷即是肩髃（LI15），比后方凹陷深。而肩髎（TE14，三焦）在后方凹陷中。

肩胛上神经支配群

臂臑的取穴方法

肩髎（LI15）下方3寸，三角肌前缘处。

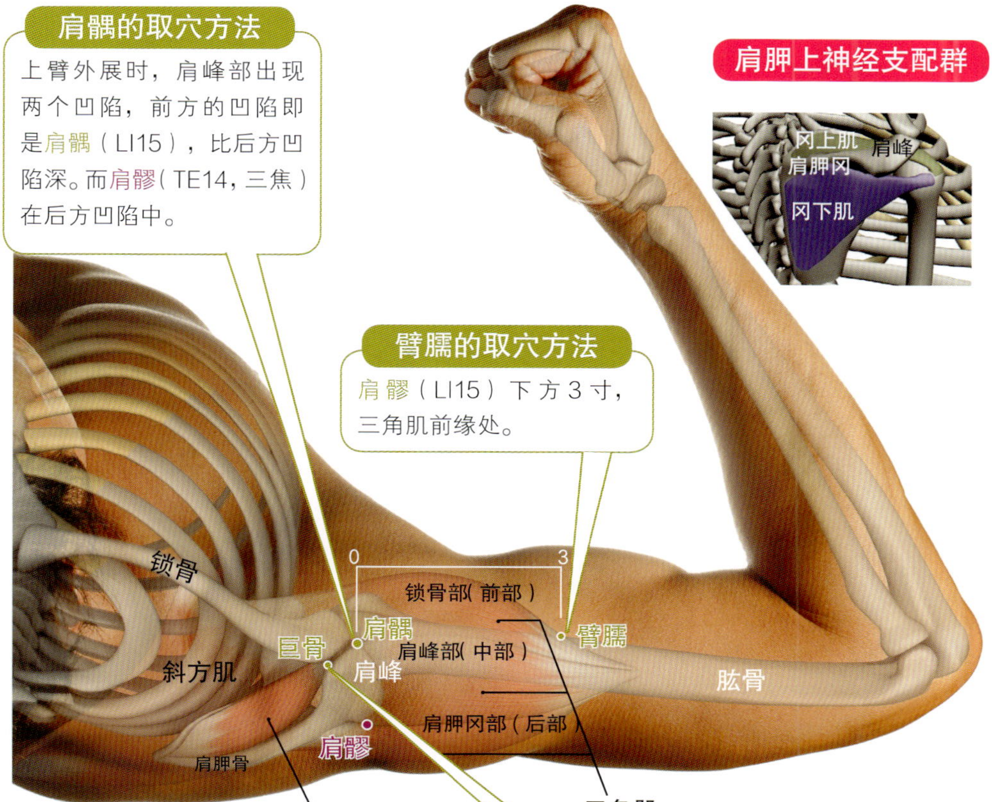

巨骨的取穴方法

冈上窝外侧，锁骨与肩胛冈之间凹陷处。

LI15 肩髃

定位：在肩带部，肩峰外侧缘前端与肱骨大结节两骨间凹陷中。

【解剖】

- 皮肤：锁骨上神经外侧支起自颈丛神经皮支（C_4），分布于颈部及肩周围。
- 三角肌由腋神经肌支（$C_{5\sim6}$）支配，可外展、屈曲和外旋肩关节。
- 冈上肌腱由肩胛上神经（$C_{5\sim6}$）支配，可外展肩关节。
- 旋肱后动脉、静脉属腋动脉分支。
- 深层：肩峰关节囊。

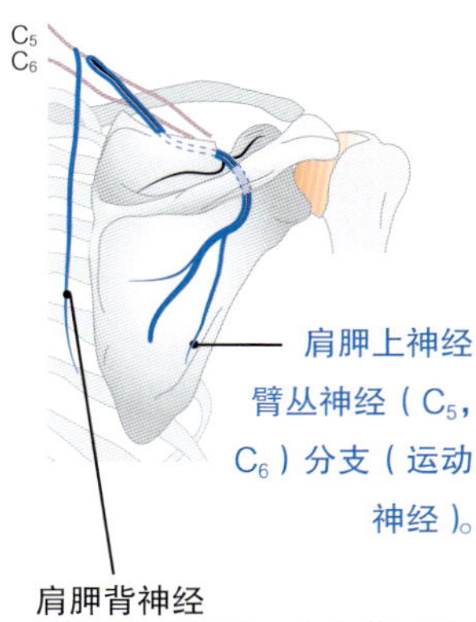

LI16 巨骨

定位：在肩带部，锁骨肩峰端与肩胛冈之间的凹陷中。

【解剖】

- 皮肤：锁骨上神经外侧支起自颈丛神经皮支（C_4），分布于颈部及肩周围。
- 冈上肌由肩胛上神经（$C_{5\sim6}$）支配，可外展肩关节。
- 肩胛上神经（$C_{5\sim6}$）通过肩胛骨上缘的肩胛切迹，并支配冈上肌、冈下肌。
- 肩胛上动脉、静脉（锁骨下动脉延续的分支甲状颈干，不通过肩胛切迹）。
- 肩锁韧带（在锁骨肩峰端与肩峰之间）。

三角肌由前束、中束及后束3部分肌束构成，是完成肩关节各种动作的主力肌。其支配的腋神经麻痹时，三角肌萎缩，外展能力减弱及上臂外侧感觉障碍。

LI17 天鼎

定位：在颈前部，横平环状软骨，胸锁乳突肌后缘。

【解剖】

- 皮肤：锁骨上神经属臂丛神经分支（C_3），分布于颈部至肩部。
- 颈阔肌（面神经颈支）可拉口角向下。
- 胸锁乳突肌由副神经脊髓支及臂丛神经前支（$C_{2\sim3}$）支配。
- 颈外静脉（后头静脉及下颌静脉的血液通过颈外静脉流入锁骨下静脉）。
- 深层：臂丛神经。

LI18 扶突

定位：在颈前部，横平甲状软骨上缘，胸锁乳突肌的前、后缘中间。

【解剖】

- 皮肤：颈横神经（$C_{2\sim3}$）属臂丛神经分支。
- 颈阔肌（面神经颈支）可拉口角向下。
- 胸锁乳突肌由副神经脊髓支及臂丛神经前支（$C_{2\sim3}$）支配。
- 颈总动脉迷走神经、颈内静脉（在胸锁乳突肌深层，并被颈血管鞘包裹。
- 颈外静脉（后头静脉及下颌静脉的血液通过颈外静脉流入锁骨下静脉）。

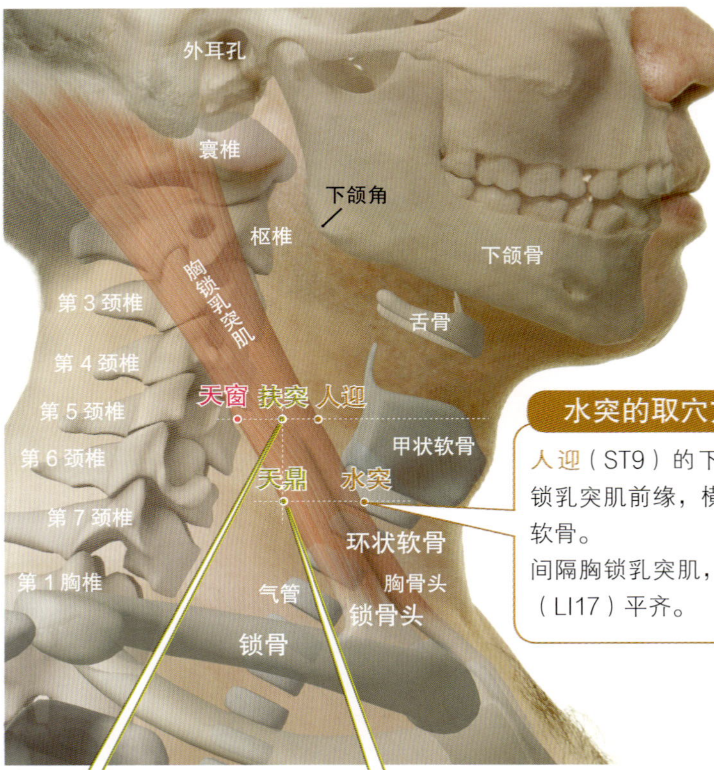

水突的取穴方法

人迎（ST9）的下方，胸锁乳突肌前缘，横平环状软骨。
间隔胸锁乳突肌，与天鼎（LI17）平齐。

扶突的取穴方法

下颌角直下，胸锁乳突肌的前、后缘之间，人迎（ST9，胃经）。

天鼎的取穴方法

扶突（LI18）的下方，胸锁乳突肌后缘。
位于胸锁乳突肌旁，与水突（ST10，胃经）平齐。

颈丛神经与锁骨上神经

颈神经由脊髓分节的颈部髓分出的左右8对末梢神经，从椎间孔分成前支和后支。$C_{1\sim4}$的前支构成颈丛，C_5~T_1构成臂丛。从颈部至肩部皮肤的皮支有枕小神经（C_2），耳大神经（C_3），颈横神经（C_3）及锁骨上神经（$C_{3\sim4}$）。$C_{1\sim3}$的前支的肌支构成颈襻，支配舌下肌群。枕大神经由C_2后支的皮支分出，支配后头部皮肤。

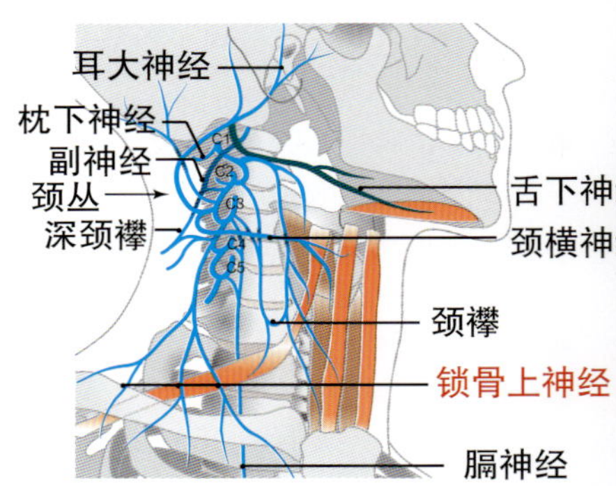

LI19 口禾髎

定位：在面部，横平人中沟中点处，鼻孔外缘下方。

替代定位：在面部，横平人中沟上 1/3 与下 2/3 交点处，鼻孔外缘下方。

【解剖】

- 皮肤：眶下神经通过眼眶下孔属上颌神经的分支。
- 口轮匝肌是由面神经颊支支配的表情肌，可收缩口唇使口裂闭拢。
- 上唇动脉、静脉（面动脉、静脉分支）。

LI20 迎香

定位：在面部，鼻唇沟中，横平鼻翼外缘中点。

替代定位：在面部，鼻唇沟中，横平鼻翼外缘下端。

【解剖】

- 皮肤：眶下神经通过眼眶下孔，属上颌神经的分支。
- 提上唇肌由面神经颊支支配的表情肌，可使唇角上提。
- 内眦动脉、静脉（体表可以触得的面动脉及静脉分支）。
- 深层：上颌骨。

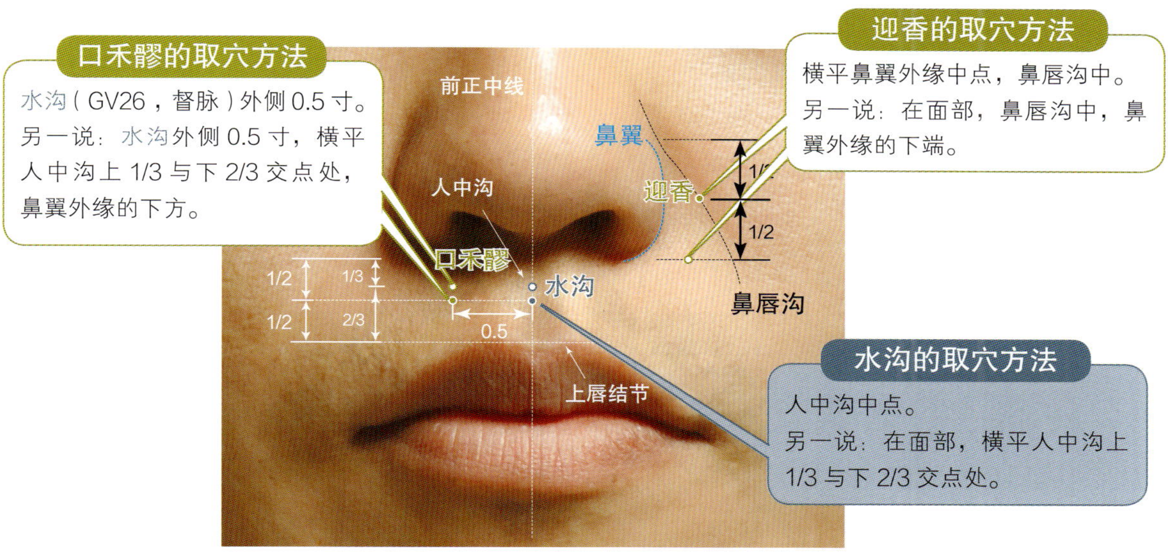

面神经麻痹

口轮匝肌被 12 对脑神经中的第 7 面神经支配。因此，面神经麻痹时，鼓腮、吹口哨，因患侧口唇不能闭合而漏气。迎香位于鼻唇沟上，面神经麻痹时鼻唇沟变浅。

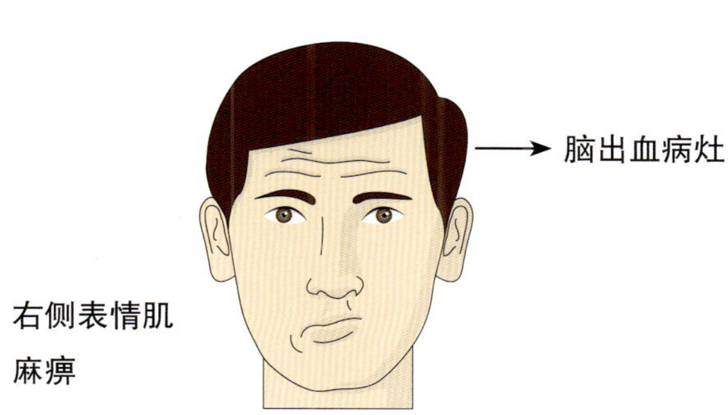

左侧脑出血导致右侧表情肌麻痹

由于前额部受两侧面神经支配，所以不会出现麻痹。

是动病与所生病

关于经脉和络脉的病证，《黄帝内经》中有不同的论述。《黄帝内经》是中医学代表著作，著者及编纂者不明，分为《素问》与《灵枢》。《素问》的主要内容为生理、病理、诊断及治疗、养生等，而《灵枢》论述了针灸医学基础的人体的组织功能、病因病机、脉诊，以及针具的具体使用方法等。在《黄帝内经·灵枢》"经脉"篇中关于病证，论述了经脉的两种证候群，即"是动（则）病"与"所生病"。

"是动（则）病"的本义是指经脉之气变动失常，外邪侵入经脉，导致经脉（和脏腑）发生病变。

"所生病"指的是脏腑失调，或影响脏腑所属的经脉发生病变。也就是在脏腑与该经脉上所产生的疾病，即所生病。但是，《灵枢》没有阐明"是动（则）病"与"所生病"的区别，所以后世有多种注解，其要点归纳下表5点。

坂元大海

出典	是动病	所生病
《难经·二十二难》	气先病	血后病
杨玄操注释《难经》	病因于外	病因于内
徐灵胎注释《难经》	本经之病	他经之病
日文注释《十四经发挥》	经络病	脏腑病
《黄帝内经灵枢集注》	外邪	内因

脊神经的皮肤节段性分布

同一脊神经支配的皮肤感觉区域称为脊神经的皮肤节段性分布。皮肤的感觉区域以其支配的神经为单位的区域感觉节段性分布，在临床上有重要意义。比如，椎间盘突出导致神经根感觉障碍时，其对应的皮肤节段性感觉区域也会发生感觉障碍，由此，从皮肤节段性感觉障碍，可以定位其相对应的椎间盘突出部位。带状疱疹的患者也能确认脊神经支配的皮肤节段性区域感觉障碍。

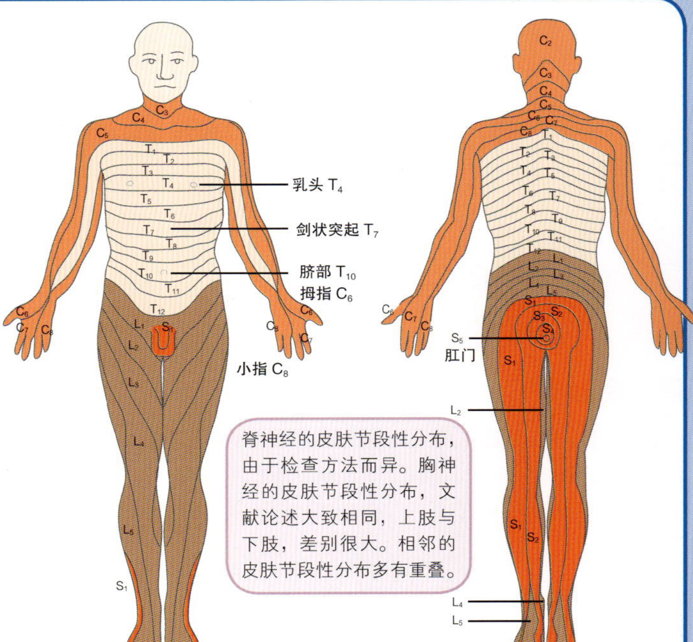

脊神经的皮肤节段性分布，由于检查方法而异。胸神经的皮肤节段性分布，文献论述大致相同，上肢与下肢，差别很大。相邻的皮肤节段性分布多有重叠。

坂元大海

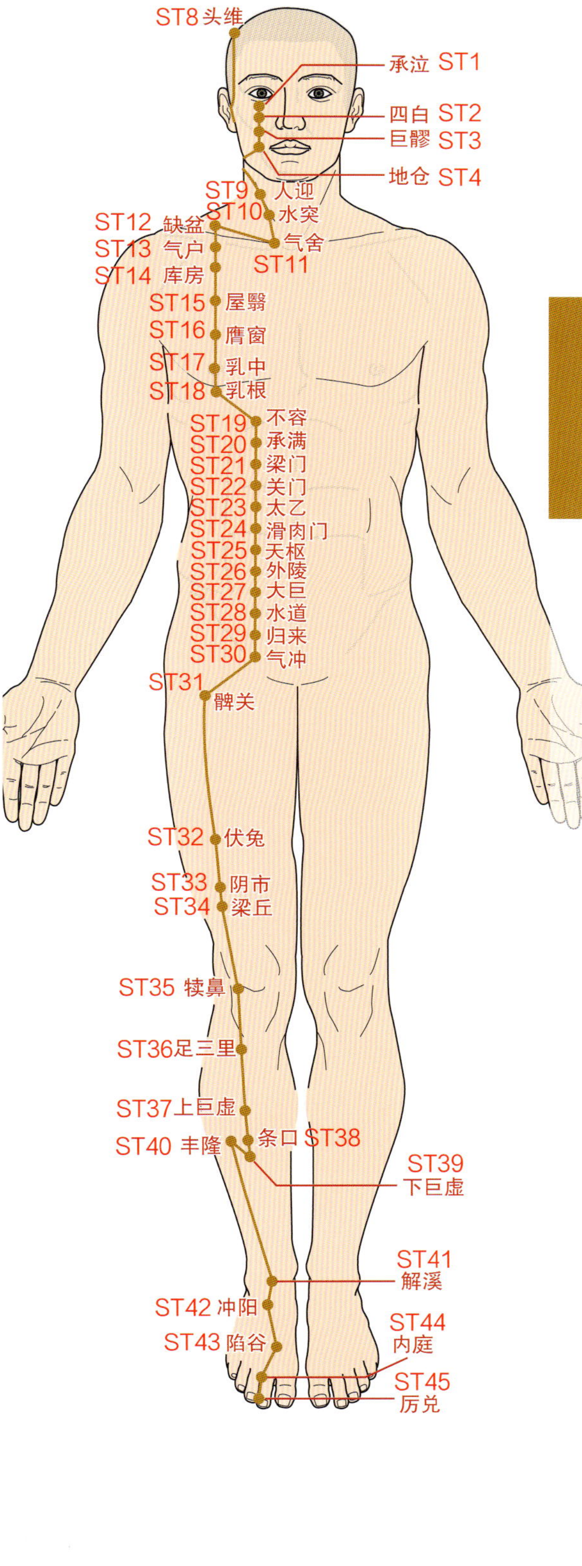

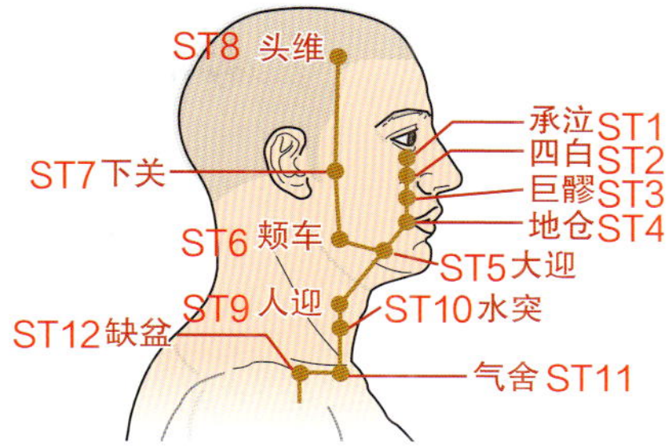

足阳明胃经

ST(stomach Meridian)

胃主受纳、腐熟、降浊（水谷之海）

胃与脾为“仓廪之官”，饮食物入胃（受纳），消化（腐熟）后输送到小肠（降浊）。

五脏六腑的活动能量的水谷之精气（荣养）经过胃的消化作用生成，因此，胃的功能异常，必然影响其他脏腑的功能失常，导致疾病发生。

主治

是动病：恶寒，战栗，频频呻吟，时作呵欠，面色晦暗，病重时怕见人和火光，听到木器撞击所发出的声音，就会感到心慌不安、心悸。病情严重时，精神错乱、登高而歌、脱衣乱跑、腹胀肠鸣等。

所生病：鼽衄，胃痛，口眼歪斜（颜面神经麻痹），颈肿，胃经循行所过处（胸腹部、腹股沟、下肢前外侧、足背部）疼痛，第 2 趾麻痹。

ST1 承泣 别名：鼷穴。
穴性：散风泻火，疏邪明目。

ST2 四白 穴性：祛风明目。

ST3 巨髎 穴性：祛风活络。

ST4 地仓 别名：会维。
穴性：疏风行气，利关节，扶正止痛。

ST5 大迎 别名：髓孔。
穴性：疏风散寒，清热解毒。

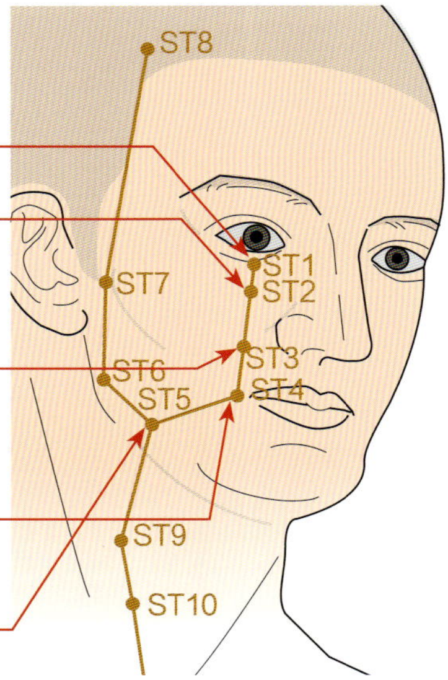

穴性解说

疏邪：疏散邪气。
疏风：宣散风邪。
扶正：辅助正气。
平喘：改善呼吸困难及喘息。
清咽：改善咽喉的功能。
宣肺：也称宣白，宣通肺气。

ST6 颊车 别名：机关、鬼状。
穴性：开关通络，疏风清热。

ST7 下关 穴性：疏风清热，通关利窍。

ST8 头维 穴性：祛风泻火，止痛明目。

ST9 人迎 别名：天五会。
穴性：通脉，降逆，理气，清热平喘。

ST10 水突 别名：水门、水天。
穴性：降逆平喘，清咽。

ST11 气舍 穴性：散结降逆，清咽止痛。

ST12 缺盆 别名：天盖。
穴性：宣肺降逆，清热散结。

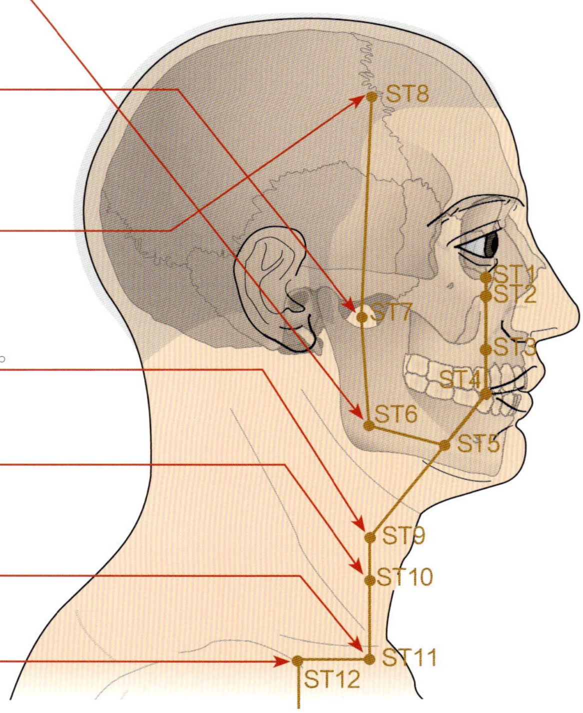

•**承泣**的“承”，指承受。承泣为泪水之承接处。

•**四白**的“四”，指四方、四野之意。“白”指光明。此穴对目疾有效。另有一说，“白”字指酒具，表示眼眶如酒杯形状。

•**巨髎**的“巨”，指大。“髎”指骨的孔隙。此穴在鼻外侧，上颚骨与颧骨交接处骨之孔隙中（凹陷处），故名。

•**地仓**，此穴位于受纳地气（土地孕育之谷物）的犹如仓廪的胃之入口——口腔处。胃与脾五行属“土”，接地气。以“地”字命名的穴位，多位于下半身，地仓则为例外。

•**大迎**位于从承泣至头维的 2 条经脉结合部。

•**颊车**，在古代中国颊车指下颌骨。

•**下关**的“关”，指关节、颧弓。此穴在颧弓中央的下方，故名。关，也代表下颌关节，本穴可治疗下颌关节疾患。

•**头维**的“维”，指维系或额角。此穴位于头部与颜面交接的鬓角处，故名。

•**人迎**的“人”，代表中焦（胃），迎接入口的食物之意。另有一说，人迎，位于颈总动脉搏动处，可迎接人气（脉诊部位之一，又称人迎脉）。

•**水突**，指饮水时，突起的部位。

•**气舍**，位于气管附近，“气”聚之“舍”，气之出入之处。

•**缺盆**，指锁骨上窝犹如空缺之茶碗（盆）。

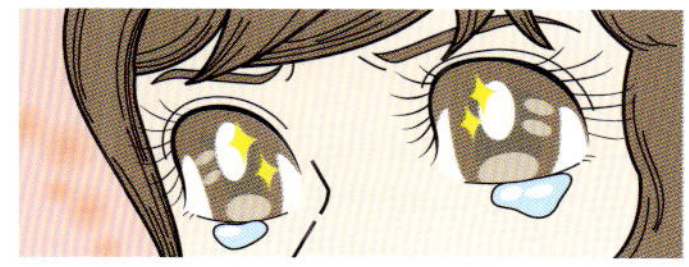

承泣，承接泪水处。

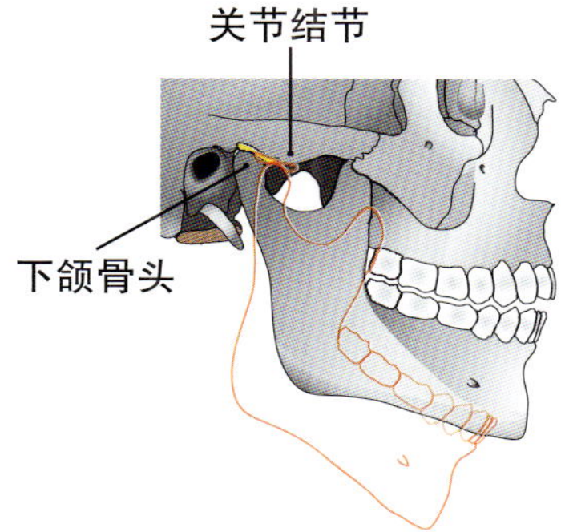

颊车的“车”，比喻下颌关节转动犹如车轮。更准确地说，是指下颊骨开合与轮转的前方移动。下颌骨头前方移动超过关节结节时，便是下颌关节脱臼，即下颌骨脱位。

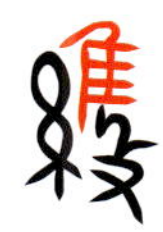

“隹”，鸟也。

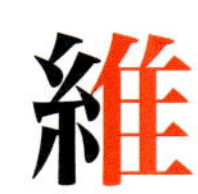

“维”字金文

“维”指尾巴较短的鸟，而鸟身后所系的绳子以“系”表示。还有另一说是“维”代表捕鸟的网子。

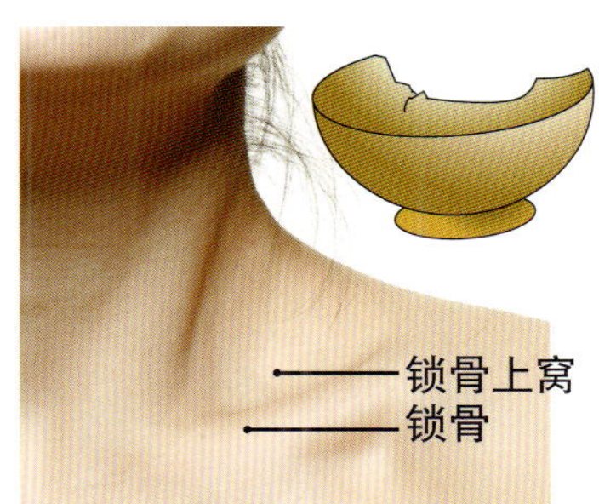

缺盆骨，即锁骨之意。

足阳明胃经，起于鼻，在鼻翼旁接手阳明大肠经，在鼻根与足太阳之脉交会后，循鼻外侧（承泣、四白、巨髎），入上齿中，再出于口（地仓），环唇，下交承浆，循行过下颌、耳前，出下颌面动脉搏动处（大迎），循下颌角（颊车），上耳前（下关），循发际，至额颅（头维）。

其支者，从大迎前下颈总动脉搏动处（人迎），循气管（水突、气舍），入锁骨上窝（缺盆），下膈，属胃，络脾。

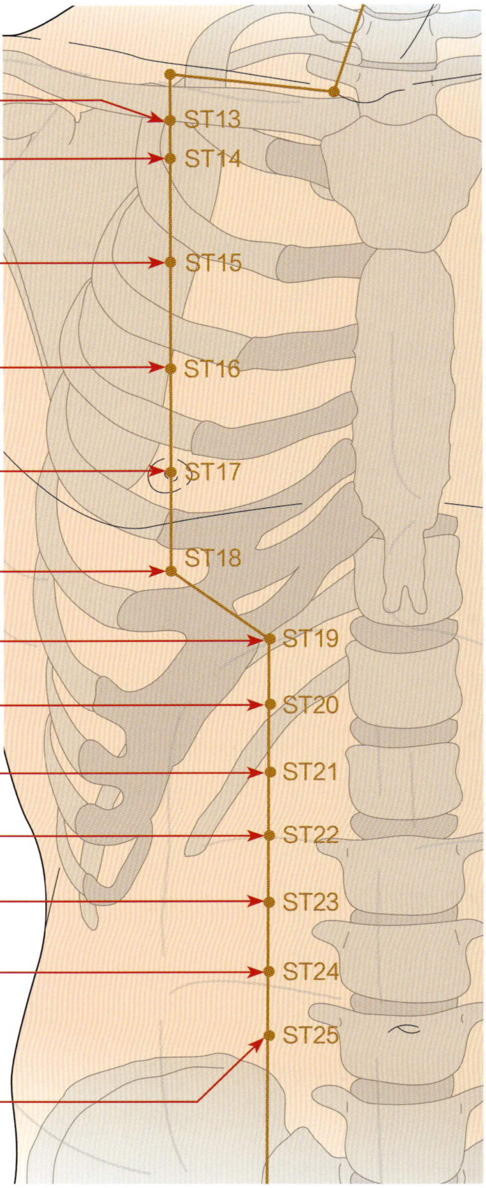

ST13 气户 穴性：宣肺理气，止咳平喘。

ST14 库房 穴性：理气宽胸，降逆化痰。

ST15 屋翳 穴性：降逆化痰，疏风活血。

ST16 膺窗 穴性：降逆平喘。

ST17 乳中

别名：薜息。

ST18 乳根 穴性：宣通肺气，活血通络。

ST19 不容 穴性：行气止痛，调中和胃。

ST20 承满 穴性：和胃理气。

ST21 梁门 穴性：调中和胃，消积化滞。

ST22 关门 穴性：理气和中，健脾和胃。

ST23 太乙 穴性：镇静化痰，和胃止疼。

ST24 滑肉门 穴性：降逆，健胃止痛。

别名：长溪、谷门、循际、长谷、长鸡。

特定穴：大肠经募穴。

ST25 天枢 穴性：调理肠胃，理气和胃。

穴性解说

理气：疏畅气机，使气行通顺。

宽胸：宣通胸膈，消除胸闷痞满。

平喘：改善呼吸困难及喘息。

和胃：与“和中”意思相近，改善胃气不和等情况。

消积化滞：解消体内积聚（胃部痞满）与胃胀，促进消化。

止疼：止痛。

降逆：改善气机上逆。

健胃：增强胃的消化功能。

止呕：治疗呕吐。

- **气户**，指气出入之门户。此穴位于肺的上部，故名。
- **库房**的“库”，指气之仓库。“房”，指房室。库房，即指肺。
- **屋翳**的“屋”，指气之房屋。“翳”，代表羽翼（或羽毛）制作的大扇子或遮阳伞。与膺窗的“窗”呼应，此穴在膺窗上面，犹如屋顶。肺为五脏的华盖，此穴在肺部。
- **膺窗**的“膺”，指前胸，即胸大肌一带。此穴位于胸部，如可通透身体之气的窗户。
- **乳中**的“乳”，指乳头。此穴当乳头之正中。
- **乳根**，此穴位于乳房之根底部，故名。
- **不容**，代表饮食难以通过之处。左侧的不容位于食管与胃相接的贲门处。
- **承满**，位于身体承受食物后膨满处。餐后易于胀满，此穴可以消除过食的胀满感。
- **梁门**的“梁”，指柱与柱之间的横梁。“门”，指出入通达之处。借喻腹直肌紧张犹如门柱之间的横梁。心下痞满积聚称伏梁病，此穴对本病有疗效。
- **关门**位于腹直肌上。“关”，指关闭。“门”，指出入通达之处。关门，指其为纳谷与收藏水谷之门户。本穴居胃底，为胃之关。又可治完谷不化、大肠滑泄诸病。关门之名具双重意义。
- **太乙**的“太”，大也。“乙”，弯曲。此穴位于身体前屈时，大的弯曲部位中，故名。
- **滑肉门**位于腹直肌上。可治舌病，舌亦滑肉之类也。
- **天枢**的“枢”，指国之中央。以脐部为基点，此穴居人身上下枢要之处。天枢在脐外侧，是调整胃肠功能的要穴。另有一说，天枢，为北斗第一星。

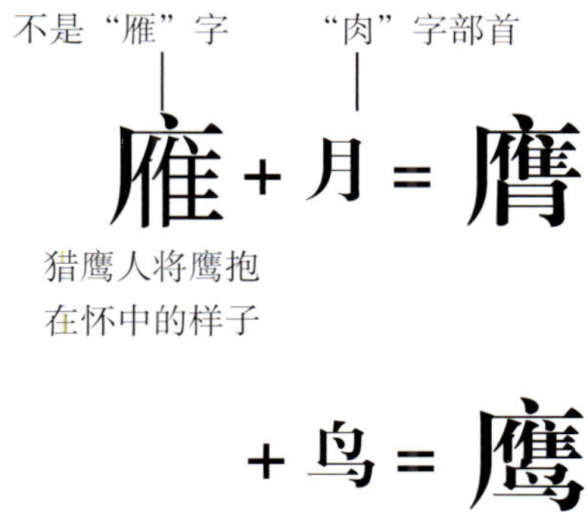

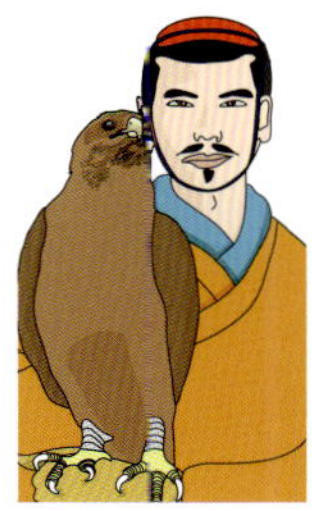

雁，猎鹰人把“隹”（鸟，在此为鹰的意思）抱在胸前的样子，表示猎鹰。加上“月”（“肉”字部首），表示鹰贴近胸前，从胸前抱鹰，引申为拥抱、守护。繁体字“擁抱”的“擁”字也是雁的变形字。

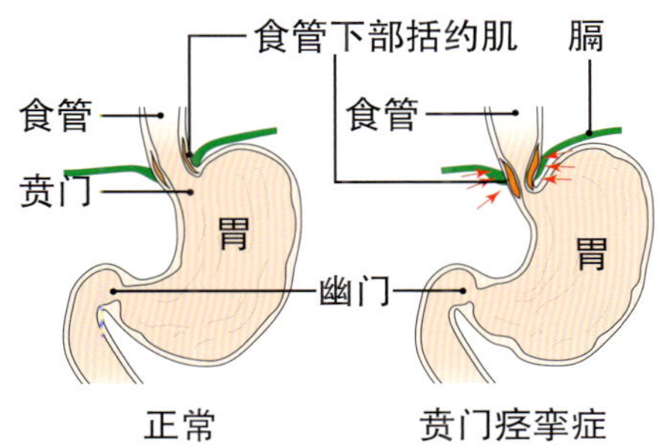

贲门失弛缓症：接近贲门的食管下部括约肌不能正常收缩时，食物通过食管后，食管弛缓扩展，发生咽下困难、胸痛、呕吐及食物反流等症状。

胃经的直行脉，从锁骨上窝（缺盆），沿胸部正中线外4寸的乳头线（气户、库房、屋翳、膺窗、乳中、乳根），在腹部，沿腹部正中线外2寸的腹直肌外侧（至横平脐部，不容、承满、梁门、关门、太乙、滑肉门、天枢）下行。

ST26 外陵 穴性：调理胃肠，通经止痛。

ST27 大巨 别名：腋门。
穴性：益气固精。

ST28 水道 穴性：通利三焦。

ST29 归来 别名：溪穴。
穴性：益气固脱，温经祛寒。

ST30 气冲 穴性：舒宗筋，调膀胱，和营气。

ST31 髀关 穴性：强腰膝，通经络。

ST32 伏兔 穴性：强腰益肾，疏通经络。

ST33 阴市 别名：阴鼎。
穴性：温肾散寒，强腰脊。

ST34 梁丘 特定穴：胃经的郄穴。
穴性：通经活络，理气和胃。

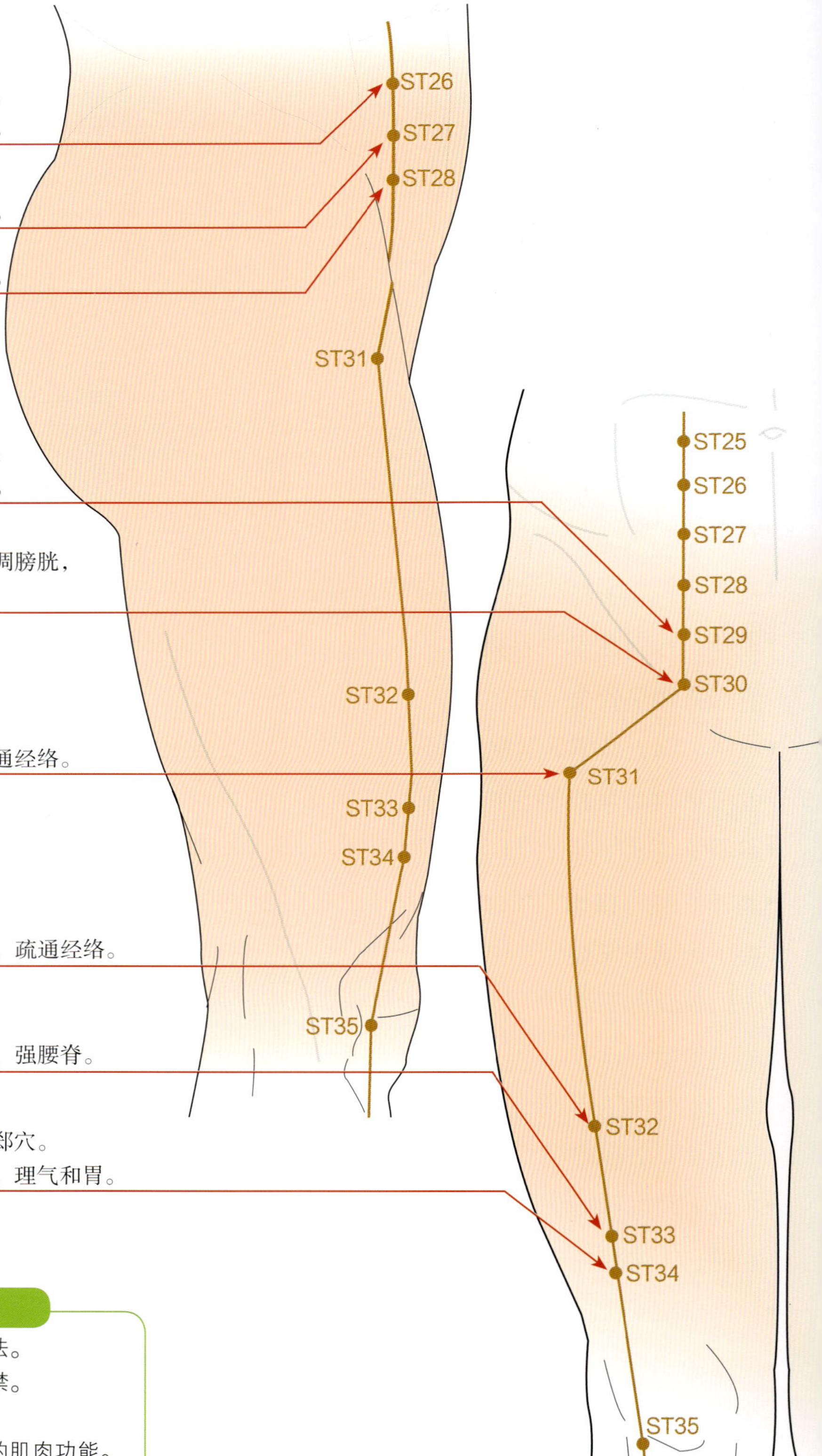

穴性解说

益气：补气，气虚的治疗方法。
固脱：改善虚脱及大小便失禁。
祛寒：祛除寒邪。
舒宗筋：调节前阴部及阴茎的肌肉功能。
强腰：增强腰部功能。
散寒：温法，驱散寒邪。

- **外陵**的陵，指隆起的丘陵。外陵在腹部正中线的外侧，腹直肌隆起如丘陵。
- **大巨**，位于腹部大而隆起的部位。
- **水道**，位于膀胱之上，可行水利尿。
- **归来**，因呼气时，气归腹中而名。也有对子宫下垂、内脏下垂有效，调节女性生理等说法。
- **气冲**，吸气时，腹气上冲所出入的穴位。
- **髀关**的髀，指股部及股骨上部。髀骨，指股骨，或指股骨头嵌入的髋臼。关，境界也，指此穴位于大腿与躯干的分界处。关也有关节，即髋关节之意。
- **伏兔**的兔，指大腿前面的肌肉（股四头肌，特别是股直肌）收缩时，状如俯卧草丛之兔。另有一说，伏兔是指大腿前面的肌肉紧贴于股骨的样子，类似古代马车的伏兔（固定车轴的部件）。
- **阴市**的阴，指山的北侧（阴面），比喻此穴位于大腿前面的股四头肌隆起的下方的凹陷处。市，指气血汇聚之处。
- **梁丘**，此穴位于大腿前面的股四头肌隆起处犹如丘陵。山的高处为丘，山脊为梁。

髀 髀字的“卑”，代表股骨位于骨骼中的低处，并引申为“低下之事”。

成语“髀肉复生”，描述刘备寄居刘表处时，在酒宴途中如厕，由于生活安逸久未乘马，大腿内侧长出赘肉而感叹生活安逸，不能施展抱负。本成语亦可形容懊悔久居安逸，无所作为。

扶兔，中国古代马车的零件，负责将车轴固定于车体。

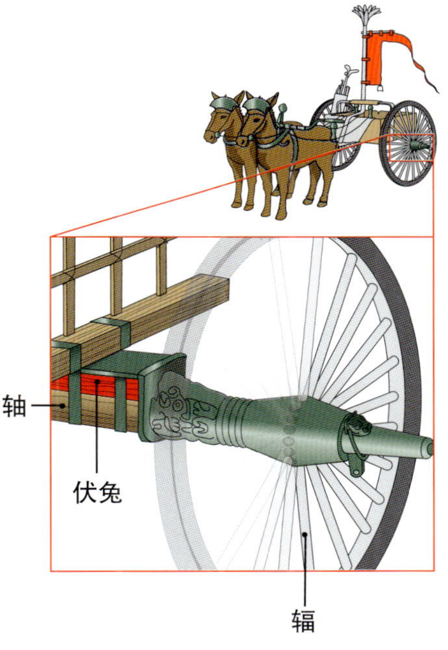

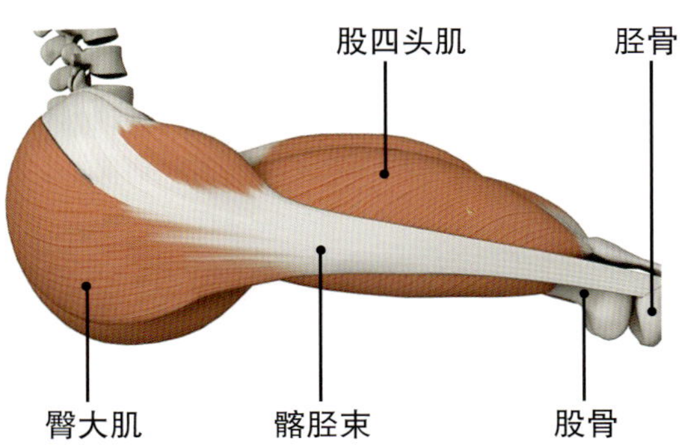

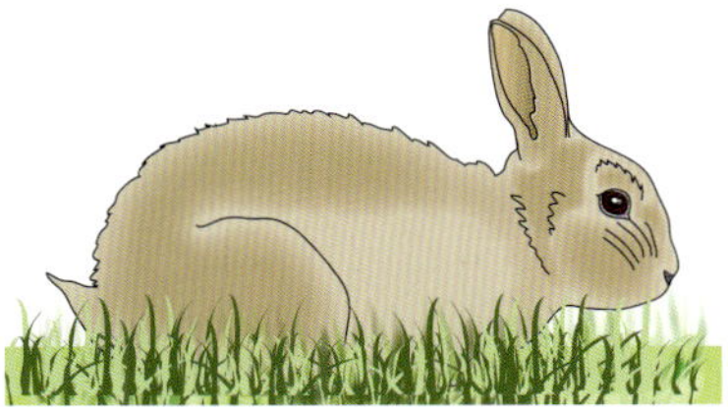

从天枢，沿腹部正中线外2寸（外陵、大巨、水道、归来、气冲）下行，与下脘（CV10，任脉）起始的腹部支脉，在腹股沟合流后，经过大腿前面（髀关），沿大腿前外侧（伏兔、阴市、梁丘）下行。

ST35 犊鼻 穴性：通经活络，散寒止痛。

别名：鬼邪。
特定穴：胃经的合土穴、四总穴，胃的下合穴。

ST36 足三里 穴性：疏风化湿，通经活络。

特定穴：大肠的下合穴。

ST37 上巨虚 穴性：疏经调气，清热利湿。

ST38 条口 穴性：理气和胃，舒经通络。

特定穴：小肠的下合穴。

ST39 下巨虚 穴性：调理肠胃，疏通乳络。

特定穴：胃经的络穴。

ST40 丰隆 穴性：和胃化痰，清神志。

特定穴：胃经的经火穴。

ST41 解溪 穴性：健脾化湿，清胃化痰，理气通络，活血止痛。

特定穴：胃经的原穴。

ST42 冲阳 穴性：和胃化湿，宁神志。

别名：会原。
特定穴：胃经的俞木穴。

ST43 陷谷 穴性：解表清热，散风行水。

特定穴：胃经的荥水穴。

ST44 内庭 穴性：清胃肠湿热，理气镇痛。

特定穴：胃经的井金穴。

ST45 厉兑 穴性：和胃化痰，清热安神。

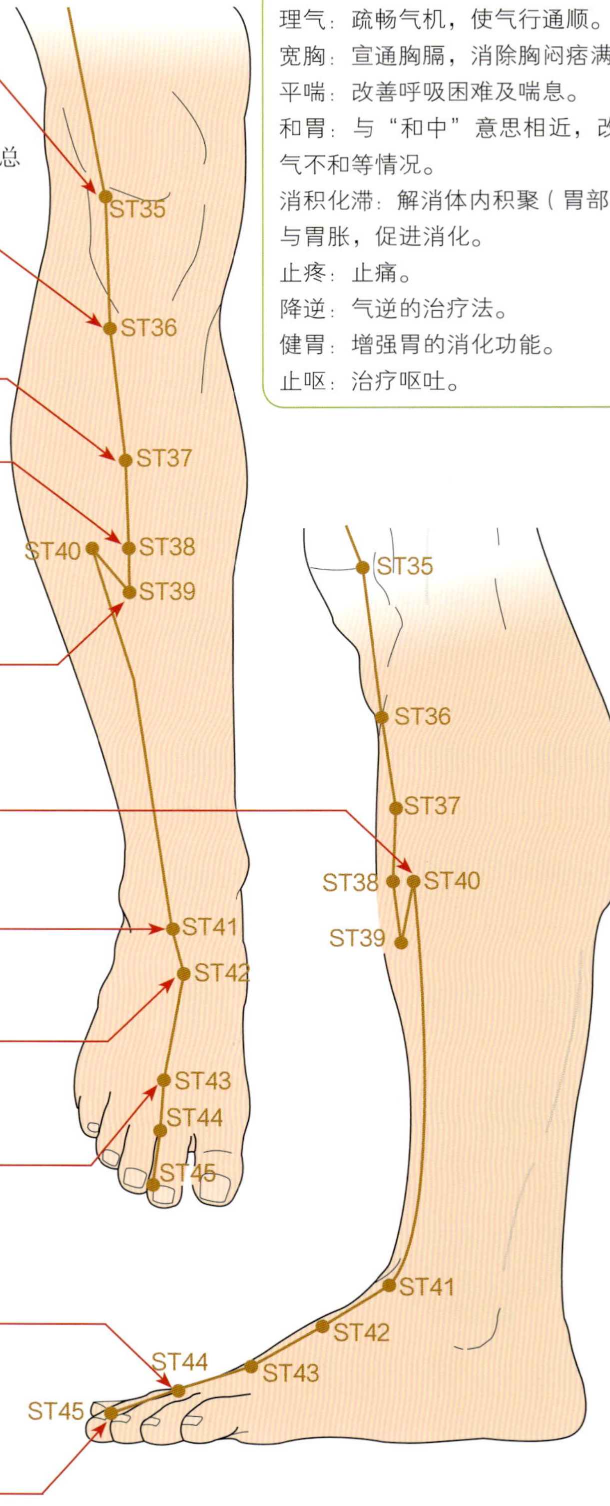

穴性解说

理气：疏畅气机，使气行通顺。
宽胸：宣通胸膈，消除胸闷痞满。
平喘：改善呼吸困难及喘息。
和胃：与“和中”意思相近，改善胃气不和等情况。
消积化滞：解消体内积聚（胃部痞满）与胃胀，促进消化。
止疼：止痛。
降逆：气逆的治疗法。
健胃：增强胃的消化功能。
止呕：治疗呕吐。

- **犊鼻**，位于髌骨下方，形状似小牛犊，故名。犊，小牛之意。
- **足三里**，位于犊鼻下 3 寸（1 里等于 1 寸）。也有此穴可以治疗腹部的上、中、下三处诸疾之说。
- **上巨虚**的“巨虚”，指大的空间，间隙之意。此穴位于胫骨与腓骨之间的大的间隙之中，故名。
- **条口**的“条”，指胫骨前肌收缩时隆起的条索状。条口位于其上。
- **下巨虚**与条口、上巨虚均位于胫骨前肌隆起处，为何意指“凹陷”处，有关解说参照第 82 页。
- **丰隆**，位于胫骨前肌与趾长伸肌之间肌肉隆起处。在中国古代，雷神被称为丰隆，代表本穴在头重如云雾样阴翳困扰时使用，有雨后天晴之感。
- **解溪**的“溪”，指距小腿关节的凹陷处；“解”从解鞋带而来。也有此穴位于足关节脱臼部位之说。
- **冲阳**的“阳”，指足背；“冲”，意为足动脉搏动，此穴位于其上。
- **陷谷**，此穴位于第 2、3 跖骨之间，宛如山谷的凹陷处。
- **内庭**，代表进入庭院时，最先着地处。此穴比喻为庭院。
- **厉兑**的“厉”，意指此穴位可以治疗疫病等重症。“兑”，指末端，此穴位于足跖末端。在《易经》中，“兑”意为门。

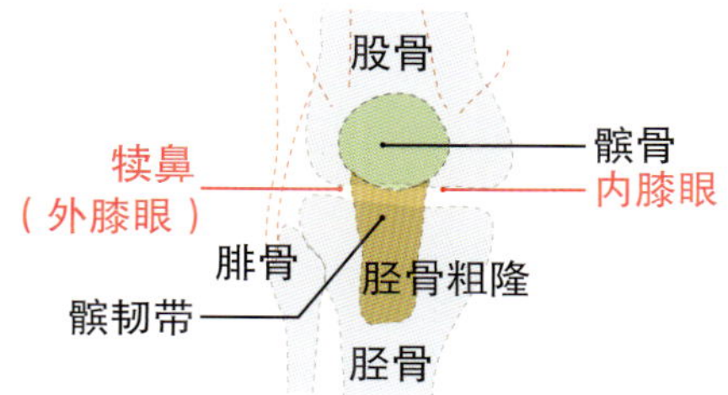

髌韧带两侧的凹陷处宛如鼻孔，犊鼻位于其中，故名（也有髌骨状如小牛的前额等说法）。犊鼻的别名为外膝眼，以其凹陷处形状如眼睛而得名。

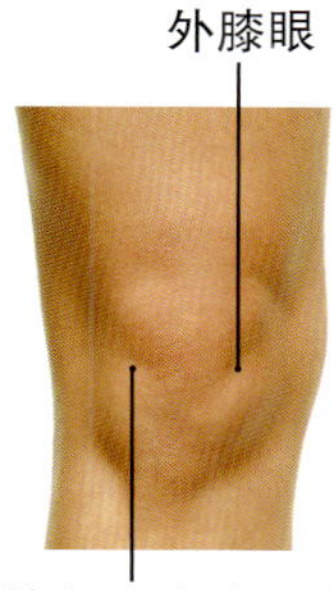

犊鼻（外膝眼）

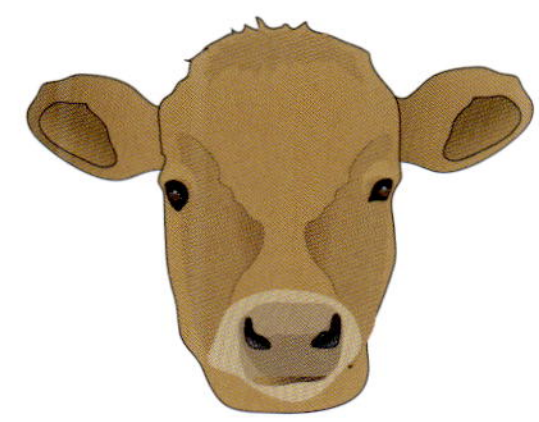

小牛前额

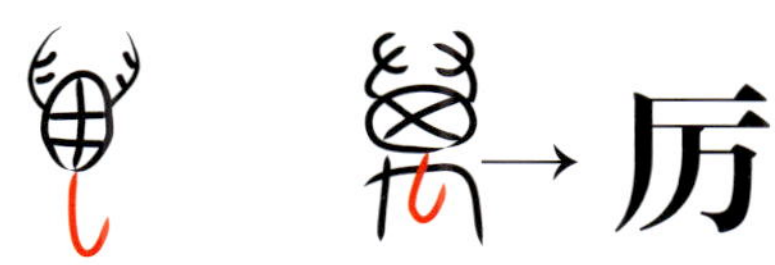

“万”的甲骨文　“万”的篆文体

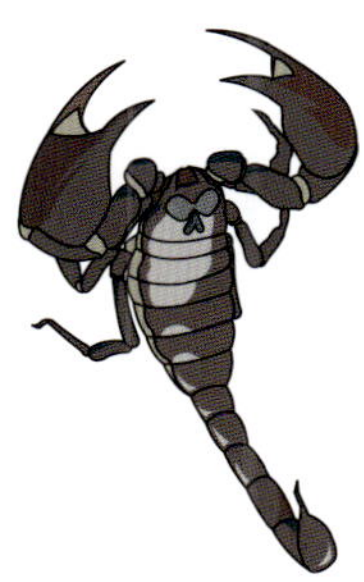

万（繁体字为“萬”），是带有毒刺的蝎子的象形字。厉字由“厂”（崖、石）加“万”（蝎子）组成。由于具有剧毒，有“急重疾患，疫病”之意。

从大腿前外侧的梁丘，下行入髌骨中（犊鼻），下循小腿前面（足三里、上巨虚、条口、下巨虚、丰隆），从足关节前面（解溪），止于第 2 趾外侧端（厉兑）。从气冲与本经合流的支脉，在下膝三寸（足三里）而别，沿小腿前面外侧下行（胃经和胆经之间），出于第 3 趾。在足背分出的支脉，止于第 1 趾的内侧端（隐白，SP1），与足太阴脾经相连接。

ST1 承泣

定位：在面部，瞳孔直下，当眼球与眶下缘之间。

【解剖】

- 皮肤：眶下神经通过眶下孔，属上颌神经的分支。
- 眼轮匝肌是由面神经颧支支配的表情肌，可闭合眼裂。
- 眶下动脉、静脉，由眶下孔出到面部属颈外动脉两个终支之一的上颌动脉分支。

ST2 四白

定位：在面部，当眶下孔凹陷处。

【解剖】

- 皮肤：眶下神经通过眶下孔，属上颌神经的分支。
- 眼轮匝肌是由面神经颧支支配的表情肌，可闭合眼裂。
- 眶下动脉、静脉，由眶下孔出到面部，属颈外动脉两个终支之一的上颌动脉分支。

承泣的取穴方法

目直视，瞳孔垂线与眶下缘的交点。

面部三叉神经分支与 3 个切迹（孔）

三叉神经为第Ⅴ对脑神经，其有 3 个分支，分别为眼神经、上颌神经与下颌神经。其含有躯体感觉纤维分别出于面颅骨的眶上切迹（孔）、眶下切迹（孔）与颏孔，分别支配额部、上颌部与下颌部皮肤感觉。

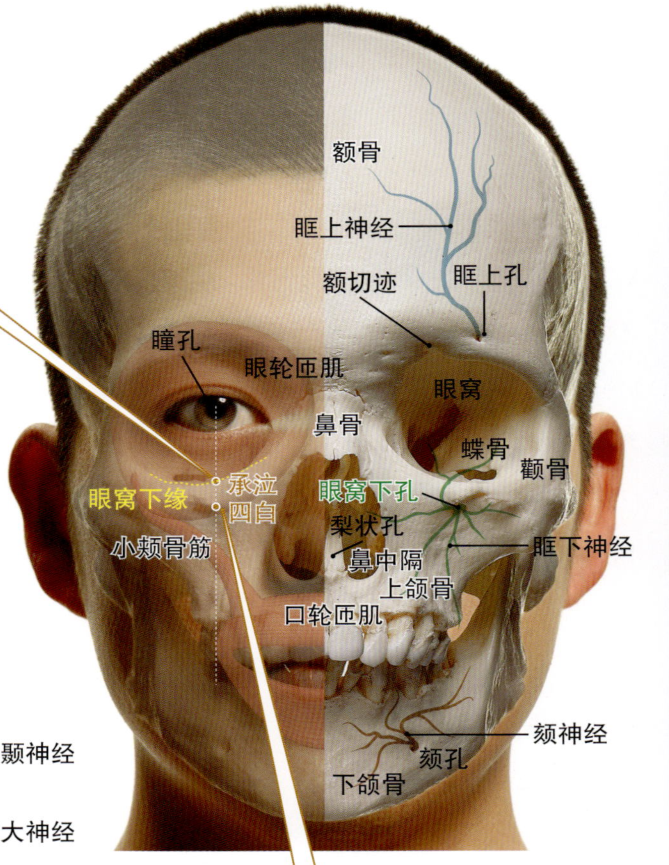

四白的取穴方法

目直视，承泣（ST1）下方，面颅骨的凹陷处。

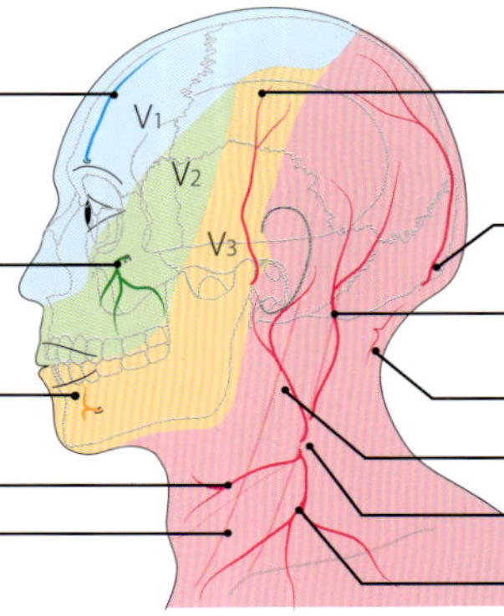

颈部神经

＊图中粉色部分的皮肤是脊髓神经支配区域，蓝色、绿色与橙色为三叉神经（脑神经）支配区域。

ST3 巨髎

定位：在面部，瞳孔直下，横平鼻翼下缘。

【解剖】

- 皮肤：眶下神经通过眶下孔，属上颌神经的分支。
- 提上唇肌与口角提肌是由面神经颧支支配的表情肌，可提口角与上唇。
- 内眦动脉、静脉为颈外动脉第 3 分支的面动脉、静脉的支脉。

ST4 地仓

定位：在面部，口角旁开 0.4 寸（指寸）。

【解剖】

- 皮肤：眶下神经通过眶下孔，属上颌神经的分支。
- 颏神经穿过颏孔属下颌神经的分支。
- 口轮匝肌是由面神经颧支支配的表情肌，可闭合口裂。颊肌可鼓腮。
- 上唇动脉、静脉为颈外动脉第 3 分支的面动脉、静脉的支脉。

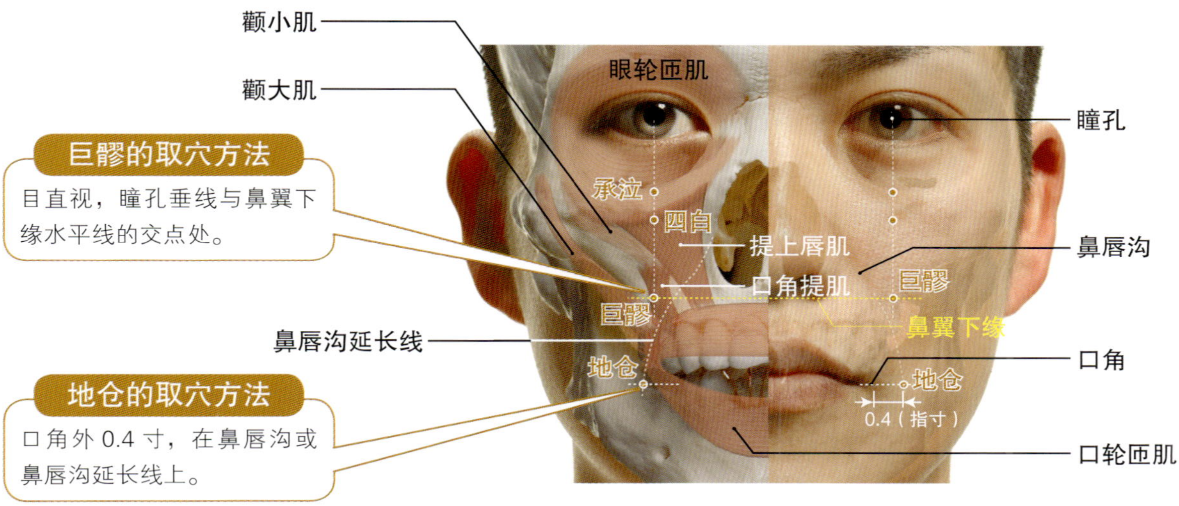

皮肤肌与表情肌

系统发生学中，青蛙、蛇、鸟等有皮肤肌。收缩时，只引发附着的皮肤及鳞、羽毛等活动。人体上，躯干部的皮肤肌已经退化，仅剩颈部与颜面具有皮肤肌。其中颈部的皮肤肌为颈阔肌，颜面则为表情肌，可表达喜怒哀乐的情感变化。

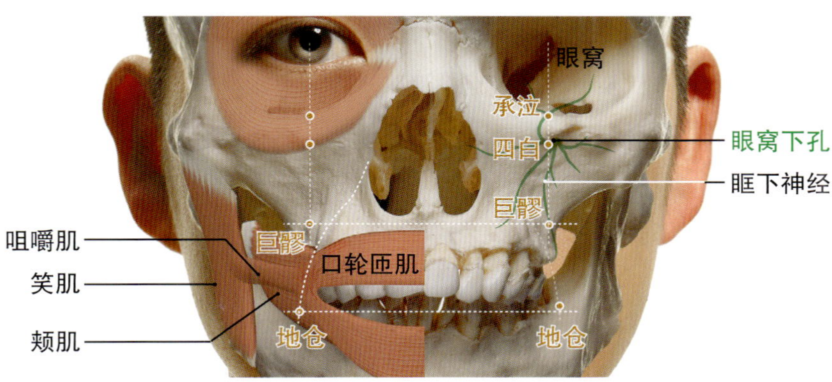

三叉神经（第 V 对脑神经）是十二对脑神经之中最大的，为混合神经，由运动纤维与感觉纤维组成。感觉纤维分布于颜面、鼻腔及口腔黏膜，支配该部位感觉；运动纤维主要支配咀嚼肌。三叉神经分为眼神经（第 1 支）、上颌神经（第 2 支）及下颌神经（第 3 支），3 个分支。三叉神经痛即在各分支或全部分支突发剧烈疼痛。此时可在四白的深层（眶下孔），找到三叉神经压痛点。

ST5 大迎

定位：大迎在面部，下颌角前方，咬肌附着部的前缘凹陷，面动脉搏动处。

【解剖】

- 皮肤：耳大神经（$C_{2\sim3}$）为颈神经丛的皮支。
- 颈阔肌是由面神经支配的表情肌，可拉口角向下。
- 咬肌是由三叉神经的下颌支支配的咀嚼肌。
- 面动脉、静脉位于咬肌前缘与下颌骨下缘的交点，可以触到，属颈外动脉的第 2 分支。

ST6 颊车

定位：在面部，下颌角前上方一横指（中指）。

【解剖】

- 皮肤：耳大神经（$C_{2\sim3}$）为颈神经丛的皮支。
- 咬肌是由三叉神经的下颌支支配的咀嚼肌。
- 面动脉、静脉可以触到，属颈外动脉的第 2 分支。
- 深部为下颌角，即咬肌止点的咬肌粗糙面。

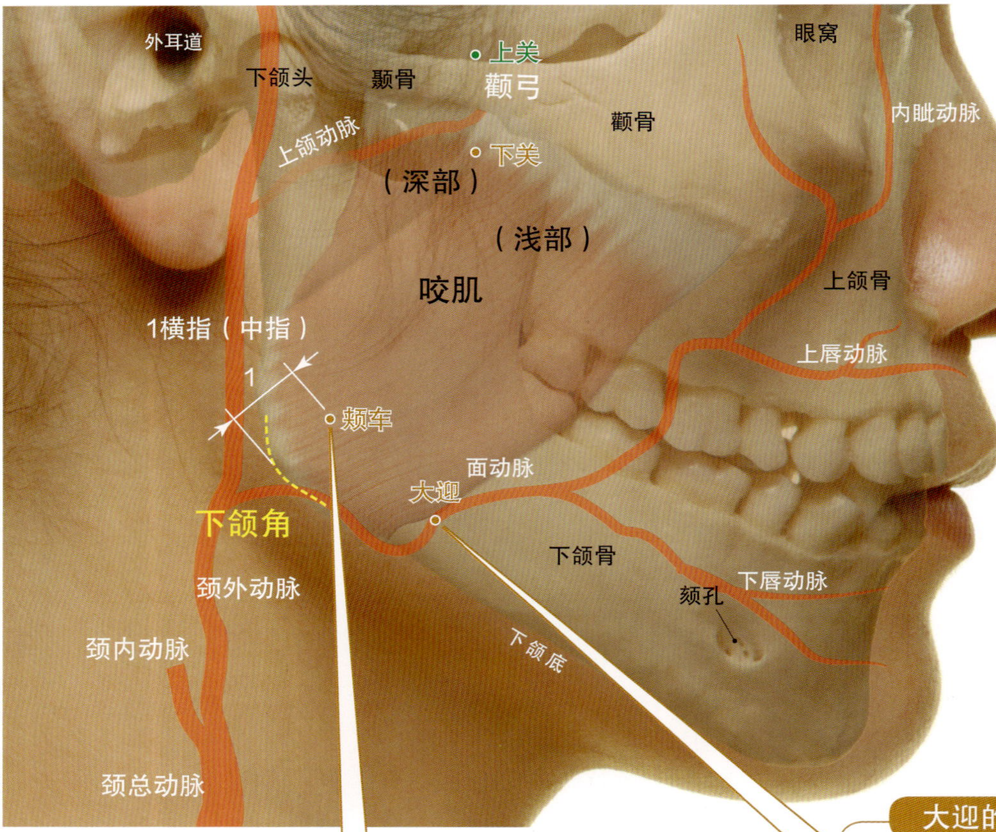

颊车的取穴方法

下颌角的斜上方，闭口咬牙时，咬肌隆起处，放松时，凹陷处。

大迎的取穴方法

手指从下颌角沿下颌体向前方推，咬肌前面的面动脉搏动处。

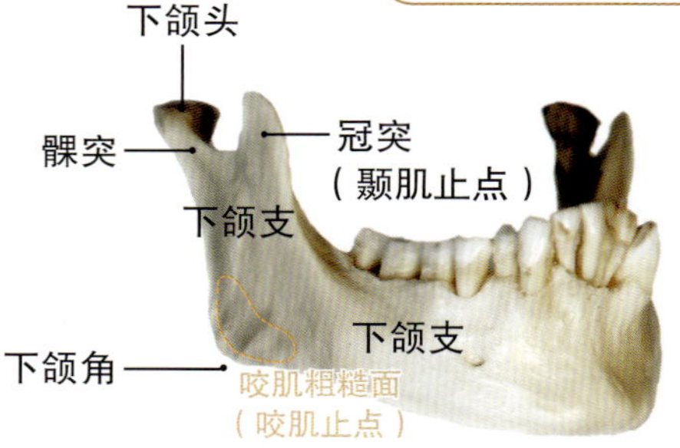

下颌角稍向外翘起，因此，咬肌松弛时，咬肌粗糙面呈现凹陷。

ST7 下关

定位：在面部，颧弓下缘中央与下颌切迹之间凹陷中。

【解剖】

- 皮肤：耳颞神经属三叉神经第 3 支的下颌神经的分支。
- 咬肌与翼外肌是由三叉神经第 3 支的下颌神经肌支支配的咀嚼肌。
- 颞浅动脉、静脉为颈外动脉两个终支之一的支脉。
- 皮下：分泌唾液的腮腺。

ST8 头维

定位：在头部，额角发际直上 0.5 寸，头正中线旁开 4.5 寸。

【解剖】

- 皮肤：耳颞神经属三叉神经第 3 支的下颌神经感觉支。
- 眶上神经属眼神经的分支。
- 枕额肌是由面神经的颞支支配的表情肌，形成额纹。
- 帽状腱膜是位于额肌与枕肌之间的腱膜。
- 颞浅动脉、静脉为颈外动脉两个终支之一的支脉。

头维的取穴方法

在头部，额角发际直上 0.5 寸，神庭（GV24，督脉）外侧 4.5 寸。

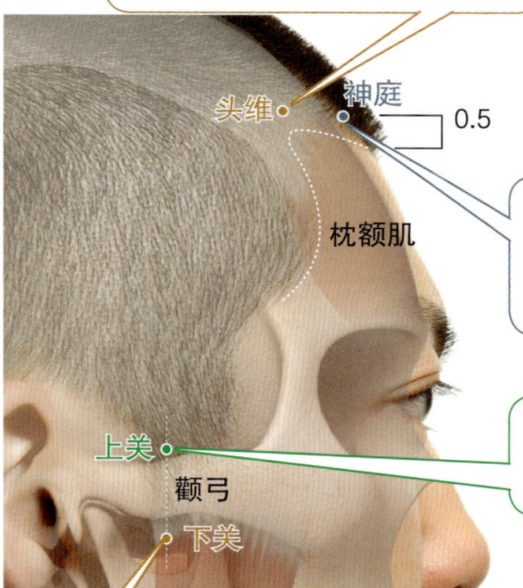

神庭的取穴方法

额前发际不清晰等难以确定时，眉间中点直上 3.5 寸（眉间与前发际为 3 寸）。

上关的取穴方法

颧弓上缘的凹陷处，下关（ST7，胃经）直上。

下关的取穴方法

闭口，颧弓下缘的凹陷处，上关（GB3，胆经）直下。面部，颧弓下缘中点与下颌切迹之间，如果闭口，会形成凹陷；开口时，由于下颌头向前滑动，凹陷消失。

头维位于额角发际直上 0.5 寸，是神庭（GV24）、头临泣（GB5）、本神（GB13）、曲差（BI4）、眉冲（BI3），以及胆经的各穴[颔厌（GB）、悬颅（GB5）、悬厘（GB）]的基准穴。

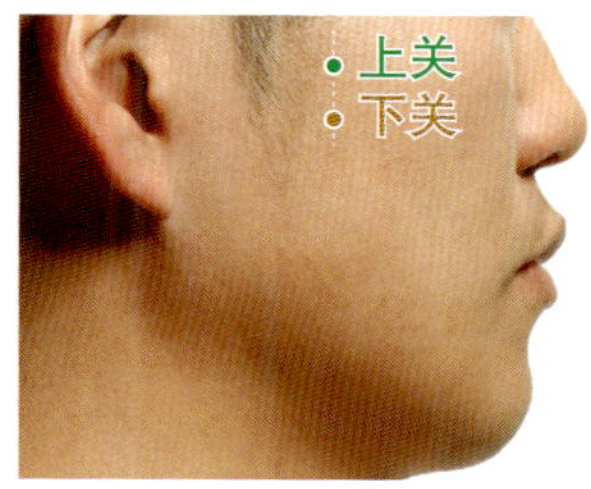

闭口时

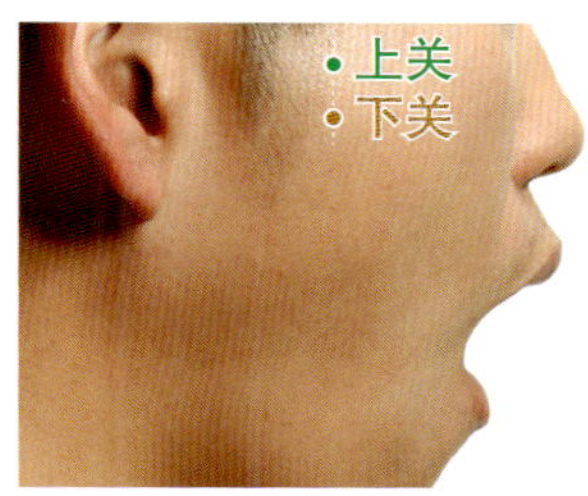

开口时

颞下颌关节：开口时，下颌头向前滑动，见第 55 页。

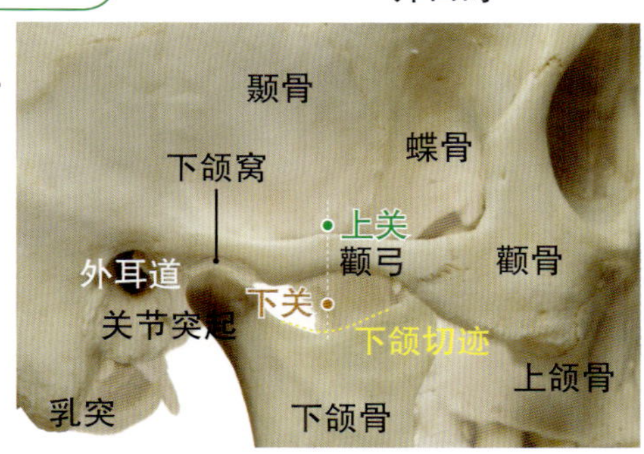

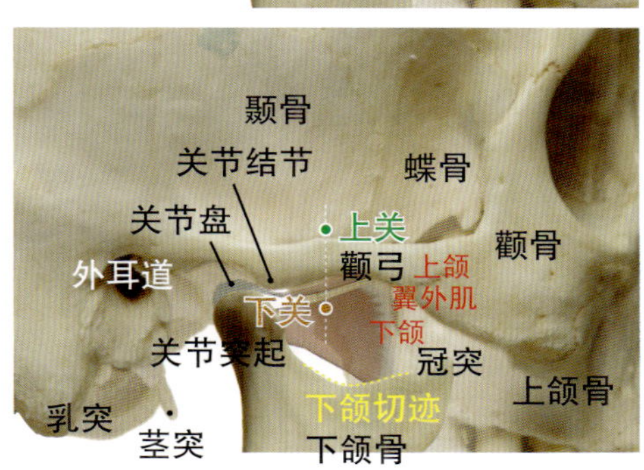

枕额肌

是由面神经支配的表情肌，惊吓时枕额肌形成额纹。由于枕额肌受双侧面神经支配，所以，单侧障碍时，不会导致枕额肌麻痹。

"关"与关节的"关"同义，以轴枢为中心运动之意。颞下颌关节是有关节盘的椭圆关节。下关位于咬肌与翼外肌（均为三叉神经支配）之上，可以治疗颞下颌关节紊乱综合征。在咀嚼肌中，翼外肌是唯一能够牵拉下颌头向前的肌肉。单侧收缩时，下颌骨向对侧运动，双侧收缩时，下颌骨向前方运动。

ST9 人迎

定位：在颈前部，横平甲状软骨上缘，胸锁乳突肌前缘，颈总动脉搏动处。

【解剖】

- 皮肤：颈横神经（$C_{2\sim3}$）为颈神经丛分支。颈神经丛起自胸锁乳突肌的后缘中央部。
- 胸锁乳突肌起于胸骨、锁骨，由副神经支配。
- 颈阔肌由面神经支配，可拉口角向下。
- 颈总动脉（颈动脉三角由胸锁乳突肌前缘、肩胛舌骨肌上腹和二腹肌后腹构成，此处可以触到颈总动脉搏动）。
- 甲状腺上动脉、静脉属颈外动脉第1支。

ST10 水突

定位：在颈前部，横平环状软骨，胸锁乳突肌前缘。

【解剖】

- 皮肤：颈横神经（$C_{2\sim3}$）为颈神经丛分支。颈神经丛起自胸锁乳突肌的后缘中央部。
- 颈阔肌由面神经支配，可拉口角向下。
- 胸锁乳突肌由副神经与颈神经丛肌支（$C_{2\sim4}$）支配。
- 胸骨甲状肌属舌下肌群，由颈神丛支配。
- 右颈总动脉为主动脉弓的头臂干分支。
- 左颈总动脉为主动脉弓的直接分支。
- 深层：甲状腺，甲状腺属内分泌腺。

锁骨上小窝、锁骨上大窝

头部用力旋转时，可清晰看到胸锁乳突肌的胸骨头与锁骨头。

其之间小的凹陷处是锁骨上小窝，锁骨外侧大的凹陷处，是锁骨上大窝。

颈静脉切迹

颈静脉切迹位于左右胸锁乳突肌的锁骨头之间，胸骨柄的上缘。

人迎的取穴方法

在与扶突（LI8，大肠经）、天窗（SI16，小肠经）及甲状软骨上缘平齐处。胸锁乳突肌前缘是人迎，其后缘是天窗，前缘与后缘的中间是扶突。

水突的取穴方法

人迎（ST9）下方，胸锁乳突肌前缘、平齐环状软骨处。相隔胸锁乳突肌，与天鼎（LI17，大肠经）平齐处。

缺盆的取穴方法

在颈前部，锁骨上大窝、前正中线外方4寸的乳头线上，锁骨上方的凹陷处。

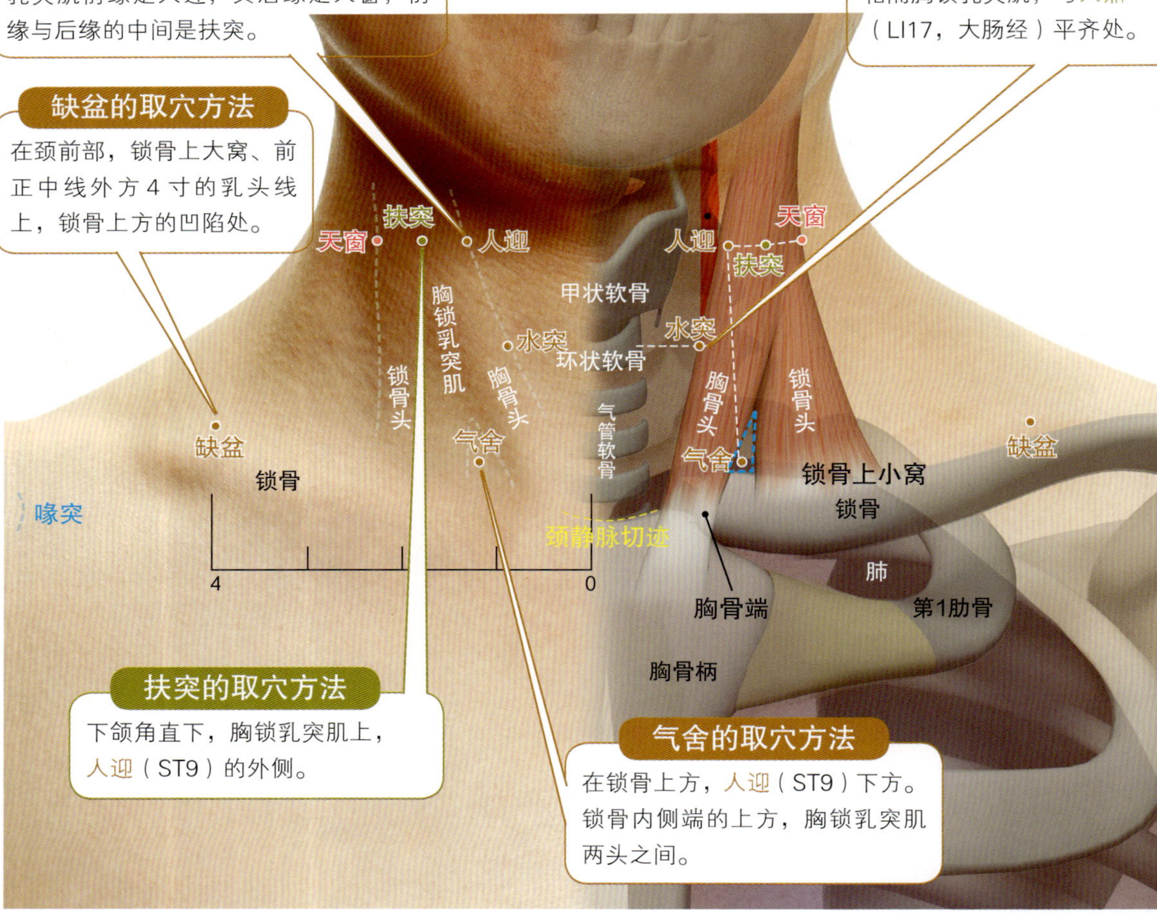

扶突的取穴方法

下颌角直下，胸锁乳突肌上，人迎（ST9）的外侧。

气舍的取穴方法

在锁骨上方，人迎（ST9）下方。锁骨内侧端的上方，胸锁乳突肌两头之间。

ST11 气舍

定位：在颈前部，锁骨上小窝，锁骨胸骨端上缘，胸锁乳突肌胸骨头与锁骨头中间凹陷中。

【解剖】

- 皮肤：锁骨上神（C_3）属颈神经丛的皮支，分布在颈部和肩的皮肤。
- 颈阔肌由面神经支配的表情肌，可拉口角向下。
- 胸锁乳突肌由副神经与颈神经丛肌支（$C_{2\sim4}$）支配。
- 胸骨甲状肌和胸骨舌骨肌属舌下肌群，由颈神经丛支配。
- 右颈总动脉（主动脉弓的头臂干分支）。
- 左颈总动脉（主动脉弓的直接分支）。

ST12 缺盆

定位：在颈前部，锁骨上大窝，前正中线旁开 4 寸，锁骨上缘凹陷中。

【解剖】

- 皮肤：锁骨上神经（C_3）属颈神经丛的皮支，分布在颈部和肩的皮肤。
- 颈阔肌由面神经支配的表情肌，可拉口角向下。
- 颈外静脉（汇集后头静脉、下颌静脉的血液，流入锁骨下静脉）。
- 前斜角肌和中斜角肌由颈神经丛前支（$C_{3\sim8}$）支配，构成斜角肌间隙。
- 右锁骨下动脉、静脉（主动脉弓的头臂干分支）。
- 左锁骨下动脉、静脉（主动脉弓的直接分支）。

注意：深刺本穴，有导致气胸的风险。

颈动脉鞘

颈总动脉，右侧由头干、左侧由主动脉弓分出，与颈内静脉和迷走神经被结缔组织包裹形成的筋膜鞘，被称为颈动脉鞘。由此，颈部屈曲、旋转时，也能保证血液循环正常。

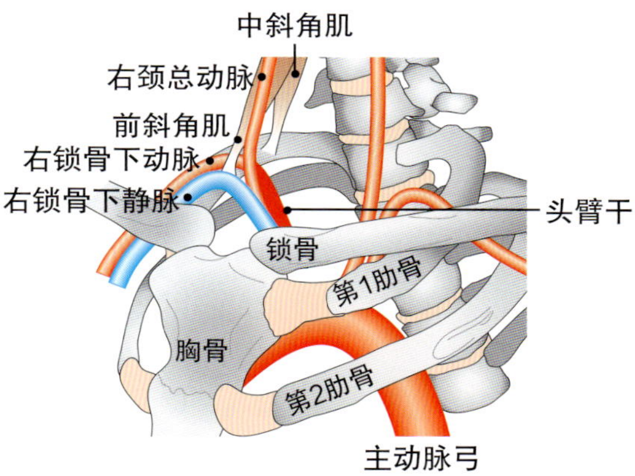

先天性斜颈

分娩时，婴儿的胸锁乳突肌被过度牵拉，肌肉出血、肌肉纤维化，引起肌肉短缩、挛缩及硬化，甚至出现功能障碍。胸锁乳突肌止于颞骨的乳状突起，患侧肌向胸锁关节牵拉，导致头部向患侧歪斜，下颌的尖端偏向反方向。

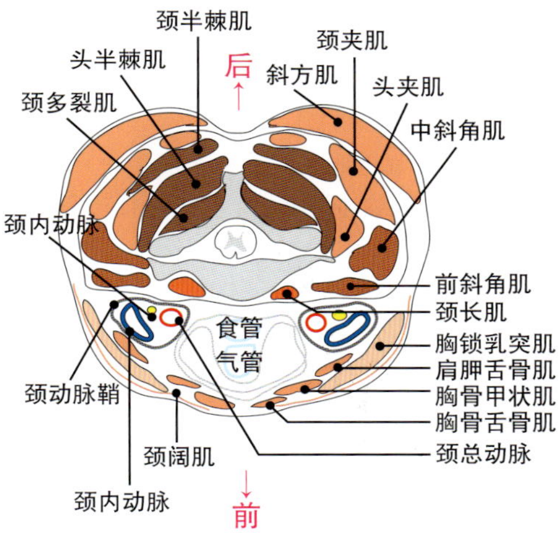

颈部横断面

斜角肌间隙与胸廓出口综合征

止于第 1 肋骨的前斜角肌与中斜角肌形成的间隙称为斜角肌间隙，臂丛和锁骨下动脉从中通过，其前方也有锁骨下静脉。因此，该部位出现异常时，如长时间前倾姿势的电脑操作等，前斜角肌压迫神经和血管，可导致手无名指、小指感觉障碍、麻痹，同时，由于血液循环障碍导致手指尖厥冷，临床上称为胸廓出口综合征［（前）斜角肌综合征］，多见于斜肩（溜肩）的 30 岁女性。

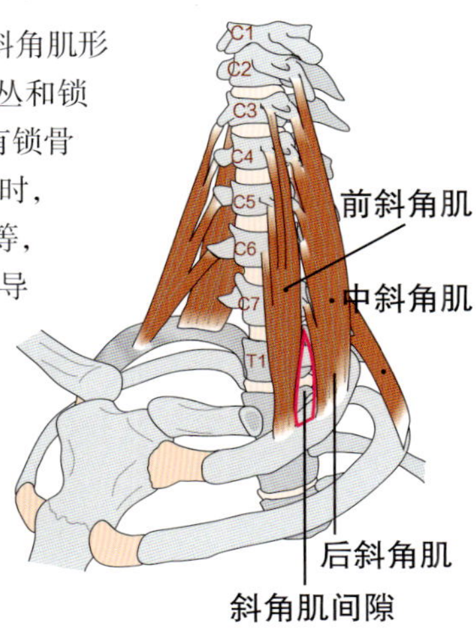

胸廓出口综合征是由于臂丛神经和锁骨下动、静脉在前斜角肌与中斜角肌之间（斜角肌综合征）、锁骨与肋骨之间（肋锁肌综合征）、胸小肌的下层（胸小肌综合征或肩关节过度外展综合征）等某一处受到压迫，导致上肢麻痹、疼痛及无力等一系列症状。由于缺盆位于前斜角肌的部位，按压其部位，会出现疼痛或向上肢的放射痛，称为锁骨上压迫试验，是斜角肌综合征的重要体征。

ST13 气户

定位：在胸部，当锁骨中点下缘，前正中线旁开4寸处。

【解剖】

- 皮肤：锁骨上神经（C_3）属臂丛神经的皮支，分布于颈部至肩的皮肤。
- 深层：内侧（C_8~T_1）、外侧胸前神经（$C_{5\sim7}$）支配肩关节内收的胸大肌和支配锁骨下肌的锁骨下神经。
- 肩峰动脉、静脉属腋动脉的分支，可营养胸大肌。
- 颈外静脉连接汇集后头静脉、下颌静脉的血液，流入锁骨下静脉。

注意：深刺本穴，有导致气胸的风险。

ST14 库房

定位：在胸部，第1肋间隙，前正中线旁开4寸处。

【解剖】

- 皮肤：锁骨上神经（C_4）属臂丛的皮肤支，分布于颈部至肩的皮肤。
- 深层：内侧（C_8~T_1）、外侧胸前神经（$C_{5\sim7}$），支配肩关节内收的胸大肌和支配肩胛骨向下的胸小肌。
- 肋间神经（$T_{1\sim2}$）支配内、外肋间肌。

注意：深刺本穴，有导致气胸的风险。

气户的取穴方法

锁骨下缘与乳头线的交点处。

骨度法

两乳头之间为8寸。

华盖的取穴方法

在前正中线上，大约在胸骨角和胸锁关节平齐的中间。

库房的取穴方法

从华盖（CV20，任脉）沿第1肋间隙，外侧4寸处的乳头线上取之。

紫宫的取穴方法

在前正中线上，横平第2肋间隙处。

屋翳的取穴方法

从紫宫（CV19，任脉）沿第2肋间隙，外侧4寸处的乳头线上取之。

* 第2肋间隙，与胸骨角平齐的第2肋骨下。

膺窗的取穴方法

从玉堂（CV18，任脉）沿第3肋间隙，外侧4寸处的乳头线上取之。

玉堂的取穴方法

在前正中线上，以胸骨角为基准，横平第3肋间隙处。

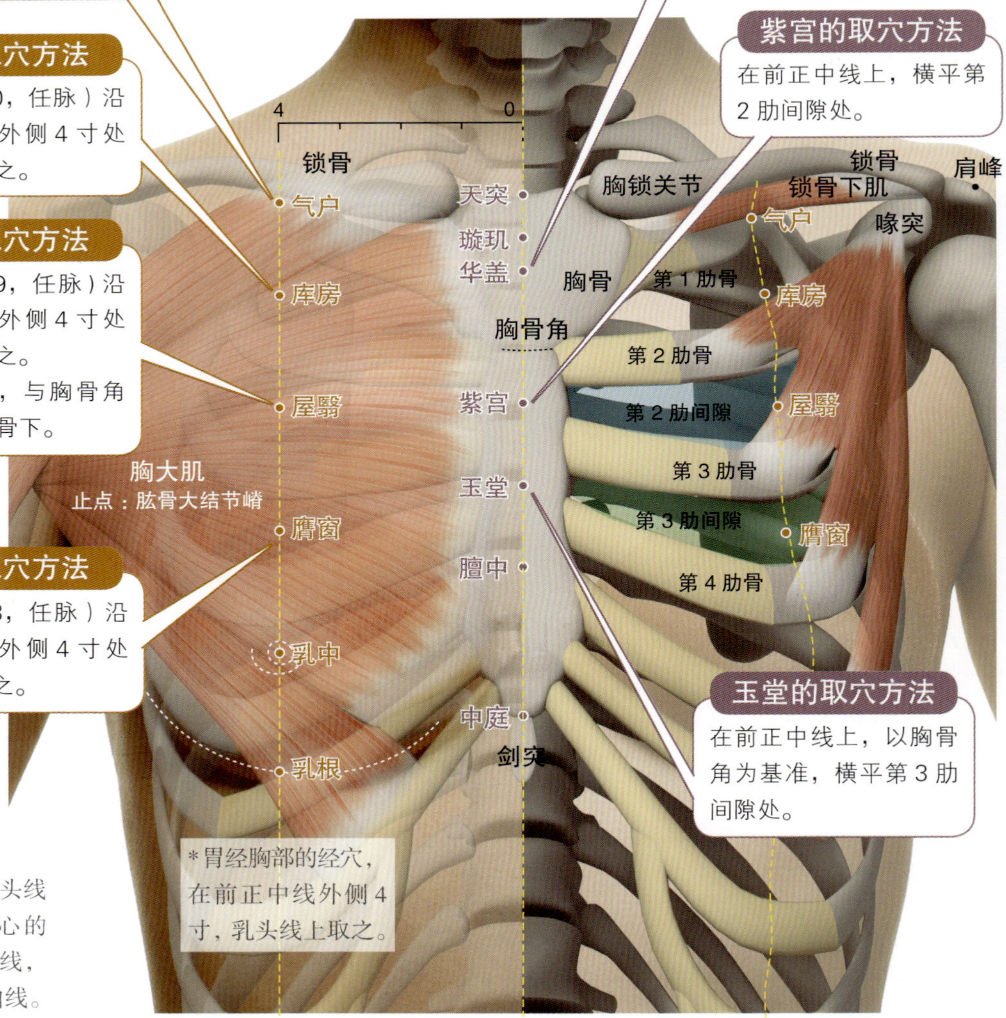

*胃经胸部的经穴，在前正中线外侧4寸，乳头线上取之。

* 在人体上，乳头线（通过乳头中心的垂线）并不是直线，而是沿体表的曲线。

ST15 屋翳

定位：在胸部，当第 2 肋间隙，前正中线旁开 4 寸处。

【解剖】

- 皮肤：第 2 肋间神经的前皮支和外侧皮支，分布于颈部至肩的皮肤。
- 深层：内侧（C_8~T_1）、外侧胸前神经（$C_{5\sim7}$）支配肩关节内收的胸大肌和支配肩胛骨向下的胸小肌。
- 肋间神经（T_2）支配内、外肋间肌。

注意：深刺本穴，有导致气胸的风险。

ST16 膺窗

定位：在胸部，当第 3 肋间隙，前正中线旁开 4 寸处。

【解剖】

- 皮肤：第 3 肋间神经的前皮支和外侧皮支，分布于颈部至肩的皮肤。
- 深层：内侧（C_8~T_1）、外侧胸前神经（$C_{5\sim7}$）支配肩关节内收的胸大肌。
- 肋间神经（T_2）支配内、外肋间肌。

注意：深刺本穴，有导致气胸的风险。

肋沟

肋沟在内侧肋间肌与最内侧肋间肌之间的肋骨内面近下缘处。由上而下，肋间静脉（V）、肋间动脉（A）与肋间神经（N）通过。因此，在肋骨下缘穿刺或针刺时，有损伤血管和神经的风险。除此之外，VAN 走行也见于腹股沟由内侧至外侧的闭孔处，且同样以 VAN 的顺序通过。

锁骨下动脉与髂外动脉的吻合与侧支循环

锁骨下动脉分支的胸廓内动脉，在胸部分为肋间动脉后，沿肋软骨后方下行，形成腹壁上动脉。其与上行的腹壁下动脉（发自髂外动脉）吻合，形成侧支循环。由于先天性大动脉狭窄而导致胸主动脉、腹主动脉血液循环受阻，与正常血液循环方向相反，使血液代偿性地流向下肢。另外，在腹股沟下方的股动脉分支的腹壁浅动脉也在脐部附近与腹壁上动脉相吻合。

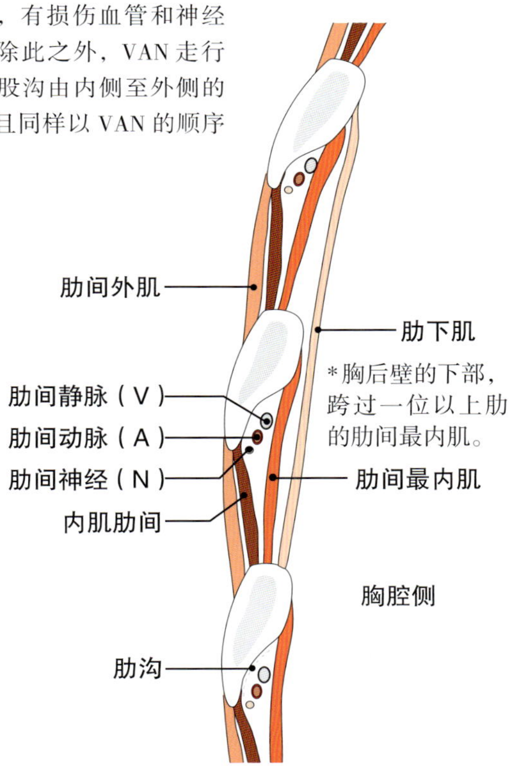

肋间肌矢状面

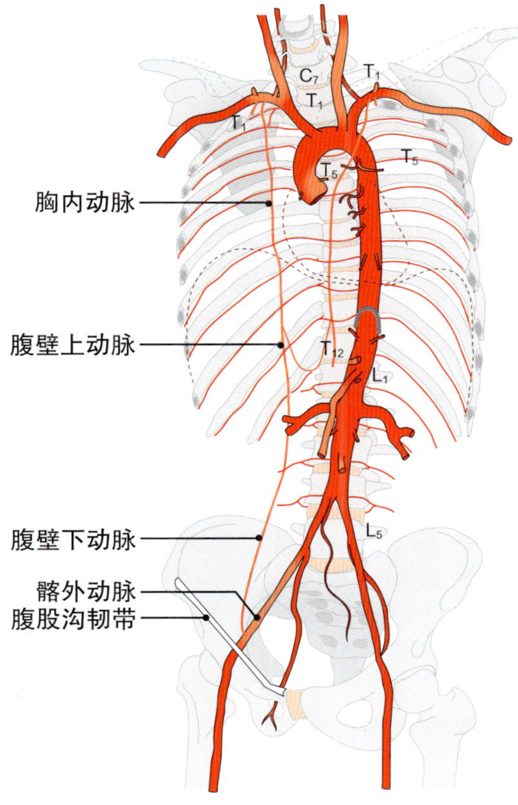

肋间神经由胸神经（$T_{1\sim12}$）前支形成，共 12 对。与肋间后动脉相伴行于肋间隙中，支配肋间内、外肌，胸横肌，上、下后锯肌，腹内、外斜肌，腹横肌和腹直肌，皮支分布于胸腹部的前面、侧面。由于第 12 肋间神经不是分布于肋间隙，而是通过肋骨下，故也称为肋下神经。

ST17 乳中

定位：在前胸部，乳头中央。

【解剖】

- 皮肤：第 4 肋间神经的前皮支和外侧皮支，分布于颈部至肩的皮肤。
- 深层：内侧（C_8~T_1）、外侧胸前神经（$C_{5\sim7}$）支配肩关节内收的胸大肌。
- 肋间神经（T_2）支配内、外肋间肌。

注意：深刺本穴，有导致气胸的风险。

ST18 乳根

定位：在前胸部，第 5 肋间隙，前正中线旁开 4 寸。

【解剖】

- 皮肤：第 5 肋间神经的前皮支和外侧皮支，分布于颈部至肩的皮肤。
- 深层：内侧（C_8~T_1）、外侧胸前神经（$C_{5\sim7}$）支配肩关节内收的胸大肌。
- 肋下神经（T_{12}）支配腹外斜肌。

注意：深刺本穴，有导致气胸的风险。

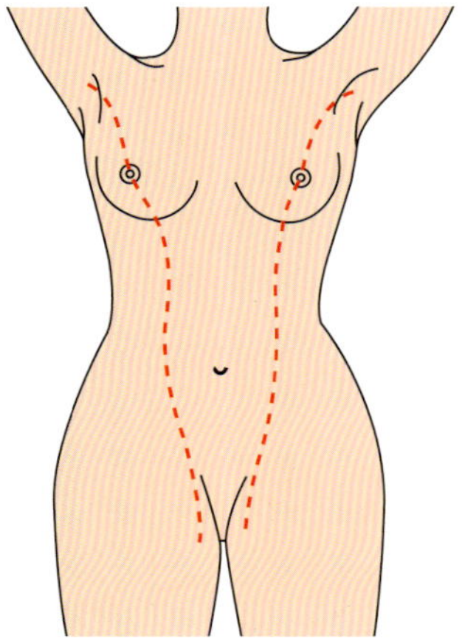

乳腺嵴（乳线）与副乳腺

在胚胎发育 4 周左右，出现乳腺嵴，第 6 周时，形成 6 到 9 对乳腺的始基。人类仅有 1 对发育成乳腺。但是，一般在腋前或者腋下出现的多余乳房，称为副乳腺。日本人发生副乳腺的概率为 2%~22%。

膻中的取穴方法

在胸骨前正中线上，平齐第 4 肋间隙。

＊以胸骨角为基准。

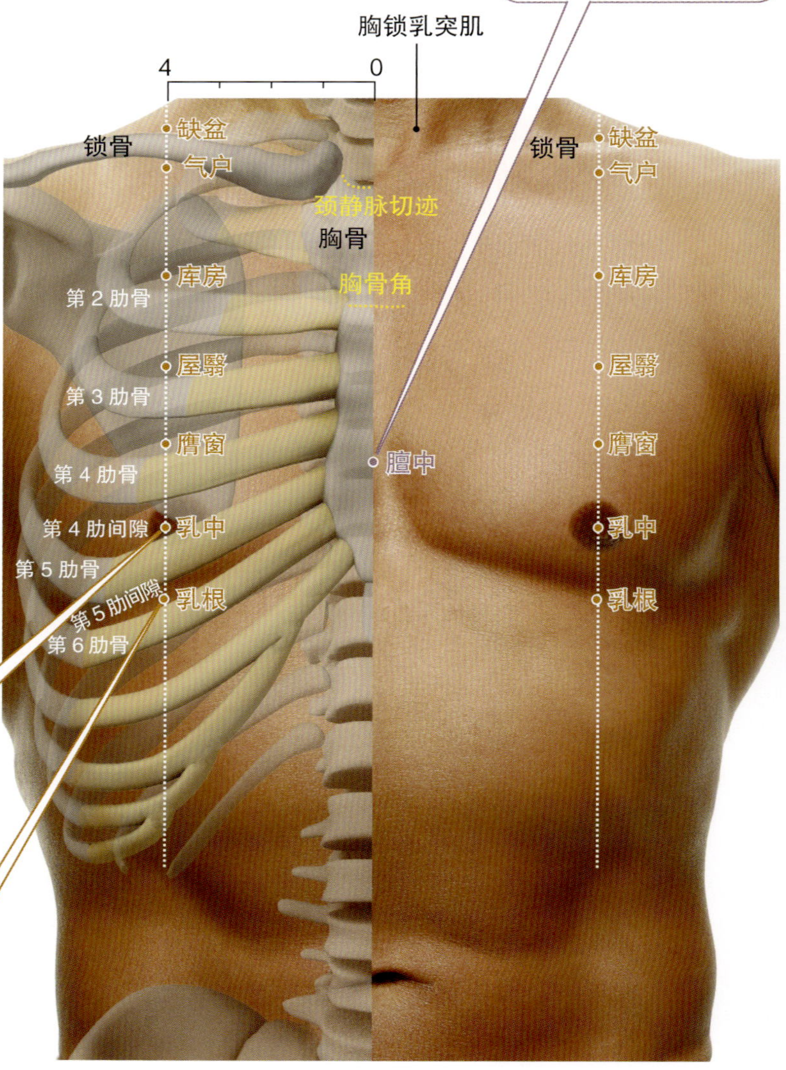

乳中的取穴方法

男性：乳头中央相当于第 4 肋间隙。从膻中（CV17，任脉）沿第 4 肋间、外侧 4 寸的乳头线上的乳头中央处。

乳根的取穴方法

男性：乳头线与第 5 肋间相交处。

女性：乳头下缘中点处。

ST19 不容

定位：在上腹部，脐中上 6 寸，前正中线旁开 2 寸。

【解剖】

- 皮肤：肋间神经前皮支（C_7）。
- 深层：肋间神经（$T_{7\sim12}$）和髂腹下神经支配的腹直肌（脊柱前屈）、腹直肌鞘。
- 腹壁上动脉、静脉属锁骨下动脉及沿胸腹壁下行的动静脉分支）。
- 深层：胃。

ST20 承满

定位：在上腹部，脐中上 5 寸，前正中线旁开 2 寸。

【解剖】

- 皮肤：肋间神经前皮支（C_7）。
- 深层：肋间神经（$T_{7\sim12}$）和髂腹下神经支配的腹直肌（脊柱前屈）、腹直肌鞘。
- 腹壁上动脉、静脉属锁骨下动脉及沿胸腹壁下行的动静脉分支）。
- 深层：胃。

骨度法

胸骨体下端至脐中央为 8 寸。

＊胃经腹部穴位均位于前正中线旁开 2 寸，前正中线与乳头线之间的中线上。

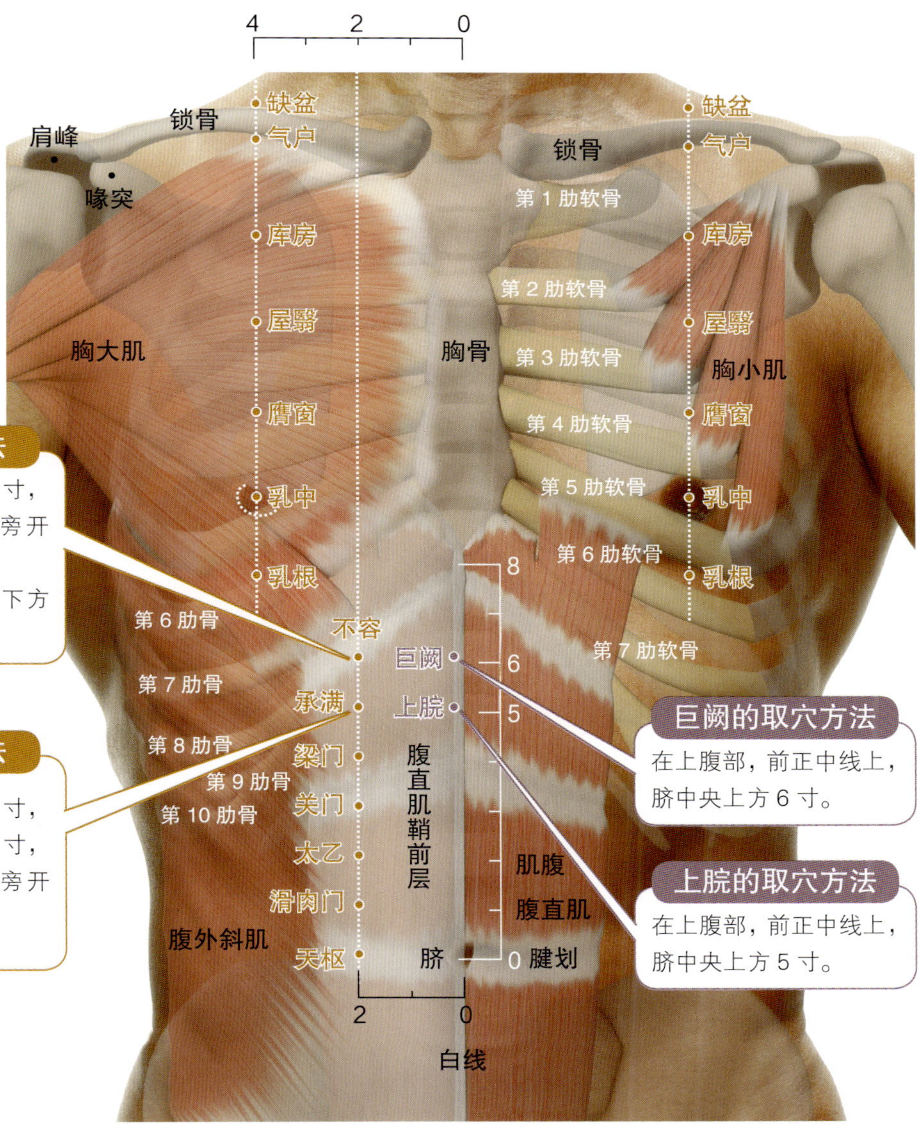

不容的取穴方法

天枢（ST25）上方 6 寸，巨阙（CV14，任脉）旁开 2 寸，腹直肌上。

＊胸骨下角狭窄，不容下方为肋骨时，用斜刺法。

承满的取穴方法

天枢（ST25）上方 5 寸，不容（ST9）的下方 1 寸，上脘（CV13，任脉）旁开 2 寸处。

巨阙的取穴方法

在上腹部，前正中线上，脐中央上方 6 寸。

上脘的取穴方法

在上腹部，前正中线上，脐中央上方 5 寸。

胃上接食管，位于上腹部，上部有膈肌。胃上口贲门平齐第 11 胸椎，迷走神经通过膈肌的食管裂孔。胃的体表腹部穴位有中脘、上脘（任脉，CV），阴都、腹通谷、幽门（KI，肾经），不容、承满、梁门（ST，胃经）。

ST21 梁门

定位：在上腹部，脐中上 4 寸，前正中线旁开 2 寸。

【解剖】

- 皮肤：肋间神经前皮支（C_8）。
- 深层：肋间神经（$T_{7\sim12}$）和髂腹下神经支配的腹直肌（脊柱前屈）、腹直肌鞘。
- 腹壁上动脉、静脉属锁骨下动脉及沿胸腹壁下行的动静脉分支。
- 深层：胃及小肠。

ST23 太乙

定位：在上腹部，脐中上 2 寸，前正中线旁开 2 寸。

【解剖】

- 皮肤：肋间神经前皮支（C_9）。
- 深层：肋间神经（$T_{7\sim12}$）和髂腹下神经支配的腹直肌（脊柱前屈）、腹直肌鞘。
- 腹壁上动脉、静脉属锁骨下动脉及沿胸腹壁下行的动静脉分支。
- 深层：小肠。

ST22 关门

定位：在上腹部，脐中上 3 寸，前正中线旁开 2 寸。

【解剖】

- 皮肤：肋间神经前皮支（C_9）。
- 深层：肋间神经（$T_{7\sim12}$）和髂腹下神经支配的腹直肌（脊柱前屈）、腹直肌鞘。
- 腹壁上动脉、静脉属锁骨下动脉及沿胸腹壁下行的动静脉分支。
- 深层：小肠及横结肠。

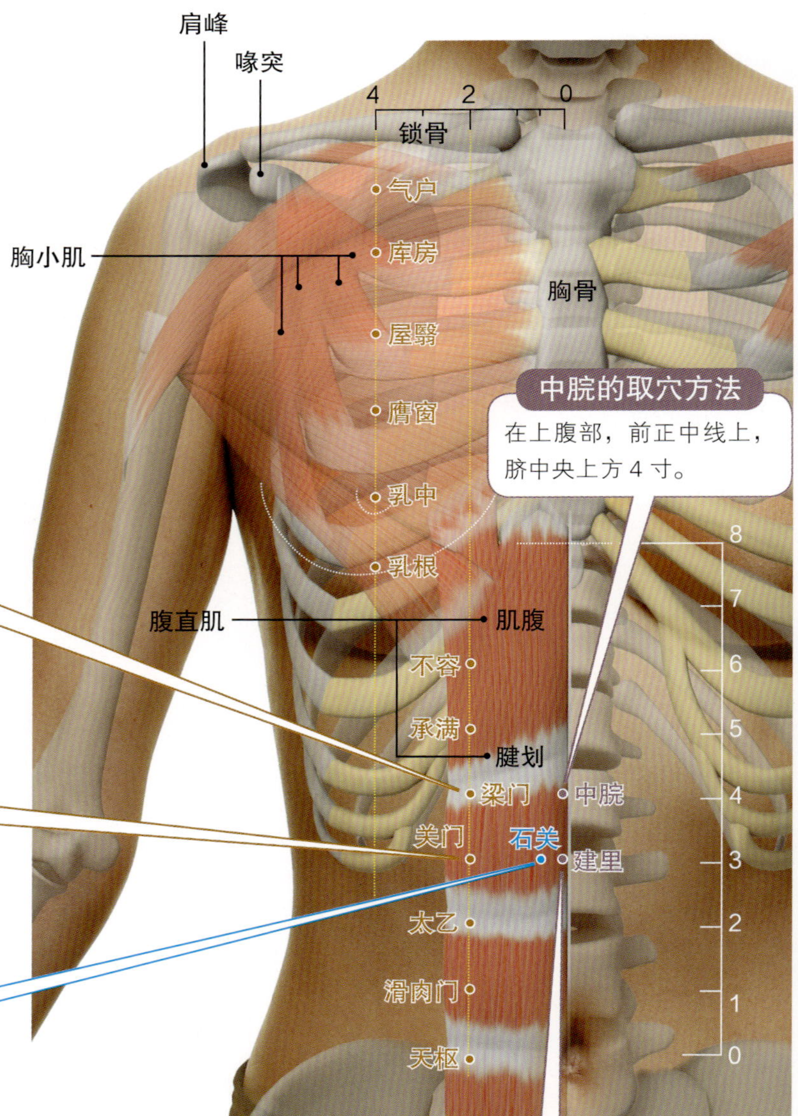

中脘的取穴方法

在上腹部，前正中线上，脐中央上方 4 寸。

梁门的取穴方法

天枢（ST25）上方 4 寸，承满（ST20）下方 1 寸，中脘（CV12，任脉）旁开 2 寸。

关门的取穴方法

平齐石关（KI18，肾经）、建里（CV11，任脉），天枢（ST25）上方 3 寸，腹直肌上。

石关的取穴方法

建里（CV11）外侧（0.5 寸）处。

骨度法

左右乳头之间为 8 寸。

建里的取穴方法

先取中脘（CV12），其下方 1 寸。

ST24 滑肉门

定位：在上腹部，脐中上 1 寸，前正中线旁开 2 寸。

【解剖】

- 皮肤：肋间神经前皮支（C_{10}）。
- 深层：肋间神经（$T_{7\sim12}$）和髂腹下神经支配的腹直肌（脊柱前屈）、腹直肌鞘。
- 腹壁上动脉、静脉属锁骨下动脉及沿胸腹壁下行的动静脉分支。
- 深层：小肠及横结肠。

ST25 天枢

定位：在上腹部，脐中央外侧 2 寸。

【解剖】

- 皮肤：肋间神经前皮支（C_{10}）。
- 深层：肋间神经（$T_{7\sim12}$）和髂腹下神经支配的腹直肌（脊柱前屈）、腹直肌鞘。
- 腹壁下动脉、静脉属髂外动脉、静脉分支。
- 腹壁浅动脉、静脉属股动脉、静脉分支。
- 深层：小肠及横结肠。

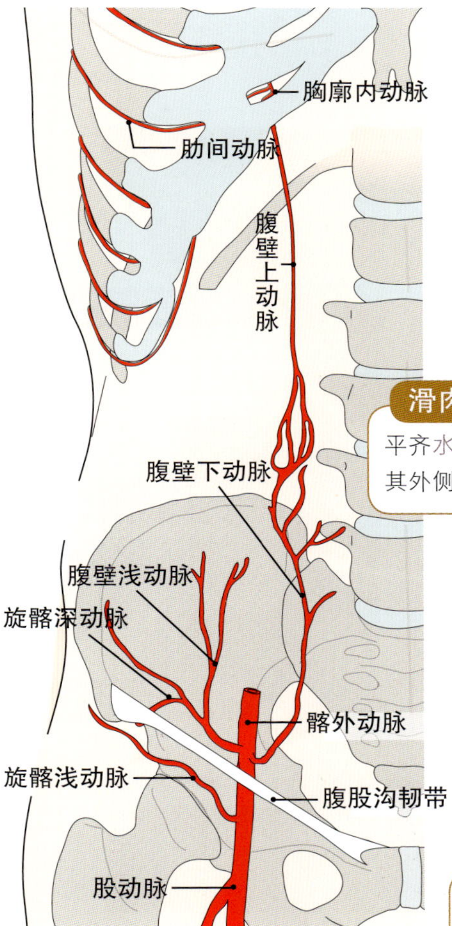

腹壁与动脉

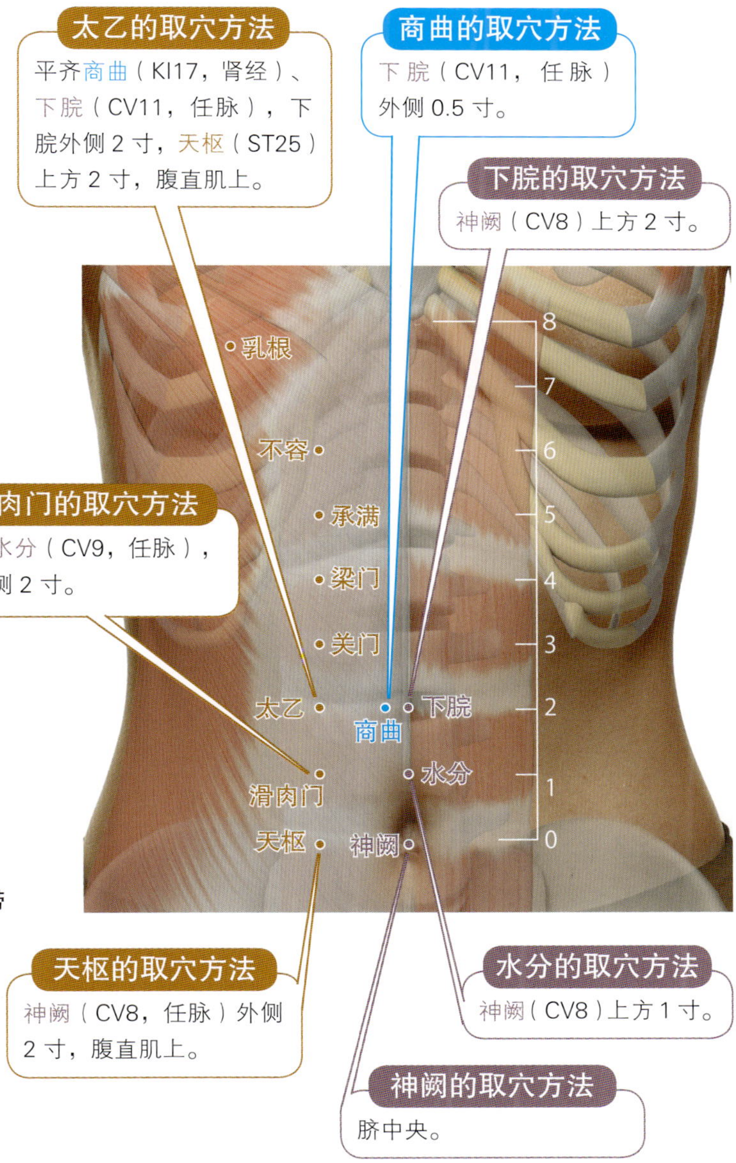

腹直肌起自耻骨上缘（耻骨结节与耻骨联合之间），止于第 5 ~ 7 肋软骨前面和胸骨剑突。骨盆固定时，使脊柱前屈，胸廓上固定时，使骨盆后倾。

ST26 外陵

定位：在下腹部，脐中央下方 1 寸，前正中线旁开 2 寸。

【解剖】

- 皮肤：肋间神经前皮支（C_{10}）。
- 深层：肋间神经（$T_{7\sim12}$）和髂腹下神经支配的腹直肌（脊柱前屈）、腹直肌鞘。
- 腹壁下动脉、静脉属髂外动脉、静脉分支。
- 腹壁浅动脉、静脉属股动脉、静脉分支。
- 深层：小肠及横结肠。

ST27 大巨

定位：在下腹部，脐中央下方 2 寸，前正中线旁开 2 寸。

【解剖】

- 皮肤：肋间神经前皮支（C_{11}）。
- 深层：肋间神经（$T_{7\sim12}$）和髂腹下神经支配的腹直肌（脊柱前屈）、腹直肌鞘。
- 腹壁下动脉、静脉属髂外动脉、静脉分支。
- 腹壁浅动脉、静脉属股动脉、静脉分支。
- 深层：小肠。

ST28 水道

定位：在下腹部，脐中央下方 3 寸，前正中线旁开 2 寸。

【解剖】

- 皮肤：肋间神经前皮支（C_{11}）和髂腹下神经。
- 深层：肋间神经（$T_{6\sim7}$）和髂腹下神经支配的腹直肌（脊柱前屈）、腹直肌鞘。
- 腹壁下动脉、静脉属髂外动脉、静脉分支。
- 腹壁浅动脉、静脉属股动脉、静脉分支。
- 深层：小肠。

外陵的取穴方法

平齐商曲（KI15，肾经）、阴交（CV7，任脉），阴交外侧 2 寸，天枢（ST25）下方 1 寸，腹直肌上。

大巨的取穴方法

平齐四满（KI14，肾经）、石门（CV5，任脉），石门外侧 2 寸，天枢（ST25）下方 2 寸，腹直肌上。

水道的取穴方法

天枢（ST25）下方 3 寸，大巨（ST27）下方 1 寸，关元（CV4，任脉）外侧 2 寸，腹直肌上。

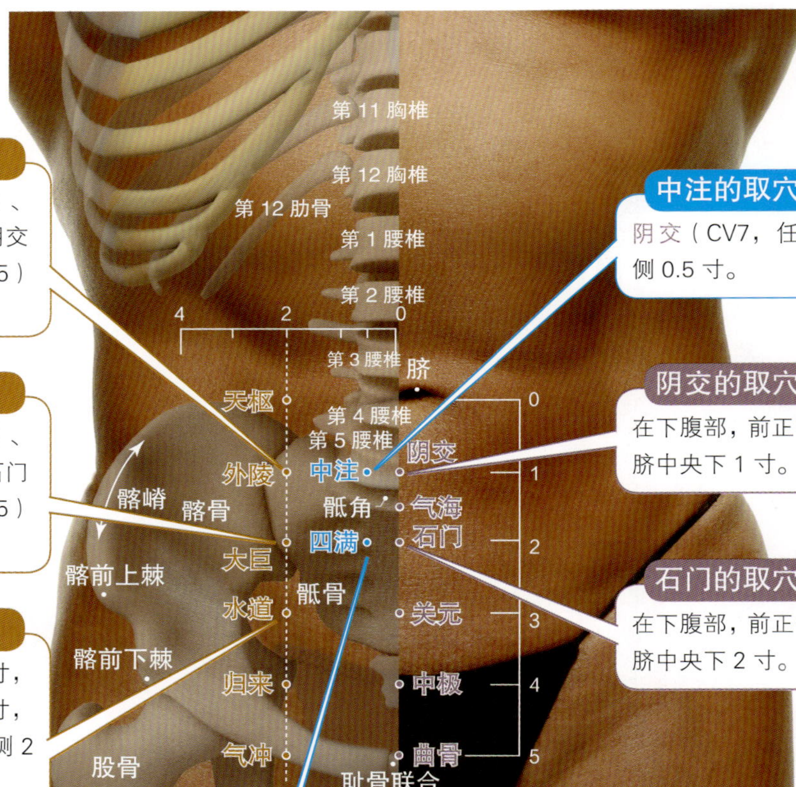

中注的取穴方法

阴交（CV7，任脉）外侧 0.5 寸。

阴交的取穴方法

在下腹部，前正中线上，脐中央下 1 寸。

石门的取穴方法

在下腹部，前正中线上，脐中央下 2 寸。

四满的取穴方法

石门（CV5，任脉）外侧 0.5 寸。

骨度法

脐中央至耻骨联合上缘为 5 寸。

ST29 归来

定位：在下腹部，脐中央下方 4 寸，前正中线旁开 2 寸。

【解剖】

- 皮肤：髂腹下神经前皮支（C_{11}）。
- 深层：肋间神经（$T_{6\sim7}$）和髂腹下神经支配的腹直肌（脊柱前屈）、腹直肌鞘。
- 腹壁下动脉、静脉属髂外动脉、静脉分支。
- 腹壁浅动脉、静脉属股动脉、静脉分支。
- 深层：小肠。

ST30 气冲

定位：在腹股沟，耻骨联合上缘，前正中线旁开 2 寸，股动脉搏动处。

【解剖】

- 皮肤：髂腹股沟神经（腰神经丛分支）。
- 深层：股神经（$L_{2\sim3}$）和闭孔神经支配的耻骨肌（内收、外旋大腿）。
- 髂外动脉、静脉属髂总动脉、静脉分支。
- 腹壁下动脉、静脉属髂外动脉、静脉分支。
- 腹壁浅动脉、静脉属股动脉、静脉分支。
- 深层：小肠。

腹股沟疝

腹腔内脏器通过腹股沟区的缺损向体表突出所形成的包块，称为疝气。腹股沟疝是指腹腔内容物从位于腹壁下动脉外侧的腹股沟管深环突出，沿着腹股沟管精索，穿出腹股沟浅环（皮下环），进入皮下或阴囊中。

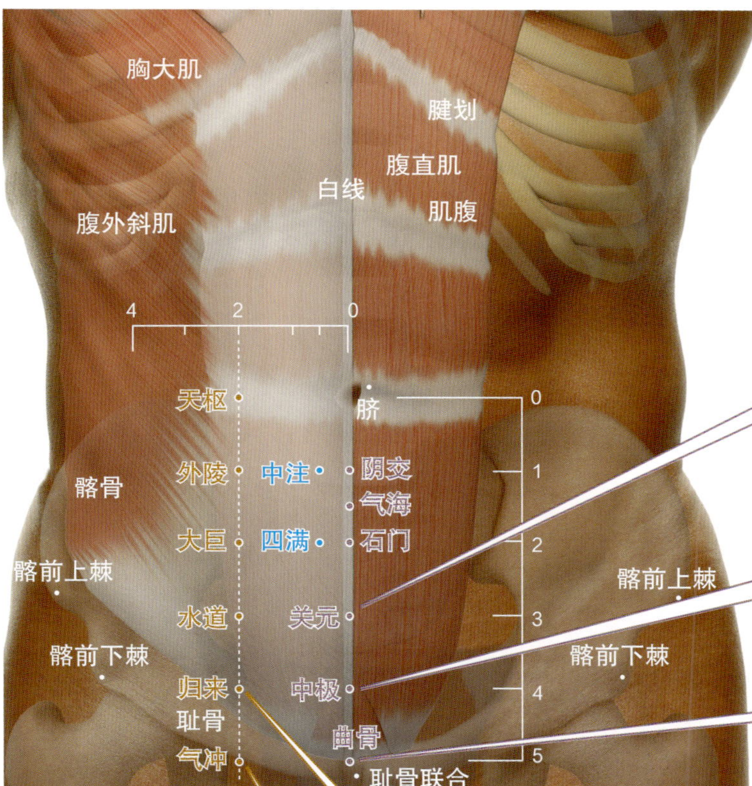

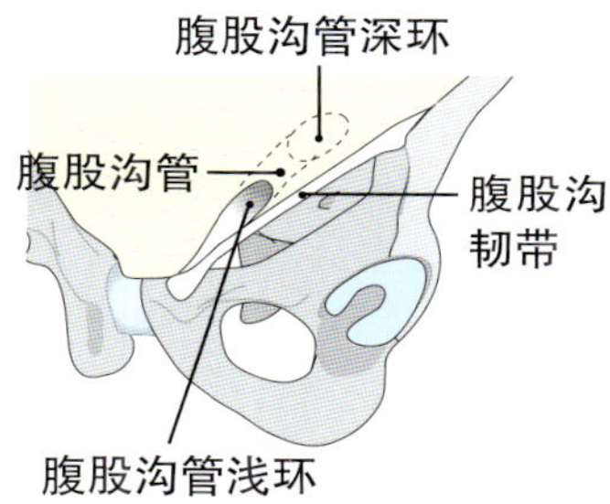

关元的取穴方法

在下腹部，前正中线上，脐中央下 3 寸。

中极的取穴方法

在下腹部，前正中线上，脐中央下 4 寸。

曲骨的取穴方法

耻骨联合上缘中点。

气冲的取穴方法

曲骨（CV2，任脉）外侧 2 寸。

归来的取穴方法

天枢（ST25）下方 4 寸，水道（ST28）下方 1 寸，中极（CV3，任脉）外侧 2 寸，腹直肌上。

腹股沟韧带为连接髂前上棘与耻骨结节的韧带。腹股沟三角由腹股沟韧带、缝匠肌及长收肌构成的三角。中间有股动脉（中间）、股静脉（内侧）及股神经（外侧）通过。

ST31 髀关

定位：在股前侧，股直肌、缝匠肌与阔筋膜张肌 3 条肌肉近端之间凹陷中。

【解剖】

- 皮肤：股外侧皮神经（L_2）。
- 深层：臀上神经（L_4~S_1）支配的阔筋膜张肌，阔筋膜张肌可使髋关节屈曲。
- 由股神经肌支（$L_{2\sim4}$）支配的股直肌，可使髋关节屈曲、膝关节伸展；股外侧肌可使膝关节伸展。
- 旋股外侧动脉、静脉属股动脉、静脉分支之一的股深动脉、静脉的分支。

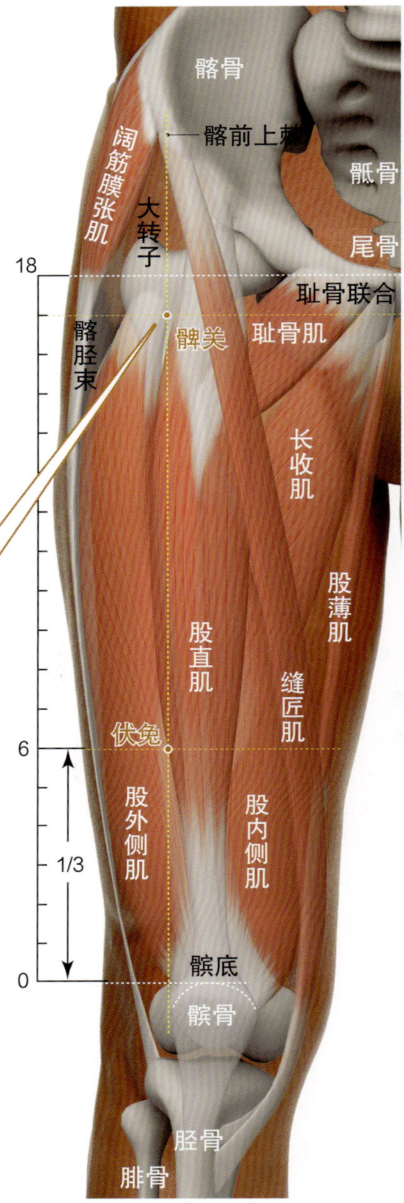

髀关的取穴方法

在髂前上棘与髌骨底外缘连线与耻骨联合下缘平行线相交处。微屈髋关节和膝关节，髋关节略微外展，在大腿内侧前部施加阻力时，呈现三角形的凹陷处。此凹陷就是在股直肌近位端与缝匠肌内侧、阔筋膜张肌外侧之间，形成的三角形凹陷处，其顶点下方的最深的凹陷处即为髀关所在。

隐神经（$L_{3\sim4}$）

隐神经（$L_{3\sim4}$）是构成腰神经丛的股神经的肌支，支配耻骨肌、缝匠肌、股四头肌及膝关节肌群，其皮支分布于大腿前面。隐神经是股神经皮支的主要分支，在膝关节内侧下行，分支分布于髌骨下方、小腿内侧和足内侧缘的皮肤。

股三角

股三角是位于大腿前上方内侧的三角形区域，其由腹股沟韧带、外侧缘缝匠肌和内侧缘长收肌所构成。从腹股沟韧带穿出的股动脉、静脉通过血管裂孔。股三角后方外侧底为髂腰肌，内侧为耻骨肌，其更深处还有股骨头，和髂腰肌一起通过肌裂孔的股神经支配股四头肌、缝匠肌及耻骨肌。

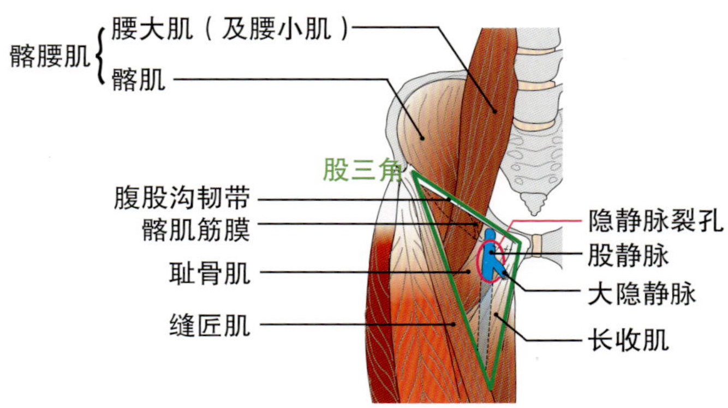

ST32 伏兔

定位：在股前外侧，髂前上棘与髌底外侧端的连线上，髌底上 6 寸。

【解剖】

- 皮肤：股神经前皮支（L_2）与股外侧皮神经（L_2）。
- 股神经（L_{2-4}）支配股直肌，可使髋关节屈曲、膝关节伸展。
- 旋股外侧动脉、静脉属股动脉、静脉分支之一的股深动脉、静脉的分支。
- 深层：股中间肌与股骨。

ST33 阴市

定位：在股前外侧，股直肌肌腱外侧缘，髌底上 3 寸。

【解剖】

- 皮肤：股神经前皮支（L_2）与股外侧皮神经（L_2）。
- 股神经（L_{2-4}）支配股直肌可使髋关节屈曲、膝关节伸展；股外侧肌可使膝关节伸展。
- 旋股外侧动脉、静脉属股动脉、静脉分支之一的股深动脉、静脉的分支。
- 深层：股中间肌与股骨。

ST34 梁丘

定位：在股前外侧，股外侧肌与股直肌肌腱外侧缘之间，髌底上 2 寸。

【解剖】

- 皮肤：股神经前皮支（L_2）与股外侧皮神经（L_2）。
- 股神经（L_{2-4}）支配的股直肌，可使髋关节屈曲、膝关节伸展；股中间肌和股外侧肌，可使膝关节伸展。
- 旋股外侧动脉、静脉属股动脉、静脉分支之一的股深动脉、静脉的分支。
- 深层：股骨。

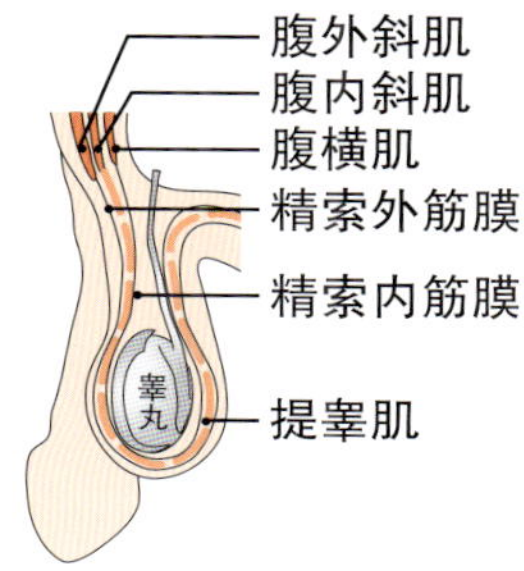

提睾反射

睾丸在胚胎发育的 28~32 周通过腹股沟管下降于阴囊中，与此同时，腹壁的肌肉也随之下降。在阴囊一带形成的提睾肌源于腹内斜肌。该肌肉由耻骨神经支配，耻骨神经是腰部神经的一个分支，分布在大腿近端内侧皮肤。因此，摩擦大腿内侧皮肤会引起提睾肌的反射性收缩，而提睾肌又会使睾丸升高。

骨度法

耻骨联合上缘至髌底为 18 寸。

阴市的取穴方法

伏兔（ST32）与髌底外侧端连线上的中点。

梁丘的取穴方法

大腿肌群收缩时，股直肌和股外侧肌轮廓清晰可见，梁丘在股直肌和股外侧肌之间，髌底上 2 寸，阴市（ST33）直下 1 寸。

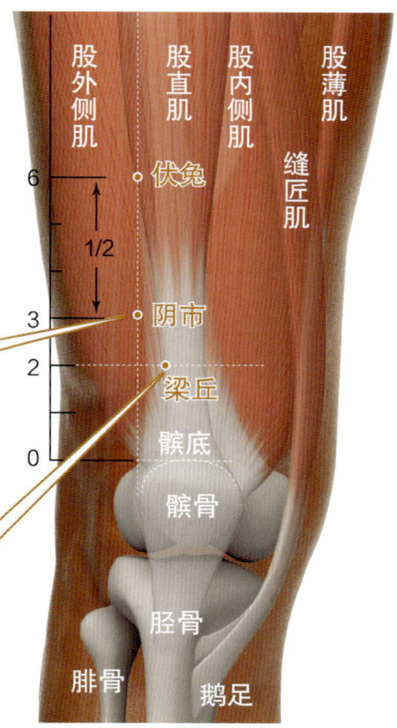

髂前上棘指髂嵴的前端、缝匠肌及阔筋膜张肌起始处。髂前上棘下方 2 横指处是髂前下棘，股直肌起始处。髂前上棘、髂前下棘分别受缝匠肌、股直肌牵拉引起髂前下棘断裂。由于髂前上棘位于髂嵴的前端，易于触诊。

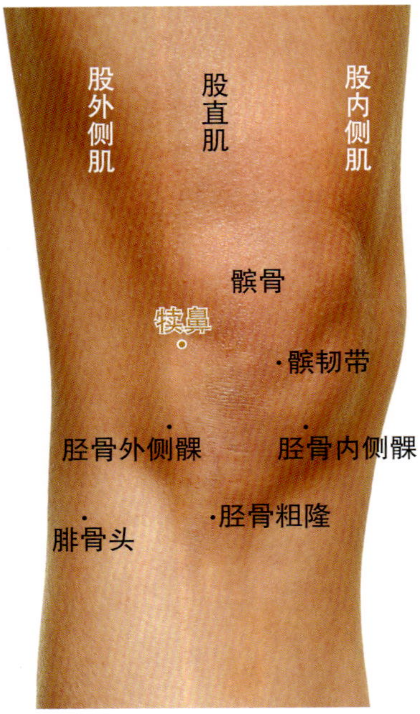

犊鼻的取穴方法

微屈膝，髌韧带外侧凹陷中。

足三里的取穴方法

犊鼻（ST35）下3寸，腓骨头与胫骨粗隆之间，胫骨前肌上。

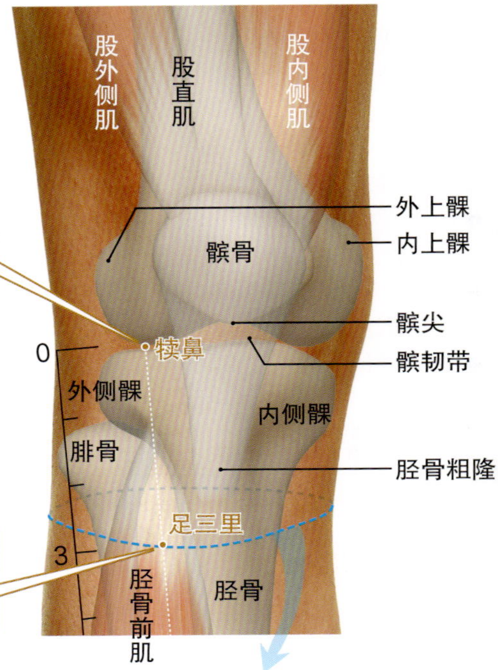

ST35 犊鼻

定位：在膝前侧，髌韧带外侧凹陷中。

【解剖】

- 皮肤：股神经前皮支（L_3）为腰神经丛的分支，腓肠外侧皮神经（L_3）为腓总神经皮支。
- 深层：膝关节支（$L_{2\sim4}$），膝关节支（$L_{2\sim4}$）为股神经最大的皮支、隐神经的分支。
- 股四头肌肌腱附着于髌骨后，并止于髌骨韧带所组成的胫骨粗隆处。
- 膝关节动静脉网属腘动脉、静脉的分支。

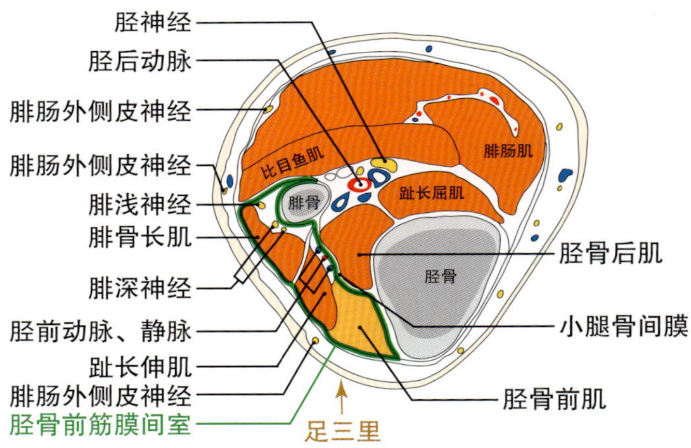

足三里横断面解剖图

胫骨疲劳性骨膜炎

胫骨前肌与趾长伸肌，胫骨前动脉、静脉，腓神经一起，被胫骨、腓骨、筋膜及小腿骨间膜包围。胫骨骨折及长时间的步行等压迫血管及神经引发疼痛。由于胫骨前动脉压迫、血液循环障碍，临床出现疼痛、肿胀及麻痹等症状。

ST36 足三里

定位：在小腿前侧，犊鼻（ST35）与解溪（ST41）连线上，犊鼻（ST35）下 3 寸。

【解剖】

- 皮肤：腓肠外侧皮神经（L_5）属腓总神经皮支。
- 深层：胫骨前肌、趾长伸肌，由腓深神经（L_5~S_1）支配，可使足背屈。
- 胫骨后肌由胫神经支配，可使足跖屈。
- 胫前动、静脉为通过小腿骨间膜上部的腘动脉、静脉的分支。

ST38 条口

定位：在小腿前侧，犊鼻（ST35）与解溪（ST41）连线上，犊鼻（ST35）下 8 寸。

【解剖】

- 皮肤：腓肠外侧皮神经（L_5）属腓总神经皮支。
- 深层：胫骨前肌、趾长伸肌，由腓深神经（L_5~S_1）支配，可使足背屈。
- 胫骨后肌由胫神经支配，可使足跖屈。
- 胫前动、静脉为通过小腿骨间膜上部的腘动脉、静脉的分支。

ST37 上巨虚

定位：在小腿前侧，犊鼻（ST35）与解溪（ST41）连线上，犊鼻（ST35）下 6 寸。

【解剖】

- 皮肤：腓肠外侧皮神经（L_5）属腓总神经皮支。
- 深层：胫骨前肌、趾长伸肌，由腓深神经（L_5~S_1）支配，可使足背屈。
- 胫骨后肌由胫神经支配，可使足跖屈。
- 胫前动、静脉为通过小腿骨间膜上部的腘动脉、静脉的分支。

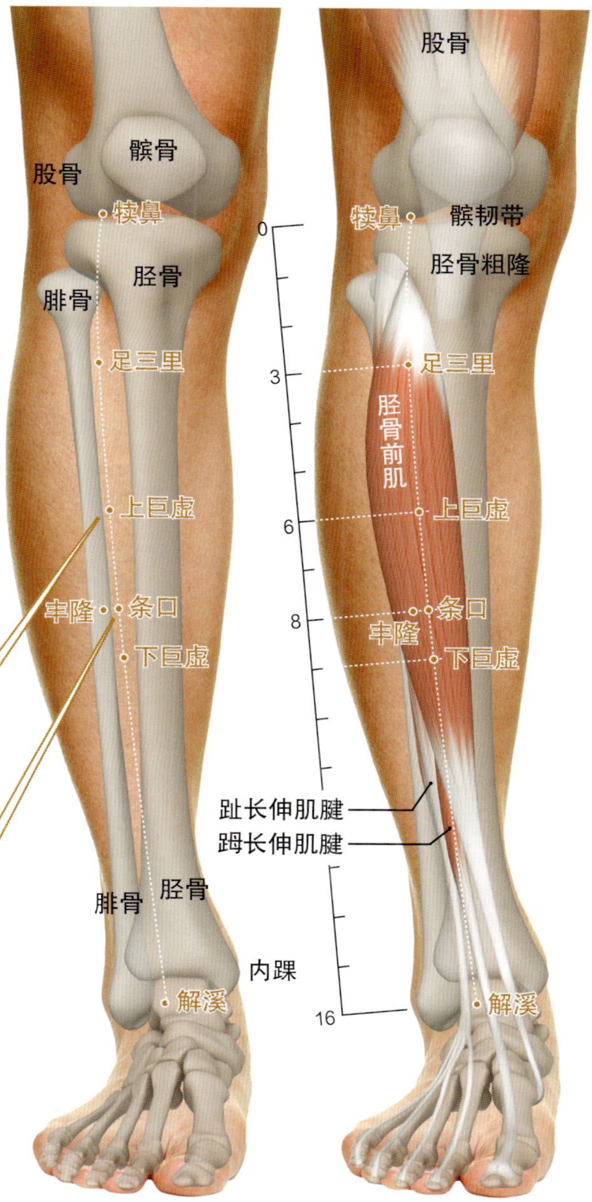

上巨虚的取穴方法

足三里（ST36）下 3 寸，条口（ST38）上 2 寸，胫骨前肌上。

条口的取穴方法

与丰隆（ST40）平齐，犊鼻（ST35）与解溪（ST41）的中点，胫骨前肌上。

骨度法

腘窝至外踝尖为 16 寸。

髌韧带是非常强大的韧带，可通过髌骨将股四头肌收缩的力量传到胫骨。长期从事排球、篮球等运动，并不断重复跳跃动作，会增加髌韧带负荷，诱发疼痛及肿胀等。

ST39 下巨虚

定位：在小腿前侧，犊鼻（ST35）与解溪（ST41）连线上，犊鼻（ST35）下 9 寸。

【解剖】

- 皮肤：腓肠外侧皮神经（L_4）属腓总神经皮支。
- 深层：胫骨前肌、趾长伸肌，由腓深神经（L_5~S_1）支配，可屈足背。
- 胫骨后肌由胫神经支配，可屈足跖。
- 胫前动、静脉为通过小腿骨间膜上部的腘动脉、静脉的分支。

ST40 丰隆

定位：在小腿前外侧，胫骨前肌的外缘，外踝尖上 8 寸。

【解剖】

- 皮肤：腓肠外侧皮神经（L_5）属腓总神经皮支。
- 深层：胫骨前肌、趾长伸肌，由腓深神经（L_5~S_1）支配，可屈足背；踇长伸肌，由腓深神经（L_5~S_2）支配，可伸踇趾。
- 胫骨后肌由胫神经支配，可屈足跖。
- 胫前动、静脉为通过小腿骨间膜上部的腘动脉、静脉的分支。

ST41 解溪

定位：在踝前侧，踝关节前面中央凹陷中，踇长伸肌腱与趾长伸肌腱之间。

【解剖】

- 皮肤：足背内侧皮神经（L_5~S_2）属腓总神经的腓浅神经皮支。
- 深层：趾长伸肌、踇长伸肌腱，由腓总神经的腓深神经肌支（L_5~S_1）支配。
- 胫前动、静脉为通过小腿骨间膜上部的腘动脉、静脉的分支。
- 足背静脉网为大小隐静脉的延续。

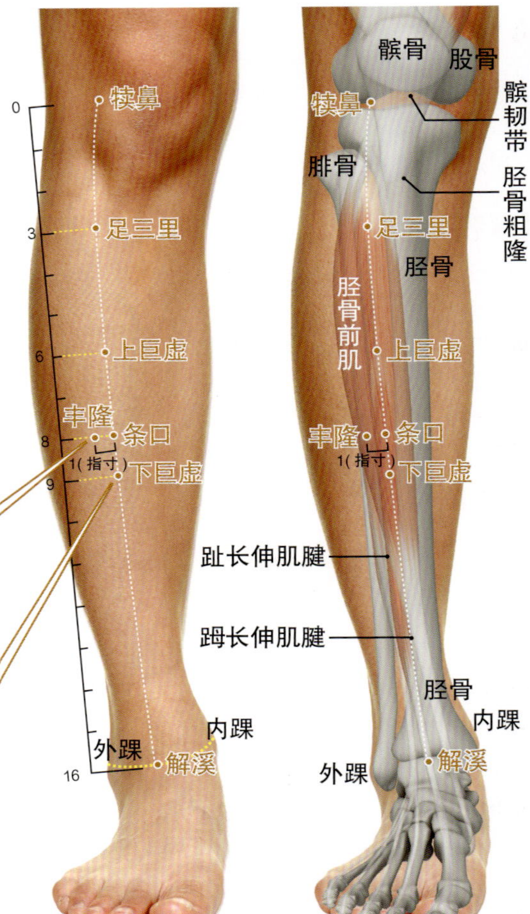

阳交的取穴方法

外踝尖与腘窝横纹外侧端连线的中点下 1 寸，腓骨后缘，外丘（GB36，胆经）后方。

丰隆的取穴方法

条口（ST38）外方 1 横指（中指）。

下巨虚的取穴方法

胫骨前肌上，与阳交（GB35，胆经）、外丘（GB36，胆经）平齐。条口（ST38）下 1 寸。

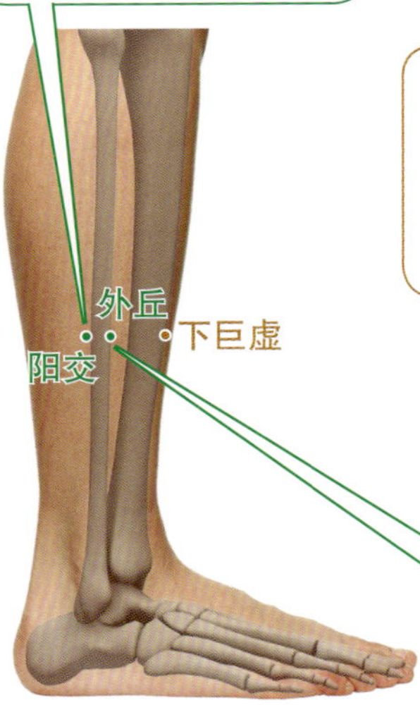

外丘的取穴方法

外踝尖与腘窝横纹外侧端连线的中点下 1 寸，腓骨前缘，阳交（GB35，胆经）前方。

骨度法

腘窝至外踝尖为 16 寸。

ST42 冲阳

定位：在足背，第 2 跖骨基底部与中间楔骨关节处，足背动脉搏动处。

【解剖】

- 皮肤：足背内侧皮神经（L_5~S_2），属腓总神经的腓浅神经皮支。
- 深层：趾长伸肌腱、踇短伸肌腱，由腓总神经的腓深神经肌支（L_4~S_2）支配。
- 足背动、静脉属胫前动、静脉分支，触诊部位在趾长伸肌腱、踇短伸肌腱之间。
- 足背静脉网为大小隐静脉的延续。

解溪的取穴方法

足背屈时可以清晰地见到 3 条明显的肌腱（由内而外分别是胫骨前肌腱、踇长伸肌腱与趾长伸肌腱），解溪在踇长伸肌腱与趾长伸肌腱之间，内踝尖与外踝尖连线的中点。

冲阳的取穴方法

在足背，第 2 跖骨基底部与中间楔骨之间，足背动脉搏动处。

内庭的取穴方法

在足背，第 2、3 趾骨关节前缘的凹陷处。

陷谷的取穴方法

在足背，当第 2、3 跖骨间，第 2 跖趾关节近端凹陷中。

厉兑的取穴方法

沿足第 2 趾甲内侧画一直线与趾末节外侧缘水平线交点处。

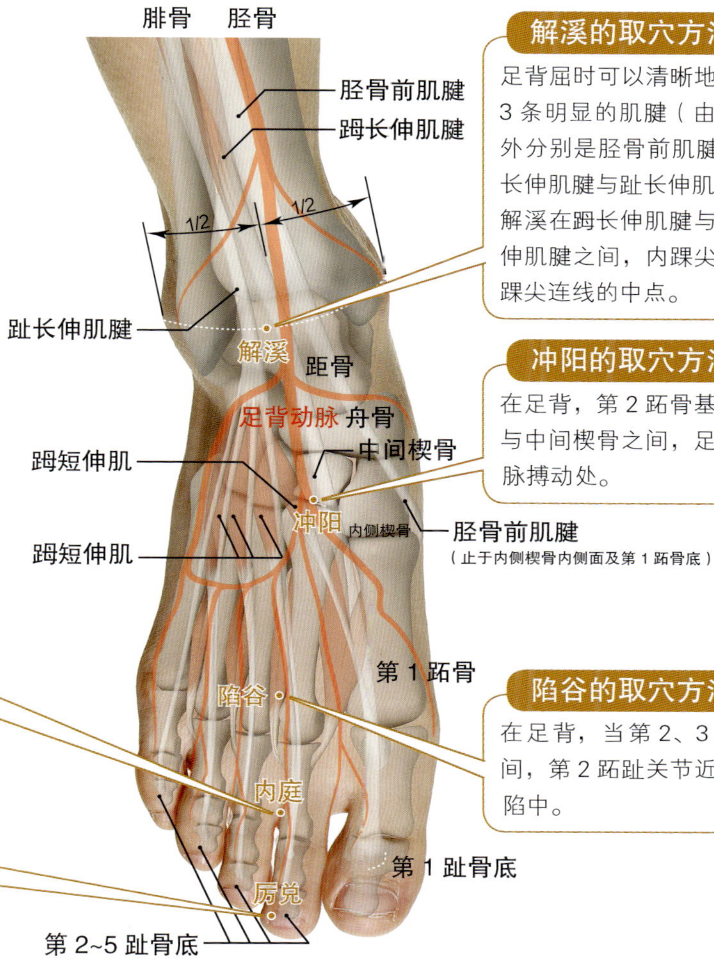

ST43 陷谷

定位：在足背，当第 2、3 跖骨间，第 2 跖趾关节近端凹陷中。

【解剖】

- 皮肤：足背内侧皮神经（L_5）属腓总神经的腓浅神经皮支。
- 深层：趾长、短伸肌腱，由腓总神经的腓深神经肌支（L_4~S_2）支配。
- 足背静脉网为大小隐静脉的延续。
- 第 2 跖骨背侧动、静脉为足背动、静脉弓的分支。
- 深层：第 2、3 跖骨。

ST44 内庭

定位：在足背，第 2、3 趾间，趾蹼缘后方赤白肉际处。

【解剖】

- 皮肤：足背内侧皮神经（L_5）属腓总神经的腓浅神经皮支。
- 深层：趾长、短伸肌腱，由腓总神经的腓深神经肌支（L_4~S_1）支配。
- 第 2 骨间背侧肌（L_4~S_3），由胫神经分支的足底外侧神经肌支支配。
- 足趾背侧动、静脉为足跖骨背侧动、静脉的分支。

ST45 厉兑

定位：在足趾，第 2 趾末节外侧，趾甲根角侧后方 0.1 寸（指寸），沿趾甲内侧画一直线与趾甲基底缘水平线交点处。

【解剖】

- 皮肤：足背内侧皮神经（S_1）属腓总神经的腓浅神经皮支。
- 足趾背侧动、静脉为足跖骨背侧动、静脉的分支。
- 第 2 趾外侧的趾甲，深层有趾骨。

胫骨前肌受腓深神经支配，起自胫、腓骨上端与骨间膜，止于第 1 楔骨和第 1 跖骨底。胫骨前肌腱与踇长伸肌腱一样位于胫前骨筋膜室，此肌可以足背屈并内翻。腓神经麻痹时，胫骨前肌功能障碍，足下垂呈马蹄足。

体表无凹陷，为何称“条口”？

——关于足三里、上巨虚、条口、下巨虚

从足三里到下巨虚的这 4 个穴位，位于阳明胃经从膝关节至踝关节处，是胃经的第 36~38 穴，分别与胃、大肠和小肠等消化系统有关。这些穴位在解剖学上均位于胫骨前肌上，所以应在外膝眼和解溪的连线上、胫骨前肌区取穴。

具体来说，足三里在外膝眼下 3 寸，上巨虚在足三里下 3 寸，条口在上巨虚下 2 寸，下巨虚在条口下 1 寸。关于这些穴名的含义有多种说法，通常“三里”指的是 3 寸，“巨虚”意为大的凹陷，“条口”形容该穴位类似嘴巴的形状。在古籍中，这 4 个穴位都是在身体的凹陷处。但是，胫骨前肌覆盖的面积相当大，我们无法感受上巨虚与条口所代表的意义，更找不到凹陷处。这令人苦恼。

因此，当我们考察胃经的深度时，发现如《黄帝内经 · 灵枢》“经水”篇所言，足阳明经深度为 6 分（约 14mm）（汉代的 1 分是 2.31mm）。据此推论，胫骨前肌上的穴位不是在表面，而是位于深层。如果我们在足三里的位置，从胫骨到腓骨进行深入考究，可有以下几点推论。首先，触摸胫骨粗隆，在胫骨外侧，胫骨前肌和胫骨之间有一个凹槽，然后触摸胫骨前肌的中间肌肉，会感觉胫骨前肌外侧的压痕，然后触摸胫骨外侧的踇长伸肌，确认胫骨外侧的凹槽，再确认踇长伸肌，最后触摸到腓骨。

在小腿下部，胫骨前肌变得越来越厚，放松胫骨前肌，会触摸到胫骨前肌和趾长伸肌（以及下部的踇长伸肌）。其凹槽中，就是足三里至解溪的穴位分布处。如果还感到困惑，可再温习古籍经典，你会发现这 4 个穴位都标有 “举足取之”的表述。换言之，足背屈，胫骨前肌和踇长伸肌收缩，会使凹槽变得更加清晰。

因此，位于胫骨前肌的胃经穴位应该在胫骨前肌和趾长伸肌（古籍表述为“两肌” ）所形成的凹陷处。由于这个原因，足背屈时，可以使之更加明了可见。这样，我们就可以理解 4 个穴位所言的凹陷、巨大的虚空，以及条口形容的狭长凹陷的意思。

形井秀一

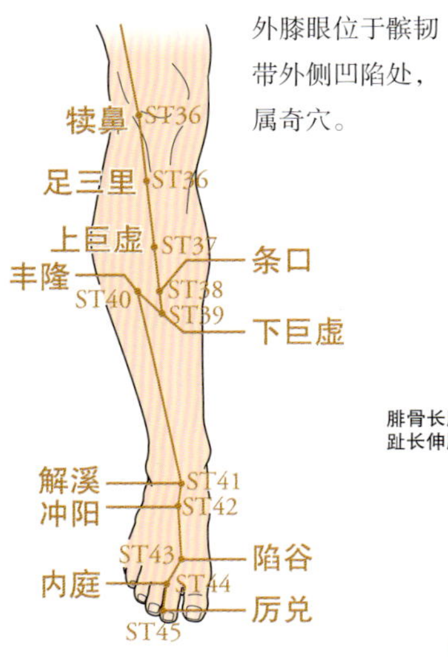

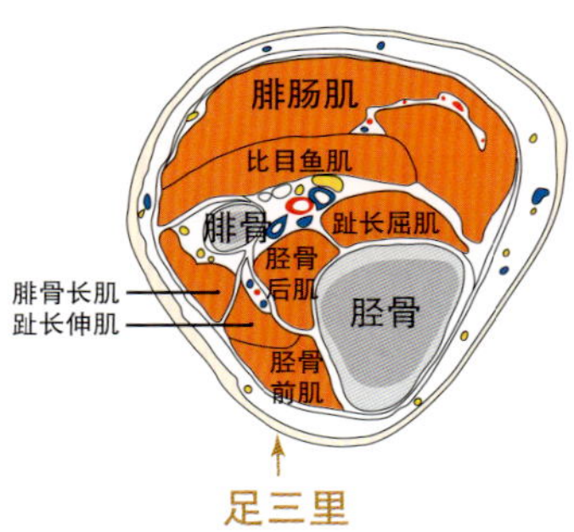

足三里横断面解剖图

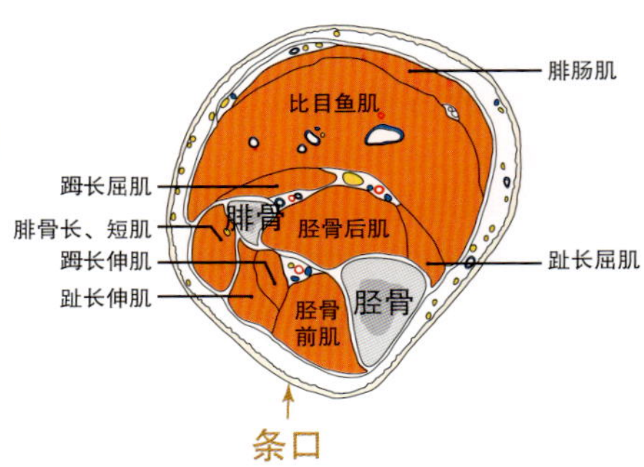

条口横断面解剖图

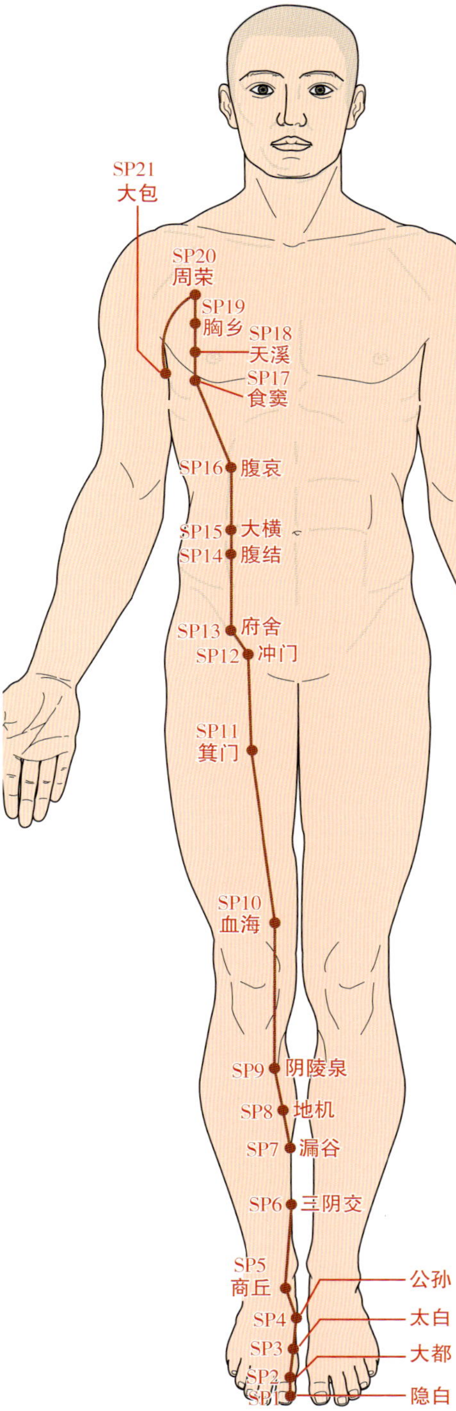

足太阴脾经

SP（Spleen Meridian）

脾主运化

脾与胃为“仓廪之官”，调节饮食物的消化、吸收。脾从饮食物（水谷）中分解出营养成分（精微），输送到全身（运化水谷）。

脾主升清，主统血

脾具有将吸收的营养物质向上转输的作用（升清）。由于脾的升清作用，使营养物质得以上输，并能维持内脏的位置相对恒定。脾还具有防止血液从血管外溢的作用，所以，脾异常时，可见出血症状。

主治

是动病：舌根强痛，食则呕，胃脘痛，腹胀，嗳气，便溏，身重无力。

所生病：舌根痛，体倦懒动，食难咽，胸闷，心窝痛，便溏，黄疸，（前胸部、心窝部及腋窝）压迫感，不得卧，下肢内侧肿胀，厥冷，踇趾麻痹。

SP1 隐白
别名：鬼垒。
特定穴：脾经的井木穴。
穴性：调血统血。

SP2 大都
特定穴：脾经的荥火穴。
穴性：泻热和中。

SP3 太白
特定穴：脾的原穴，脾经的俞土穴。
穴性：健脾和中。

SP4 公孙
特定穴：脾经的络穴，八脉交会穴。
穴性：利脾和胃，调冲脉。

SP5 商丘
特定穴：脾经的经金穴。
穴性：健脾利湿。

SP6 三阴交
别名：承命，太阴。
穴性：补脾胃，助运化。通经活络，调和气血。

SP7 漏谷
别名：太阴络。
穴性：健脾利湿。

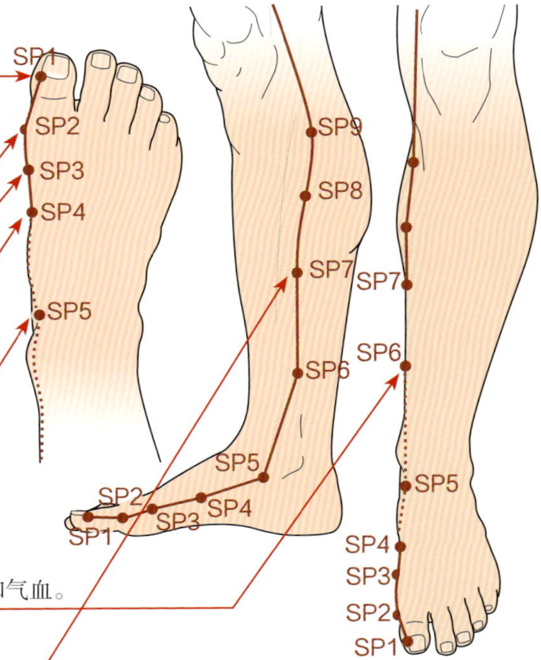

SP8 地机
别名：脾舍。
特定穴：脾经的郄穴。
穴性：利脾理血。

SP9 阴陵泉
特定穴：脾经的合水穴。
穴性：健脾化湿，通利三焦。

SP10 血海 穴性：理血调经，疏风祛湿。

SP11 箕门 穴性：利水通淋。

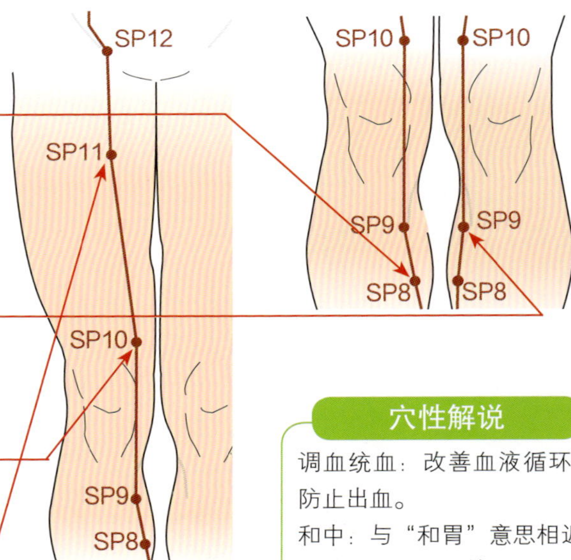

穴性解说

调血统血：改善血液循环，防止出血。
和中：与“和胃”意思相近，改善胃气不和等情况。
调冲脉：调整冲脉（奇经八脉之一）。
通淋：改善小便难。

- 隐白的“白”，指该穴位于大趾内侧赤白肉际处。“隐”，有足之说，又有阴之说，即足内侧。另外，根据五行理论，“白”代表肺，即肺气隐于此。
- 大都的“大”，指大的足趾，即第1趾；“都”，指隆起的踇趾部位。另有说法，此处宛如大都市，人多聚集，诸病积聚于此，大都可治之。
- 太白的“太”，指踇趾；“白”，指赤白肉际。另有说法，“白”指杯子，即将足弓比喻为大的杯子。在中国古代，太白是“启明星”（傍晚，闪烁在西方的金星），五行理论属肺。
- 公孙，贵族的儿子称“公”，其孙子称“公孙”，此处意指公孙是脾经的络穴，连接足阳明胃经，且互为表里。
- 商丘，指本穴位于犹如隆起“山丘”的内踝处；商，五音之一，五行属金，指本穴为经金穴。
- 三阴交，指足之三阴经（脾经、肾经、肝经）交会之处。
- 漏谷的“漏”，指该穴可以治疗排尿困难；“谷”，意为该穴在胫骨后缘凹陷处。
- 地机的“地”，指土，五行脾属土（该穴别名脾舍）；“机”，装置、设备，指该穴犹如（纺织机的）装置、设备一样，可调节脾气。
- 阴陵泉的“阴”，指阴侧（小腿内侧）；“陵”，为隆起。阴陵泉位于胫骨内踝下方，宛如泉眼一样的凹陷处。
- 血海的“海”，指海纳百川。该穴可使血液回归于脾，是治疗女性疾患的要穴。
- 箕门的“箕”，指撮稻谷、扬场时，用风去除稻壳的畚箕。箕踞指两脚打开，双膝微屈地坐着，形似畚箕，由此衍生出穴名“箕门”（取穴时，用箕踞姿势）。而“门”则源自箕踞时，张开的双腿似门状而得。

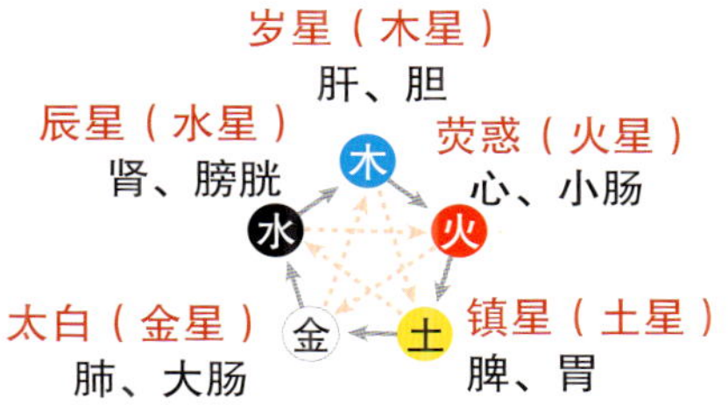
岁星（木星）
肝、胆
辰星（水星）
肾、膀胱
荧惑（火星）
心、小肠
木
水
火
金
土
太白（金星）
肺、大肠
镇星（土星）
脾、胃

五行论与五星

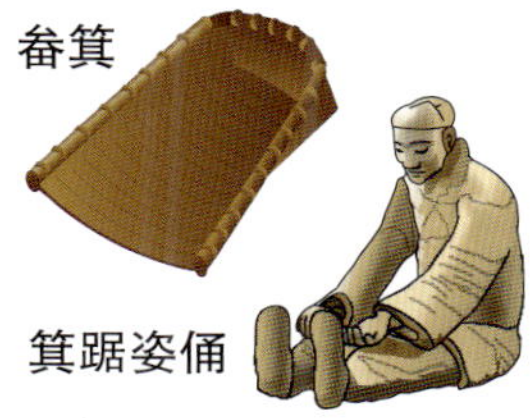

出土的其中一种兵马俑。不过，此兵马俑的姿势没有屈膝并张开两脚。

足太阴脾经承接足阳明胃经之气，起于大趾末端（隐白），沿着大趾内侧赤白肉际（大都、太白、公孙），上行至内踝前面（商丘），沿着胫骨后面，上行于小腿内侧（三阴交、漏谷、地机），交出足厥阴经的前面，经膝股部内侧前缘（阴陵泉），上行于大腿内侧（血海、箕门）。

SP12 冲门 别名：慈宫。
穴性：调理下焦。

SP13 府舍 穴性：调理下焦，散结聚。

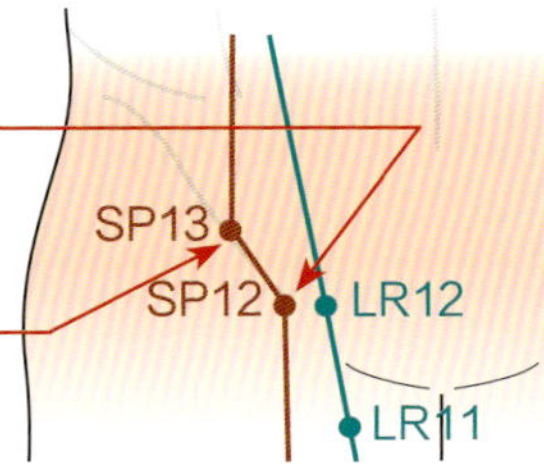

穴性解说

下焦：腹腔脐以下部位，包含肾、膀胱、小肠、大肠等部位。
散结聚：祛除邪气聚集、固化等。
宽胸：宣通胸膈，胸闷痞满。
利气：与“理气”意思相近，疏畅气机，使气行通畅。
统诸络：通调其他络脉。

SP14 腹结 别名：腹屈。
穴性：理气血，调肠胃。

SP15 大横 穴性：温中理肠。

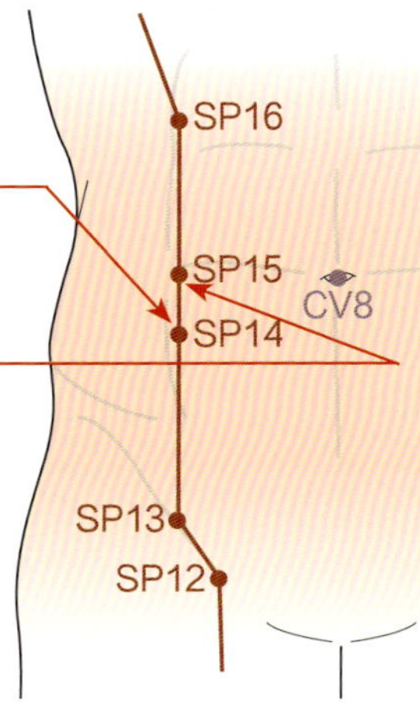

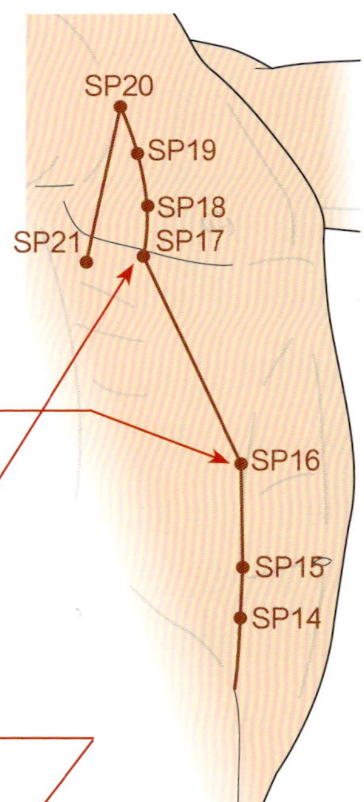

SP16 腹哀 穴性：调理肠胃。

SP17 食窦 穴性：调脾胃，利胸膈。

SP18 天溪 穴性：宽胸通乳。

SP19 胸乡 穴性：宽胸利气。

SP20 周荣 穴性：宽胸利气。

SP21 大包 特定穴：脾之大络的络穴。
穴性：宽胸利胁，统诸络。

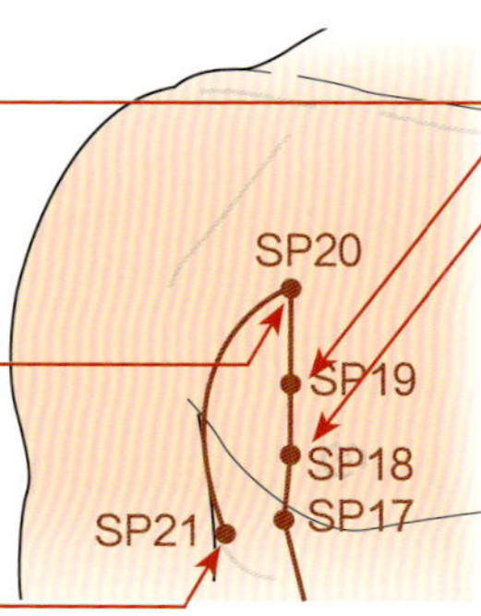

- **冲门**的“冲”，通常指体表动脉搏动的触诊部位；冲门则具体指股动脉的搏动处。“门”，多用于表述经气出入之处的穴位。
- **府舍**的“府”，指聚集；“舍”，指住所。府舍是指足太阴脾经、足厥阴肝经与阴维脉在腹部聚集之处。另外，“府”通“腑”，代表本穴与周围大肠、小肠等六腑相关联。
- **腹结**，指本穴位于腹直肌紧张时收缩的部位，可调节肠道蠕动，治疗因邪气积聚在腹中而引起的异常症状。
- **大横**，指大肠的横结肠，本穴可以治疗大肠疾患。也有另外一说，本穴为大幅远离脐（神阙），位于脐横向位置的穴位。
- **腹哀**，由肠蠕动产生肠鸣音类似于哀鸣而得名。本穴可治疗腹痛、肠鸣。
- **食窦**的“窦”，指穴、沟或腔；“食窦”，指食管。本穴对食管疾病有效。
- **天溪**的“天”，指身体的上半部分的胸廓；“溪”，比喻乳汁。代表本穴可以促进乳汁分泌。
- **胸乡**的“乡”，意为位于广阔原野的乡村。而胸乡，则是形容吸气时，胸腔大幅度扩张的状态。
- **周荣**的“周”，指全身；“荣”，意为营养物质。营养物质由脾而生，经本穴输散全身。
- **大包**的“包”，意为包括、统括。大包是脾之大络，沟通了心经、肾经等诸经脉。

络 穴

络穴，通本经连接相互为表里的另一经的穴位。具体如下。

列缺（LU7，肺经）
通里（HT5，心经）
内关（PC6，心包经）
公孙（SP4，脾经）
大钟（KI4，肾经）
蠡沟（LR5，肝经）
偏历（LI6，大肠经）
支正（SI7，小肠经）
外关（TE5，三焦经）
丰隆（ST40，胃经）
飞扬（BL58，膀胱经）
光明（GB37，胆经）
鸠尾（CV15，任脉）
长强（GV1，督脉）
大包（SP21，脾经）为脾之大络

足太阴脾经从箕门循行腹股沟外侧（冲门），沿腹部前正中线外侧 4 寸上行（府舍、腹结、大横、腹哀），与任脉、胆经及肝经交会后，属脾络胃。通过横膈上行，在胸部、前正中线外侧 6 寸上行（食窦、天溪、胸乡、周荣），外环下行，止于侧胸部中间（大包）。上行支脉通过中府（LU1，肺经），夹食管、连系舌根，分散于舌下。从上腹部分出的支脉，向上通过横膈，流注于心中，与手少阴心经相接。

SP1 隐白

定位：在足趾，大趾末节内侧，趾甲根角侧后方 0.1 寸（指寸），沿趾甲内侧画一直线与趾甲基底缘水平线交点处。

【解剖】

- 皮肤：足背内侧皮神经（S_1）属腓总神经的腓浅神经皮支。
- 足背动、静脉属足动、静脉分支。
- 第 1 趾（大趾）内侧的甲板深处为趾骨。

SP2 大都

定位：在足趾，第 1 跖趾关节远端赤白肉际凹陷中。

【解剖】

- 皮肤：足背内侧皮神经（S_1）属腓总神经的腓浅神经皮支。
- 足底内侧神经皮支（S_1）属胫神经皮支的足底内侧神经分支。
- 踇趾内侧动静脉属胫后动静脉分支。
- 第 1 趾（大趾）内侧的甲板深处为趾骨。

大都的取穴方法

确认第 1 跖趾关节内侧，其远端凹陷中赤白肉际处。

隐白的取穴方法

沿大趾甲内侧画一直线与趾甲基底缘水平线交点处。

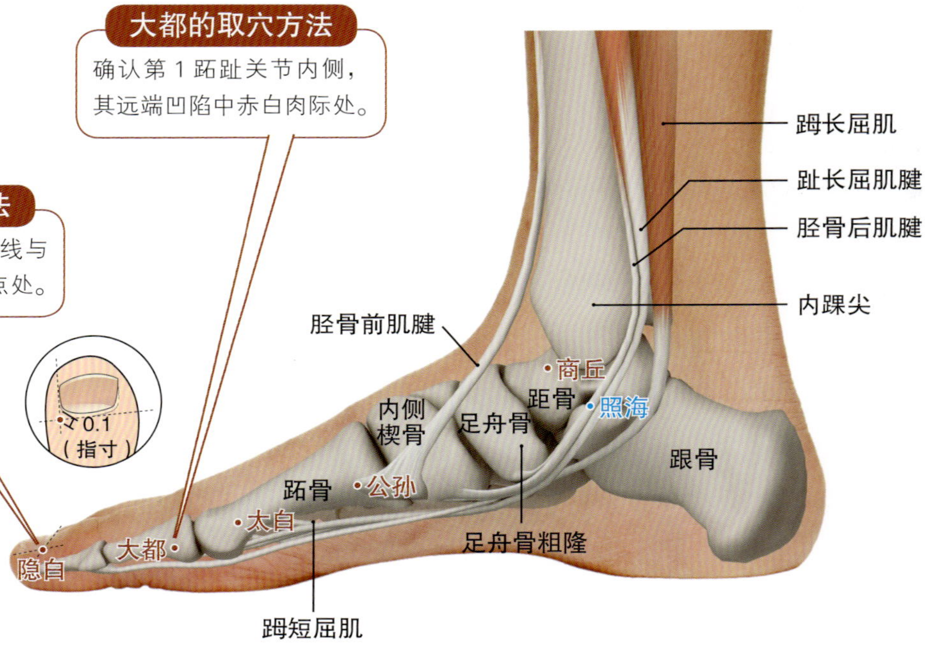

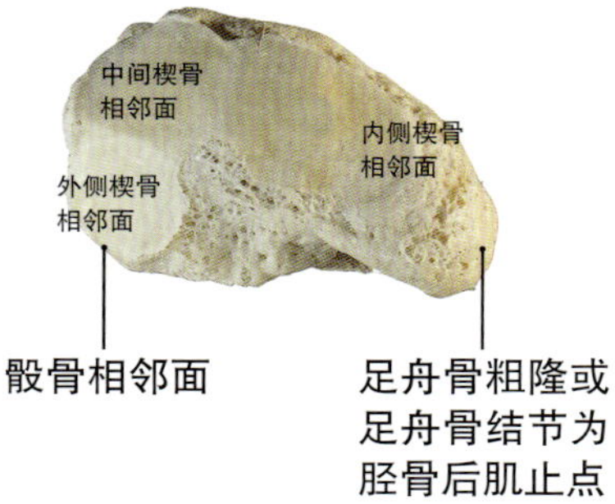

足舟骨前面

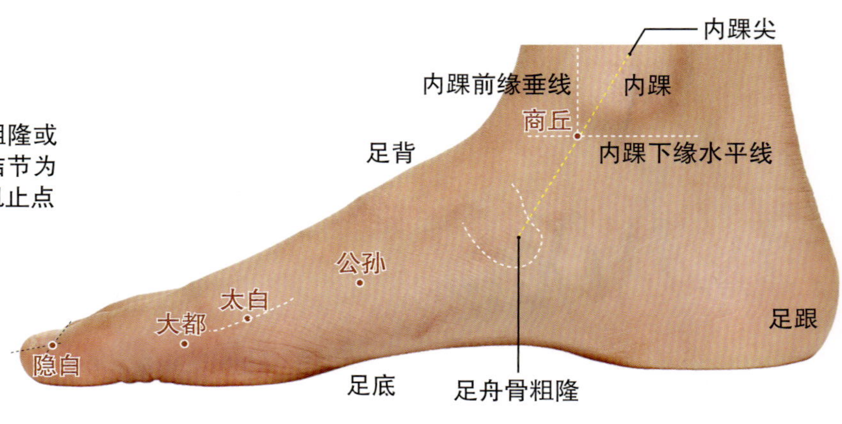

SP3 太白

定位：在足内侧，第 1 跖趾关节近端赤白肉际凹陷中。

【解剖】

- 皮肤：足背内侧皮神经（S_1）属腓总神经的腓浅神经皮支。
- 踇展肌（肌腱）由内侧足底神经肌支（L_4）支配，可外展踇趾。
- 踇短屈肌由内外侧足底神经支配。
- 足底内侧动脉属胫后动脉分支。
- 深层：第 1 趾（踇趾）的跖骨头。

SP4 公孙

定位：在足内侧，第 1 跖骨底的前下缘赤白肉际处。

【解剖】

- 皮肤：隐神经（L_4）是股神经中的最大皮支。
- 踇展肌（肌腱）、踇短屈肌（肌腱）由内侧足底神经肌支（L_4）支配，可外展踇趾。
- 胫骨前肌腱由腓深神经支配。
- 足底内侧动、静脉属胫后动、静脉分支。

SP5 商丘

定位：在足内侧，内踝前下方，足舟骨粗隆与内踝尖连线中点凹陷中。

【解剖】

- 皮肤：隐神经（L_4）是股神经中的最大皮支。
- 内踝前动脉属胫后动脉分支。
- 大隐静脉汇集足背静脉网的血液。
- 深层：足舟骨。

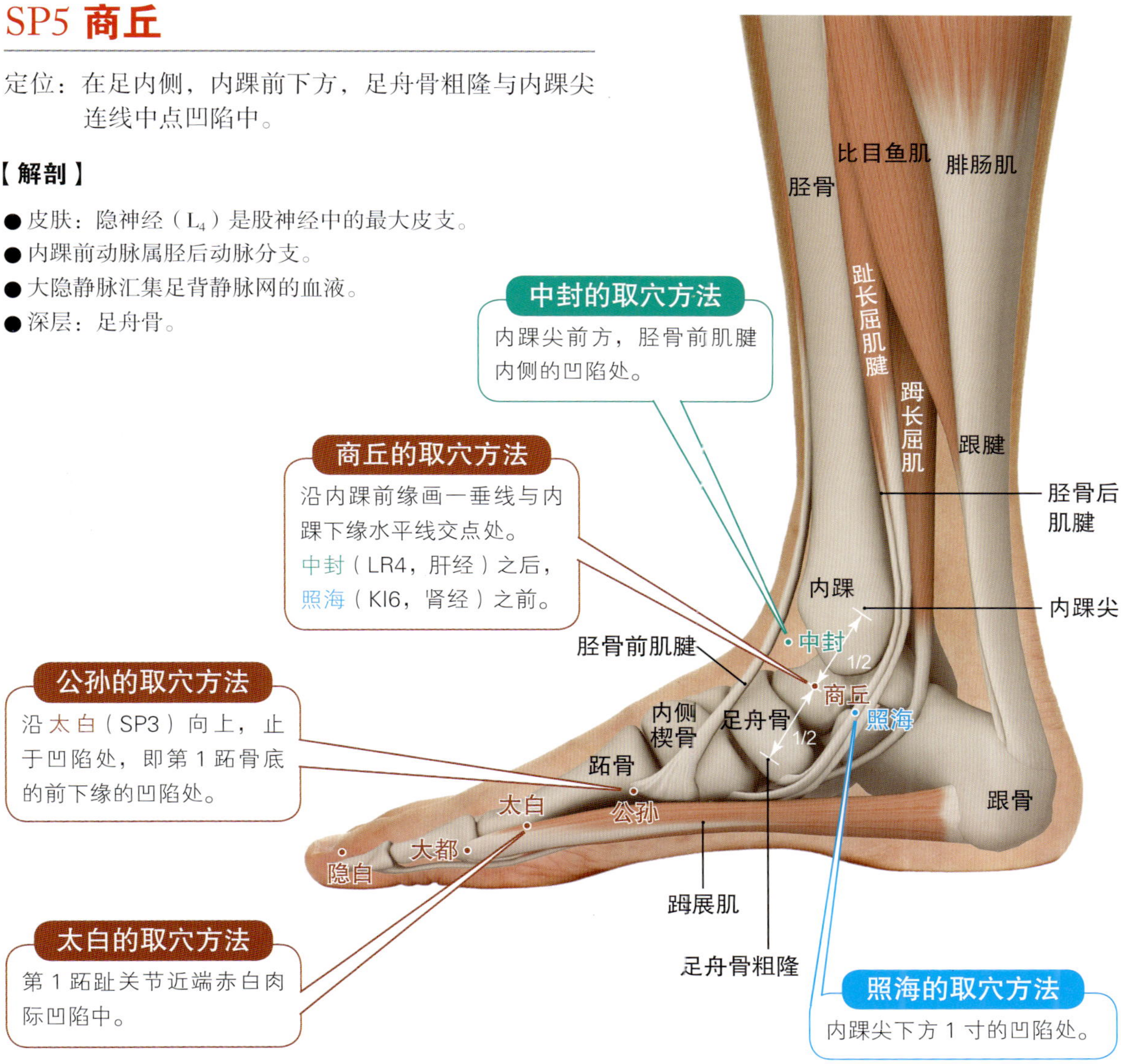

足部有 3 个大的足弓（内侧纵弓、外侧纵弓、横弓）。其中最重要的内侧纵弓，由跟骨、距骨、舟骨、3 块楔骨及第 1 ~ 3 跖骨构成，舟骨在内侧纵弓中尤为重要。内侧纵弓过高呈高弓足，过低呈扁平足。后者易引起胫骨疲劳性骨膜炎、疼痛性胫骨损伤及胫骨后肌腱功能障碍。

SP6 三阴交

定位：在小腿内侧，胫骨内侧缘后际，足内踝尖上 3 寸。

【解剖】

- 皮肤：隐神经（L_4）是股神经中的最大皮支。
- 趾长屈肌由胫神经（L_5~S_1）支配，以及胫骨后肌，可屈足趾。
- 胫后动、静脉属股动、静脉分支。
- 大隐静脉汇集足背静脉网的血液。

SP7 漏谷

定位：在小腿内侧，胫骨内侧缘后际，内踝尖上 6 寸。

【解剖】

- 皮肤：隐神经（L_4）是股神经中的最大皮支。
- 趾长屈肌由胫神经（L_5~S_1）支配，以及胫骨后肌，可屈足趾。
- 胫后动、静脉属腘动、静脉分支。
- 大隐静脉汇集足背静脉网的血液。

SP8 地机

定位：在小腿内侧，胫骨内侧缘后际，阴陵泉下 3 寸。

【解剖】

- 皮肤：隐神经（L_4）是股神经中的最大皮支。
- 比目鱼肌与腓肠肌由胫神经（L_5~S_1）支配，可屈足趾。
- 胫后动、静脉属腘动、静脉分支。

SP9 阴陵泉

定位：在小腿内侧，胫骨内侧髁下缘与胫骨内侧缘之间的凹陷中。

【解剖】

- 皮肤：隐神经（L_4）是股神经中的最大皮支。
- 腓肠肌内侧头由胫神经（L_5~S_1）支配。
- 半腱肌腱由坐骨神经支配，是构成鹅足的肌腱之一。
- 大隐静脉（汇集足背静脉网的血液）。

阴陵泉的取穴方法

沿胫骨内侧缘向上，当胫骨内侧髁下缘与胫骨内侧缘，其凹陷处。

地机的取穴方法

胫骨内侧缘后方，内踝尖与髌骨尖 3 等分，髌骨尖下 1/3 处。

漏谷的取穴方法

三阴交（SP6）上方 3 寸。

三阴交的取穴方法

交信（KI8，肾经）上方 1 寸。

交信的取穴方法

小腿内侧，胫骨内侧缘的后方，内踝尖上 2 寸，复溜（KI7，肾经）的前方 0.5 寸。

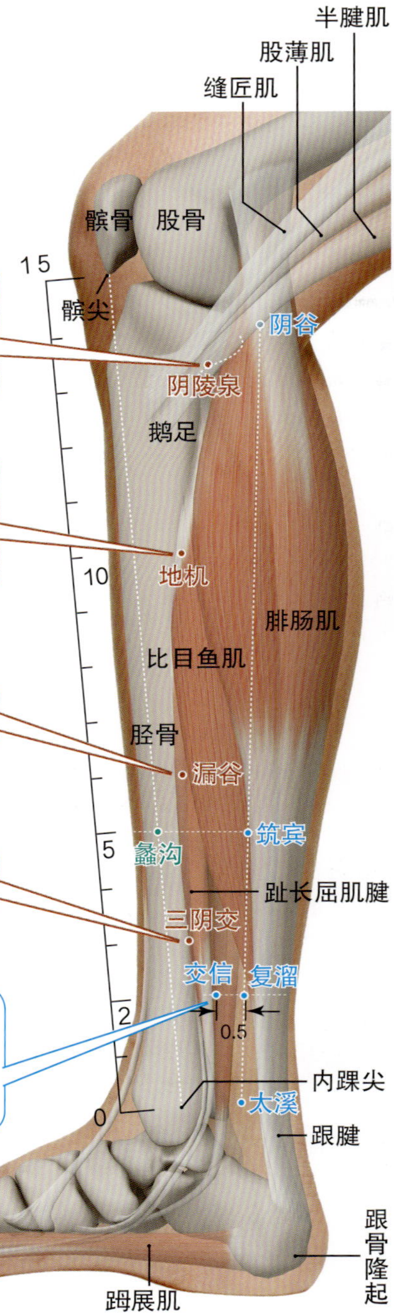

骨度法

髌骨尖至内踝尖为 15 寸。

SP10 血海

定位：在股前内侧，股内侧肌隆起处，髌底内侧端上 2 寸。

【解剖】

- 皮肤：股神经前皮支（L_3）。
- 股内侧肌由腰神经丛的股神经（$L_{2\sim4}$）支配。
- 腘动、静脉属股动、静脉分支。

SP11 箕门

定位：在股内侧，髌底内侧端与冲门的连线上 1/3 与下 2/3 交点，长收肌和缝匠肌交角的股动脉搏动处。

【解剖】

- 皮肤：股神经前皮支（L_2）。
- 股内侧肌由腰神经丛的股神经（$L_{2\sim4}$）支配，可伸展膝关节。
- 缝匠肌跨越 2 个关节由股神经（$L_{2\sim4}$）支配，可屈曲股关节及膝关节。
- 长收肌由腰神经丛的闭孔神经（$L_{2\sim4}$）支配。
- 股动静脉通过血管裂孔，可在体表触到。

SP12 冲门

定位：在腹股沟，腹股沟斜纹中，股动脉搏动处的外侧。

【解剖】

- 皮肤：髂腹下神经前皮支（L_1）、生殖股神经（L_1）、髂腹股沟神经前皮支（L_1）。
- 髂腰肌由腰神经丛的股神经（$L_{2\sim4}$）支配，可屈曲股关节；耻骨肌由股神经支配，可内收髋关节。
- 髂外动静脉属股动静脉分支，通过血管裂孔，可在体表触到。

冲门的取穴方法

平齐曲骨（CV2，任脉），府舍（SP13）内下方。

曲骨的取穴方法

耻骨联合上缘中点。

箕门的取穴方法

在股内侧，髌底内侧端与冲门（SP12）的连线 3 等分，由冲门下 1/3 的股动脉搏动处。

血海的取穴方法

髌骨底内侧上方 2 寸，股内侧肌隆起处。

骨度法

耻骨联合上缘至髌骨底为 18 寸。

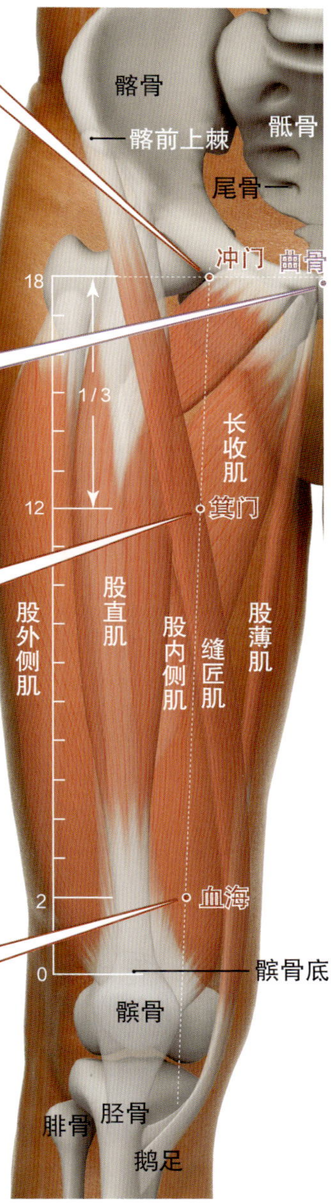

血海多用于月经异常、大腿内侧至髋关节疼痛等。瘀血为中医学中的病理概念，即血液运行不畅，瘀滞于体内的病理状态。瘀血临床症状多样，主要特征是痛有定处、刺痛、夜间痛等。

SP13 府舍

定位：在下腹部，脐中下 4.3 寸，前正中线旁开 4 寸。

【解剖】

- 皮肤：髂腹下神经前皮支（L_2）。
- 腹外斜肌及腹内斜肌由肋间神经、髂腹下神经、髂腹股沟神经支配，可侧屈躯干。
- 腹壁浅动、静脉属股动、静脉上行的分支。

SP14 腹结

定位：在下腹部，脐中下 1.3 寸，前正中线旁开 4 寸。

【解剖】

- 皮肤：髂腹下神经前皮支（T_{11}）。
- 腹外斜肌及腹内斜肌由肋间神经、髂腹下神经、髂腹股沟神经支配，可侧屈躯干。
- 腹壁下动、静脉属髂外动、静脉的分支。
- 腹壁浅动、静脉属股动、静脉上行的分支。

骨度法

胸骨体下端至脐中央为 8 寸。
脐中央至耻骨联合上缘为 5 寸。
两乳头之间为 8 寸。

＊从脾经的穴位府舍（SP13）至腹哀（SP6），位于前正中线外侧 4 寸。

神阙的取穴方法

脐中央。

腹哀的取穴方法

大横（SP15）上方 3 寸，平齐建里（CV11，任脉）、石门（KI18，肾经）、关门（ST22，胃经），建里外侧 4 寸。

建里的取穴方法

上腹部，前正中线上，脐中央上方 3 寸。

大横的取穴方法

平齐天枢（ST25，胃经）上方 3 寸，肓俞（KI16，肾经）、神阙（CV8，任脉），上腹部、脐中央外侧 4 寸。

腹结的取穴方法

阴交（CV7，任脉）外侧 4 寸稍下方。

府舍的取穴方法

中极（CV3，任脉）外侧 4 寸稍下方。

中极的取穴方法

神阙（CV8，任脉）下方 4 寸，曲骨（CV2）上方 1 寸。

阴交的取穴方法

神阙（CV8，任脉）下方 1 寸。

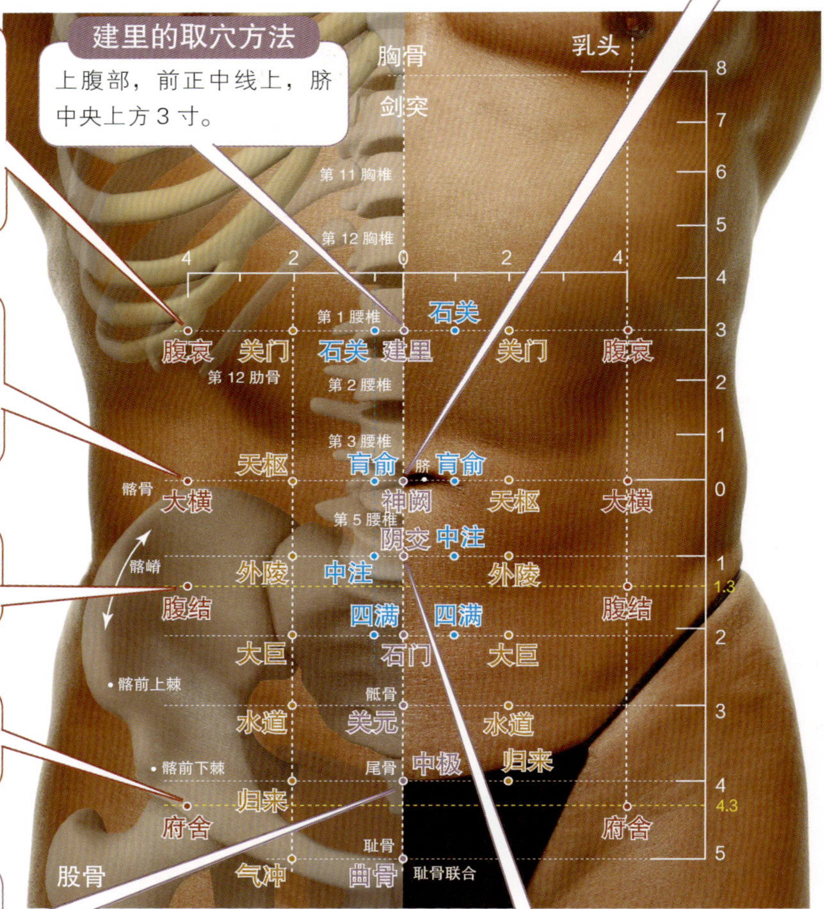

SP15 大横

定位：在上腹部，脐中旁开 4 寸。

【解剖】

- 皮肤：髂腹下神经前皮支（T_{11}）。
- 腹外斜肌及腹内斜肌由肋间神经、髂腹下神经、髂腹股沟神经支配，可侧屈躯干。
- 腹壁下动、静脉属髂外动、静脉的分支。
- 腹壁浅动、静脉属股动、静脉上行的分支。
- 深层：小肠及上、下结肠。

SP16 腹哀

定位：在上腹部，脐中上 3 寸，前正中线旁开 4 寸。

【解剖】

- 皮肤：第 8 肋间神经前皮支（T_8）。
- 腹外斜肌及腹内斜肌由肋间神经、髂腹下神经、髂腹股沟神经支配，可侧屈躯干。
- 腹壁下动、静脉属髂外动、静脉的分支。
- 腹壁浅动、静脉属股动、静脉上行的分支。
- 深层：回肠、横结肠。

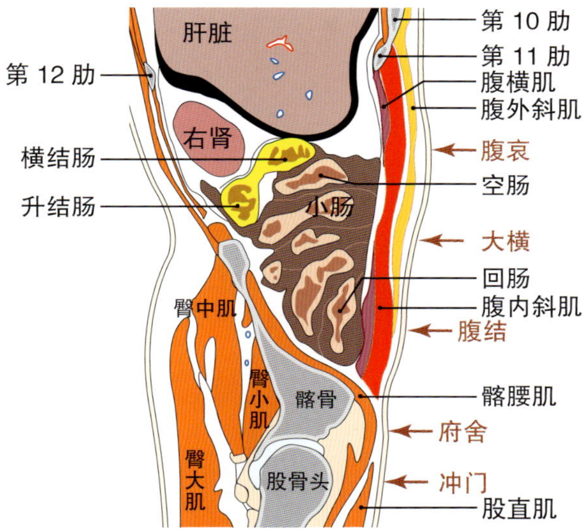

大横（右）腹部矢状面图

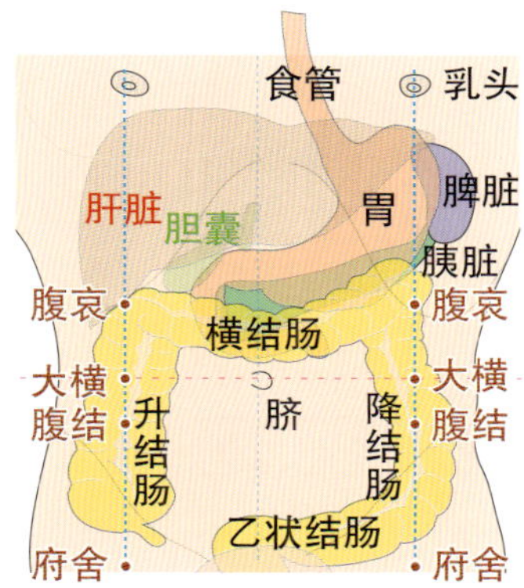

大肠与腹哀、府舍等的位置关系图

腹壁肌

腹部脏器与胸腔脏器不同，其并未受到骨骼保护。腹外斜肌与腹横肌交叉，在正中线上，以腱膜纤维交织而成，形成腹白线。腰部肌肉松弛与此有关。

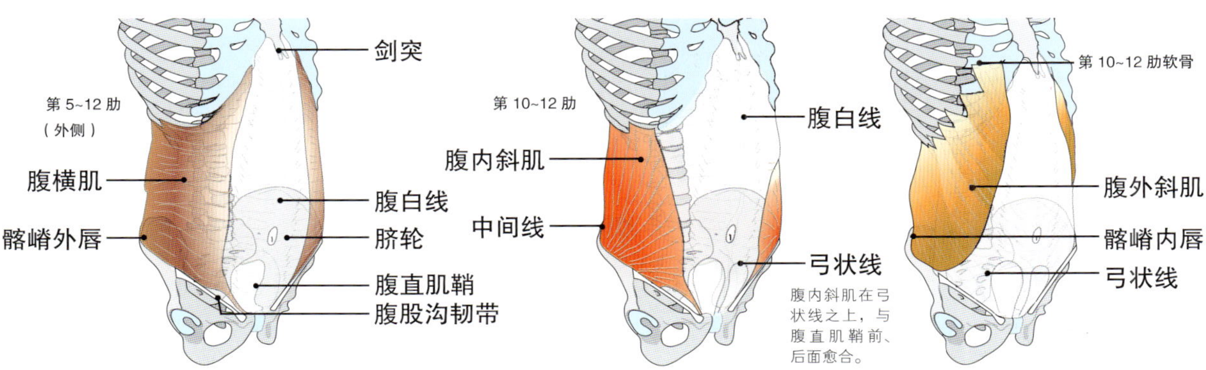

腹斜肌分为腹内斜肌与腹外斜肌。两侧肌肉同时收缩可使脊柱屈曲；腹外斜肌收缩，使脊柱向对侧回旋；腹内斜肌收缩，使脊柱向同侧回旋。也就是说，脊柱回旋是由腹内斜肌与腹外斜肌协调完成。

SP17 食窦

定位：在前胸部，第 5 肋间隙，前正中线旁开 6 寸。

【解剖】

- 皮肤：第 5 肋间神经外侧皮支（T_5）。
- 胸大肌由胸内侧神经（C_8~T_1）、胸外侧神经（$C_{5\sim7}$）支配。
- 胸肩峰动脉属腋动脉分支，营养胸大肌及三角肌；胸肩峰静脉。
- 胸外侧动脉属腋动脉分支，营养乳腺。

注意：若沿着肋间肌、壁层胸膜、胸膜腔、脏层胸膜下针，可能引起气胸。

SP18 天溪

定位：在前胸部，第 4 肋间隙，前正中线旁开 6 寸。

【解剖】

- 皮肤：第 5 肋间神经外侧皮支（T_5）。
- 胸大肌受胸内侧神经（C_8~T_1）、胸外侧神经（$C_{5\sim7}$）支配，可内收肩关节，拉肩胛骨向下。
- 胸肩峰动脉属腋动脉分支，营养胸大肌及三角肌；胸肩峰静脉。
- 胸外侧动脉（腋动脉分支，营养乳腺）。

注意：若沿着肋间肌、壁层胸膜、胸膜腔、脏层胸膜下针，可能引起气胸。

SP19 胸乡

定位：在前胸部，第 3 肋间隙，前正中线旁开 6 寸。

【解剖】

- 皮肤：第 5 肋间神经外侧皮支（T_5）。
- 胸大肌受胸内侧神经（C_8~T_1）、胸外侧神经（$C_{5\sim7}$）支配，可内收肩关节，拉肩胛骨向下。
- 胸肩峰动脉属腋动脉分支，营养胸大肌及三角肌；胸肩峰静脉。
- 胸外侧动脉（腋动脉分支，营养乳腺）。

注意：若沿着肋间肌、壁层胸膜、胸膜腔、脏层胸膜下针，可能引起气胸。

骨度法

前正中线至喙突内侧为 6 寸。

* 脾经的穴位食窦（SP17）至周荣（SP20），位于前正中线外方 6 寸。

周荣的取穴方法

周荣、屋翳（ST15，胃经）与神藏（KI25，肾经）位于第 2 肋间。周荣位于紫宫（CV19，任脉）外侧 6 寸，中府（LU1，肺经）下方。

胸乡的取穴方法

胸乡、膺窗（ST16，胃经）与灵墟（KI24，肾经）位于第 3 肋间。胸乡位于玉堂（CV18，任脉），沿第 3 肋间外侧 6 寸。

天溪的取穴方法

天溪、乳中（ST17，胃经）与神封（KI23，肾经）位于第 4 肋间。天溪位于膻中（CV17，任脉）、沿第 3 肋间外侧 6 寸。

食窦的取穴方法

食窦、乳根（ST18，胃经）、步廊（KI22，肾经）位于第 5 肋间，食窦正中线外侧 6 寸处。

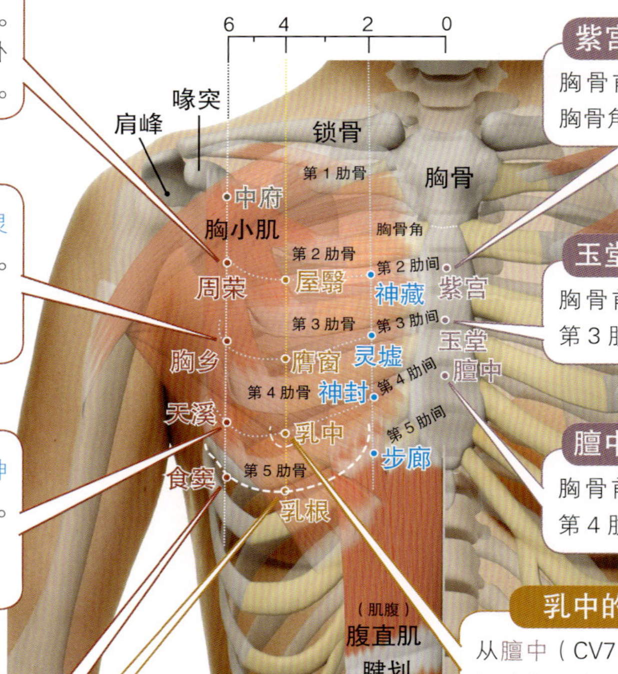

紫宫的取穴方法

胸骨前面正中线上，胸骨角下方。

玉堂的取穴方法

胸骨前面正中线上，第 3 肋间。

膻中的取穴方法

胸骨前面正中线上，第 4 肋间。

乳中的取穴方法

从膻中（CV7，任脉）沿第 4 肋间外方 4 寸，乳头中央处。男性乳头中央相当于第 4 肋间。

乳根的取穴方法

男性可于乳头线与第 5 肋间相交处取穴。女性可于乳头下缘处取穴。

SP20 周荣

定位：在前胸部，第 2 肋间隙，前正中线旁开 6 寸。

【解剖】

● 皮肤：第 2 肋间神经外侧皮支（T_2）。
● 胸大肌受胸内侧神经（C_8~T_1）、胸外侧神经（$C_{5\sim7}$）支配，可内收肩关节，拉肩胛骨向下。
● 胸肩峰动脉属腋动脉分支，营养胸大肌及三角肌；胸肩峰静脉。
● 胸外侧动脉属腋动脉分支，营养乳腺。

注意：若沿着肋间肌、壁层胸膜、胸膜腔、脏层胸膜下针，可能引起气胸。

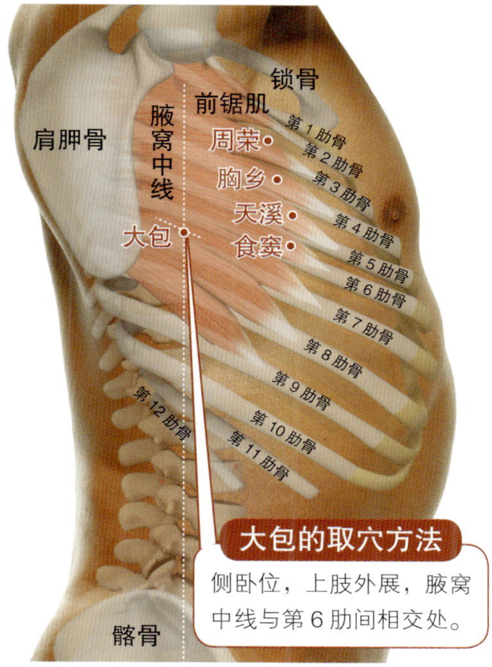

SP21 大包

定位：在侧胸部，第 6 肋间隙，当在腋中线上。

【解剖】

● 皮肤：第 7 肋间神经外侧皮支（T_7）。
● 前锯肌受胸长神经（$C_{5\sim7}$）支配，可拉肩胛骨向前。
● 腹外斜肌受肋间神经、髂腹下神经支配。
● 胸肩峰动脉（腋动脉分支，营养胸大肌及三角肌）及静脉。

注意：若沿着肋间肌、壁层胸膜、胸膜腔、脏层胸膜下针，可能引起气胸。

前锯肌

前锯肌是唯一引肩胛骨向前的肌肉，其与斜方肌协同、使肩胛骨向上方回旋，由胸长神经支配。胸长神经麻痹时，可见肩胛骨从胸廓分离（翼状肩胛）症状。若出现翼状肩胛等，会破坏肩关节稳定，从而引起诸多肩关节病变。

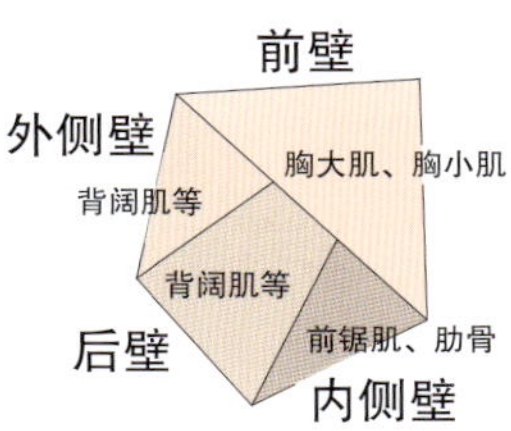

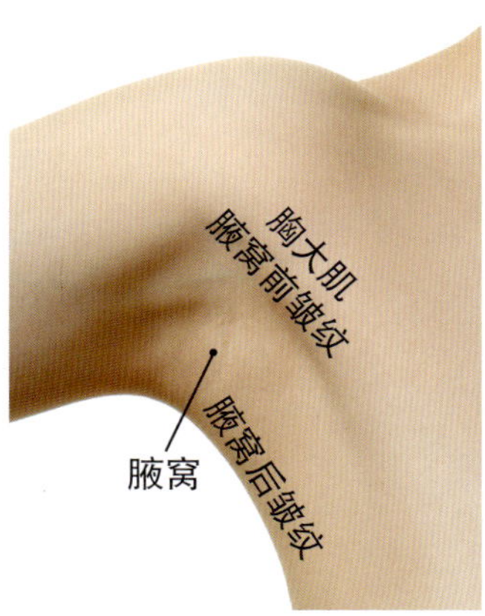

腋窝

上肢稍微外展时，在上臂与侧胸壁之间形成的四角锥形凹陷处为“腋窝”。前壁由胸大肌、胸小肌，内侧壁由前锯肌（胸廓），外侧壁由肱骨结节间沟、肱二头肌短头和喙肱肌组成，后壁由肩胛下肌、部分大圆肌、背阔肌与肩胛骨构成。

胸小肌起自第（2）3 ~ 5 肋骨的前面，止于肩胛骨的喙突。胸小肌下有锁骨下动静脉、臂丛神经通过，抬上肢时，胸小肌易压迫血管和神经，并产生疼痛等，称为胸小肌综合征（又称肩关节过度外展综合征），为胸廓出口综合征之一。

胸部穴位的针刺风险

如 3D 图像所示，胸部有很多穴位，针刺时，如果不熟悉相关的解剖结构，可能损伤胸腔内的肺脏，甚至引发气胸。例如，深刺缺盆（ST12）时，就有可能沿皮肤、前锯肌、第 3 肋间隙、外肋间肌、内肋间肌、壁侧胸膜（肋骨胸膜）、胸膜腔、胸侧胸膜的顺序进针，从而刺伤肺泡。针尖由于负压，会刺入脏胸膜贴近壁侧胸膜的胸膜腔。如果再用捻转、雀啄等手法针灸，便会刺破胸膜，使空气进入胸腔，内压增加。如下图所示，胸侧胸膜从壁胸膜剥离。右侧胸膜腔则是呈张力性扩张（蓝色部分）。

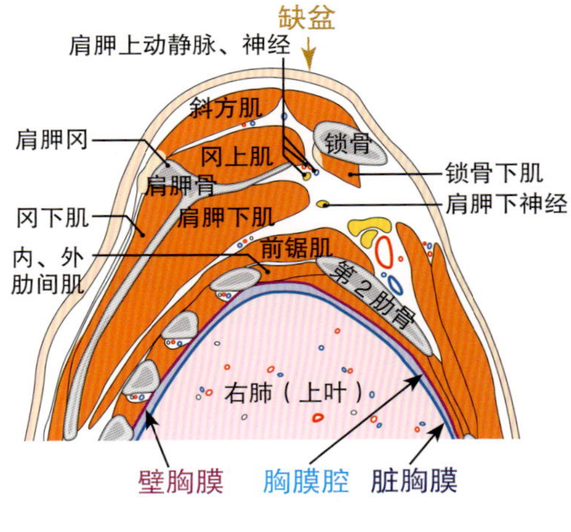

缺盆（右）矢状面图

此外，肩背部的肩井、天髎、肩外俞，肩胛骨内侧缘与脊椎之间的大杼、风门、附分、肺俞、魄户、厥阴俞、膏肓、心俞、神堂、督俞、膈俞等亦有针刺引起气胸的风险，详细可见本栏目说明。

高桥研一

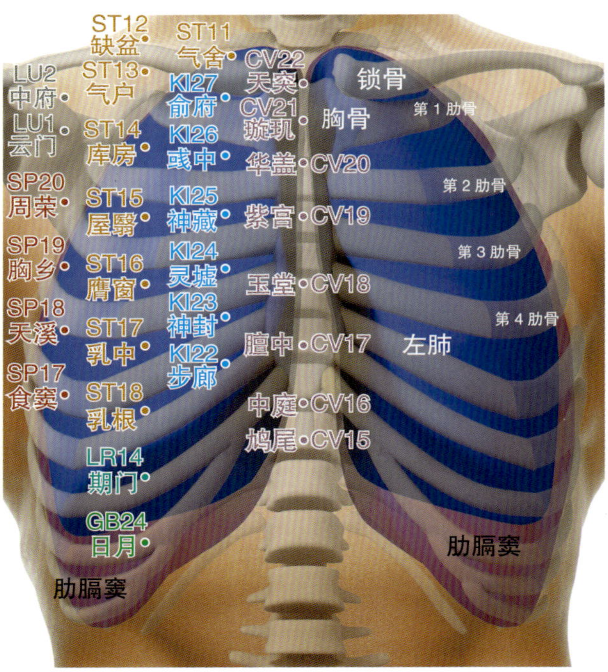

前面

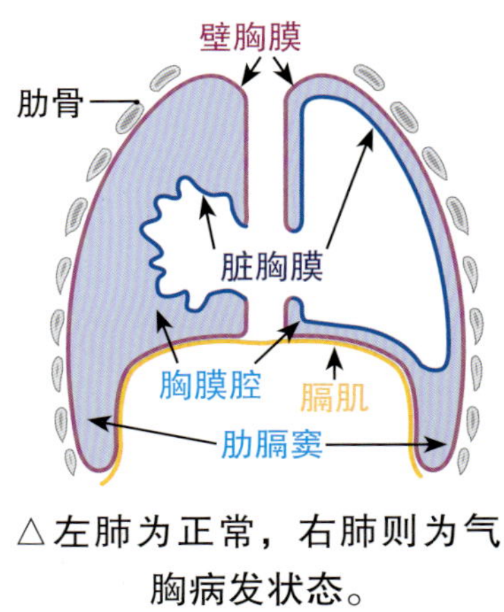

△左肺为正常，右肺则为气胸病发状态。

很多书中，没有区别胸腔与胸膜腔。其实从解剖学定义来说，胸腔指胸廓内的空间，肺脏位于胸腔内。气胸、血胸、脓胸等指空气、血液、脓液进入胸膜腔。

易于发生气胸的针刺部位

- 肩背部（28.5%）（30.0% 中国）
- 背部上方（20.0%）
- 背部（14.6%）
- 颈肩背部（10.0%）
- 肩部（8.5%）
- 胸部（6.9%）
- 颈背部（3.1%）
- 上背部（3.8%）
- 腰背部（1.5%）
- 其他（3.1%）

*据藤原义《鍼灸マッサ－ジに於ける医療過誤（現場からの報告）》（山王商事，2004）

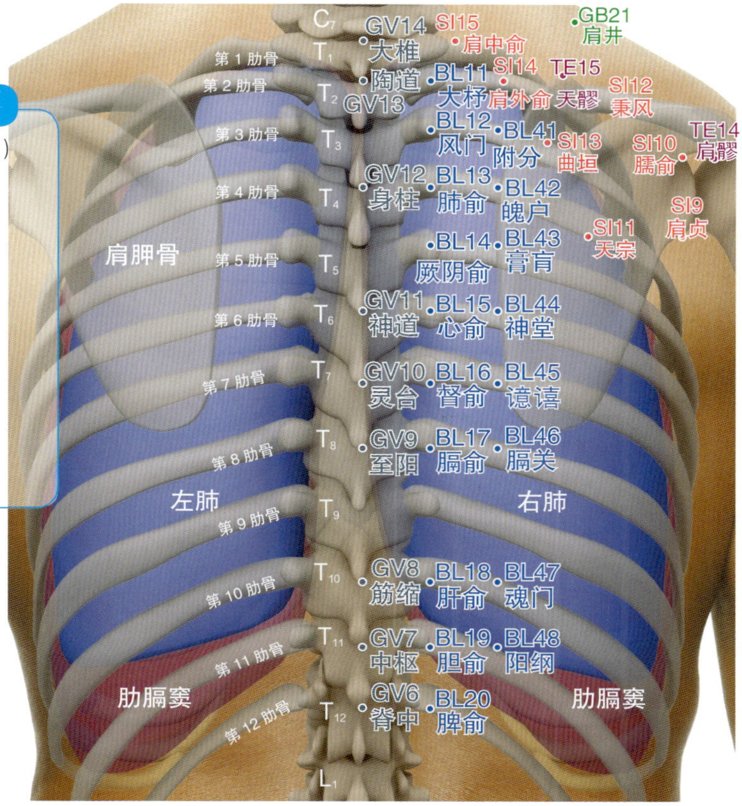

后面

皮肤的厚度

- 表皮的厚度

最薄的眼睑为 0.04mm

普通皮肤为 0.1~0.3mm

手掌表皮为 0.7mm

足底表皮为 1.3mm

- 真皮的厚度

0.3~2.4mm

- 皮下组织的厚度

与皮下脂肪的厚度关系密切。儿童比成人、女性比男性皮下脂肪发达。皮下脂肪多的部位，有面颊、乳房、臀部、腋窝、膝窝、手掌、足底等。皮下脂肪少的部位有鼻尖、耳廓及外阴部。几乎无皮下脂肪的部位有眼睑腱板部、阴囊、阴茎、阴核、小阴唇等。

*据《分担解剖学 3 感觉器学・内脏学》（金原出版，1982）

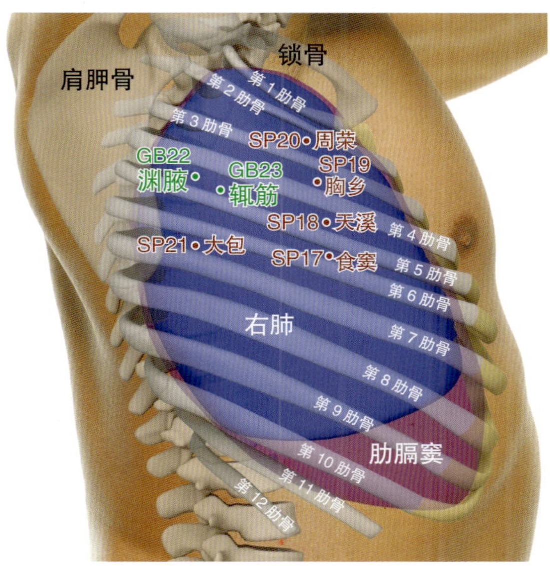

侧面

背部的体表骨性标志

背部的骨骼因椎骨棘突等有诸多隆起，在体表容易触得，因此可作为触扪找穴的重要标志。

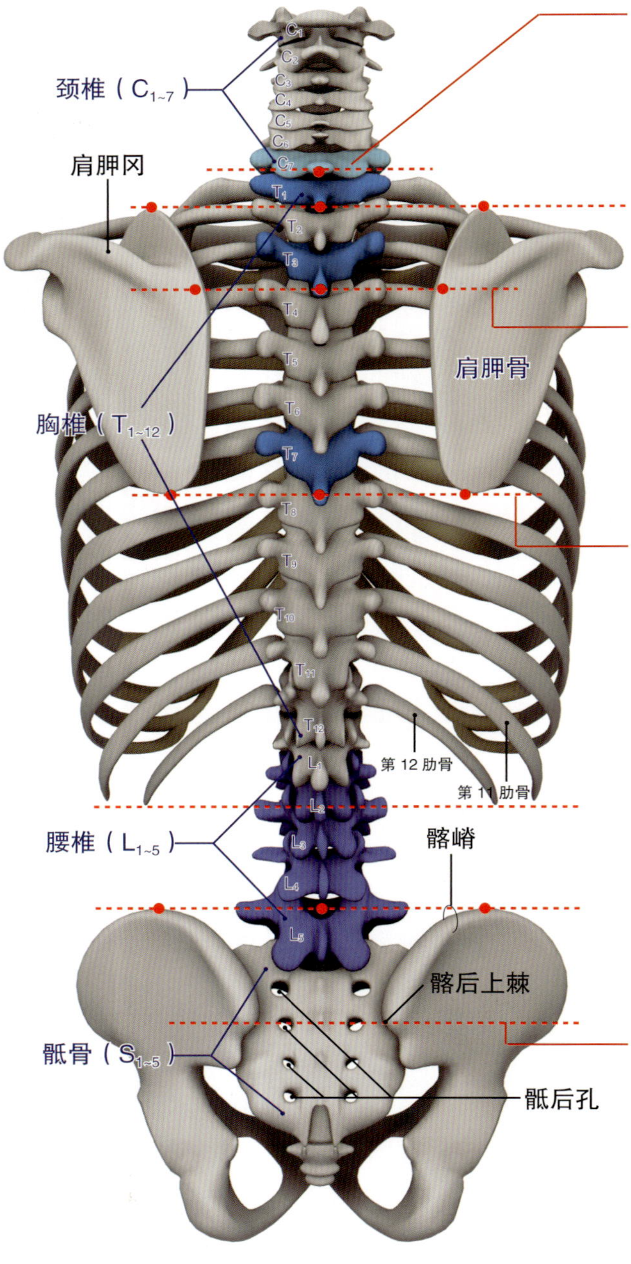

第 7 颈椎（隆椎）棘突

第 7 颈椎棘突，是最大的颈椎棘突，当颈部前屈、旋转时，在体表容易触得，是重要的体表骨性标志。第 7 颈椎也被称为隆椎。

第 1 胸椎棘突与肩胛上角

第 1 胸椎棘突位于左右肩胛上角连线中点处。

第 3 胸椎棘突与肩胛冈

第 3 胸椎棘突位于左右肩胛冈连线中点处。

* 胸椎棘突皆朝向下方。如第 5 胸椎棘突相当于第 6 胸椎高度。

第 7 胸椎棘突与肩胛骨下角

第 7 胸椎棘突位于左右肩胛骨下角连线中点处。

第 2 腰椎棘突与第 12 肋骨端

第 2（~3）腰椎棘突相当于第 12 肋骨端高度。

* 第 11 肋骨端与第 12 肋骨端高度几乎平齐。

髂嵴连线

左右髂嵴的最高点连线平第 4 腰椎棘突，或通过第 4、5 腰椎之间。

第 2 骶后孔（S_2）与髂后上棘

第 2 骶后孔，位于左右髂后上棘连线上。

手少阴心经

HT（Heart Meridian）

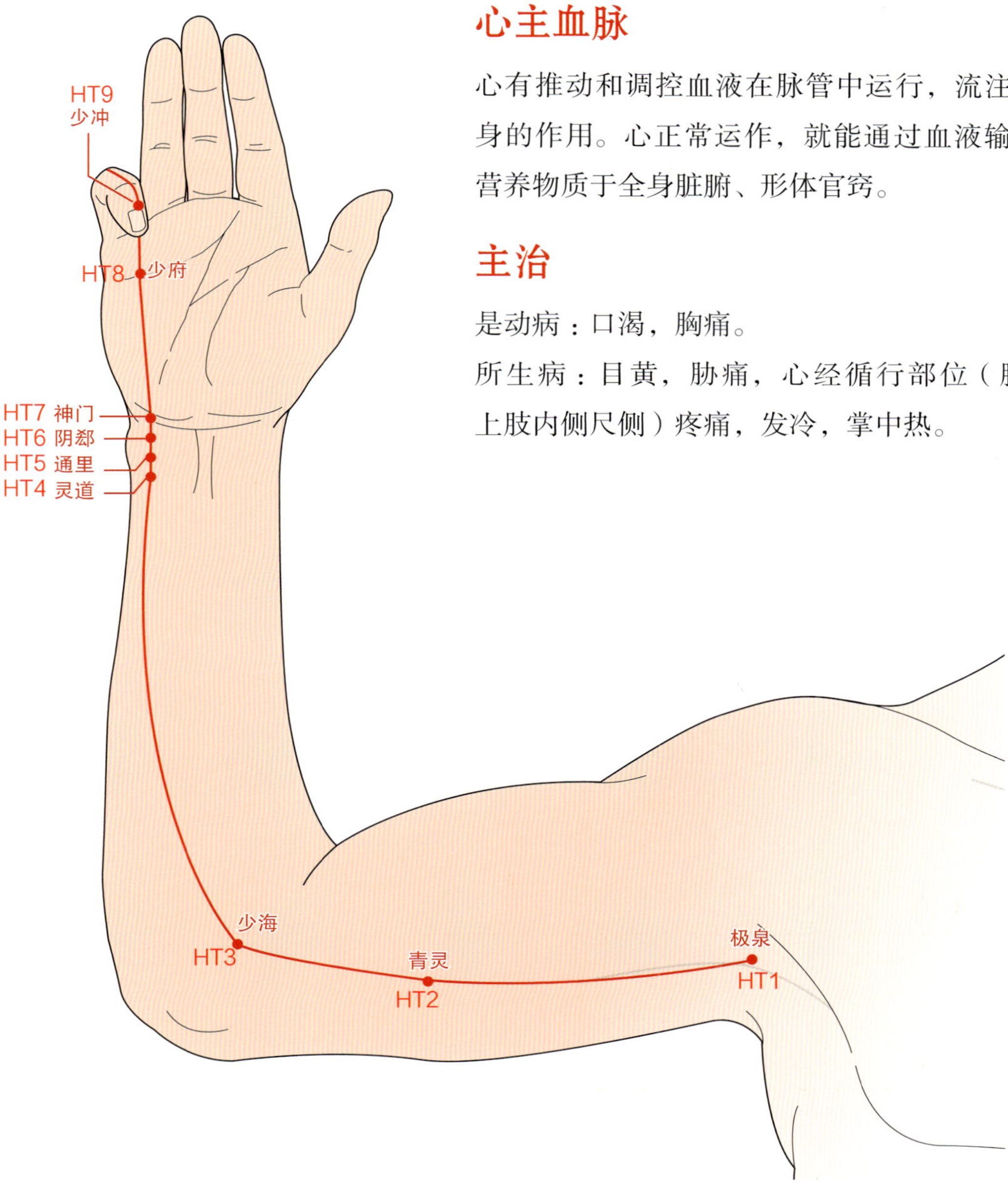

心主神志

心为“君主之官”。神藏于心，主司精神、意识。心也主宰五脏六腑、形体官窍等生命活动。

心主血脉

心有推动和调控血液在脉管中运行，流注全身的作用。心正常运作，就能通过血液输送营养物质于全身脏腑、形体官窍。

主治

是动病：口渴，胸痛。

所生病：目黄，胁痛，心经循行部位（胸、上肢内侧尺侧）疼痛，发冷，掌中热。

HT1 极泉 穴性：活血舒筋。

HT2 青灵 穴性：散风止痛。

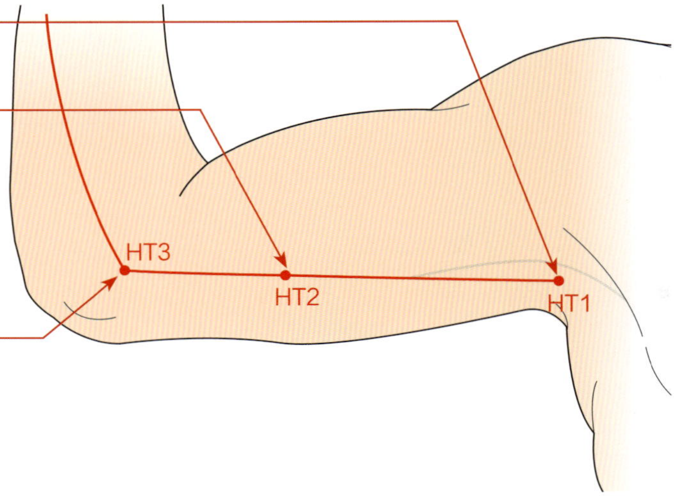

别名：曲节。
特定穴：心经的合水穴。
HT3 少海 穴性：通心窍，安神志。

特定穴：心经的经金穴。
HT4 灵道 穴性：宁心安神。

特定穴：心经的络穴。
HT5 通里 穴性：宁心安神。

别名：承命、太阴。
特定穴：心经的郄穴。
HT6 阴郄 穴性：宁心安神，滋阴养血。

别名：兑冲、中都。
特定穴：心的原穴，心经的俞土穴。
HT7 神门 穴性：宁心安神，养阴固表。

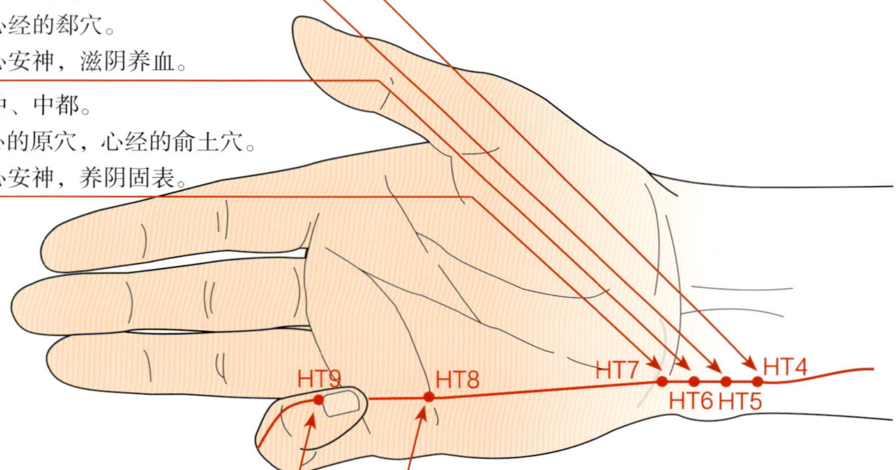

特定穴：心经的荥火穴。
HT8 少府 穴性：清心除烦。

别名：经始。
特定穴：心经的井木穴。
HT9 少冲 穴性：开窍醒神，解热。

穴性解说

志：五神之一，代表理性的意志、志向等。
宁心：改善不安的精神状态。
阴血：指血液，血属阴而称阴血。
除烦：缓解精神紧张。
醒神：恢复精神意识。

◎在中国古代，人们认为精神意识藏于心。心经的穴位中，多用“灵”“神”命名，如青灵、灵道、神门等。

- 极泉的“极”，指该穴位于腋动脉搏动处。极泉，比喻胸部深层的心脏血液如泉水涌出。另外，也有该穴为气血起始穴，心为君主之官，五脏六腑之大主，所以用“极”字表述之说。
- 青灵的“青”，指望诊时，痛证常见有“青紫色”。而青灵常用于治疗痛证，故名。
- 少海的“少”，指少阴心经。少海，意为该穴如大海一样，汇集大量的气血。
- 灵道，意指可传导心功能的通路、道路，也提示该穴可以治疗精神、心脏疾患。
- 通里，代表本穴沟通表里相关的少阴心经（手掌侧的阴经）与太阳小肠经（手背侧的阳经）。
- 阴郄的“阴”，意为阴侧（手掌侧）；“郄”，指间隙、缝隙、凹陷或裂口。阴郄，指该穴位于筋骨的间隙之处。
- 神门，少阴心经的原穴，代表“神气”出入之处。
- 少府，指少阴心经的经气所聚之处。
- 少冲，少阴心经的“要冲”，经气所出的井穴。

中医学中采用望诊（视觉）、闻诊（听觉及嗅觉）、问诊（询问）、切诊（触诊）四诊诊断疾病。
这 4 种方式中，观察皮肤或脸色时，可依以下颜色分辨患者主病。

青色→肝胆证、风证、寒证、痛证（青灵）。
赤色→热证、肝阳证。
黑色→寒证、痛证、水饮证、肾虚、血瘀。
黄色→湿证、虚证。
白色→寒证、虚证、失血、脱水。

用“海”字命名的穴位

“海”字用于穴名时，多指如大海一样，大量的气血汇集之处。
血海（SP10，脾经）
小海（SI18，小肠经）
照海（KI6，肾经）
气海（CV6，任脉）

郄穴，各经经气深聚的部位。治疗急性疾患，见效快。除梁丘（位于膝上方）之外，均分布于手足关节、前臂或小腿。

手少阴心经接足太阴脾经的经气，起于心中，出属心系（心脏、主动脉），通过横膈，下络与其表里关系的小肠。从心经分出的支脉，夹着咽喉上行，连系于内眼角（睛明，BL1，膀胱经）。其本经，从心上行于肺部，再向下出于腋窝部（极泉），沿着上臂内侧（青灵），过肘窝（少海），沿前臂内侧（灵道、通里、阴郄），出手腕横纹尺侧（神门），过掌内（少府），沿小指外侧至末端（少冲），与手太阳小肠经相接。

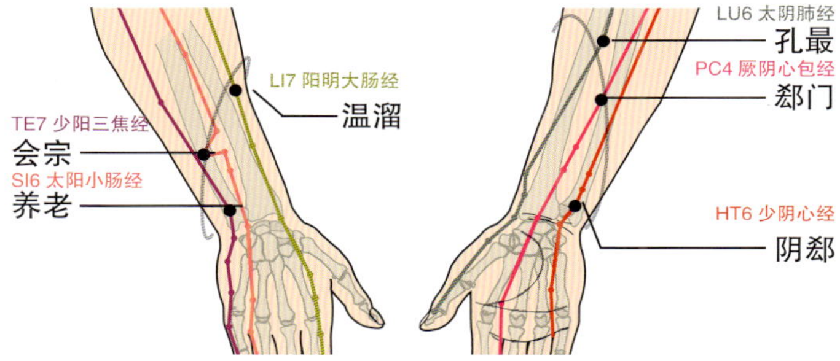

手部郄穴

HT1 极泉

定位：在腋窝中央，腋动脉搏动处。

【解剖】

- 皮肤：第 2 肋间神经外侧皮神经（T_2）、臂神经丛的皮支的臂内侧皮神经（T_1）、肋间臂神经（T_2）。
- 背阔肌腱由臂神经丛分支的胸背神经支配，可内收上臂。
- 大圆肌由臂神经丛分支的肩胛下神经支配，可内旋上臂。
- 深层：接续锁骨下动脉、静脉的腋动脉、静脉。

骨度法

腋横纹前段至肘窝为 9 寸。

* 极泉（HT1）至少海（HT3）9 寸。

HT2 青灵

定位：在臂内侧，肱二头肌的内侧沟中，肘横纹上 3 寸。

【解剖】

- 皮肤：臂神经丛的皮支的臂内侧皮神经（T_2）、肋间臂神经（T_2）。
- 尺神经干（C_8、T_1）沿肱二头肌内侧沟，与正中神经并行。
- 肱肌由肌皮神经支配（$C_{5\sim6}$），可屈前臂。
- 尺侧皮静脉汇集手背静脉网的血液，流入臂静脉。

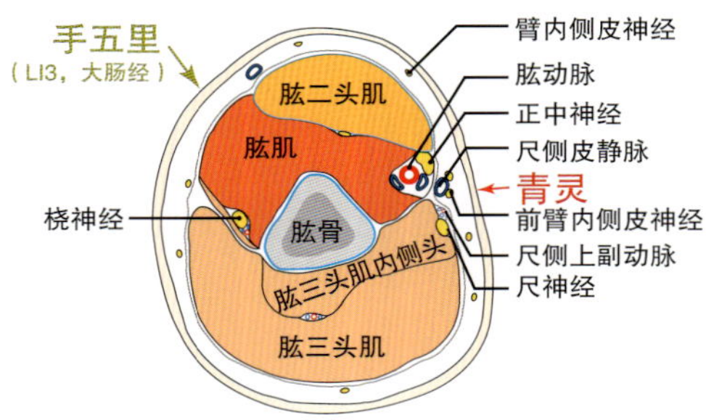

青灵断面解剖图

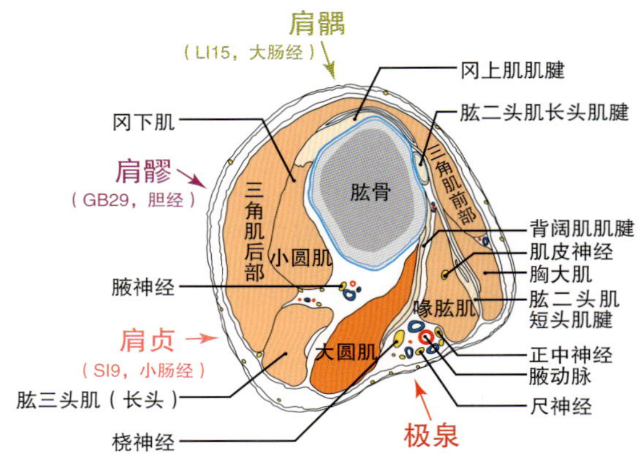

极泉断面解剖图

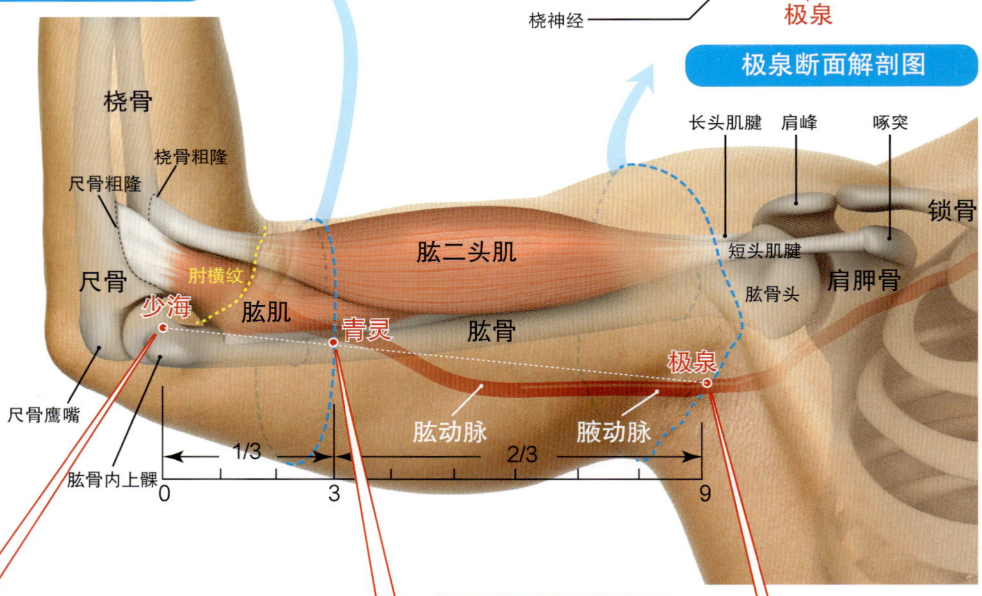

少海的取穴方法

屈肘，在肘横纹内侧端与肱骨内上髁连线的中点处。

青灵的取穴方法

屈肘，前臂外展，当极泉（HT1）与少海（HT3）连线上，由少海 1/3 处。

极泉的取穴方法

在腋窝中央的腋动脉搏动处。

HT3 少海

定位：在肘前内侧，横平肘横纹，肱骨内上髁前缘。

【解剖】

- 皮肤：臂丛皮支的前臂内侧皮神经（T_1）。
- 肱肌由肌皮神经支配，可屈前臂。
- 旋前圆肌起于肱骨内侧髁，由正中神经肌支（$C_{6\sim7}$）支配。
- 尺侧下副动脉、静脉属臂动脉、静脉的分支。
- 尺侧皮静脉汇集手背静脉网的血液，流入臂静脉。

HT4 灵道

定位：在前臂前内侧，尺侧腕屈肌腱桡侧缘，腕掌侧横纹上 1.5 寸。

【解剖】

- 皮肤：臂丛皮支的前臂内侧皮神经（C_8）。
- 尺侧腕屈肌（腱）由尺神经肌支（C_8，T_1）支配。
- 指浅屈肌（腱）由正中神经（C_6~T_1）支配，通过第 2~5 指掌侧，可屈曲近侧指间关节。
- 指深屈肌尺侧半由正中神经（C_6~T_1）支配，通过第 2~5 指掌侧，可屈曲远侧指间关节。
- 尺动脉、静脉是肘窝内侧端分出的臂动脉、静脉的分支。
- 尺侧皮静脉是汇集手背静脉网的血液，流入臂静脉。

HT5 通里

定位：在前臂前内侧，尺侧腕屈肌腱桡侧缘，腕掌侧横纹上 1 寸。

【解剖】

- 皮肤：臂丛皮支的前臂内侧皮神经（C_8）。
- 尺侧腕屈肌（腱）由尺神经肌支（C_8，T_1）支配。
- 指深屈肌、旋前方肌由正中神经（C_6~T_1）支配。
- 尺动脉、静脉是肘窝内侧端分出的臂动脉、静脉的分支。
- 骨间前动脉、静脉源自尺动脉、静脉分支的骨间总前动脉、静脉的分支。

灵道的取穴方法

神门（HT7）上方 1.5 寸，与尺骨头上缘同高，豌豆骨上缘的桡侧端上方 1.5 寸。

神门（HT7）上方 1.5 寸，与尺骨头上缘同高，当尺侧腕屈肌腱桡侧缘。

通里的取穴方法

神门（HT7）上方 1 寸，灵道（HT4）在尺骨头根部，通里（HT5）在尺骨头体部，阴郄（HT6）在其底部。豌豆骨上缘的桡侧端上方 1 寸。

神门（HT7）上方 1 寸，当尺侧腕屈肌腱桡侧缘。

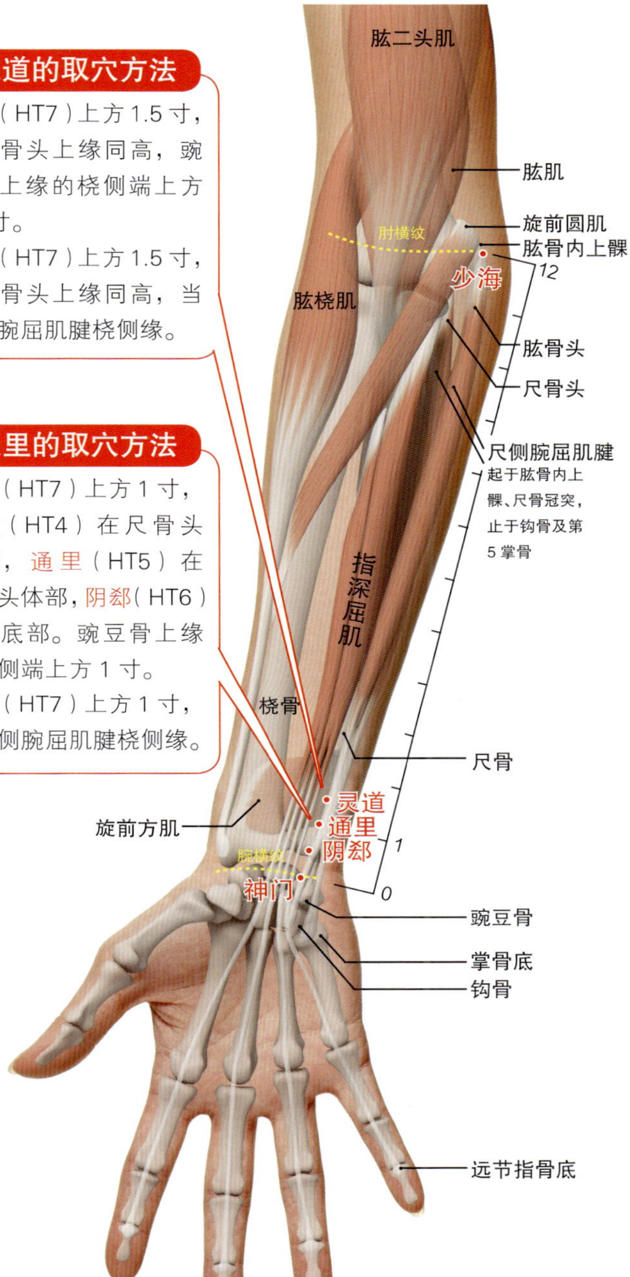

骨度法

肘窝至腕横纹为 12 寸。

* 从少海（HT3）至神门（HT7）12 寸。

旋前圆肌、桡侧腕屈肌、掌长肌、指浅屈肌及尺侧腕屈肌附着于肱骨内上髁，其中，旋前圆肌过度痉挛及瘢痕会压迫正中神经，引起正中神经麻痹（旋前圆肌综合征）。

HT6 阴郄

定位：在前臂前内侧，尺侧腕屈肌腱桡侧缘，腕掌侧横纹上 0.5 寸。

【解剖】

- 皮肤：臂丛皮支的前臂内侧皮神经（C_8）。
- 尺侧腕屈肌腱由臂丛内侧束最大分支，即尺神经（C_7~T_1）支配。
- 尺动脉、静脉是肘窝内侧端分出的臂动脉、静脉的分支。

HT7 神门

定位：在腕前内侧，尺侧腕屈肌腱的桡侧缘，腕掌侧横纹上。

【解剖】

- 皮肤：臂丛皮支的前臂内侧皮神经（C_8）与尺神经掌支（C_8）。
- 尺侧腕屈肌腱由臂丛内侧束最大分支，即尺神经（C_7~T_1）支配。
- 尺动脉、静脉是肘窝内侧端分出的臂动脉、静脉的分支。

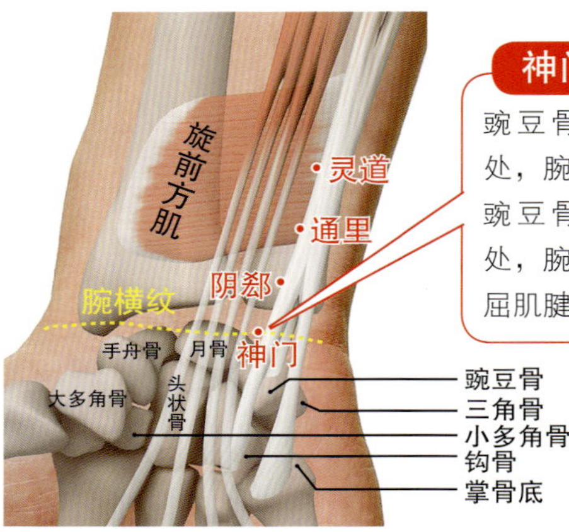

神门的取穴方法

豌豆骨上缘的桡侧凹陷处，腕横纹掌侧端。

豌豆骨上缘的桡侧凹陷处，腕横纹上，当尺侧腕屈肌腱桡侧缘。

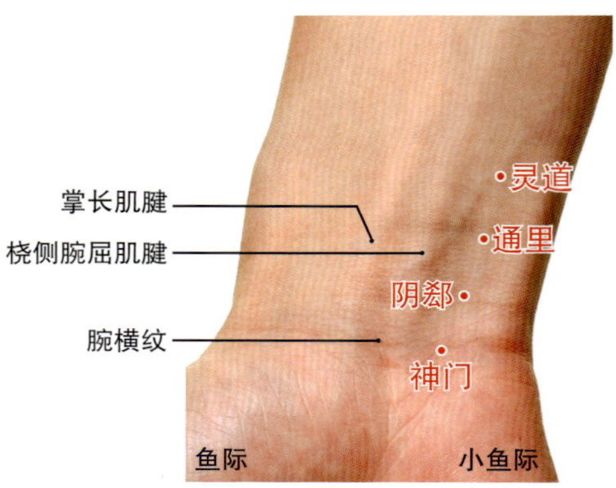

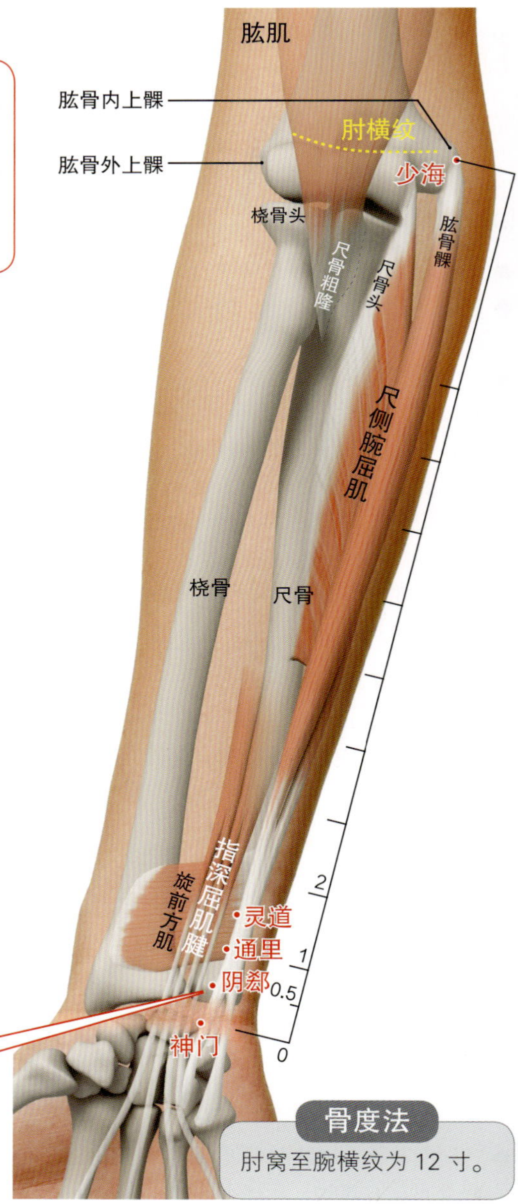

阴郄的取穴方法

神门（HT7）上方 0.5 寸，与尺骨头下缘平齐。豌豆骨上缘的桡侧端上方 0.5 寸。

神门（HT7）上方（0.5 寸），与尺骨头下缘平齐，当尺侧腕屈肌腱桡侧缘。

骨度法

肘窝至腕横纹为 12 寸。

HT8 少府

定位：在手掌，第 5 掌骨指关节近端，第 4、5 掌骨之间。

【解剖】

- 皮肤：指掌侧总神经属尺神经皮支（C_8，T_1）。
- 掌腱膜。
- 指浅屈肌（腱）由正中神经（C_7~T_1）支配，通过第 2~5 指掌侧，可屈曲近侧指间关节。
- 指深屈肌（腱）由尺神经（C_8~T_1）支配，通过第 2~5 指掌侧，可屈曲远侧指间关节。
- 第 4 蚓状肌、第 4 骨间背侧肌由尺神经肌支（C_8）支配。
- 指掌侧总动脉属掌浅动脉弓分支。

HT9 少冲

定位：在手指，小指末节桡侧，指甲根角侧上方 0.1 寸（指寸），沿指甲桡侧画一直线与指甲基底缘水平线交点处。

【解剖】

- 皮肤：指背侧神经（C_8）属臂丛的尺神经分支。
- 指背侧动脉属掌浅动脉弓分支。
- 第 5 指桡侧的甲板下角。

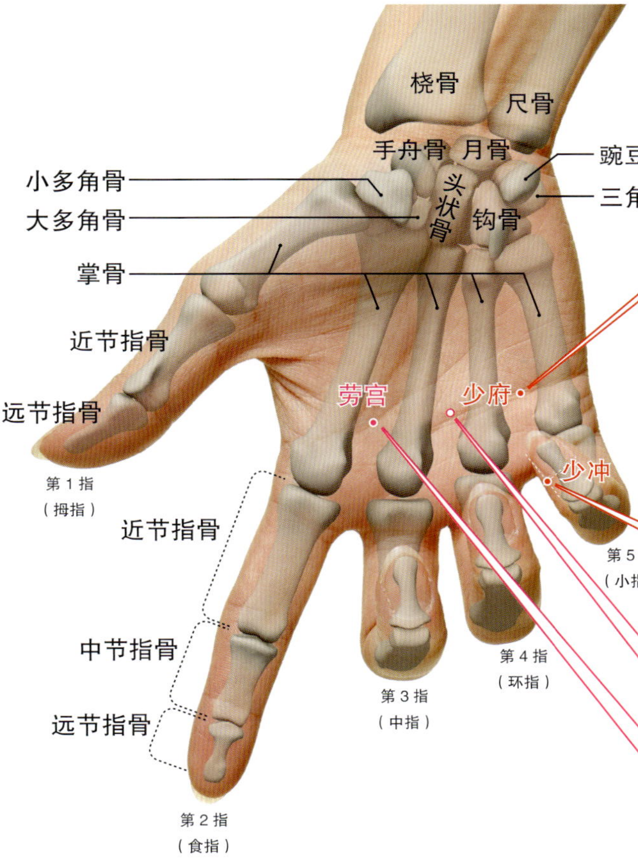

少府的取穴方法

第 4、5 掌骨之间，握拳时，小指尖处，与劳宫（PC8，心包经）平齐。

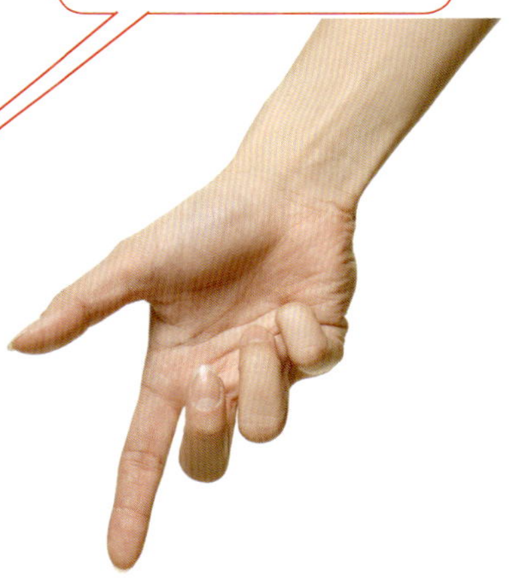

少冲的取穴方法

沿指甲桡侧画一直线与指甲基底缘水平线交点处。

劳宫的取穴方法

手掌侧，第 4、5 掌骨之间，掌指关节的近位端凹陷处。

手掌侧，第 4、5 掌骨之间，握拳时，接触手掌的中指与环指之间。

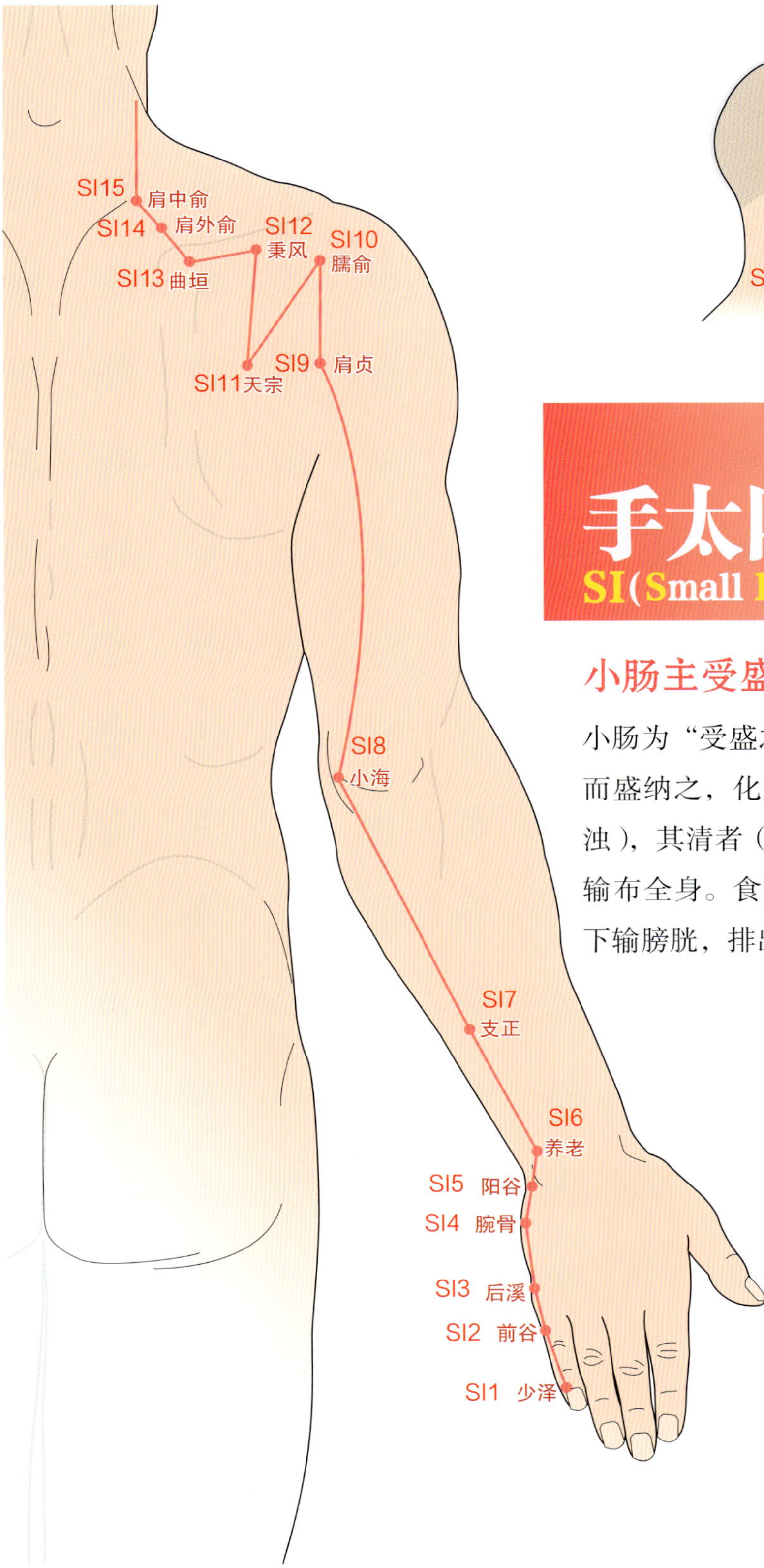

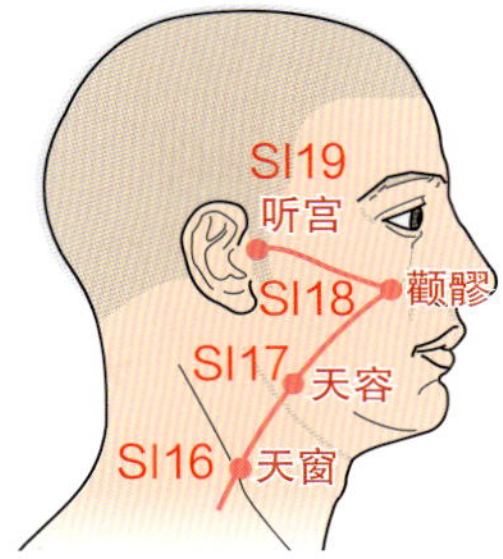

手太阳小肠经

SI(Small Intestine Meridian)

小肠主受盛化物和泌别清浊

小肠为“受盛之官”，接受由胃腑下传的食糜而盛纳之，化为精微和糟粕两部分（泌别清浊），其清者（营养成分）经脾气的转输作用输布全身。食物残渣传送到大肠，部分水液下输膀胱，排出体外。

主治

是动病：喉咙疼痛，颔肿，颈部运动受限，肩及上臂剧痛。

所生病：耳聋，目黄，颊肿，小肠经循行部位（颈、颔、肩、上肢内侧后方、小指）痛。

SI1 少泽
别名：小吉。
特定穴：小肠经的井金穴。
穴性：清热利咽，通乳，通经活络，开窍。

SI2 前谷
别名：手太阳。
特定穴：小肠经的荥水穴。
穴性：清热舒筋。

SI3 后溪
特定穴：小肠经的俞木穴，八脉交会穴。
穴性：散风舒筋，通督脉，宁心安神，清热利咽。

SI4 腕骨
特定穴：小肠经的原穴。
穴性：散风舒筋，去湿热。

SI5 阳谷
特定穴：小肠经的经火穴。
穴性：舒筋，清热。

SI6 养老
特定穴：小肠经的郄穴。
穴性：舒筋明目。

SI7 支正
特定穴：小肠经的络穴。
穴性：解表清热，安神志。

SI8 小海
特定穴：小肠经的合土穴。
穴性：祛风，散热，活络，开窍，通经镇痛。

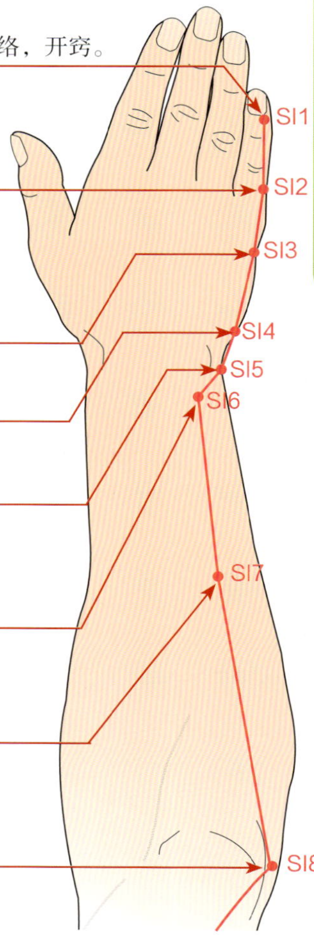

穴性解说

利咽：调节咽喉的功能。
开窍：通利九窍（眼、耳、鼻、口、尿道、肛门），驱邪外出，醒神。
舒筋：舒展筋骨。
散风：将风邪发散体外。
解表：也称“疏表”，适用于外感初期，是病邪在表的治疗方法。
安神志：缓解精神及情绪不安。
祛风：祛除风邪。

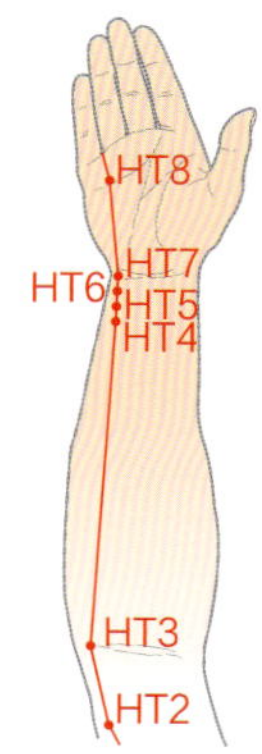

手少阴心经

后面

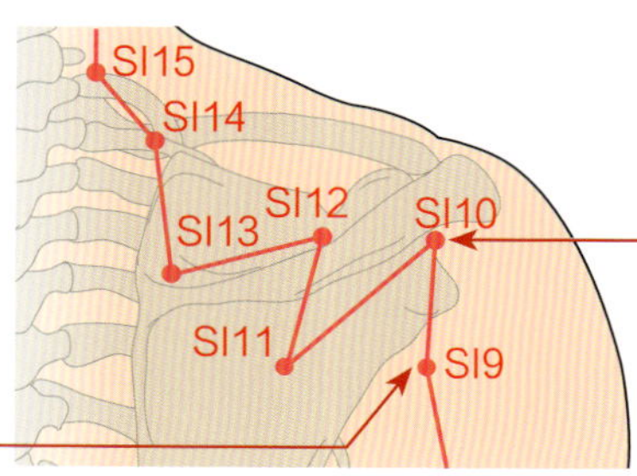

SI9 肩贞 穴性：疏经活络，祛风止痛。

SI10 臑俞 穴性：散风舒筋，通经止痛。

- **少泽**的“泽”，指该穴气血如水泽一样充盈。“少”，同小，代表少泽为小肠经经穴，也表示该穴位于小指。
- **前谷**，指握拳时，其穴在掌指关节前方凹陷处。
- **后溪**，指该穴在掌指关节后方凹陷处。与前谷的“谷”相比，后溪的“溪”代表表浅的凹陷。
- **腕骨**，指该穴在腕关节的腕骨附近，故而得名。
- **阳谷**的“阳”，指其部位在阳侧（手的背面），阳谷位于腕关节背侧凹陷处，故名。
- **养老**，在尺骨茎突的底部，对老年人的听力、视力减退，手麻痹，目眩等疾患有效，故称为“养老”。
- **支正**的“支”和“正”，分别有分支和本经的意思，太阳小肠经的支脉由此穴分出，联络少阴心经。支正是小肠经的络穴。
- **小海**，比喻此穴小肠经的气血犹如河川汇集入海。本穴为小肠经的合水穴。
- **肩贞**的命名有多种解释。《易经》记载“贞者，事之干也”（贞是事物的主干）。由此可以解释为肩贞在上臂根部，或代表此处为“上肢运动力量来源”。此外，“贞”有正确、定位及目标之意，指肩贞在上臂外转时，位置也不会变化。
- **臑俞**的“俞”，表示经气出入之处;“臑”，指上臂，也有该穴在没有附着于骨骼的柔软肌肉上，即三角肌。

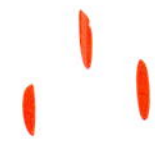

小字
甲骨文

“小”表示把棍棒削细，也有散乱放置的细小物品（可能是小的贝壳）之意。

小

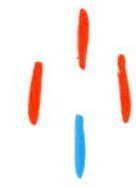

少字
甲骨文

“少”表示小（削细）字加上“丿”（削切），也有散乱放置的细小贝壳用绳串起之意。

少

如上所述，“小”和“少”在古代密切相关。

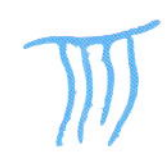

而字
甲骨文

“需”字由“雨”加“而”组成。“而”意为柔软的胡须。

臑

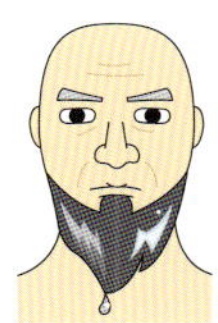

“臑”的字旁“需”，有不同解释，其中，“雨”加“而”指柔软下垂的胡须被雨水湿润而柔软的样子。

手太阳小肠经接手少阴心经的经气，起于小指内侧端（少泽），循手内侧（前谷、后溪）。上至手腕（腕骨、阳谷），从前臂后内侧（养老、支正），沿尺神经沟，上循前臂后内侧，出肩关节（肩贞、臑俞）。

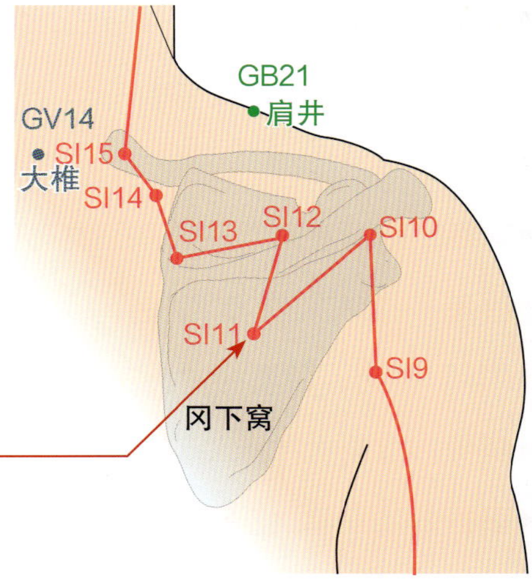

SI11 天宗 穴性：舒筋散风，疏筋利节。

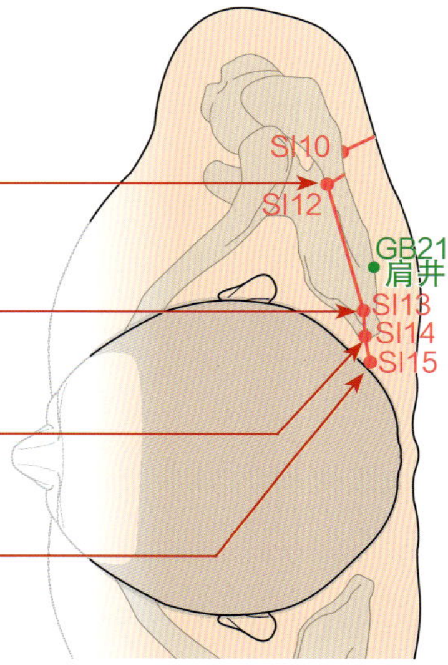

SI12 秉风 穴性：舒筋散风。

SI13 曲垣 穴性：舒筋散风。

SI14 肩外俞 穴性：舒筋散风。

SI15 肩中俞 穴性：散风舒筋，宣肺止咳。

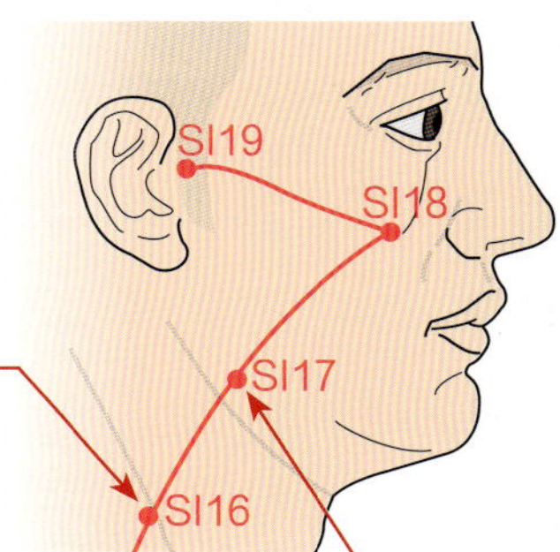

SI16 天窗 别名：窗笼。
穴性：散风清热。

SI17 天容 穴性：清咽聪耳。

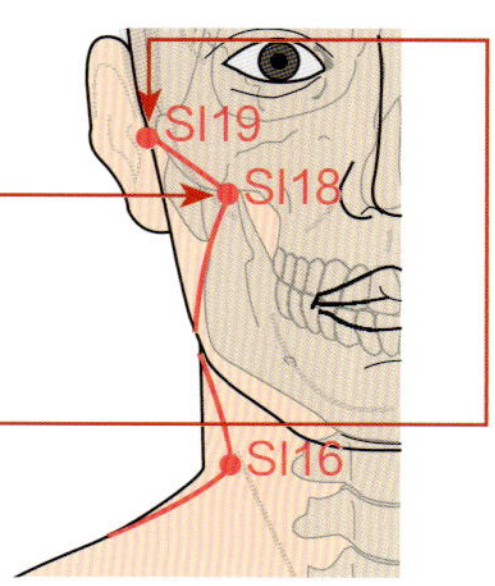

SI18 颧髎 别名：兑骨。
穴性：散风活络。

SI19 听宫 穴性：通经活络，益聪开窍。

穴性解说

舒筋：舒展筋骨。
利节：调整关节功能。
散风：将风邪发散体外。
清咽：改善咽喉的功能。
聪耳：改善听力。
益聪：改善听力。

- **天宗**的“宗”，指聚集，该穴意为气血聚集于身体上部之处。“宗”，又有中心之意，指该穴在冈下窝中央。
- **秉风**的“秉”，有信手拈来，容易取穴的意思。秉风对风邪及肩关节周围的肌肉疼痛有效，也是风邪易于侵入体内的部位。
- **曲垣**，比喻肩胛冈宛如弯曲的城墙。“曲”，意为极端，指该穴在肩胛冈边端。
- **肩外俞**，指位于肩部外侧，或肩胛骨外侧的穴位。也有该穴在肩中俞外侧之说。
- **肩中俞**，指该穴位于肩井与大椎中间，或肩部中心，是比肩外俞更接近肩部的穴位。
- **天窗**，宛如打开窗户通风般，指该穴对耳、口等头（天）部的孔窍有效。
- **天容**的“容”，指头部、肩、躯干，可以使上半身气血流畅。“容”也有容貌、装饰品之意，提示该穴在耳部佩戴装饰品附近。
- **颧髎**的“颧”，指颧骨；“髎”，指颧骨的凹陷处。提示该穴在颧骨下缘的凹陷处。
- **听宫**的“宫”，指帝王的宫廷，比喻该穴的重要性（要穴）。“听”，则提示本穴对耳鸣、听力障碍有效。

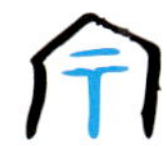

宗字甲骨文

宗

宗字上面部首屋顶的象形字，与家有关。宗字由家字头（宝盖头）“宀”（屋顶）加“示”（祭祀先祖的祭坛或宗庙），意为主持祭祀的族长、宗族本家或其宗族等。由此，“宗”都用于与宗教有关的术语（宗教、宗派）。另外，“神”“礼”“祈”“祝”“福”等与宗教有关的汉字，使用的示字旁“礻”，也是源自“示”字。

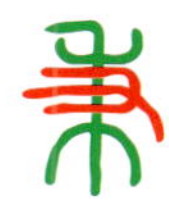

绿色代表稻穗
红色代表手

秉

秉字金文

“秉”字是由“禾”（稻穗）加“尹”（手）组成，意为手持稻穗的中间，引申为紧紧握住的意思。

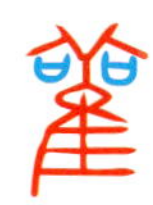

雚字小篆

颧

“雚”字有不同解释。其一指表示鸟的“萑”字加2个口，意为合口齐鸣的鸟，也就是“鹳（白鹳）”。“雚”字也有左右对称的意思，“雚”加“页”组成的“颧”字，指左右对称的颧骨。

垣

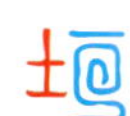

垣字小篆

“垣”字由“土”加“亘”（空间上或时间上，延续不断）组成，意为在周围修建围墙或栅栏。此外，“恒”指皇宫周围修建的栅栏，宣传的“宣”指广泛扩散的意思。

手太阳小肠经出肩关节后面的臑俞，环绕肩胛骨（天宗、秉风、曲垣），从肩上部（肩外俞、肩中俞），入大锁骨上窝（缺盆，ST12，胃经），络心，循咽下膈，抵胃，属小肠。其支脉，从缺盆上行循颈侧面（天窗、听宫），上颊（颧髎），至眼外角，却经耳前（听宫）入耳中。其支脉，别颊（颧髎）分出，抵鼻，至内眼角（睛明，BL1，膀胱经），连接足太阳膀胱经。

SI1 少泽

定位：在手指，小指末节尺侧，指甲根角侧上方 0.1 寸（指寸），沿指甲尺侧画一直线与指甲基底缘水平线交点处。

【解剖】

- 皮肤：指背侧神经（C_8）属臂丛的尺神经分支。
- 小指尺侧动脉属掌侧总动脉分支（由掌浅动脉弓分出）。
- 指背侧动脉属背侧掌动脉分支。
- 第 5 指尺侧的甲板。

SI3 后溪

定位：在手背，第 5 掌指关节尺侧近端赤白肉际凹陷中。

【解剖】

- 皮肤：指背侧神经（C_8）属臂丛的尺神经分支。
- 小指展肌、小指短屈肌由尺神经深支支配。
- 小指尺侧动脉属掌侧总动脉分支（由掌浅动脉弓分出）。
- 指背侧动脉属背侧掌动脉的分支。
- 深层：小指掌骨头。

SI2 前谷

定位：在手指，第 5 掌指关节尺侧远端赤白肉际凹陷中。

【解剖】

- 皮肤：指背侧神经（C_8）属臂丛的尺神经分支。
- 小指尺侧动脉属掌侧总动脉分支（由掌浅动脉弓分出）。
- 指背侧动脉属背侧掌动脉分支。
- 深层：小指近节指骨基部。

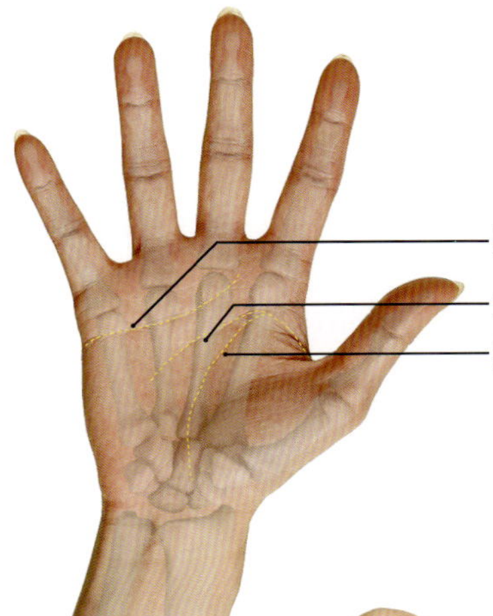

前谷的取穴方法

微握拳时，小指掌指关节远端掌侧横纹的尺侧端。

后溪的取穴方法

微握拳时，小指掌指关节近端掌侧横纹的尺侧，赤白肉际处。

少泽的取穴方法

小指甲基底缘水平线与小指甲尺侧直线的交点处。

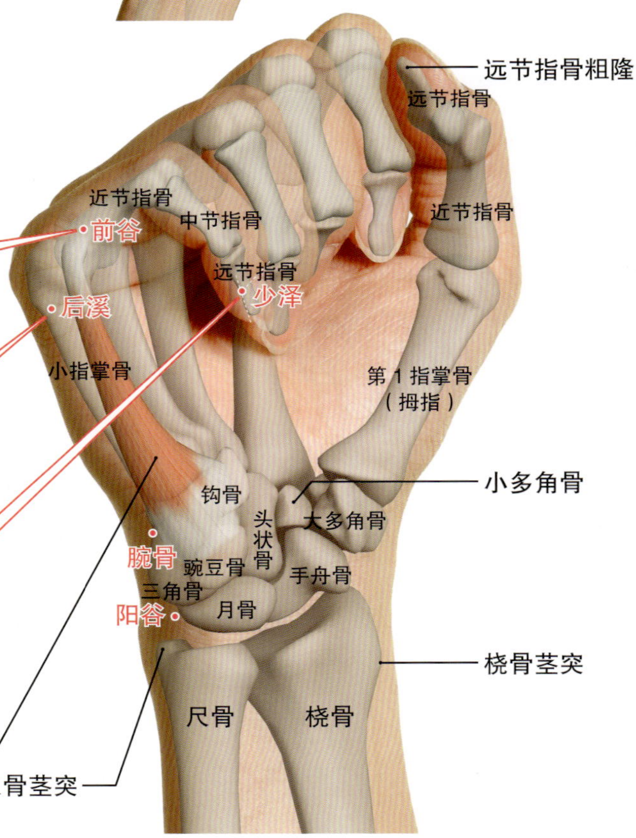

SI4 腕骨

定位：在腕后内侧，第 5 掌骨基底与三角骨之间的赤白肉际凹陷中。

【解剖】

- 皮肤：指背侧神经（C_8）。
- 小指展肌由尺神经深支支配。
- 尺侧腕伸肌腱由桡神经（$C_{6\sim8}$）深支支配。
- 尺动脉的背侧腕支。
- 深层：小指掌骨底。

SI5 阳谷

定位：在腕后内侧，三角骨与尺骨茎突之间的凹陷中。

【解剖】

- 皮肤：指背侧神经（C_8）。
- 尺侧腕伸肌腱由桡神经（$C_{6\sim8}$）深支支配。
- 尺动脉的背侧腕支。
- 贵要静脉属支汇集手背静脉网的血液，注入前臂静脉。
- 深层：豌豆骨、三角骨。

阳谷的取穴方法

在腕后，尺侧腕伸肌腱的内侧，尺骨茎突直下的凹陷处。

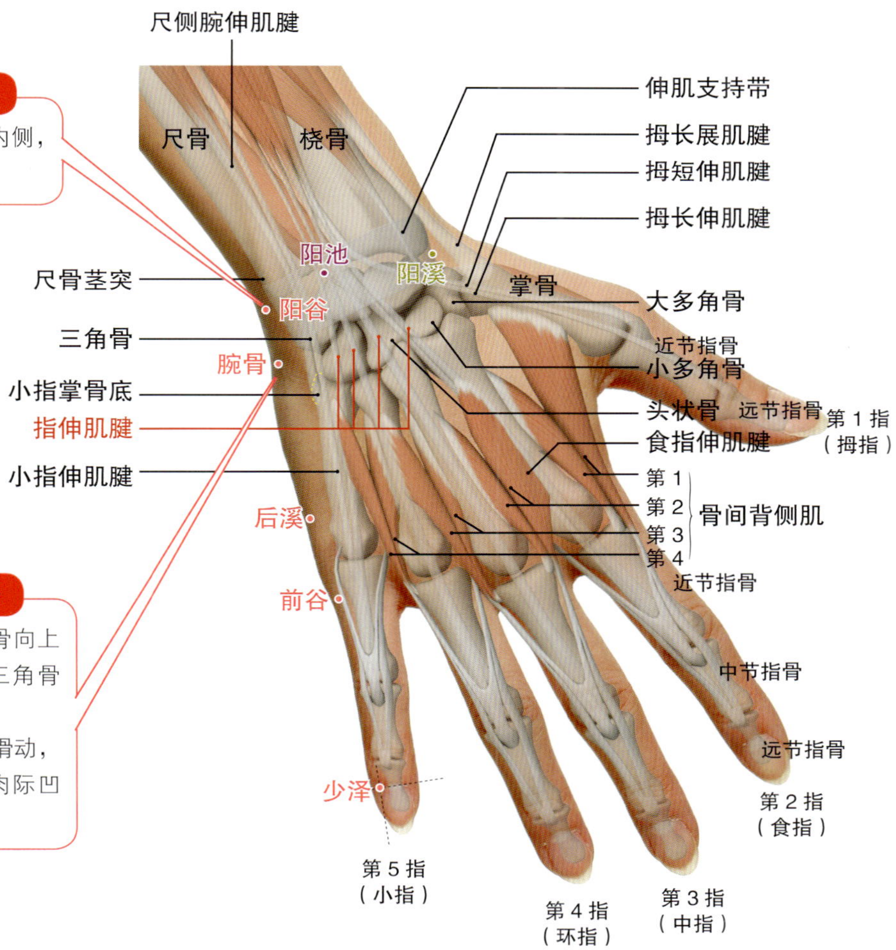

腕骨的取穴方法

从后溪（SI3）沿小指掌骨向上滑动，第 5 掌骨基底与三角骨之间的凹陷处。

指头沿第 5 掌骨尺侧向上滑动，在第 5 掌骨基底的赤白肉际凹陷处。

三角骨是构成近侧腕骨之一。在豌豆骨的背侧，桡侧与月骨、远侧端同钩骨构成腕骨间关节。三角骨的触诊方法，前臂旋前位，手指从尺侧远位端向尺骨茎突滑动，腕关节桡、尺侧屈时，可以确认到三角骨。

SI6 养老

定位：在前臂后内侧，尺骨头桡侧凹陷中，腕背侧横纹上 1 寸。

【解剖】

- 皮肤：指背侧神经（C_8）。
- 小指展肌由尺神经深支支配。
- 尺侧腕伸肌腱由桡神经（$C_{6\sim8}$）深支支配。
- 尺动脉的背侧腕支。
- 深层：尺骨头。

SI7 支正

定位：在前臂后内侧，尺骨尺侧与尺侧腕屈肌之间，腕背侧横纹上 5 寸。

【解剖】

- 皮肤：前臂内侧皮神经（C_8）。
- 尺侧腕屈肌由尺神经（C_8，T_1）支配。
- 尺侧腕伸肌腱由桡神经（$C_{6\sim8}$）深支支配。
- 骨间后动脉的分支（尺动脉的背侧腕支）。

骨度法

肘窝至腕横纹为 12 寸。

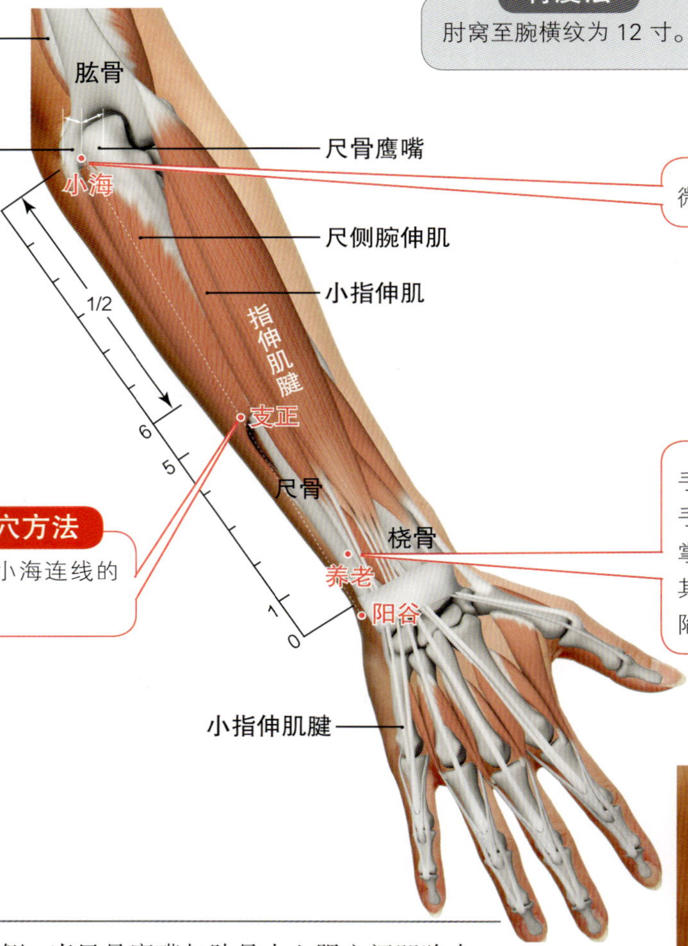

小海的取穴方法

微曲肘，尺神经沟中。

养老的取穴方法

手掌向下（前臂旋内），手指按在尺骨头上，当手掌转向胸部（前臂旋外）时，其手指随之滑动的骨间凹陷处。

支正的取穴方法

阳谷（SI5）与小海连线的中点下 1 寸。

SI8 小海

定位：在肘后内侧，当尺骨鹰嘴与肱骨内上髁之间凹陷中。

【解剖】

- 皮肤：前臂内侧皮神经（T_1）属臂神经丛的分支。
- 尺侧腕屈肌受尺神经（C_8，T_1）支配。
- 尺侧返动脉（肱动脉的分支与尺侧下副动脉的吻合支）。
- 贵要静脉属支汇集手背静脉网的血液，注入前臂静脉。
- 肱骨内上髁背侧的尺神经沟（尺神经触诊部位）。

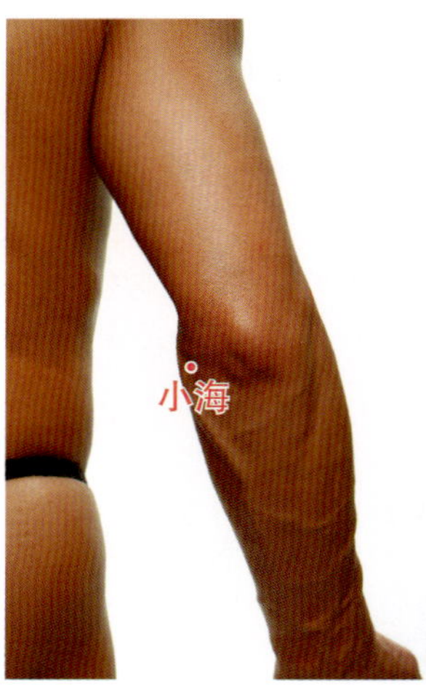

SI9 肩贞

定位：在肩带部，肩关节后下方，腋后纹头直上1寸。

【解剖】

- 皮肤：上臂外侧皮神经（$C_{5\sim6}$）为腋神经皮支。
- 三角肌后部受腋神经肌支支配（$C_{5\sim6}$），可外旋及伸展肩关节。
- 肱三头肌受桡神经（$C_{7\sim8}$）支配，可伸肘关节。
- 大圆肌、小圆肌受内旋臂丛神经分支的肩胛下神经（$C_{5\sim7}$）支配，可内收上臂。
- 旋肱动脉、静脉（腋动脉、静脉分支）。

SI10 臑俞

定位：在肩带部，腋后纹头直上，肩胛冈下缘凹陷中。

【解剖】

- 皮肤：锁骨上神经（C_4），支配颈部及肩带部。
- 三角肌受腋神经肌支（$C_{5\sim6}$）支配，可外旋肩关节。
- 冈下肌受肩胛上神经（$C_{5\sim6}$）支配，可外旋肩关节。
- 肩胛上动脉、静脉，行走在肩胛上横韧带之上，越过肩胛切迹的锁骨下动脉、静脉分支。

SI11 天宗

定位：在肩胛区，肩胛冈中点与肩胛下角连线上，从肩胛冈的1/3凹陷处。

【解剖】

- 皮肤：胸神经的后侧皮支（$T_{3\sim5}$）。
- 冈下肌受越过肩胛切迹的肩胛上神经（$C_{5\sim6}$）支配，可外旋肩关节。
- 斜方肌受副神经及颈丛神经（$C_{3\sim4}$）支配。
- 旋肩胛动脉、静脉（腋动脉分支的肩胛下动脉、静脉）。

臑俞的取穴方法

上臂内收，腋窝横纹后端上方，肩胛冈直下凹陷处。

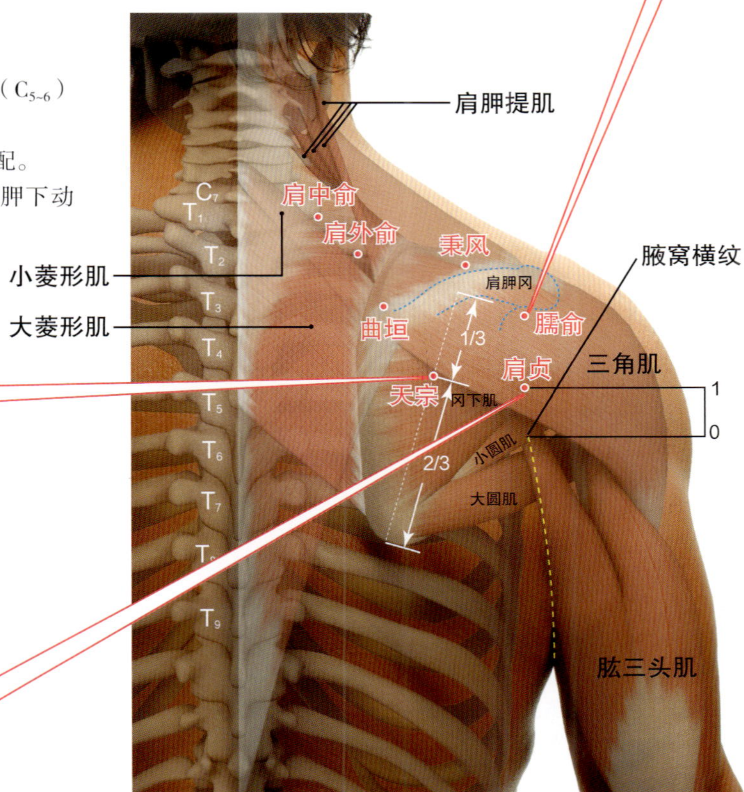

天宗的取穴方法

在肩胛区，将肩胛冈中点与肩胛下角连线的3等分，从肩胛冈的1/3凹陷处。

肩贞的取穴方法

上臂内收，腋窝横纹后端上1寸，三角肌后缘。

肩关节有盂唇的球窝关节，为全身最灵活的关节，由于其肩盂较浅，安定性欠缺，容易引起脱臼。但是肩盂周围有肩袖（又称旋转袖，由冈上肌腱、冈下肌腱、小圆肌腱、肩胛下肌腱构成）以加强肩关节的稳定性。体育运动的肩袖损伤、投球障碍及老化等，易导致肩周炎、肩部疼痛、上臂运动障碍。由于小肠经穴位于肩袖上，所以可以治疗相关疾患。

SI12 秉风

定位：在肩胛区，肩胛冈中点上方冈上窝中。

【解剖】

- 皮肤：胸神经的内侧皮支（$T_{3\sim5}$）。
- 冈上肌由肩胛上神经（$C_{5\sim6}$）支配，可外展肩关节。
- 斜方肌由副神经及颈丛神经（$C_{3\sim4}$）支配。
- 肩胛上动脉、静脉，行走在肩胛上横韧带之上，是越过肩胛切迹的锁骨下动脉、静脉分支。

SI13 曲垣

定位：在肩胛区，肩胛冈内侧端上缘凹陷处。

【解剖】

- 皮肤：胸神经的内侧皮支（$T_{1\sim3}$）。
- 冈上肌由肩胛上神经（$C_{5\sim6}$）支配，可外展肩关节。
- 斜方肌由副神经及颈丛神经（$C_{3\sim4}$）支配。
- 深层：肩胛冈。

肩中俞的取穴方法

- 肩胛冈内侧缘的垂线与后正中线之间，肩胛冈内侧缘 1/3 垂线与第 7 颈椎棘突下缘水平线的交点处。
- 大椎（GV14，督脉）外方 2 寸，肩外俞内上方处。

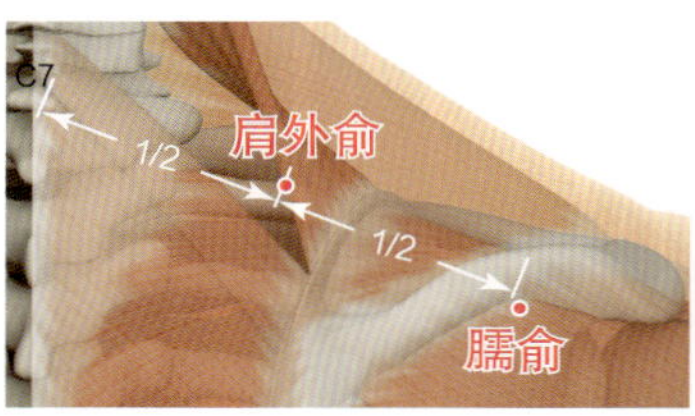

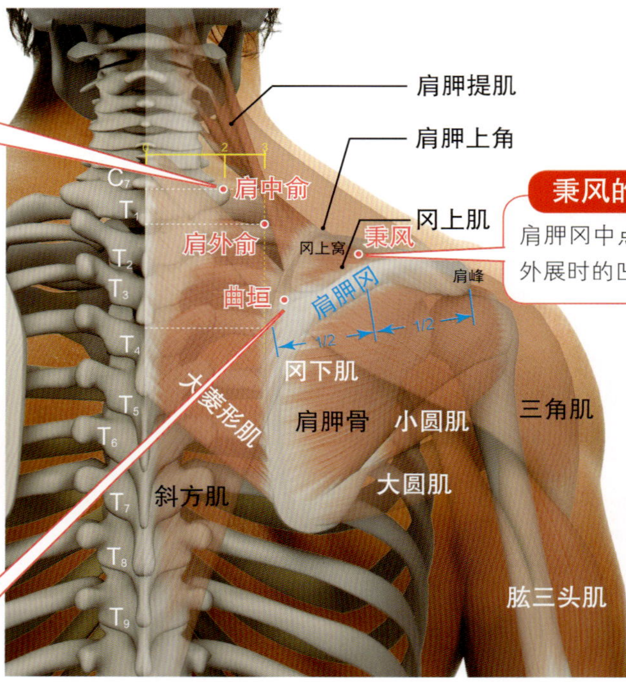

秉风的取穴方法

肩胛冈中点的上方，上臂外展时的凹陷处。

曲垣的取穴方法

臑俞（SI10）与第 2 胸椎棘突连线的中点处。

斜方肌与二尖瓣

斜方肌又称僧帽肌，其英文为 trapezius；二尖瓣又称僧帽瓣，其英文为 mitral valve。斜方肌因同罗马教会的教徒修道服上的风帽相似；后者是中世纪的大主教的皇冠由 2 片角形状而得名。所以，左房室瓣也称为二尖瓣。

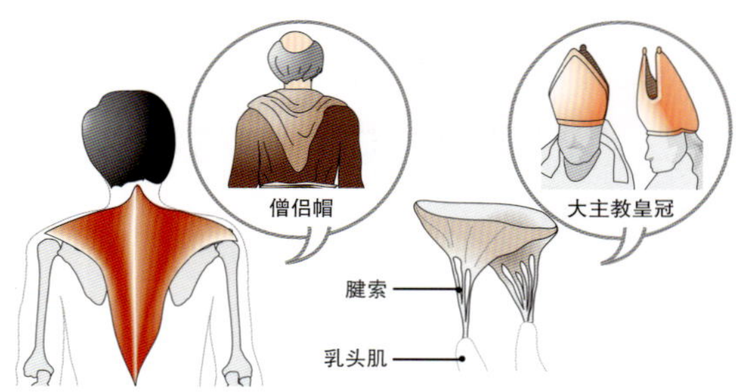

斜方肌（僧帽肌）　　二尖瓣（僧帽瓣）

SI14 肩外俞

定位：在背部上方，横平第 1 胸椎棘突下缘，后正中线旁开 3 寸。

【解剖】

- 皮肤：胸神经的内侧皮支（$T_{1\sim2}$）。
- 冈上肌受肩胛上神经（$C_{5\sim6}$）支配，可外展肩关节。
- 斜方肌受副神经及颈丛神经（$C_{3\sim4}$）支配。
- 颈横动脉、静脉属锁骨下动脉、静脉分支的甲状颈干动静脉的支脉。
- 深层：肩胛骨。

SI15 肩中俞

定位：在背部上方，横平第 7 颈椎棘突下缘，后正中线旁开 2 寸。

【解剖】

- 皮肤：胸神经的内侧皮支（C_8，T_1）。
- 斜方肌受副神经及颈丛神经（$C_{3\sim4}$）支配。
- 菱形肌受臂丛神经分支的肩胛背神经（C_5）支配，可上提及内牵肩胛骨。
- 颈横动脉、静脉属锁骨下动脉、静脉分支的甲状颈干动静脉的支脉。

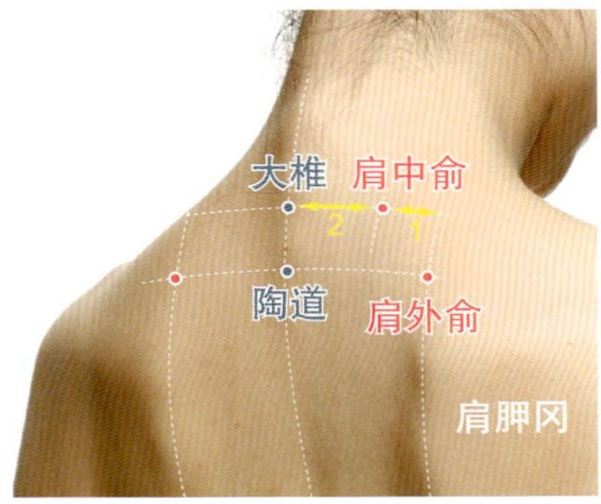

大椎的取穴方法

第 7 颈椎棘突是后颈部最高点，大椎在其棘突下方凹陷处。

骨度法

后正中线至肩胛冈内侧缘为 3 寸。

肩外俞的取穴方法

在肩胛冈内侧缘的垂线与第 1 胸椎棘突下缘水平线的交点。与大杼（BL11，膀胱经）、陶道（GV13，督脉）及第 1 胸椎棘突下缘等高。

通过陶道的水平线与肩胛冈内侧缘延长线的交点处。

陶道外侧 3 寸，肩胛上角的内侧。

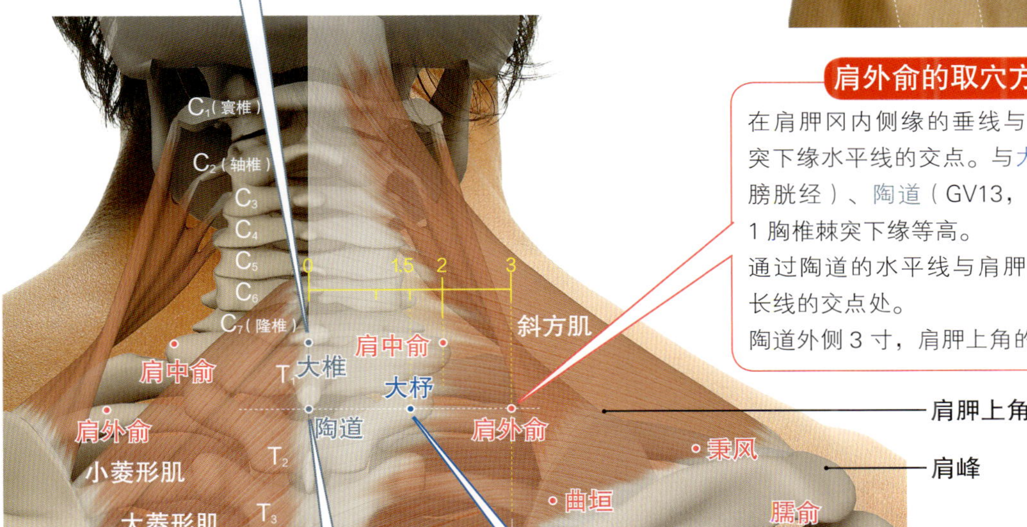

陶道的取穴方法

确认第 7 颈椎棘突后，其下方的第 1 胸椎棘突下方凹陷处。

大杼的取穴方法

陶道（GV13，督脉）外侧 1.5 寸处。

冈上肌起于冈上窝，通过喙肩弓韧带之下，止于大结节，作用是肩关节外展，将肱骨头拉向肩胛骨关节盂。进行棒球、排球、游泳等频繁使用肩关节的体育运动时，挤压从肩峰及喙肩弓韧带下通过的冈上肌，临床可见疼痛、肩的上举障碍，也称为“肩峰撞击综合征”。

SI16 天窗

定位：在颈前部，胸锁乳突肌的后缘，横平甲状软骨上缘。

【解剖】

- 皮肤：耳大神经（$C_{2\sim3}$）为颈神经丛皮支。
- 颈阔肌由面神经肌支支配的表情肌。
- 胸锁乳突肌由副神经（XⅡ）及颈神经丛皮支（$C_{3\sim4}$）支配，可侧屈头部。
- 颈外静脉，流入锁骨下静脉。

SI17 天容

定位：在颈前部，下颌角的后方，胸锁乳突肌的前缘凹陷中。

【解剖】

- 皮肤：耳大神经（$C_{2\sim3}$）为颈神经丛皮支。
- 颈阔肌由面神经肌支支配的表情肌。
- 胸锁乳突肌由副神经（XⅡ）及颈神经丛皮支（$C_{3\sim4}$）支配，可侧屈头部。
- 面动脉、静脉（体表触诊部位），是颈总动脉分支的颈外动脉、静脉的第 3 支。

天容的取穴方法

下颌角后方，胸锁乳突肌后缘的凹陷处。

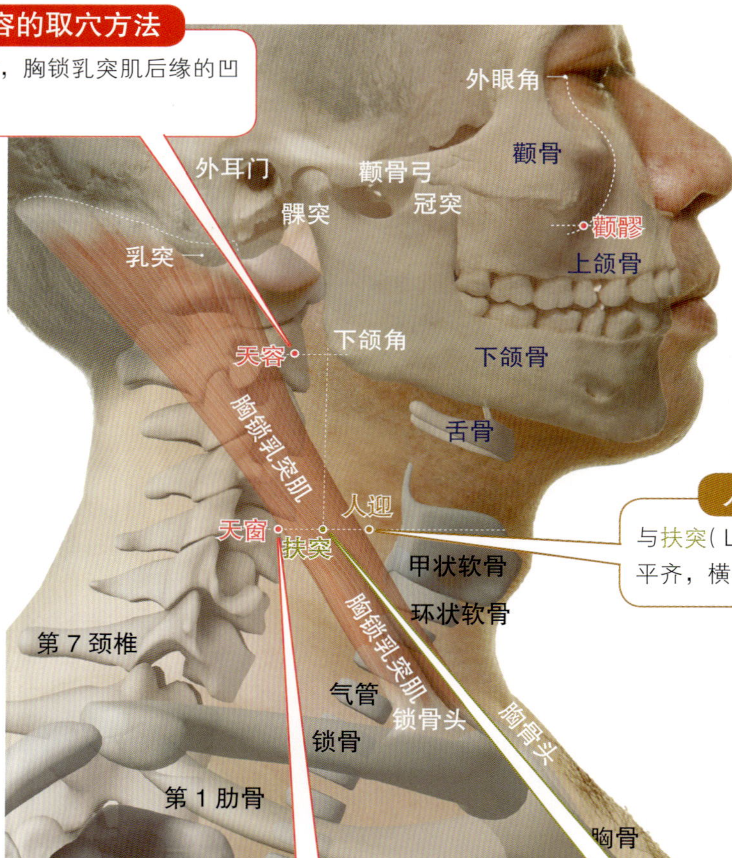

人迎的取穴方法

与扶突（LI18，大肠经）、天窗（SI16）平齐，横平甲状软骨上缘处。

天窗的取穴方法

胸锁乳突肌拮抗时，头部转向反方向（如图所示，右胸锁乳突肌明显向左斜上方隆起），更容易取穴。与人迎（ST9，胃经）、扶突（LI18，大肠经）平齐，横平甲状软骨上缘处。人迎在胸锁乳突肌前缘、天窗在胸锁乳突肌的后缘，扶突在胸锁乳突肌的前缘与后缘的中间处。

扶突的取穴方法

下颌角直下，胸锁乳突肌上，更容易取穴。与人迎（ST9，胃经）的外侧。

SI18 颧髎

定位：在面部，目外眦直下，颧骨下缘凹陷中。

【解剖】

- 皮肤：眶下神经通过眶下孔，属上颌神经的分支。
- 颧肌是由面神经颧支支配的表情肌。
- 咬肌由三叉神经的第 3 支的下颌神经运动支支配。
- 面动脉、静脉（体表触诊部位），属颈总动脉分支的颈外动脉的第 3 分支。
- 眶下动脉、静脉，由眶下孔出到面部，属上颌动脉分支。
- 面横动脉、静脉属颈外动脉浅支。

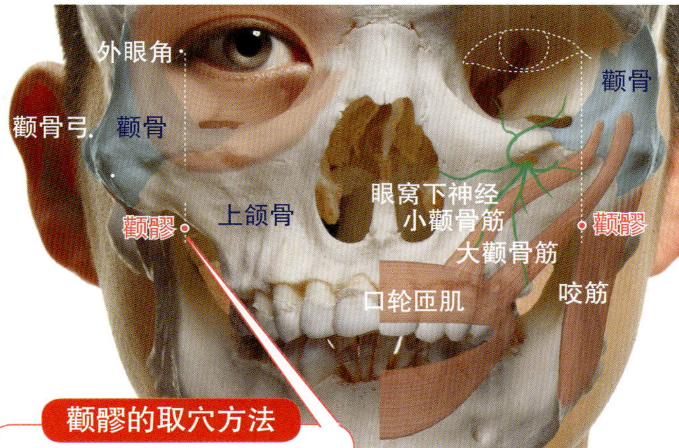

颧髎的取穴方法

目外眦直下，颧骨下缘凹陷中。

耳门的取穴方法

口微张，耳屏上切迹的前方凹陷处，听宫（SI19）的直上。

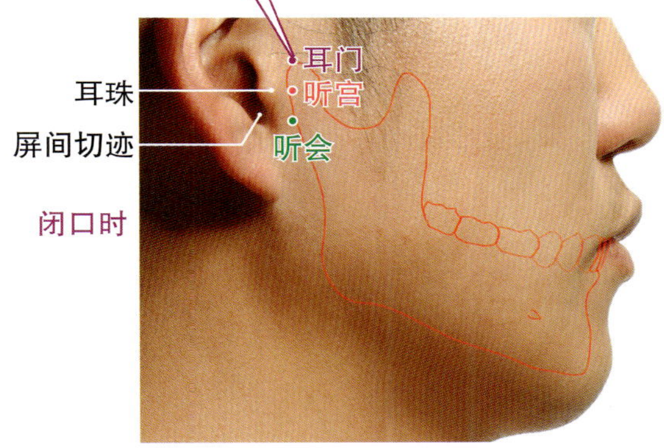

SI19 听宫

定位：在面部，耳屏正中前缘与下颌骨髁突后缘之间的凹陷中。

【解剖】

- 皮肤：耳颞神经通过眶下孔，属三叉神经的上颌神经的皮支。
- 颞浅动脉（在外耳门凹陷处，体表触诊部位），属颈外动脉第 2 分支。
- 深层：外耳道软骨。

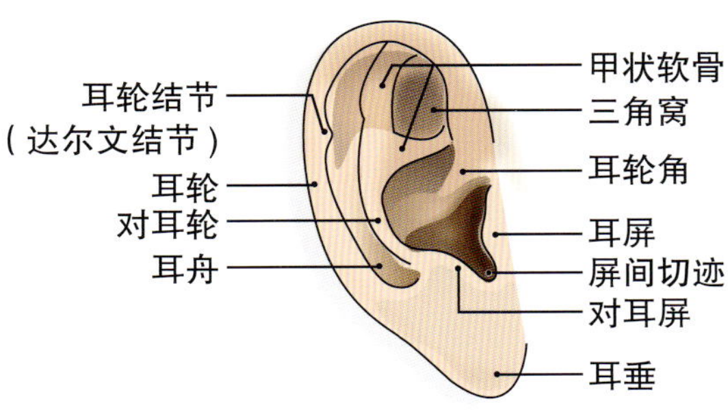

听宫的取穴方法

口微张，耳屏中央前方的凹陷处，即耳门（TE21，三焦经）与听会中间。

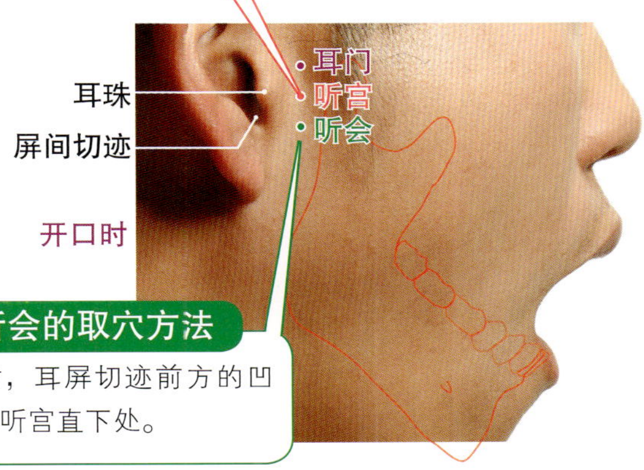

听会的取穴方法

开口时，耳屏切迹前方的凹陷处，听宫直下处。

*耳轮结节，也称达尔文结节。达尔文在《物种起源》一书中记载，“人类的祖先的耳廓上端呈尖状，现代人耳廓内残留其切迹”故而得名（关于耳轮结节，该书并非初次言及），据统计，人口中约 10% 可见。

胸锁乳突肌起自胸骨柄前面和锁骨的胸骨端，止于颞骨的乳突。一侧收缩，使头颈向同侧屈，深呼吸时，上提胸廓，助吸气。

脏与藏

学习过西医的人们都知道，五脏的术语，肝脏、心脏、脾脏、肺脏、肾脏，都是“脏”字表述。但是，在经典古籍《素问》及《灵枢》中，均无“脏”字，那么，古典中没有“五脏”吗？显然不是，因为古典中是用“五藏”的“藏”表述。

《素问》《灵枢》中用的“藏”字不是指具体的脏器，而是表述五脏中“藏”的事物，或者说其具有的功能。

《素问》“调经论篇”中记载：“心藏神，肺藏气，肝藏血，脾藏肉，肾藏志，而此成形。”分别藏有神、气、血、肉、志。《灵枢》“本神”中记载：“肝藏血……脾藏营……心藏脉……肺藏气……肾藏精。”藏有血、营、脉、气、精。《素问》“平人气象论篇”中记载：“肝藏筋膜之气也……心藏血脉之气也……脾藏肌肉之气也……（肺）行荣卫阴阳也……肾藏骨髓之气也……”除肺之外，藏有筋膜之气、血脉之气、肌肉之气、骨髓之气。

更为人所熟知的是，《素问》“宣明五气篇”及《灵枢》“九针论”中记载：“心藏神，肺藏魄，肝藏魂，脾藏意，肾藏精。”即藏有包括精神作用的五神［魂、神、意、魄、精（志）］。如此，五脏的诸脏器分别具备维持生命的各种功能。

现在常用的“五脏”失去了“五藏”中“藏有重要因素”的本意，仅有狭义的“器官”的含义。在西医成为主流医学的现代，“同字异义”会给初步学习穴位的人带来困惑，也侧面映射了现代、汉字文化圈中，学习穴位的难度。

“肉字旁”的“脏”仅是指具体的脏器，传统医学中的“藏”，不仅仅是指具体的脏器功能，还涵盖了精神意识及情感等，不完全等同于西医的脏器。“心脏”与“心藏”，有无“肉字旁”，区别很大。对于“心身如一”的传统医学与基于客观物理学为基础的西医，“心脏”与“心藏”，令人玩味。

有无“肉字旁”的“脏”看似微不足道，然而不能无视。

形井秀一

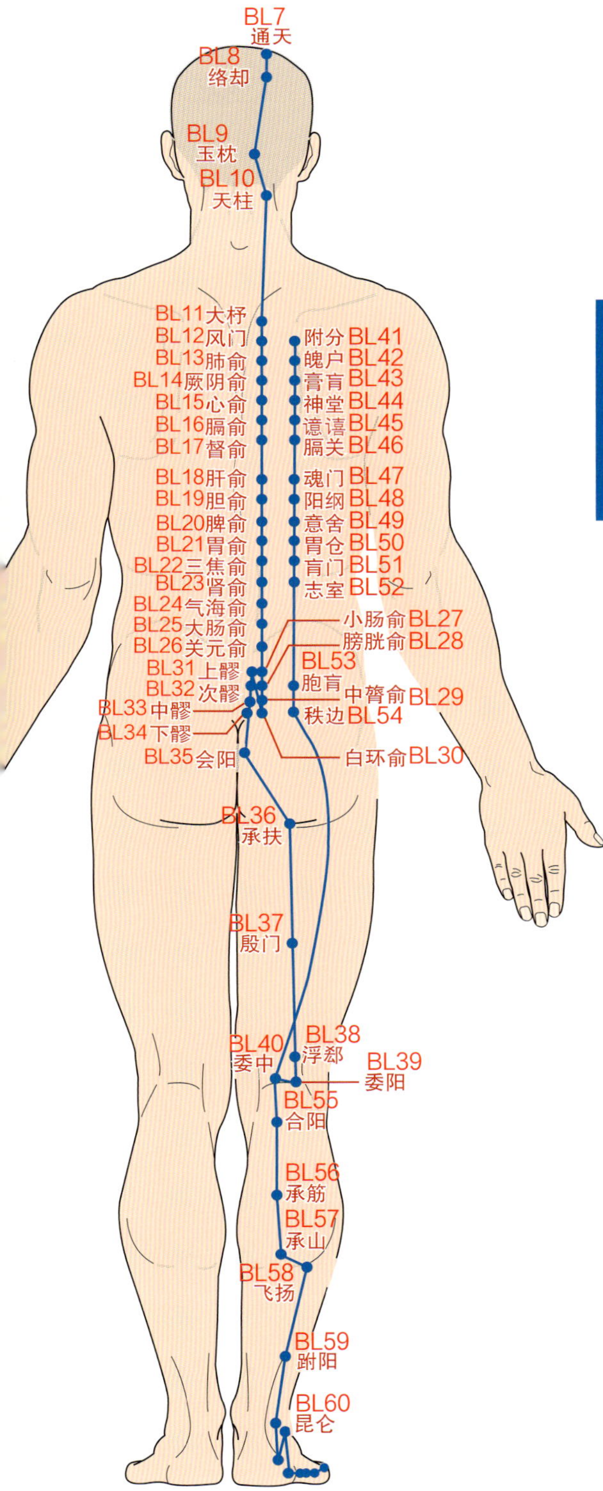

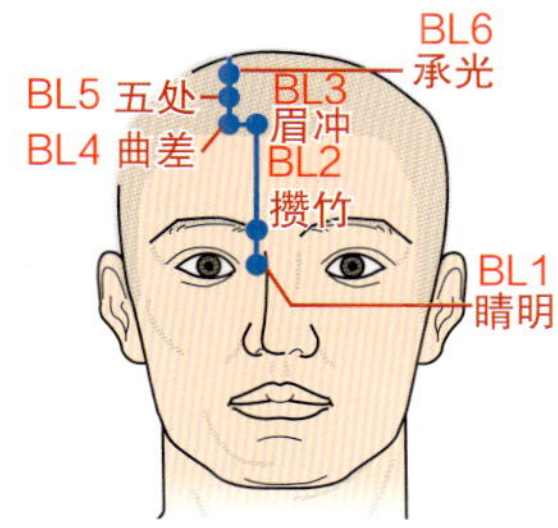

足太阳膀胱经

BL(Bladder Meridian)

膀胱主贮存及排泄尿液

膀胱为“州都之官”，人体津液通过肺、脾、肾、三焦等脏腑的作用，布散全身脏腑形体官窍，其代谢后的浊液（尿液），则下归于膀胱。尿液通过肾的气化作用，排出体外（排尿）。津液由脾胃从饮食中吸收，布散及营养全身，其多余部分或由体表（汗液），或由膀胱（尿液）排出体外。

主治

是动病：剧烈的头痛，目痛，项及腰背痛，髋关节活动障碍，小腿后侧胀痛等。

所生病：痔，精神异常，头痛，后颈部痛，目黄、见风流泪，鼻塞多涕，鼻衄，膀胱经循行部位（头部、后颈部、躯体后侧、小腿后侧、小趾）的疼痛，小趾麻痹。

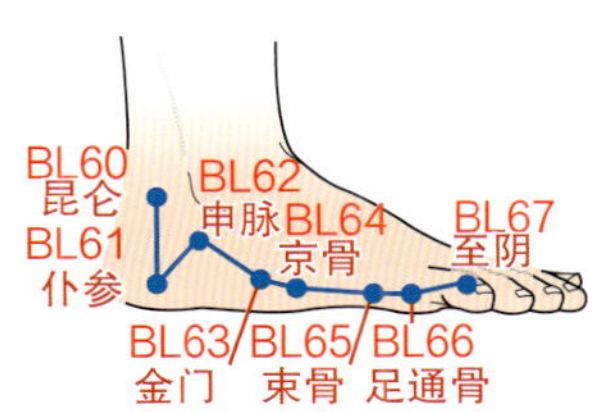

BL1 睛明 别名：泪孔。穴性：明目，祛风。

BL2 攒竹 别名：员在、始光、夜光、明光、员柱。穴性：祛风，泄热，明目。

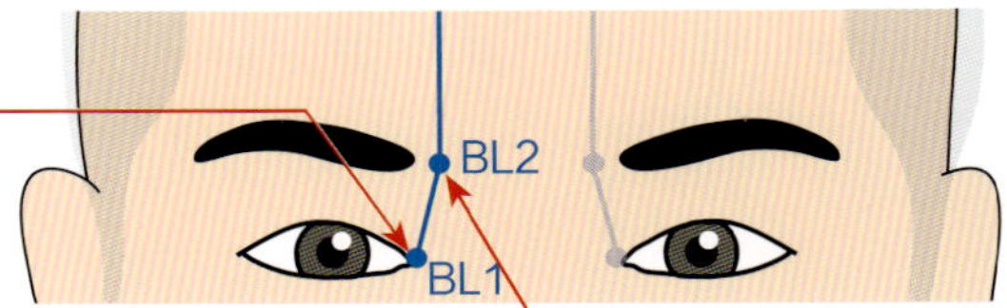

BL3 眉冲 穴性：通窍，醒神，祛风。

BL4 曲差 别名：鼻冲。穴性：祛风，明目。

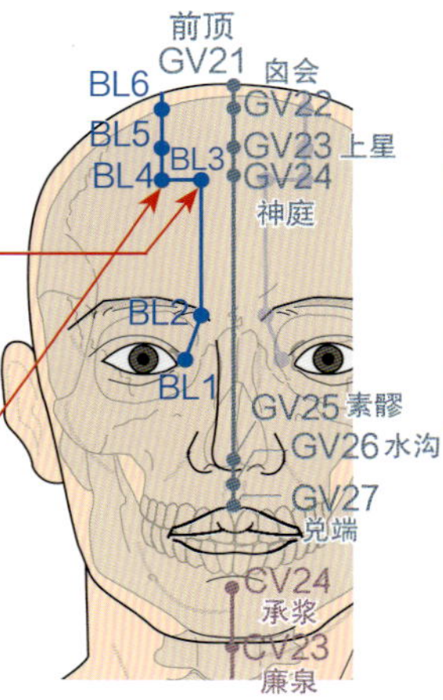

穴性解说

祛风：祛除风邪。

泄热：将热邪排出体外。

醒神：恢复精神意识。

明目：改善视力，治疗眼疾的方法。

BL5 五处 穴性：祛风，通窍，清神。

BL6 承光 穴性：祛风，明目，清神。

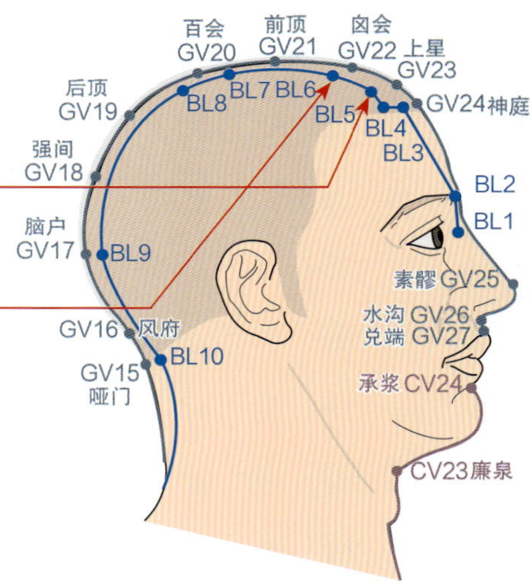

BL7 通天 别名：天臼。穴性：祛风，通窍，清神。

BL8 络却 别名：强阳、脑盖。穴性：祛风，清头目。

BL9 玉枕 穴性：清头目，开鼻窍。

BL10 天柱 穴性：疏风开表，清热，清头目。

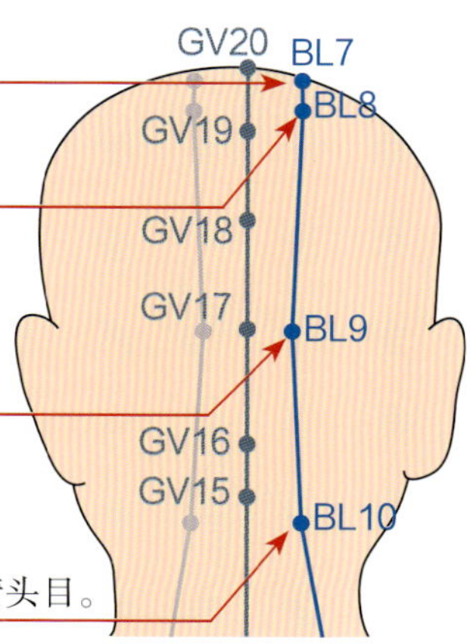

穴性解说

清神：精神意识清明。

通窍：与“开窍”意思相近，通九窍（眼、耳、鼻、口、尿道、肛门），驱邪外出，醒神。

清头目：使头目清明。

- **睛明**的“睛”，指瞳孔。睛明，意为眼睛明亮，提示该穴对眼疾有效。
- **攒竹**的“攒”，意为聚集；“竹”，比喻眉毛的形状。攒竹，形容眉毛如丛生的竹子，其位置在眉毛内侧。
- **眉冲**的“眉”，意为眉毛；“冲”，指上冲，膀胱经的经气在此上冲。另外，也有皱眉时，此处活动明显之说。
- **曲差**，指直上的膀胱经由此向外循行，再返回五处。
- **五处**，此穴为膀胱经第 5 个穴位，故名。
- **承光**的“承”，意为承受。承光，指此处承受天之光，对眼疾有效。
- **通天**，指此穴通向身体最高处（头部）。也有通鼻窍（肺主气，通窍于鼻）之意。此穴对鼻塞、嗅觉障碍有效。
- **络却**的“络”，意为联络；“却”，指返回。络却，指膀胱经由此分支入脑后，再返回归于本经。
- **玉枕**的“枕”，指后头部（枕骨）接触枕头的位置；“玉”，有尊贵、圆形、坚硬的意思，比喻头部尊贵，也有代表此处枕骨隆突之意。中国古代称后头骨为“枕骨”。
- **天柱**，指支撑天（头部）的颈部。中国古代称颈椎为“天柱骨”。

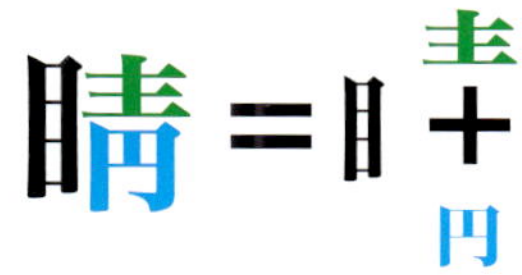

睛由“目”加“青”组成。“青”的本意是指清澈的井水。

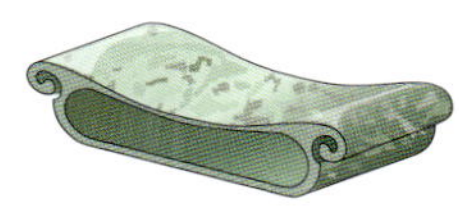

中国古人所使用的玉枕

这与穴位“玉枕”的意思有所不同。这是在古代中国权贵的墓中发现的用玉石做成的枕头，也称“玉枕”。

足太阳膀胱经，承接手太阳小肠经经气，起于内眼角（睛明），上额（攒竹、眉冲、曲差、五处、承光、通天），交会于颠顶（百会，GV20，督脉）。颠顶部支脉，从头顶到颞部。颠顶部直行的脉从头顶入里络于脑，返而出颅（络却），下行项后（玉枕、天柱）。

BL11 大杼
特定穴：八会穴的骨会。
穴性：清热散风，降逆舒筋。

BL12 风门
别名：热府。
穴性：祛风，清热，平喘。

BL13 肺俞
特定穴：肺的俞穴。
穴性：宣肺，平喘，利气。

BL14 厥阴俞
特定穴：心包的俞穴。
穴性：宁心，安神，宽胸。

BL15 心俞
特定穴：心的俞穴。
穴性：宁心安神。

BL16 督俞
穴性：宽胸，利气，降逆。

BL17 膈俞
特定穴：心包的俞穴。
穴性：和血理血，和胃宽胸。

BL18 肝俞
特定穴：肝的俞穴。
穴性：疏肝利胆，清头明目。

BL19 胆俞
特定穴：胆的俞穴。
穴性：疏肝利胆，利气清热。

BL20 脾俞
特定穴：脾的俞穴。
穴性：健脾化湿。

BL21 胃俞
特定穴：胃的俞穴。
穴性：和胃降逆。

BL22 三焦俞
特定穴：三焦的俞穴。
穴性：调三焦，利水道。

BL23 肾俞
特定穴：肾的俞穴。
穴性：补益肾气，利腰脊。

BL24 气海俞
穴性：调气血，健腰脊。

BL25 大肠俞
特定穴：大肠的俞穴。
穴性：调肠府，利腰腿。

BL26 关元俞
穴性：壮腰培元，通利小便。

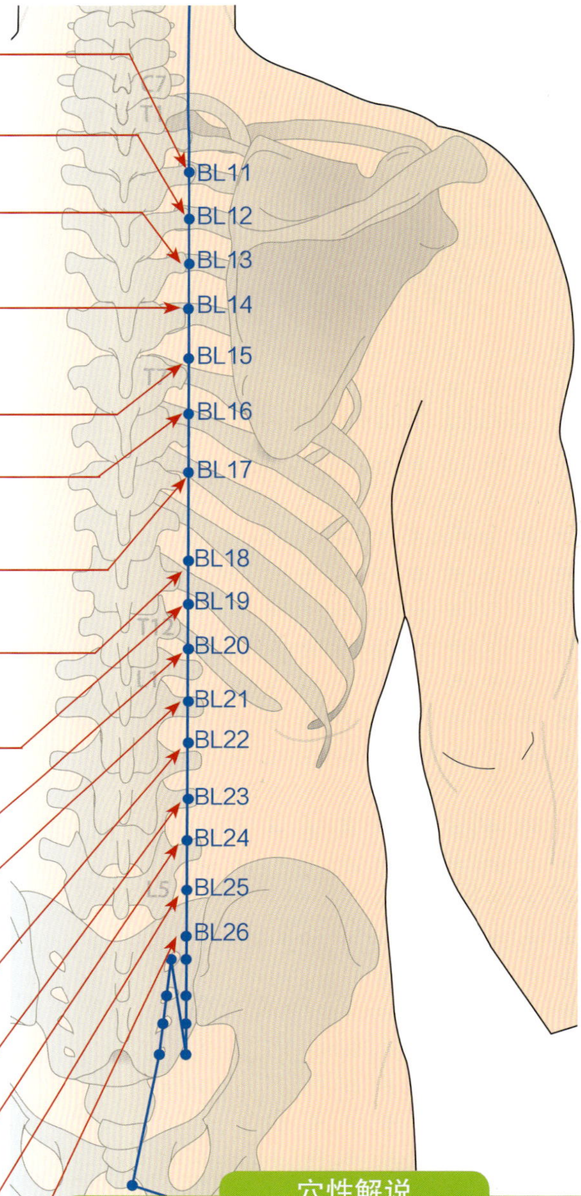

穴性解说

清热：清除热邪，使体温正常（对于表热，也称解热）。
宣肺：也称宣白，宣通肺气。
平喘：改善呼吸困难及喘息。
利气：与“理气”意思相近，疏畅气机，使气行通畅。
降逆：改善气机上逆。
利胆：改善胆囊功能，促进胆汁分泌及排出。
健脾：改善脾的功能（运化、升清、统血）。
水道：体内水液代谢通路。
壮腰：强腰。
培元：也称益元、壮元、补元。滋养能量源泉的元气。

- **大杼**的“杼”，原指机杼，即帮助纵线（经线）交织于横线（纬线）的道具。由于脊椎的横突与之相似，故称椎骨为“杼骨”，也有称椎骨的棘突为“杼骨”之说。颈椎中最高隆起的第 7 颈椎（隆椎），也称大杼骨。
- **风门**，指风邪侵入体内的门户，是风邪的主治穴。
- **肺俞**，指肺的背部俞穴，是肺的主治穴。
- **厥阴俞**，指心包的背部俞穴。背部的俞穴中，仅有此穴不称心包俞，而是命名厥阴俞。
- **心俞**，指心的背部俞穴，是心的主治穴。
- **督俞**，指通督脉的穴位。
- **膈俞**的“膈”，是指胸腔和腹腔之间的膈肌。膈俞，对以膈肌为分界线的上焦和中焦的疾患有效。
- **肝俞**，指肝的背部俞穴，是肝的主治穴。
- **胆俞**，指胆的背部俞穴，是胆的主治穴。
- **脾俞**，指脾的背部俞穴，是脾的主治穴。
- **胃俞**，指胃的背部俞穴，是胃的主治穴。
- **三焦俞**，指三焦的背部俞穴，是三焦的主治穴。
- **肾俞**，指肾的背部俞穴，是肾的主治穴。
- **脾俞**，指脾的背部俞穴，是脾的主治穴。
- **气海俞**，与腹部的气海（CV6，任脉）相对应的穴位。
- **大肠俞**，指大肠的背部俞穴，是大肠的主治穴。
- **关元俞**，与腹部的关元（CV4，任脉）相对应的穴位。

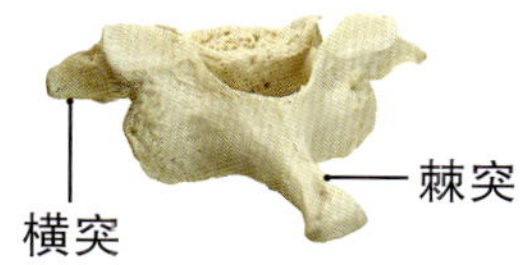

第 7 颈椎

颈椎的横突与棘突都比较短。

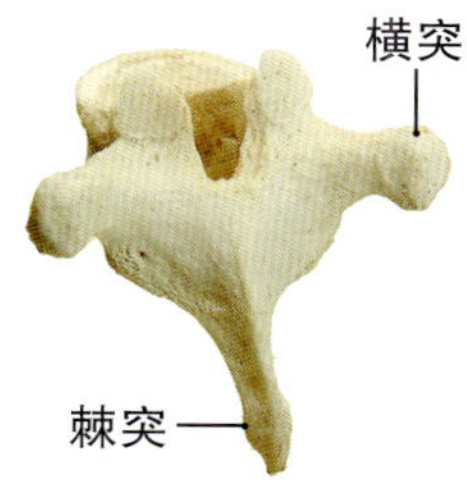

第 7 胸椎

胸椎的横突比颈椎大。胸椎的棘突长，并下方延伸。

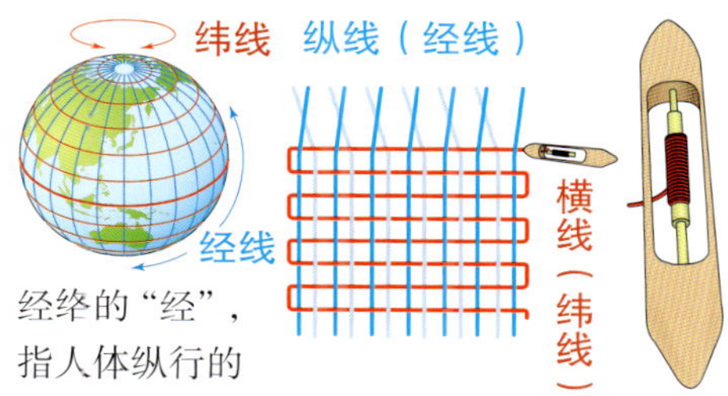

经络的“经”，指人体纵行的经脉。

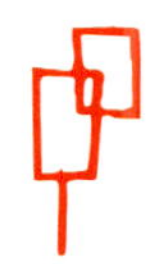
予的甲骨文

“予”，有推、伸展的意思。“杼”衍生出纺织横线的机杼的意思。另外，“野”字也是如此，表示广阔的原野、田地。

杼

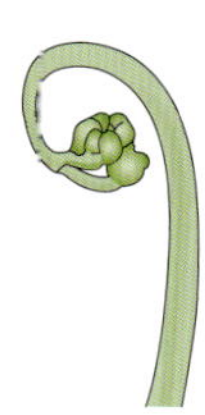

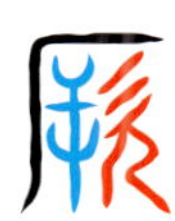
厥的篆文

厥

厥字的“欮”，有身体弯曲、呕吐跌倒的样子的意思。另外，蕨菜也由其尖芽卷曲而得名。

足太阳膀胱经从项后的天柱下行，沿着肩胛部内侧，后正中线向外 1.5 寸，经行脊柱两侧（大杼、风门、肺俞、厥阴俞、心俞、督俞、膈俞、肝俞、胆俞、脾俞、胃俞），到达腰部（三焦俞、肾俞、气海俞、大肠俞、关元俞）。

BL27 小肠俞
特定穴：小肠的俞穴。
穴性：调肠腑，清热利湿。

BL28 膀胱俞
特定穴：膀胱经的俞穴。
穴性：强腰脊，调膀胱。

BL29 中膂俞
穴性：健腰，止泻。

BL30 白环俞
别名：玉环俞、玉房俞。
穴性：健腰腿，利湿热。

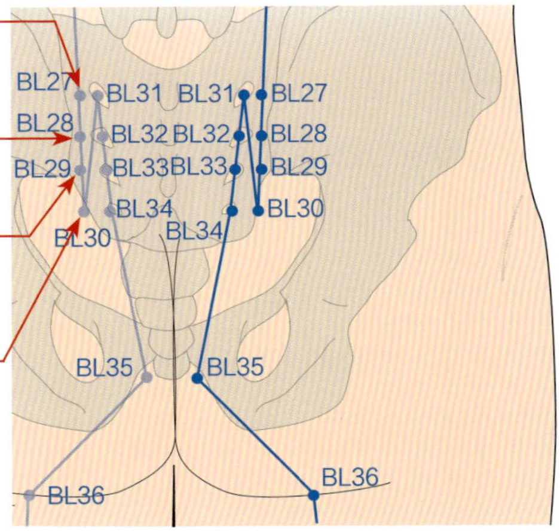

BL31 上髎
穴性：强腰膝，补下焦，通经络。

BL32 次髎
穴性：强腰膝，补下焦，通经络。

BL33 中髎
穴性：强腰膝，补下焦，通经络。

BL34 下髎
穴性：强腰膝，补下焦，通经络。

BL35 会阳
别名：利机。
穴性：调理下焦。

BL36 承扶
别名：肉郄、阴关、皮部、扶承。
穴性：利腰腿，消痔，止泻。

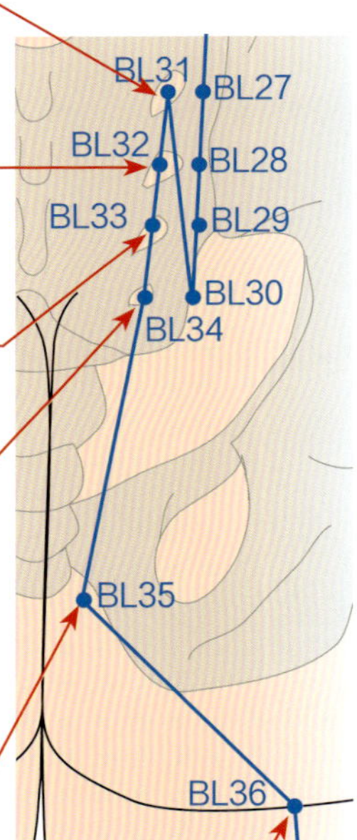

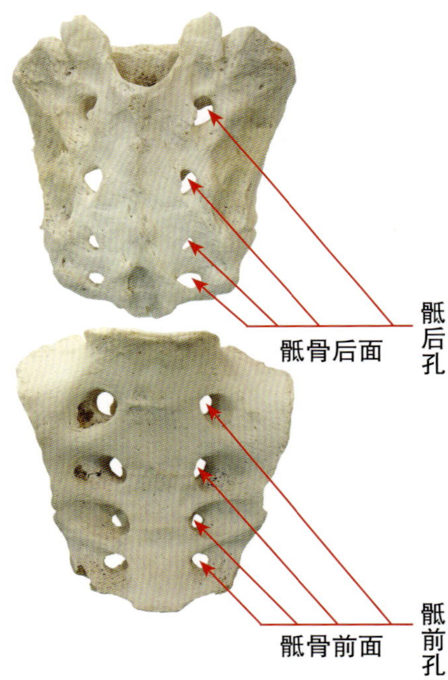

穴性解说

清热：清除热邪，使体温正常（对于表热，也称解热）。
强腰脊：加强脊椎、腰椎及其周围组织的功能。
止泻：治疗腹泻。
补下焦：改善下焦（肾、膀胱、小肠、大肠）的功能。
强腰膝：加强腰膝关节及其周围组织的功能。
下焦：腹腔脐以下部位包括肾、膀胱、大肠等部位。
消痔：治疗痔疮。

- **小肠俞**，指小肠的背部俞穴，是小肠的主治穴。
- **膀胱俞**，指膀胱的背部俞穴，是膀胱的主治穴。
- **中膂俞**的“膂”，指脊柱两侧的肌肉。该穴位于脊柱下方，脊柱周围的竖脊肌（特别是髂腰肌、胸最长肌）起于骶骨而命名。
- **白环俞**的“白”，相当于五行中的“金”，属肺。“环”指圆形的肛门，代表此穴可治疗肛门疾患。另外，白环俞也称玉环俞、玉房俞，这里的“房”指精囊或子宫，意指此穴有强精，调和气血的作用。
- **上髎**、**次髎**、**中髎**及**下髎**的“髎”，指骶后孔，左右共有八穴，中国古代称其“八髎”，对腰痛、大小便失调、女性疾患有效。
- **会阳**，指足太阳膀胱经与督脉的交会穴。在阳侧（背侧）的称会阳，与之相对、在阴侧（腹部）的称会阴（CV1）。
- **承扶**的“承”，有承受之意；“扶”，指支持、辅助。承扶有支撑体重的意思。

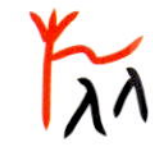

旅的甲骨文

旅为象形字，表示旗帜的下方 2 人并列站立的样子。

膂

“膂”由“旅”加“月”组成。“旅”，指旗帜下列队的人群。由此衍生，形容脊椎的并列排序的样子。肌力，也用膂力表述，指用力时竖脊肌的收缩作用。

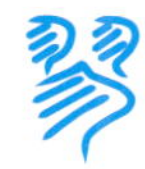

髎的篆文

翏字由“羽”加“彡”组成，形容鸟高飞的样子。

髎

“髎”字由“骨”加“翏”组成，原意是鸟儿羽翼交错、分飞离去的样子。由此衍生出分开、纠结的意思。这里的“髎”指骨连接的间隙，或是骨的凹陷处。

足太阳膀胱经从腰部的关元俞下行至骶骨（小肠俞、膀胱俞、中膂俞、白环俞），再从白环俞上行，在腰部通过竖脊肌入体腔，联络肾脏，属于膀胱。其本经从腰部下行，通过八髎穴（上髎、次髎、中髎、下髎），抵达臀部（会阳、承扶）。

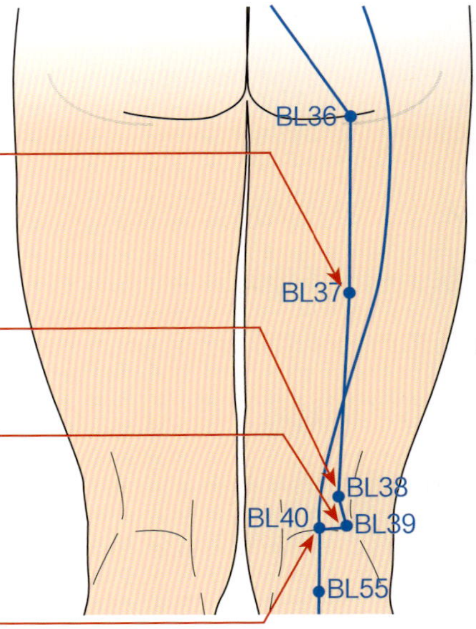

BL37 殷门 穴性：利腰腿。

BL38 浮郄 穴性：舒筋，清热。

BL39 委阳
特定穴：三焦的下合穴。
穴性：舒筋，利三焦，通水道。

BL40 委中
特定穴：膀胱经的合土穴、四总穴，膀胱的下合穴。
穴性：凉血泄热，舒筋通络，利腰膝。

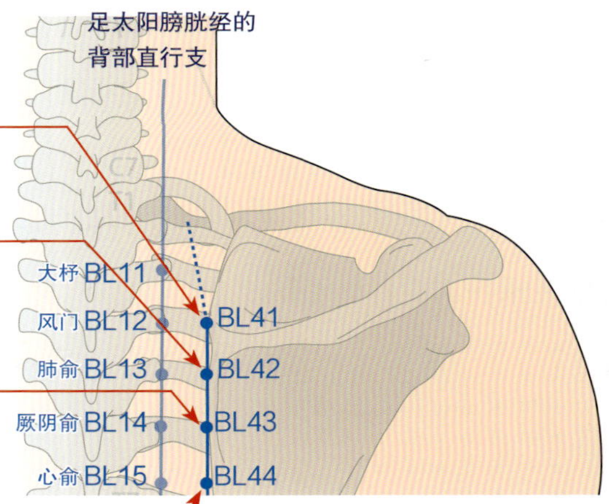

BL41 附分 穴性：疏风散寒，舒筋活络。

BL42 魄户 穴性：散风理肺，平喘止咳。

BL43 膏肓
别名：膏肓俞。
穴性：通宣利肺，益气养阴，补虚损。

BL44 神堂 穴性：宽胸，宁心。

穴性解说

舒筋：舒展筋骨。
水道：体内水液代谢通路。
泄热：将热邪排出体外。
凉血：解热，改善鼻出血、吐血、尿血、便血等由于热邪导致出血的症状。
疏风：宣散风邪。
活络：疏通经络。
散风：将风邪发散体外。
益气：补气，气虚的治疗方法。
养阴：滋养阴液及阴精。
补虚损：改善精神紧张、过度疲劳等正气不足或损伤的状态。
宁心：改善不安的精神状态。

• **殷门**的“殷”，指隆起、多、大，也含有疼痛的意思；“门”，指出入口。殷门，指该穴为压痛敏感部位，止痛效果好（特别是坐骨神经痛）。由于“殷”有红色、中央的意思，另有说法解释为殷门代表大腿红色的肌肉，位于承扶和委中之间。

• **浮郄**的“浮”，由漂浮引申为在上方、高的地方；“郄”，指间隙、裂缝。浮郄，指该穴位于腘窝大间隙中。

• **委阳**的“阳”，指在阳侧（腿的外侧）；“委”，原意是女性弯腰拾稻禾的样子，引申为弯曲、委托、拜托的意思。委阳，指位于腘窝（膝关节后面的凹陷处）的委中的外侧。

• **委中**，指位于指屈膝时的（腘窝）的中央。

• **附分**，指该穴依附于膀胱经的直行支和 2 个分支的起点处。

• **魄户**的“魄”，指五神之一的魄。五神中，肝藏魂，肺藏魄。魄户则是肺气出入的门户，可治疗肺疾患。

• **膏肓**的“膏”，白色的油脂，指心下脂肪；“肓”，由“亡”加“月”组成，意为膈肌上隐藏的部位。膏肓，指心脏和膈肌之间最深处。

• **神堂**，指神之居所，该穴位于“心”（心脏），心俞外侧 1.5 寸处。

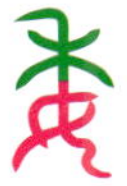

委的篆文

“委”字下方的“女”代表女性的姿态。

委

“委”，指女性拾稻禾的样子。部首“禾”多用于和植物有关的文字。

肓

“亡”，有将人隐藏起来的意思（引申为看不到、隐蔽、消失），或屈曲的尸体（引申为死亡）。成语“病入膏肓”的典故，晋景公病重，请名医高缓诊治，在等待高缓来的前夜，晋景公梦中听见称为病的小人对话， 他们说，高缓虽然是名医，但我们隐藏在肓之上，膏之下，他就束手无策了。高缓诊治后，结果如晋景公梦中一样，他表示，病入膏肓，药效达不到，针也无所及，已经无法医治。病入膏肓指绝症，或不治之症，有时也表达热衷于兴趣中，无法抽身的状态。

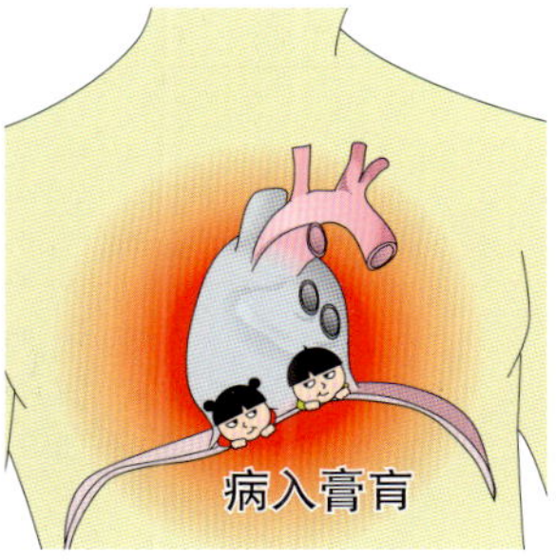

足太阳膀胱经过臀部下行，沿着大腿后外侧（殷门、浮郄），与腰部下来的支脉会合于腘窝中（委阳、委中）。从后颈部的另一分支（膀胱经背部第 2 支）从天柱与本经左右分开，后正中线外侧 3 寸夹脊柱（附分、魄户、膏肓、神堂）下行。

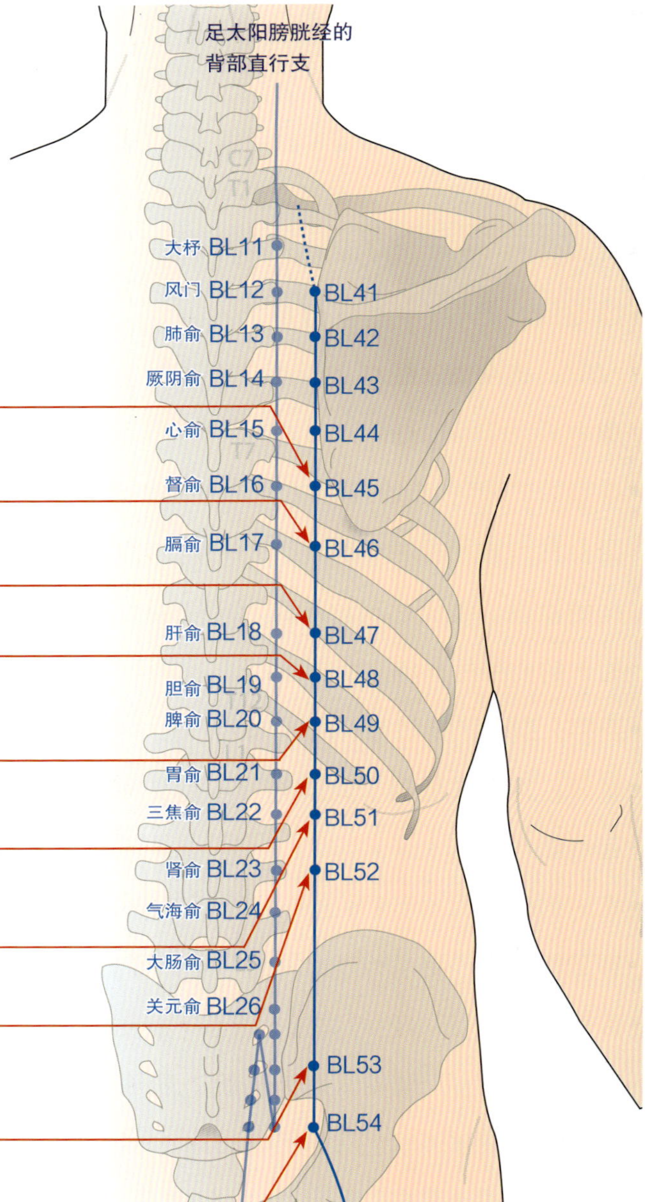

BL45 譩譆 穴性：散风行气，活血通络。

BL46 膈关 穴性：利气，降逆。

BL47 魂门 穴性：和中健胃，疏肝利胁。

BL48 阳纲 穴性：清肝利胆，湿热。

BL49 意舍 穴性：健脾温阳，清利湿热。

BL50 胃仓 穴性：理气和胃。

BL51 肓门 穴性：行气，活血，通便。

BL52 志室 穴性：补肾健腰。

BL53 胞肓 穴性：通利二便，胸腰脊。

BL54 秩边 穴性：疏通经络，强健腰脊。

穴性解说

利气：与“理气”意思相近，疏畅气机，使气行通畅。

和中：与“和胃”意思相近，改善胃气不和等情况。

利胁：改善（胸）胁不适状态。

温阳：温通阳气，补充体内阳气。

理气：疏畅气机，使气行通畅。

行气：通过改善气的运行，是气滞的治疗方法。

二便：大小便。

•**谚语**的“谚”，指疼痛时发出的呻吟声音，或胸闷时的太息声；“语”，是“啊”的拟声词，感叹、恐惧、高兴时发出的声音。触诊该穴，让患者叹息时，手部可以感应到。

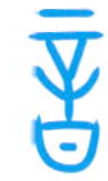

意的金文

“意”字由“音”加“心”组成，“音”表示口中含着的东西的样子。

譩

（谚）

“意”字由“音”加“心”组成，表示不出声，心中有所思的样子。由此引申，“谚（譩）”表达胸闷并叹息的状态。

•**膈关**的“膈”，如下图所示，指膈肌；“关”，指边界，也指膈肌。

•**魂门**的“魂”，五神之一的魂。肝藏魂，魂门是肝气出入之处，对肝的疾患有效。

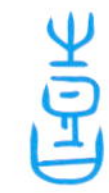

喜的金文

喜的上半部分的“壴”代表古代的食具、高脚杯。

譆

（语）

‘喜”字的意思是看到食具中的美食，用餐前的欢喜的样子，或发出的欢喜声音的样子。

•**阳纲**，在阳侧（躯体背部）的阳经的俞穴（胃俞、三焦俞、大肠俞、小肠俞、膀胱俞）之中的最上方、（胆经）俞穴。“纲”，有统括诸穴之意。

•**意舍**的“意”，指五神之一的意。中国古代，脾藏意，该穴是脾气出入之处。

•**胃仓**，指胃气出入之处，该穴在胃俞的外侧 1.5 寸。

•**肓门**的“肓”，指心脏之下、膈肌之上的隐蔽的部位。“门”指气的出入之处。

•**志室**的“志”，五神之一。肾藏志，该穴是肾气出入之处。

五脏与五神的关系

五行中，精神作用分为五神，即魂、神、意、魄、精志，分属五脏。因此，背部膀胱经的第 1、2 经脉上，五脏与五神对应关系如下。

肺藏魄（肺俞的外侧→魄户）

心藏神（心俞的外侧→神堂）

肝藏魂（肝俞的外侧→魂门）

脾藏意（脾俞的外侧→意舍）

肾藏精或志（肾俞的外侧→志室）

•**胞肓**的“胞”，指胞衣，即胎盘或羊膜，也指如袋子一样的膀胱。胞肓与其深层的子宫及膀胱关系密切。

•**秩边**，指膀胱经背部最下方的穴位。

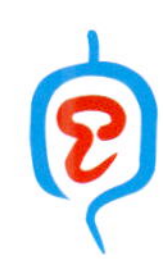

篆文

包的意思是子宫中胎衣包裹胎儿的样子。

胞

“胞”字由月加包组成，“包”指胎衣，即胎儿的胎盘或羊膜。“同胞”的意思是从相同的“胞”中、即子宫中出生的兄弟。例如细胞的“胞”，表达“由外膜圆形包裹”的意思，广泛使用。

膈字中的“鬲”指中国古代蒸煮器皿“甗”的三脚底部。位于鬲的热水沸腾时，水蒸气穿过上面开口的部分，蒸煮上面放置在称为“甑”中的食物。由这一组合引申为用膈肌分开的胸腔和腹腔。

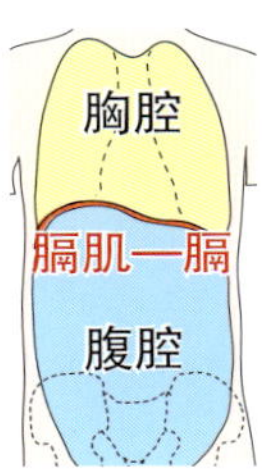

甑
+
鬲
↓
甗

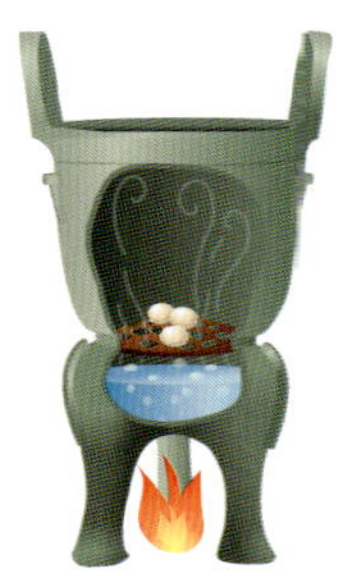

足太阳膀胱经从神堂下行的膀胱经第 2 支脉，通过脊柱的两侧、后正中线外方 3 寸（谚语、膈关、魂门、阳纲、意舍、胃仓），过腰部（肓门、志室），抵达臀部（胞肓、秩边）。

BL55 合阳 穴性：利腰腿，调下焦，止漏泄。

别名：腨肠、直肠、踹肠。
BL56 承筋 穴性：疏筋骨，利腰腿。

别名：鱼腹、肉柱、伤山。
BL57 承山 穴性：疏筋骨，利腰腿，理肠疗痔。

别名：厥阳。
特定穴：膀胱经的络穴。
BL58 飞扬 穴性：舒筋通络。

特定穴：阳跷脉的郄穴。
BL59 跗阳 穴性：利腰腿，清头目。

特定穴：膀胱经的经火穴。
BL60 昆仑 穴性：利腰腿，疏筋，降气逆，清头目。

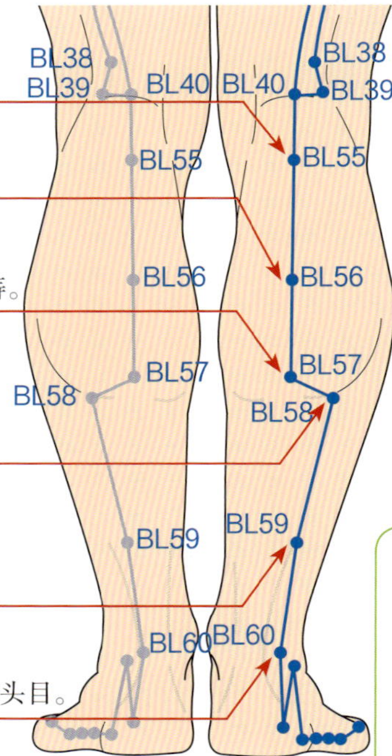

穴性解说

止漏泄：治疗异常的发汗过多症。
疗痔：治疗痔疮。
利腰腿：改善腰及下肢功能。
清神：精神意识清明。

别名：安邪。
BL61 仆参 穴性：利腰腿，疏筋。

别名：鬼路。
特定穴：八脉交会穴。
BL62 申脉 穴性：利腰腿，清头目。

别名：关梁。
特定穴：膀胱经的郄穴。
BL63 金门 穴性：疏筋，清神开窍。

特定穴：膀胱经的原穴。
BL64 京骨 穴性：祛风热，清头目，利腰膝。

特定穴：膀胱经的俞木穴。
BL65 束骨 穴性：祛风热，利项背。

特定穴：膀胱经的荥水穴。
BL66 足通谷 穴性：祛风热，利项背。

特定穴：膀胱经的井金穴。
BL67 至阴 穴性：祛风热，顺胎产。

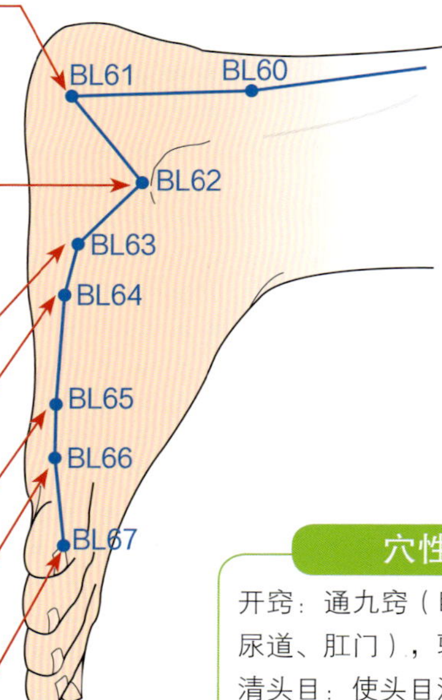

穴性解说

开窍：通九窍（眼、耳、鼻、口、尿道、肛门），驱邪外出，醒神。
清头目：使头目清明。
利项背：加强脊椎、腰椎及其周围组织的功能。

•合阳的“合”，指汇合、聚合。足太阳膀胱经第 1、2 支脉在此汇合。

•承山的“承”，指承接、承受，指小腿的肌肉支撑站立时的体重；“山”，比喻腓肠肌如小山一样隆起。

•飞扬的“飞”，与委中至承山深层（阴侧）走行的穴位相对，指该穴斜向阳侧（小腿外侧）。飞扬，为膀胱经的络穴，其络脉由此分出，联络肾经。

•跗阳的“跗”，指足背（跗骨是构成足背的骨骼）。跗阳，指在足背阳侧上的穴位。

•昆仑，比喻外踝隆起如中国传说中的昆仑山。

•仆参，指古时仆人跪拜主人时，上肢下垂时、指尖触碰到的足跟处，仆参位于此处。

•申脉的“申”，指伸展（“伸”的右侧）。奇经八脉的阳跷脉由此穴发出。因此，此穴可治疗屈伸不利，肌肉痉挛。

•金门的“金”，五行中与肺相关。此穴是气血出入的特定穴，如金子般重要的穴位。

•京骨，在中国古代指第 5 跖骨粗隆处。

•束骨，在中国古代指第 5 跖骨头处。

•通谷，指膀胱经的经气通过之处。

•至阴，指膀胱经的经气由此连接足少阴肾经。

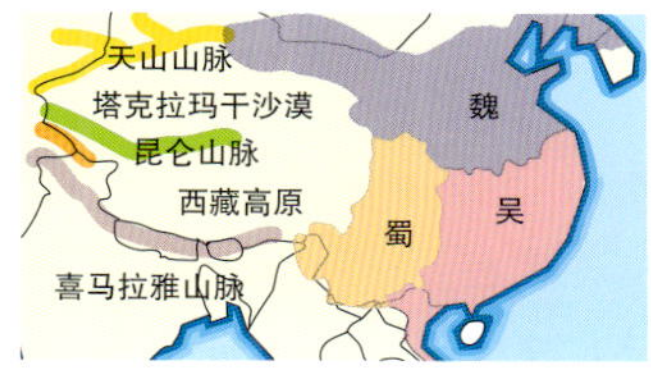

三国时代的吴国和实际的昆仑山脉

穴位命名中的昆仑，指中国传说中的山脉，为黄河的发源地，八仙（代表道教的八大仙人）及西王母居所。现今，实际的昆仑山脉位于中国的西方，是西藏高原北部的巍峨山脉，海拔 6000m 以上，超 200 座山峰绵延相连。

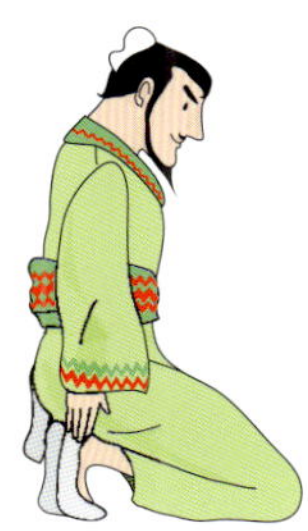

如左图所示，下垂的手指尖触摸的位置即为仆参。

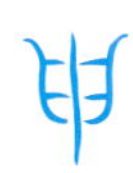

申的篆文

“申”，篆文中的意思是手伸直，把木棍插入臼中。此外，“绅”指身体笔挺，“呻”指拉长声音的哼哼（呻吟）声。

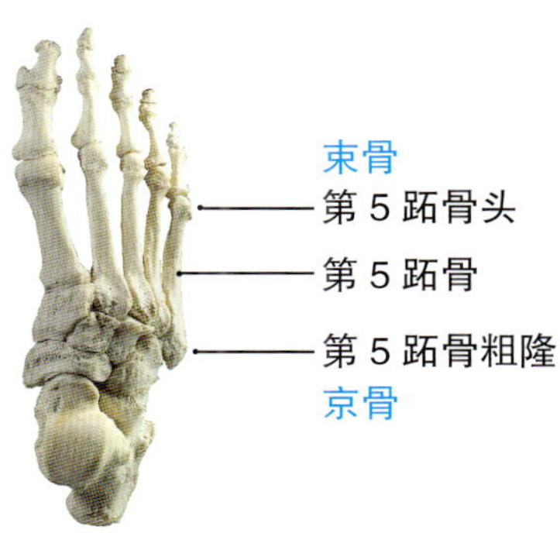

支脉从秩边横行，经过环跳（GB30，胆经）下行，沿大腿后外侧，与腰部下来的支脉会合于腘窝（委中）中，从此向下，通过腓肠肌（合阳、承筋、承山），出于外踝的后面（昆仑），环绕第 5 跖骨粗隆（仆参），循足第 5 趾外侧（京骨、束骨、足通谷），至小趾外侧端（至阴），与足少阴经相接。

BL1 睛明

定位：在面部，内眦的内上方与眶内侧壁凹陷中。

【解剖】

- 皮肤：滑车上神经属眼神经的分支，是通过额切迹的感觉神经。
- 内眦动脉、静脉属颈外动脉分支的面动脉。
- 眼轮匝肌是由面神经颧支支配的表情肌，可闭合眼裂。
- 睑内侧韧带是连接上、下睑板内侧端与眶缘的韧带。

BL2 攒竹

定位：在头部，眉头凹陷中。

【解剖】

- 皮肤：滑车上神经属眼神经的分支，是通过额切迹的感觉神经。
- 眼轮匝肌是由面神经颧支支配的表情肌，可闭合眼裂；枕额肌额腹可形成额前皱纹；皱眉肌可皱眉。
- 滑车上动脉、静脉，通过额切迹属颈内动脉的分支。

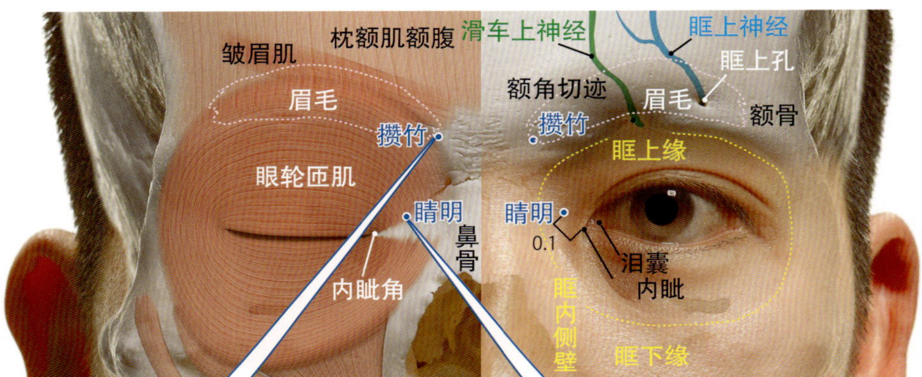

攒竹的取穴方法

额切迹的凹陷中，睛明（BL1）直上，眉毛内侧端。

睛明的取穴方法

闭眼，目内眦的内上方0.1寸的凹陷中。

额切迹与眶上孔（切迹）

额切迹（或孔）位于眶上缘内侧，滑车上神经（眼神经的额神经分支）与滑车上动脉、静脉（眼动脉、静脉的分支）由此穿出。

眶上孔（切迹）在额切迹（或孔）的外侧，眶上神经（额神经分支）与眶上动脉、静脉（眼动脉、静脉的分支）由此穿出。

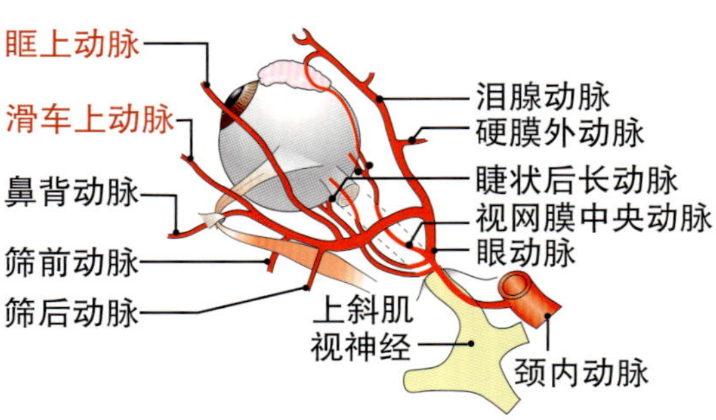

右眼动脉

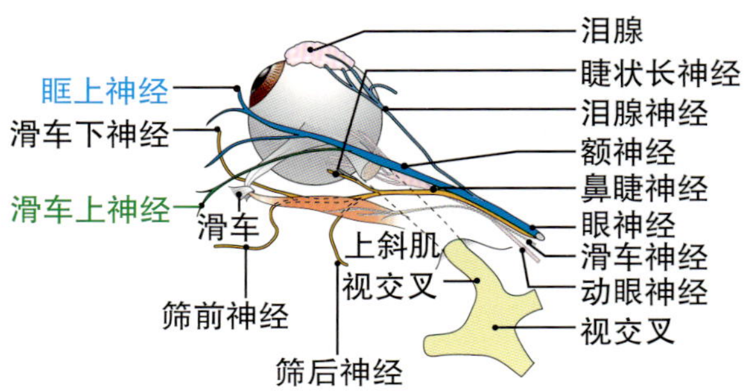

右眼神经

BL3 眉冲

定位：在头部，额切迹直上入发际 0.5 寸。

【解剖】

- 皮肤：滑车上神经属眼神经的分支，是通过额角切迹的感觉神经。
- 枕额肌额腹是由面神经支配的表情肌，可形成额纹。
- 滑车上动脉、静脉通过额切迹，是颈内动脉的眼动脉、静脉的分支。
- 眶上动脉、静脉通过眶上孔，是颈内动脉的眼动脉、静脉的分支。

BL4 曲差

定位：在头部，前发际正中直上 0.5 寸，旁开 1.5 寸。

【解剖】

- 皮肤：滑车上神经属眼神经的分支，是通过额角切迹的感觉神经。
- 枕额肌额腹是由面神经支配的表情肌，可形成额纹。
- 滑车上动脉、静脉，通过额切迹属颈内动脉的眼动脉、静脉的分支。
- 眶上动脉、静脉通过眶上孔，属颈内动脉的眼动脉、静脉的分支。

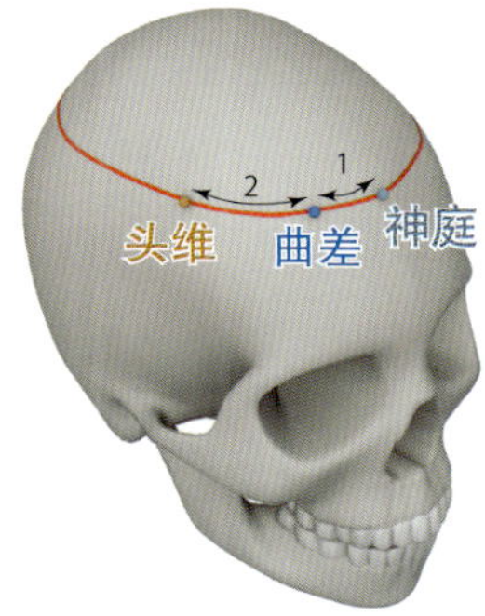

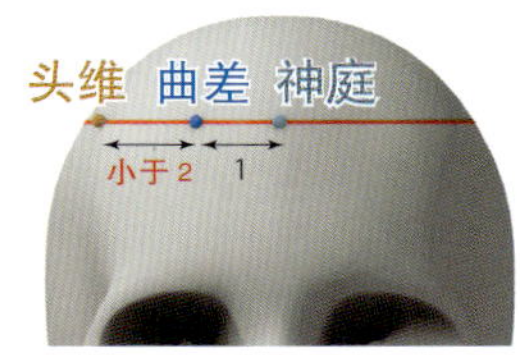

神庭与头维是沿头部的弧形连线，如上面的图所示，准确地说，曲差的寸法不是处于 2：1 处，头部及胸部的弧线寸法用平面图难以表示。

曲差的取穴方法

在神庭（GV24，督脉）与头维（ST8，胃经）的连线上，神庭外侧 1/3 处。

神庭（GV24、督脉）、曲差（BL4）、本神（GB13，胆经）及头维等间距取之。

眉冲的取穴方法

神庭（GV24，督脉）与曲差（BL4）的中点。

神庭的取穴方法

前发际不明显，或难以定位时，可取眉间中点直上 3.5 寸处。

本神的取穴方法

在神庭（GV24，督脉）与头维（ST8，胃经）的弧线上（沿前发际），神庭外侧 2/3 处。

头维的取穴方法

额角发际后方（5 分），神庭（GV24，督脉）的外方 4.5 寸。

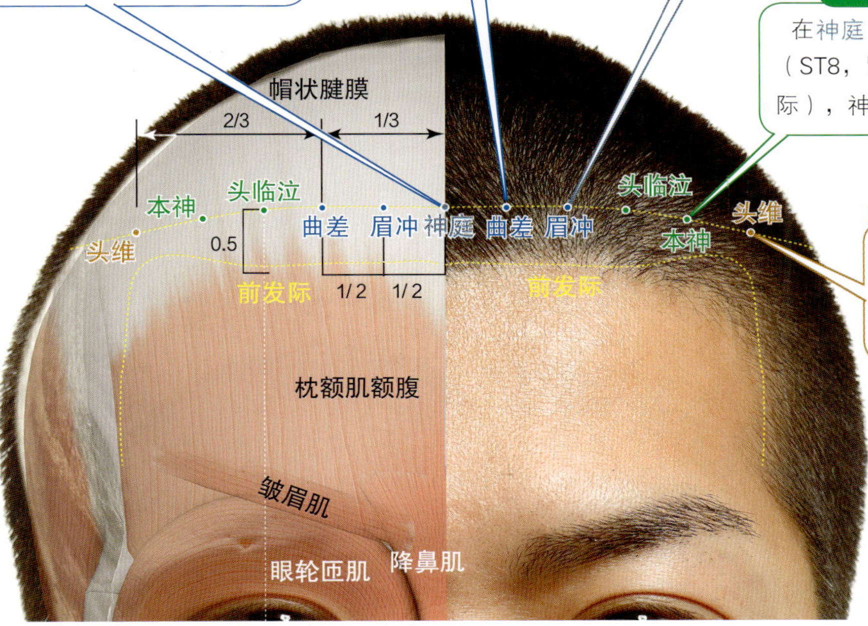

攒竹虽然对头痛、眼疾、眼睑下垂等有效，但是很少单独使用，多配合其他穴位。眼神经为三叉神经第 1 支，是眼窝内、额部及鼻腔的感觉神经。眼神经同视觉毫无关系，注意不要同视神经（第 2 脑神经）混淆。

BL5 五处

定位：在头部，前发际正中直上 1 寸，旁开 1.5 寸。

【解剖】

- 皮肤：滑车上神经属眼神经的分支，是通过额角切迹的感觉神经。
- 枕额肌额腹是由面神经支配的表情肌，可形成额纹。
- 眶上动脉、静脉，通过眶上孔属颈内动脉的眼动脉、静脉的分支。
- 深层：枕额肌额腹与枕腹之间的帽状腱膜。

骨度法

两额角之间为 9 寸。

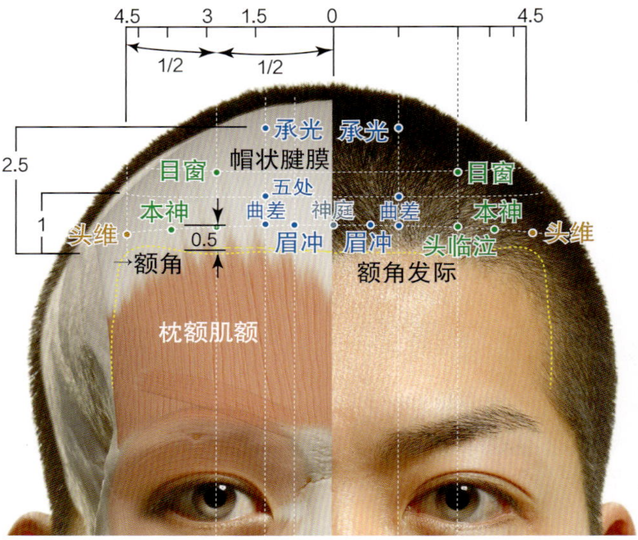

BL6 承光

定位：在头部，前发际正中直上 2.5 寸，旁开 1.5 寸。

【解剖】

- 皮肤：滑车上神经属眼神经的分支，是通过额角切迹的感觉神经。
- 枕额肌额腹是由面神经支配的表情肌，可形成额纹。
- 眶上动脉、静脉通过眶上孔，属颈内动脉的眼动脉、静脉的分支。
- 颞浅动脉属颈外动脉的终末支，在外耳门的前方上行，可摸到其搏动。
- 深层：枕额肌额腹与枕腹之间的帽状腱膜。

络却的取穴方法

百会（GV20，督脉）后方 0.5 寸，外方 1.5 寸处。

通天的取穴方法

承光（BL6）与络却（BL8）的中点。

将五处（BL5）与络却连线 3 等分，从络却 1/3 处。

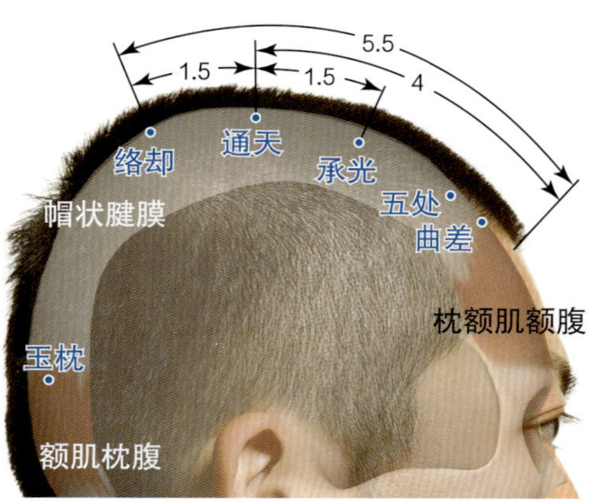

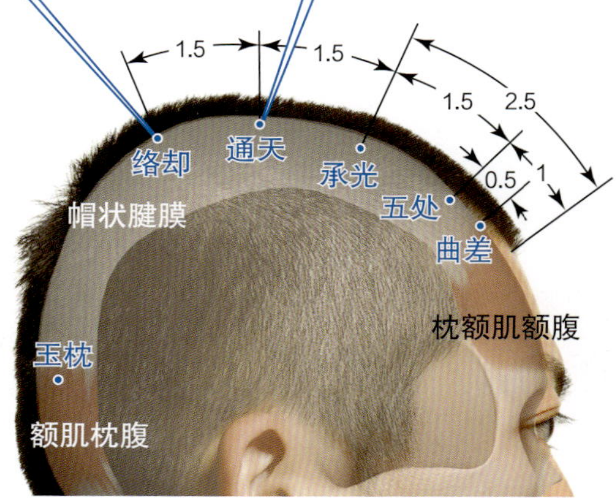

BL7 通天

定位：在头部，正中直上 4 寸，旁开 1.5 寸。

【解剖】

- 皮肤：滑车上神经属眼神经的分支，是通过额切迹的感觉神经。
- 枕额肌额腹是由面神经支配的表情肌，可形成额纹。
- 颞浅动脉属颈外动脉的分支，在外耳孔前方凹陷处可以触到。
- 深层：枕额肌额腹与枕腹之间的帽状腱膜。

BL8 络却

定位：在头部，前发际正中直上 5.5 寸，旁开 1.5 寸。

【解剖】

- 皮肤：枕大神经（C_2）属第 2 颈神经后支的内侧，是分布于后头部的感觉神经。
- 枕动脉、静脉属颈外动脉的分支，分布于后头部皮肤。
- 颞浅动脉属颈外动脉的终末支，沿外耳门的前方上行，可摸到其搏动。
- 深层：枕额肌额腹与枕腹之间的帽状腱膜。

骨度法

两额角之间为 9 寸。前发际中点至后发际中点为 12 寸。

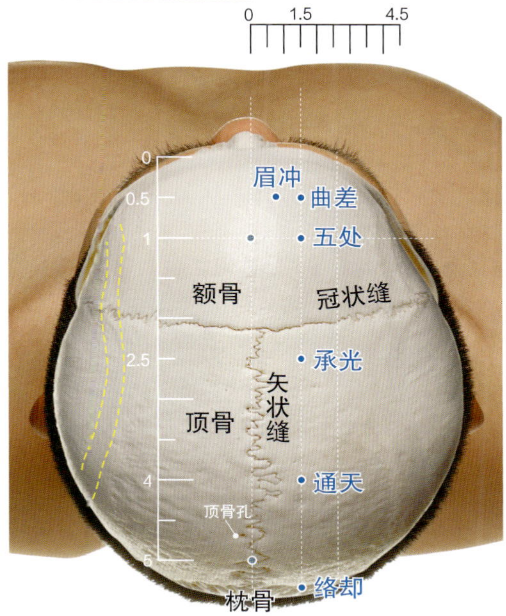

五处的取穴方法

曲差（BL4）上方 0.5 寸，与上星（GV23，督脉）平齐处。

上星的取穴方法

在头部上，前正中线上，前发际后方 1 寸。

承光的取穴方法

五处（BL4）上方 1.5 寸，曲差（BL4）上方 2 寸。

前正中线外方 1.5 寸，五处（BL4）后方 1.5 寸。

百会的取穴方法

前发际与后发际连线中点的前方 1 寸凹陷处。耳廓前折，两耳尖连线中点。

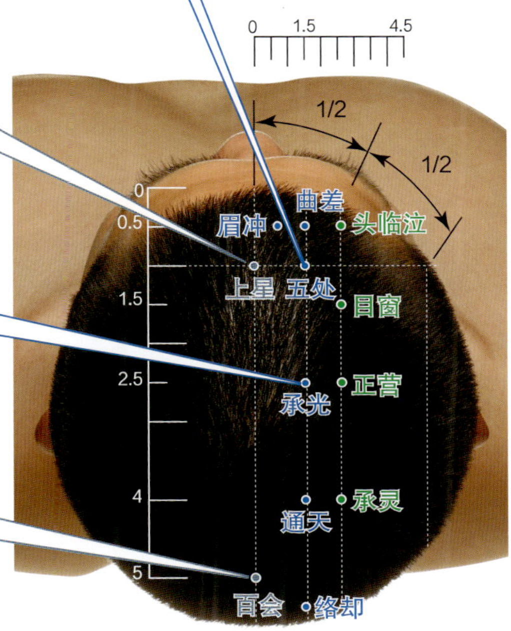

帽状腱膜，额肌与枕肌之间的腱膜。帽状腱膜位于颅顶，前连额肌，后连枕肌。提眉，使额头皱纹。

BL9 玉枕

定位：在头部，横平枕外隆凸上缘，后正中线旁开 1.3 寸。

【解剖】

- 皮肤：枕大神经（C_2）属第 2 颈神经后支的内侧，是分布于后头部的感觉神经。
- 枕额肌枕腹由面神经支配。
- 枕动脉、静脉属颈外动脉的分支，分布于后头部皮肤。
- 颞浅动脉属颈外动脉的终末支，沿外耳门的前方上行，可摸到其搏动。

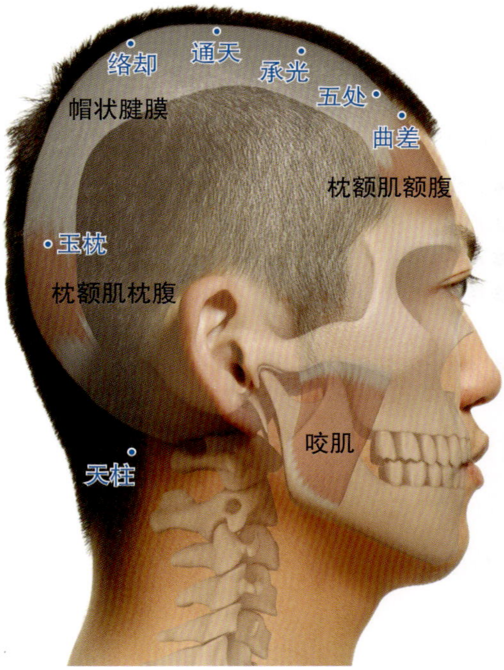

脑户的取穴方法

后正中线垂线与枕外隆凸上缘水平线的交点，与玉枕（BL9，膀胱经）平齐。枕外隆凸上缘凹陷处。

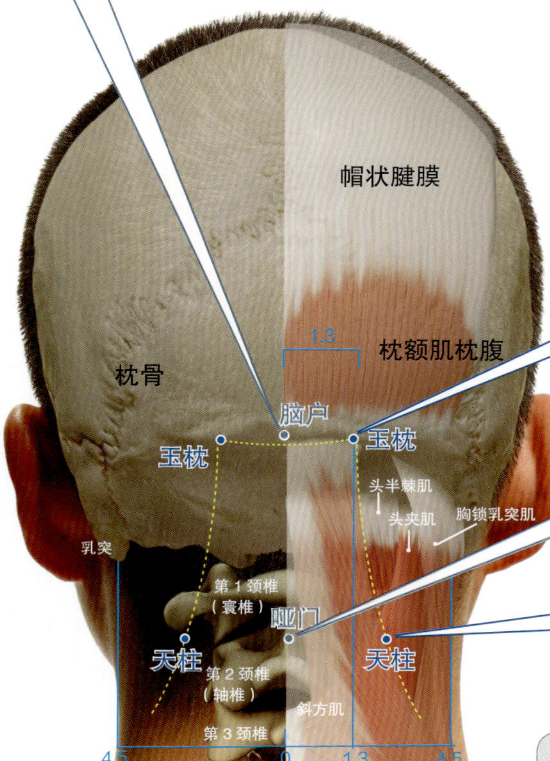

玉枕的取穴方法

斜方肌外缘垂线与枕外隆凸上缘水平线的交点，与脑户（GV17，督脉）平齐。脑户外方 1.3 寸，通过头半棘肌隆起部外缘垂线与项上线的交点处。

哑门的取穴方法

后头部，后正中线上，第 2 颈椎棘突上方凹陷处。

天柱的取穴方法

哑门（GV15，督脉）外侧，头半棘肌隆起部外缘。

骨度法

两乳头之间为 9 寸。

BL10 天柱

定位：在颈后部，横平第 2 颈椎（C_2）棘突上缘，斜方肌外缘凹陷中。

【解剖】

- 皮肤：枕大神经（C_2）属第 2 颈神经后支的内侧支，是分布于后头部的感觉神经。
- 斜方肌由颈丛肌支（$C_{2\sim4}$）的副神经支配。
- 头半棘肌由颈神经后支支配，可伸展及侧旋头部。
- 枕动脉、静脉属颈外动脉的分支，分布于后头部皮肤。

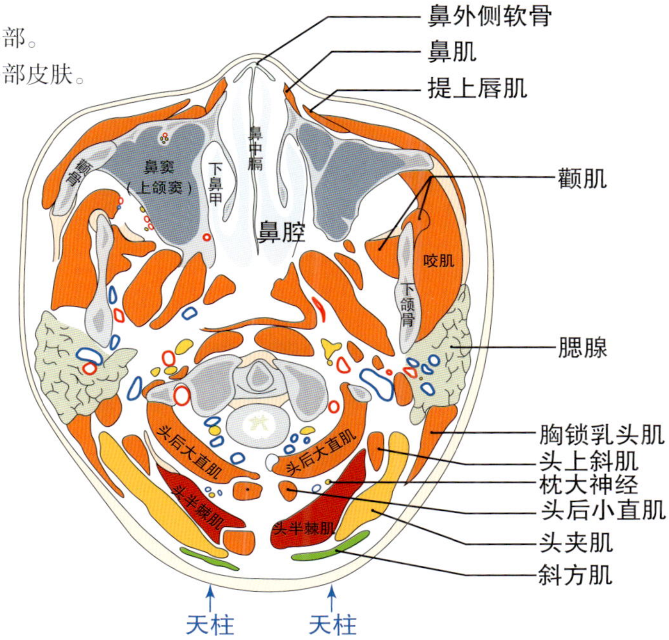

天柱断面解剖图

注：
根据 WHO/WPRO 的穴位定位标准，天柱位于斜方肌外缘凹陷中。在讨论稿中，也有“头半棘肌外缘”“头半棘肌隆起部”的草案，因为在天柱附近的斜方肌比较薄，比较难触得。但是，临床多下功夫体会，也可以触诊到斜方肌。

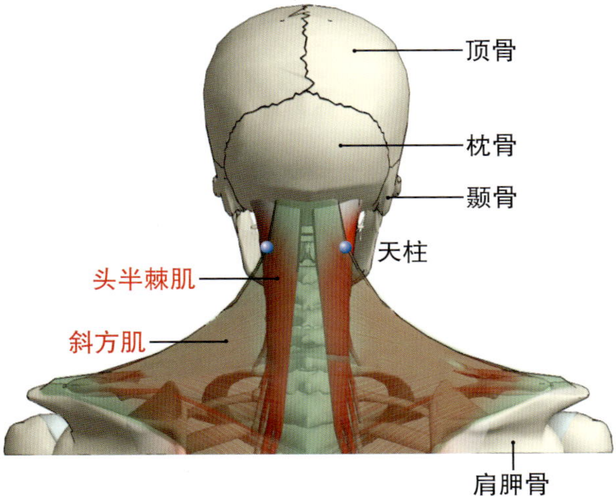

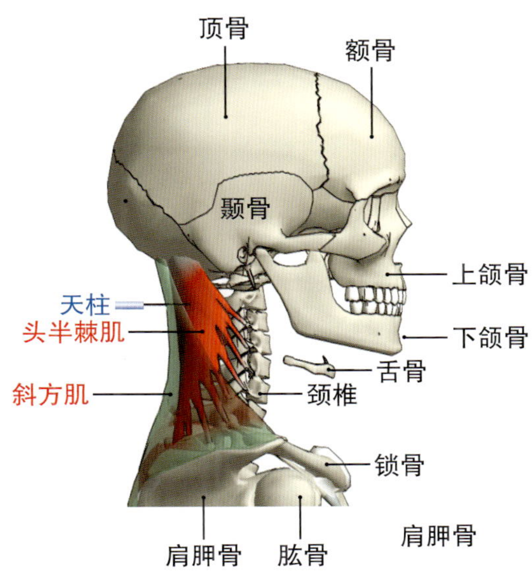

后头部分布枕大神经、枕小神经及耳大神经，后头部神经痛从后头部下方向上，或波及耳后。后头部神经痛局限于后头部，多为一侧性，分为原因不明的特发性及继发性 2 种。继发性后头神经痛多由肿瘤、炎症、外伤、痉挛性斜颈、变形性颈椎病变及颈椎椎间盘脱出引起，头部活动、咳嗽及喷嚏等会导致症状加重。

BL11 大杼

定位：在背部，第 1 胸椎棘突下缘，后正中线旁开 1.5 寸。

【解剖】

- 皮肤：胸神经（T_1）后侧皮支。
- 斜方肌由颈丛肌支（$C_{2\sim4}$）的副神经支配。
- 大、小菱形肌由肩胛背神经（C_5）支配；颈夹肌由颈丛后支支配，可伸展、侧屈及侧旋头部。
- 肩胛背动脉属胸主动脉壁支。

注意：针刺若沿着深层的肋间肌、壁胸膜、胸膜腔、脏胸膜的顺序下针，可引起气胸。

骨度法

后正中线至肩胛冈内侧缘为 3 寸。

大杼的取穴方法

陶道（GV13，督脉）的旁开 1.5 寸。

风门的取穴方法

第 2、3 颈椎棘突之间，旁开 1.5 寸。

陶道的取穴方法

第 7 颈椎棘突为基准，第 1 胸椎棘突下缘凹陷处。

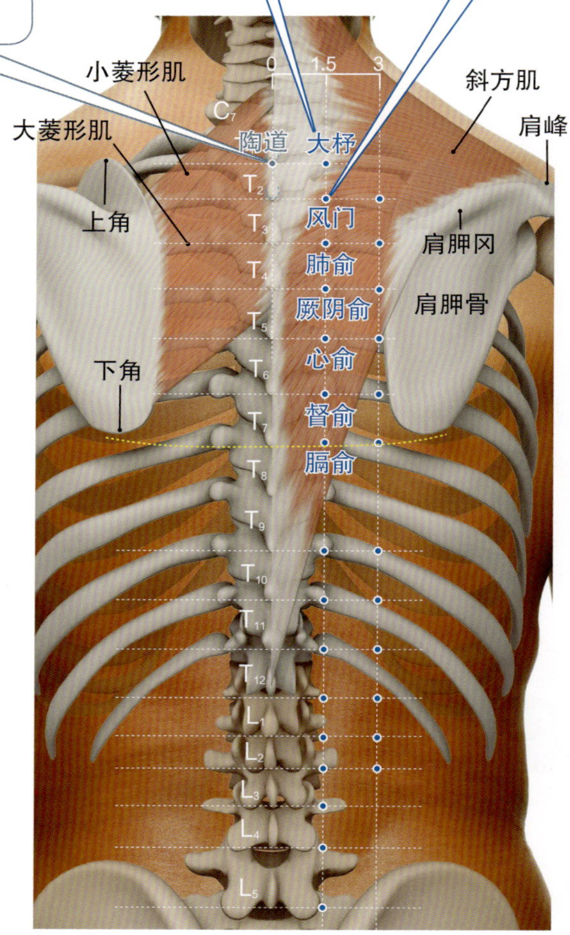

BL12 风门

定位：在背部，第 2 胸椎棘突下缘，后正中线旁开 1.5 寸。

【解剖】

- 皮肤：胸神经（T_2）后侧皮支。
- 斜方肌由颈丛肌支（$C_{2\sim4}$）的副神经支配。
- 大、小菱形肌由肩胛背神经（C_5）支配；颈夹肌由颈丛后支支配，可伸展、侧屈及侧旋头部。
- 肩胛背动脉属胸主动脉壁支。

注意：针刺若沿着深层的肋间肌、壁胸膜、胸膜腔、脏胸膜的顺序下针，可引起气胸。

BL13 肺俞

定位：在背部，第 3 胸椎棘突下缘，后正中线旁开 1.5 寸。

【解剖】

- 皮肤：胸神经（T_3）后侧皮支。
- 斜方肌由颈丛肌支（$C_{2\sim4}$）的副神经支配。
- 大、小菱形肌由肩胛背神经（C_5）支配；颈夹肌由颈丛后支支配，可伸展、侧屈及侧旋头部。
- 肩胛背动脉属胸主动脉壁支。

注意：针刺若沿着深层的肋间肌、壁胸膜、胸膜腔、脏胸膜的顺序进针，可引起气胸。

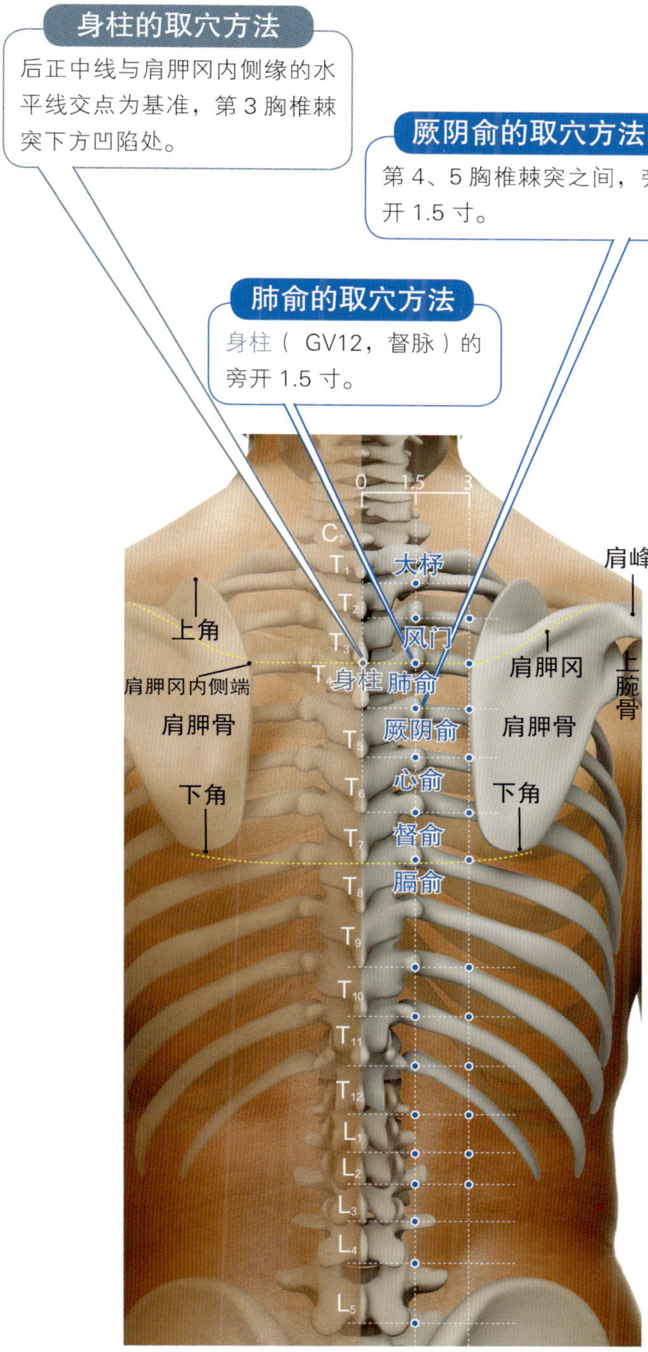

BL14 厥阴俞

定位：在背部，第 4 胸椎棘突下缘，后正中线旁开 1.5 寸。

【解剖】

- 皮肤：胸神经（T_4）后侧皮支。
- 斜方肌由颈丛肌支（$C_{2\sim4}$）的副神经支配。
- 大、小菱形肌由肩胛背神经（C_5）支配；颈夹肌由颈丛后支支配，可伸展、侧屈及侧旋头部。
- 肩胛背动脉属胸主动脉壁支。

注意：针刺若沿着深层的肋间肌、壁胸膜、胸膜腔、脏胸膜的顺序进针，可引起气胸。

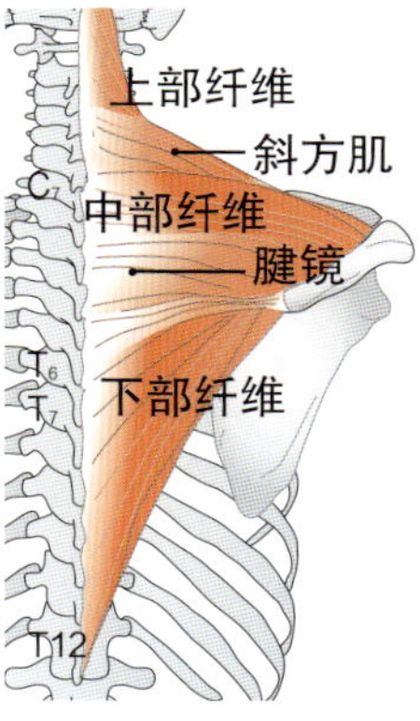

菱形肌在斜方肌中部深面，呈菱形的平行四边形的肌肉，分为大、小菱形肌，可牵拉肩胛骨移向内上方。菱形肌与前锯肌协同，保持胸廓的稳定。

腱镜：在第 7 颈椎附近，左右斜方肌形成的菱形白色腱膜。

BL15 心俞

定位：在背部，第 5 胸椎棘突下缘，后正中线旁开 1.5 寸。

【解剖】

- 皮肤：胸神经（T_5）后侧皮支。
- 斜方肌由颈丛肌支（$C_{2\sim4}$）的副神经支配。
- 竖脊肌由脊神经后支支配，可伸脊柱。
- 肩胛背动脉属胸主动脉壁支。

注意：针刺若沿着深层的肋间肌、壁胸膜、胸膜腔、脏胸膜的顺序进针，可引起气胸。

BL16 督俞

定位：在背部，第 6 胸椎棘突下缘，后正中线旁开 1.5 寸。

【解剖】

- 皮肤：胸神经（T_6）后侧皮支。
- 斜方肌由颈丛肌支（$C_{2\sim4}$）的副神经支配。
- 竖脊肌由脊神经后支支配，可伸脊柱。
- 肩胛背动脉属胸主动脉壁支。

注意：针刺若沿着深层的肋间肌、壁胸膜、胸膜腔、脏胸膜的顺序进针，可引起气胸。

督俞的取穴方法

灵台（GV10，督脉）的旁开 1.5 寸。

心俞的取穴方法

神道（GV11，督脉）的旁开 1.5 寸。

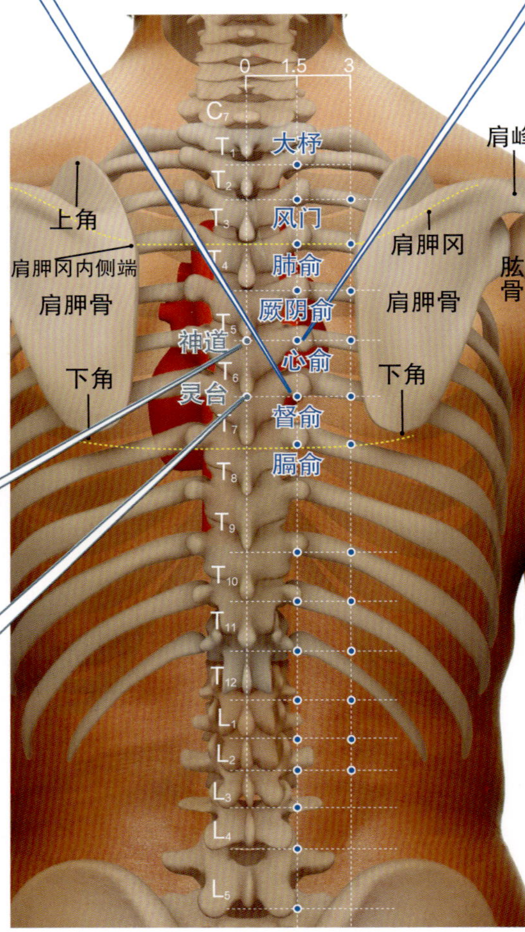

神道的取穴方法

确认第 7 胸椎棘突，其上的 2 个棘突为第 5 胸椎棘突，其下方的凹陷处。

灵台的取穴方法

确认第 7 胸椎棘突，其上的 1 个棘突为第 6 胸椎棘突，其下方的凹陷处。

BL17 膈俞

定位：在背部，第 7 胸椎棘突下缘，后正中线旁开 1.5 寸。

【解剖】

- 皮肤：胸神经（T_6）后侧皮支。
- 斜方肌由颈丛肌支（$C_{2\sim4}$）的副神经支配。
- 背阔肌由肩胛背神经支配，可后伸、内旋上臂。
- 竖脊肌由脊神经后支支配，可伸脊柱。
- 肩胛背动脉属胸主动脉壁支。

注意：针刺若沿着深层的肋间肌、壁胸膜、胸膜腔、脏胸膜的顺序进针，可引起气胸。

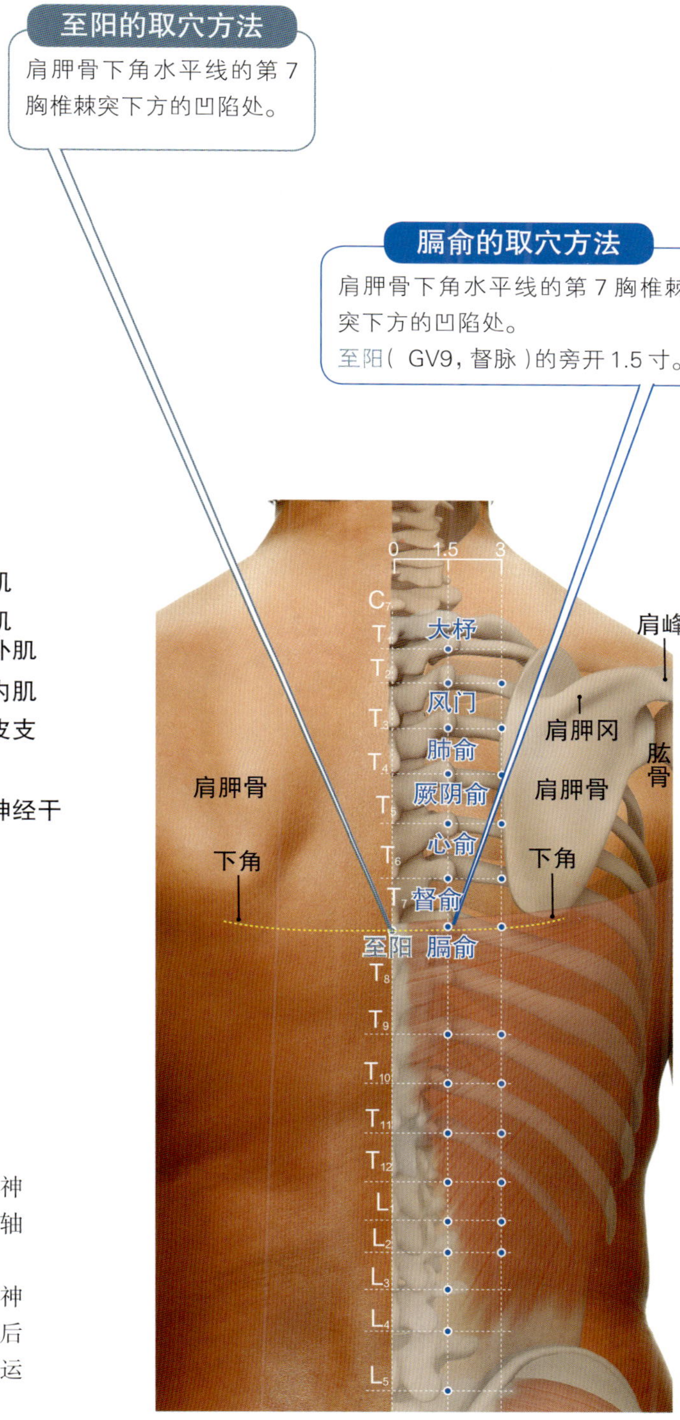

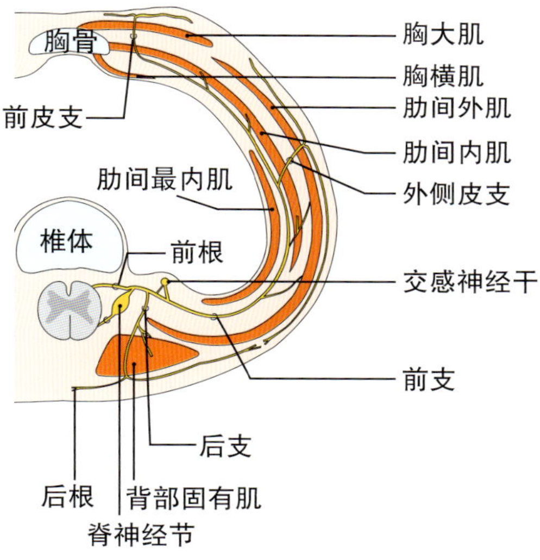

脊神经的前支与后支

脊神经前根由传出的运动性神经纤维及自主神经组成。脊神经后根由传入的感觉神经元的轴突组成。

脊神经前支中有支配躯体及四肢肌肉的运动神经及传入性的皮肤感觉性神经纤维。脊神经后支中有背部的传出性运动神经纤维及肌肉的运动神经及传入性的皮肤感觉性神经纤维。

与 T_1、T_2 及 $T_{10\sim12}$ 的棘突呈水平方向，$T_{3\sim9}$ 的棘突向后下方，可以容易地触到。确认胸椎棘突简易方法是，与肩胛骨上角等高的是第 2 胸椎棘突，与肩胛骨下角等高的是第 7 胸椎棘突，以其为基准再确认其他胸椎棘突。

BL18 肝俞

定位：在背部，第 9 胸椎棘突下缘，后正中线旁开 1.5 寸。

【解剖】

- 皮肤：胸神经（T_9）后侧皮支。
- 斜方肌由颈丛肌支（$C_{2\sim4}$）的副神经支配。
- 背阔肌由肩胛背神经支配，可后伸、内旋上臂。
- 竖脊肌由脊神经后支支配，可伸脊柱。
- 肩胛背动脉属胸主动脉壁支。

注意：针刺若沿着深层的肋间肌、壁胸膜、胸膜腔、脏胸膜的顺序进针，可引起气胸。

BL19 胆俞

定位：在背部，第 10 胸椎棘突下缘，后正中线旁开 1.5 寸。

【解剖】

- 皮肤：胸神经（T_{10}）后侧皮支。
- 斜方肌由颈丛肌支（$C_{2\sim4}$）的副神经支配。
- 背阔肌由肩胛背神经支配，可后伸、内旋上臂。
- 竖脊肌由脊神经后支支配，可伸脊柱。
- 肩胛背动脉属胸主动脉壁支。

注意：针刺若沿着深层的肋间肌、壁胸膜、胸膜腔、脏胸膜的顺序进针，可引起气胸。

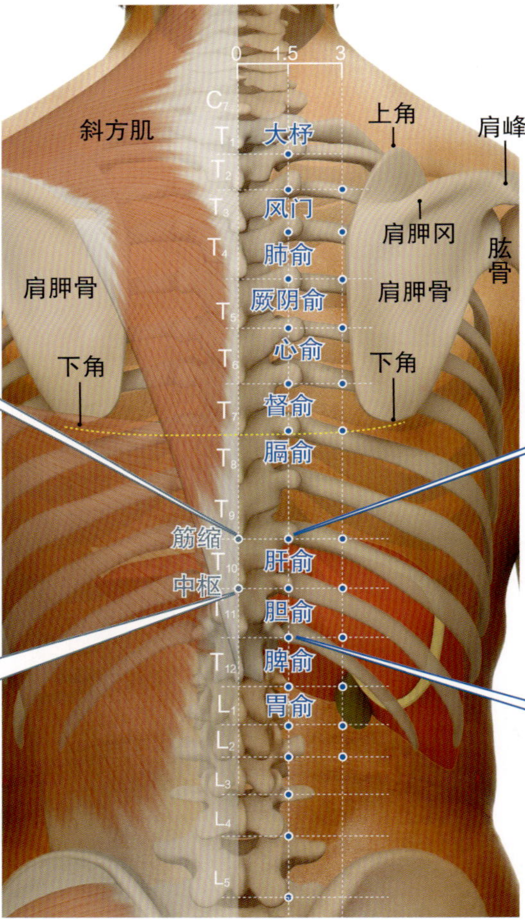

筋缩的取穴方法

确认第 7 胸椎棘突，其下的 2 个棘突的第 9 胸椎棘突下方的凹陷处。

筋缩的取穴方法

确认肩胛骨下角水平线的第 7 胸椎棘突，其下的 3 个棘突的第 10 胸椎棘突下方的凹陷处。

肝俞的取穴方法

筋缩（GV8，督脉）的旁开 1.5 寸。

胆俞的取穴方法

中枢（GV7，督脉）的旁开 1.5 寸。

BL20 脾俞

定位：在背部，第 11 胸椎棘突下缘，后正中线旁开 1.5 寸。

【解剖】

- 皮肤：胸神经（T_{11}）后侧皮支。
- 斜方肌由颈丛肌支（$C_{2\sim4}$）的副神经支配。
- 背阔肌由肩胛背神经支配，可后伸、内旋上臂。
- 竖脊肌由脊神经后支支配，可伸脊柱。
- 肩胛背动脉属胸主动脉壁支。

注意：针刺若沿着深层的肋间肌、壁胸膜、胸膜腔、脏胸膜的顺序进针，可引起气胸。

BL21 胃俞

定位：在背部，第 12 胸椎棘突下缘，后正中线旁开 1.5 寸。

【解剖】

- 皮肤：胸神经（T_{10}）后侧皮支。
- 斜方肌由颈丛肌支（$C_{2\sim4}$）的副神经支配。
- 背阔肌筋膜由肩胛背神经支配，可后伸、内旋上臂。
- 竖脊肌由脊神经后支支配，可伸脊柱。
- 腰背筋膜是包绕背部深部短肌的肌纤维鞘。
- 肩胛背动脉属胸主动脉壁支。

注意：针刺若沿着深层的肋间肌、壁胸膜、胸膜腔、脏胸膜的顺序进针，可引起气胸。

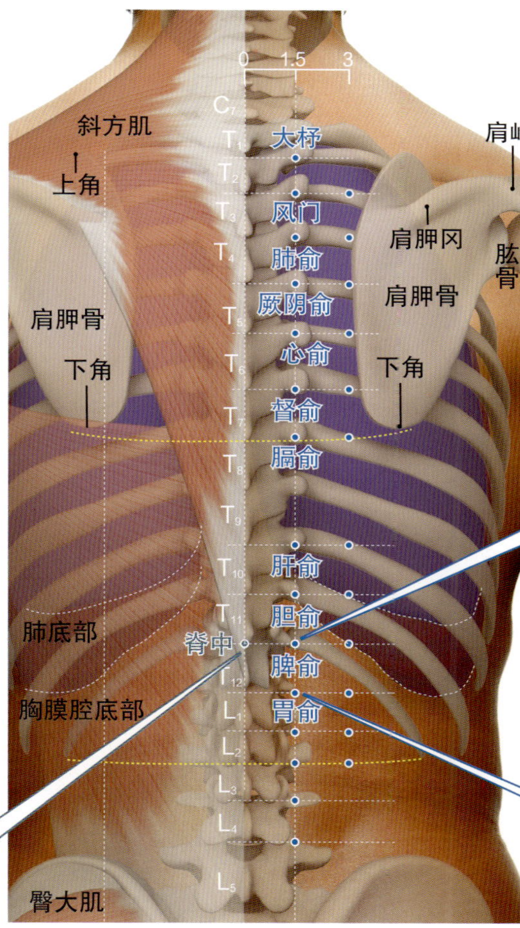

脾俞的取穴方法

脊中（GV6，督脉）的旁开 1.5 寸。

脊中的取穴方法

确认第 2 腰椎棘突，其上的 3 个棘突即第 11 胸椎棘突下方的凹陷处。

胃俞的取穴方法

第 12 胸椎棘突与第 1 腰椎棘突之间的旁开 1.5 寸。

竖脊肌由外侧的髂肋肌、中部的最长肌、内侧的棘肌组成，与脊柱平行纵行，在脊柱两侧隆起。竖脊肌由薄的胸腰筋膜包绕，与下后锯肌、背阔肌融合，在腰部形成厚的腰背筋膜。

BL22 三焦俞

定位：在腰部，第 1 腰椎棘突下缘，后正中线旁开 1.5 寸。

【解剖】

- 皮肤：腰神经（L_1）后支。
- 背阔肌筋膜由肩胛背神经支配，可后伸、内旋上臂。
- 竖脊肌由脊神经后支支配，可伸脊柱。
- 腰背筋膜是包绕背部深部短肌的肌纤维鞘，胸腰筋膜在腰部肥厚处。
- 腰动脉背侧支属胸主动脉壁支。
- 深层：肾脏。

胸腰筋膜与腰背筋膜

胸腰筋膜指包绕脊柱两侧竖脊肌的肌纤维鞘。在腰部（髂嵴与第 12 肋骨之间）的肥厚、强韧部分，称腰背筋膜。腰背筋膜也是腹内斜肌、腹横肌的起始部。

BL23 肾俞

定位：在腰部，第 2 腰椎棘突下缘，后正中线旁开 1.5 寸。

【解剖】

- 皮肤：腰神经（L_2）后支。
- 背阔肌筋膜由肩胛背神经支配，可后伸、内旋上臂。
- 竖脊肌由脊神经后支支配，可伸脊柱。
- 腰背筋膜是包绕背部深部短肌的肌纤维鞘，胸腰筋膜在腰部肥厚处。
- 腰动脉背侧支属胸主动脉壁支。
- 深层：上行结肠。

BL24 气海俞

定位：在腰部，第 3 腰椎棘突下缘，后正中线旁开 1.5 寸。

【解剖】

- 皮肤：腰神经（L_3）后支。
- 背阔肌筋膜由肩胛背神经支配，可后伸、内旋上臂。
- 竖脊肌由脊神经后支支配，可伸脊柱。
- 腰背筋膜是包绕背部深部短肌的肌纤维鞘，胸腰筋膜在腰部肥厚处。
- 腰动脉背侧支属胸主动脉壁支。

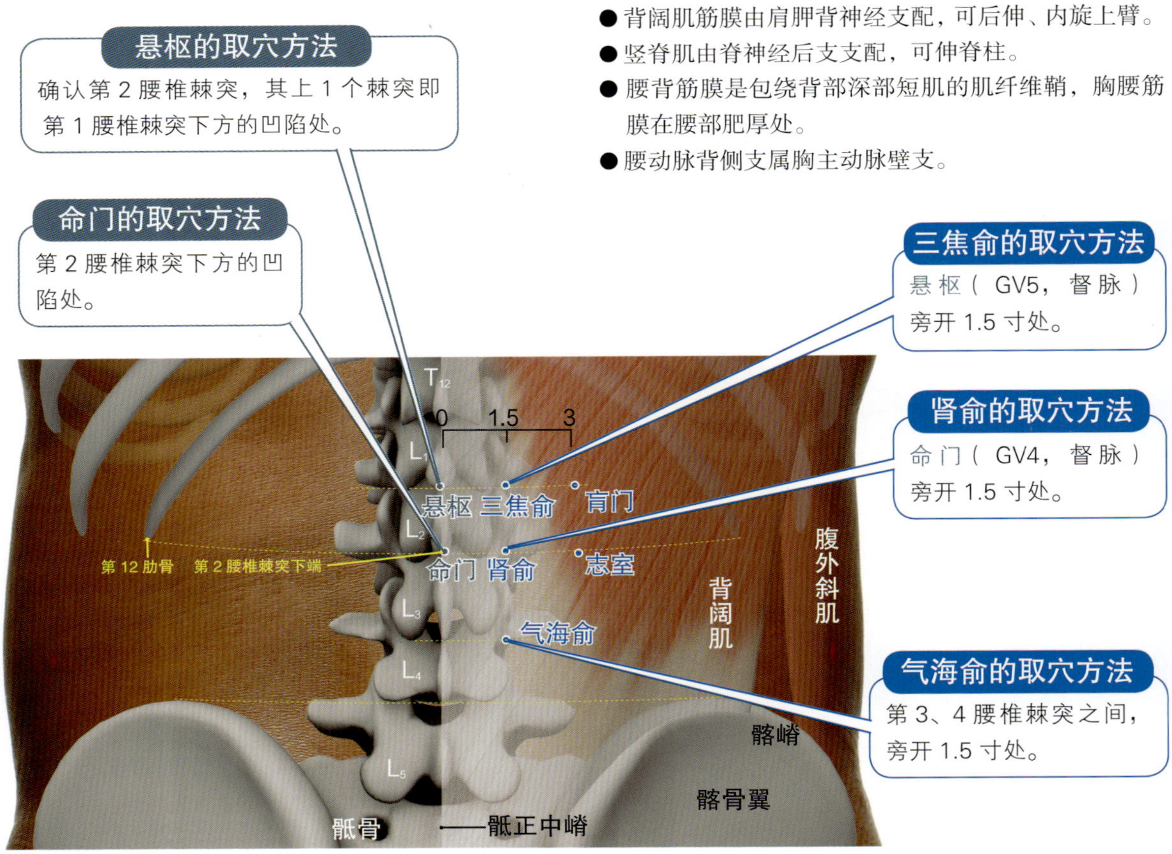

BL25 大肠俞

定位：在腰部，第 4 腰椎棘突下缘，后正中线旁开 1.5 寸。

【解剖】

- 皮肤：腰神经（L_4）后支。
- 背阔肌筋膜由肩胛背神经支配，可后伸、内旋上臂。
- 竖脊肌由脊神经后支支配，可伸脊柱。
- 腰背筋膜是包绕背部深部短肌的肌纤维鞘，胸腰筋膜在腰部肥厚处。
- 腰动脉背侧支属胸主动脉壁支。

BL26 关元俞

定位：在腰部，第 5 腰椎棘突下缘，后正中线旁开 1.5 寸。

【解剖】

- 皮肤：腰神经（L_5）后支。
- 背阔肌筋膜由肩胛背神经支配，可后伸、内旋上臂。
- 竖脊肌由脊神经后支支配，可伸脊柱。
- 腰背筋膜是包绕背部深部短肌的肌纤维鞘，胸腰筋膜在腰部肥厚处。
- 腰动脉背侧支属胸主动脉壁支。

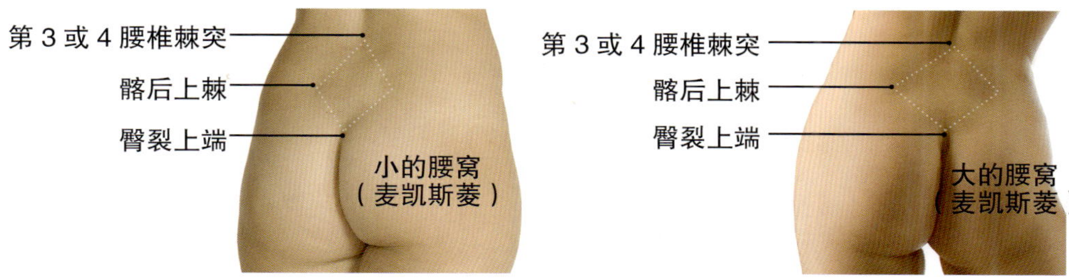

麦凯斯菱中，有督脉的腰阳关、腰俞，小肠经的上髎、次髎、小肠俞、膀胱俞。

腰窝（麦凯斯菱）

麦凯斯菱（腰窝）指臀部中间裂缝上方、左右髂后上棘与第 3 腰椎或第 4 腰椎形成的菱形窝。对女性有重要意义，狭窄时，提示骨盆狭小；非对称时，提示佝偻病（软骨病）。男性少见该菱形窝。

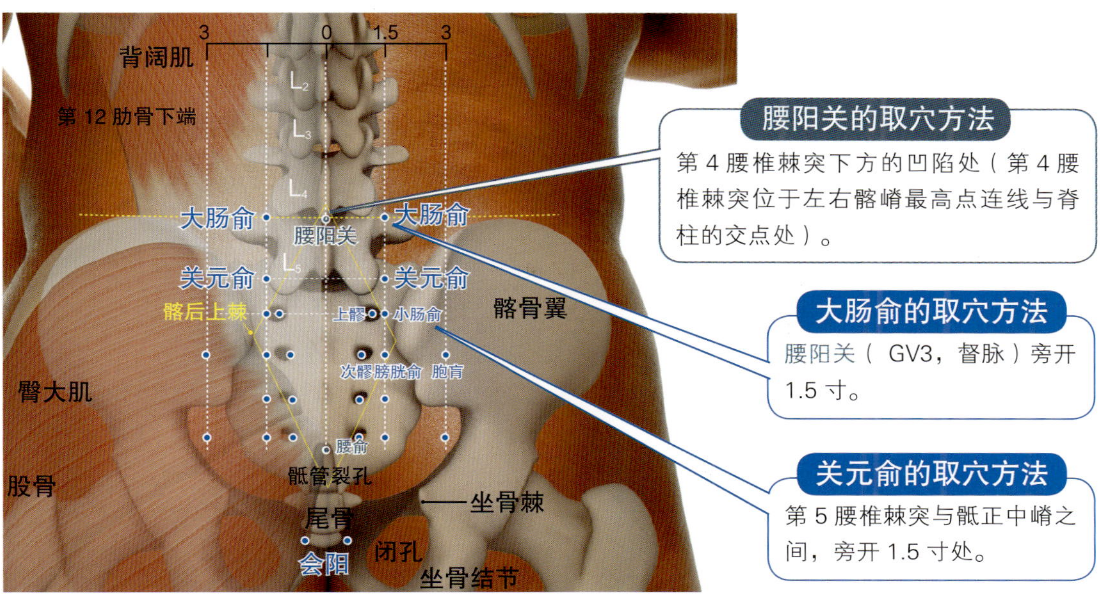

腰椎棘突水平向后突，几乎与椎体等高。腰椎疾患多发，其中腰椎间盘突出常见于 30~40 岁爱好运动的年轻男性，以 $L_{4\sim5}$ 椎间盘最为好发，$L_5 \sim S_1$ 次之。主要症状为腰痛及同侧下肢痛，坐骨神经痛也多由腰椎间盘突出引起。

BL27 小肠俞

定位：在骶部，横平第 1 骶后孔，骶正中嵴旁开 1.5 寸。

【解剖】

- 皮肤：臀中皮神经（$S_{1\sim3}$）。
- 背阔肌筋膜由肩胛背神经支配，可后伸、内旋上臂。
- 竖脊肌由脊神经后支支配，可伸脊柱。
- 臀上动脉、静脉属髂内动脉、静脉壁支。

BL28 膀胱俞

定位：在骶部，横平第 2 骶后孔，骶正中嵴旁开 1.5 寸。

【解剖】

- 皮肤：臀中皮神经（$S_{1\sim3}$）。
- 臀大肌内侧属骶丛分支，由通过梨状肌下孔的臀下神经肌支（$L_5\sim S_2$）支配。
- 竖脊肌由脊神经后支支配，可伸脊柱。
- 臀上动脉、静脉属髂内动脉、静脉壁支。

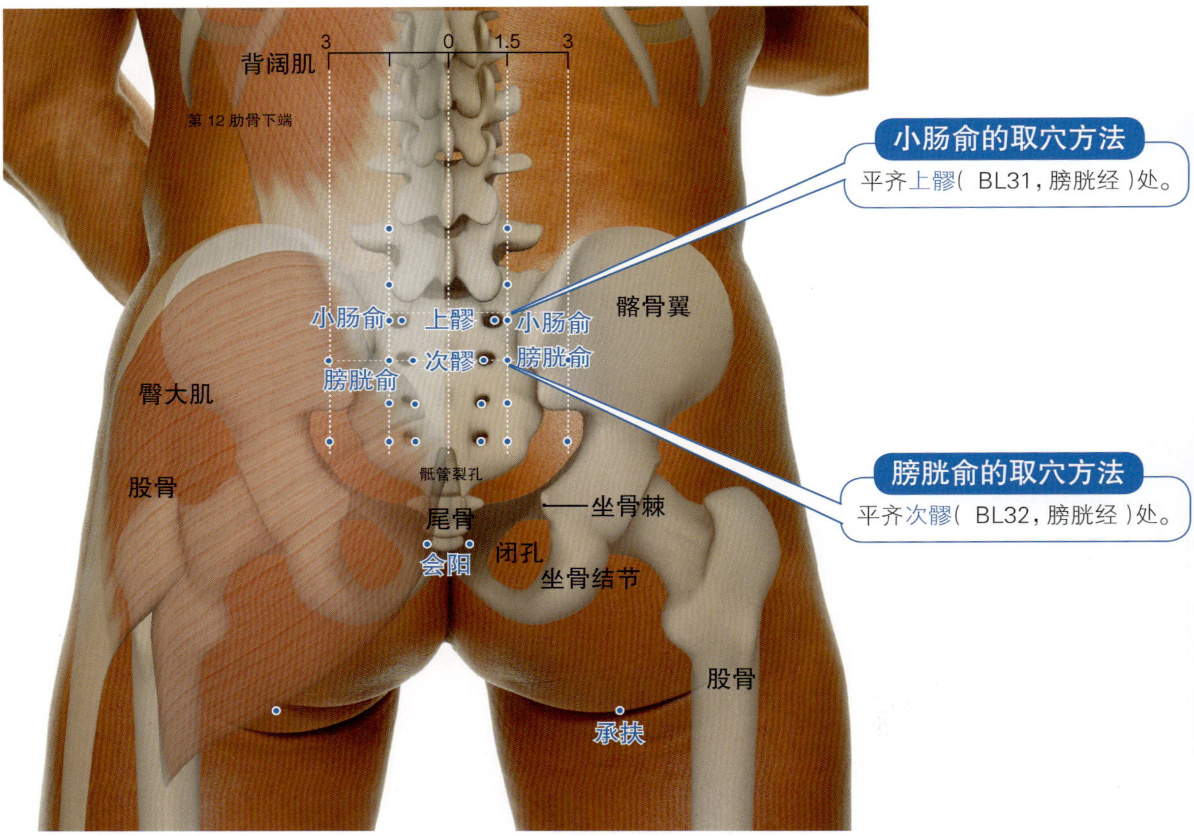

BL29 中膂俞

定位：在骶部，横平第 3 骶后孔，骶正中嵴旁开 1.5 寸。

【解剖】

- 皮肤：臀中皮神经（$S_{1\sim3}$）。
- 臀大肌内侧缘属骶丛分支，由通过梨状肌下孔的臀下神经肌支（$L_5\sim S_2$）支配。
- 梨状肌由骶丛分支的梨状肌肌支支配，可外旋大腿。
- 臀上动脉、静脉属髂内动脉、静脉壁支。

BL30 白环俞

定位：在骶部，横平第 4 骶后孔，骶正中嵴旁开 1.5 寸。

【解剖】

- 皮肤：臀中皮神经（$S_{1\sim3}$）。
- 臀大肌属骶丛分支，由通过梨状肌下孔的臀下神经肌支（$L_5\sim S_2$）支配。
- 臀上动脉、静脉属髂内动脉、静脉壁支。

中膂俞的取穴方法

平齐中髎（BL33，膀胱经）处。

白环俞的取穴方法

骶管裂孔旁开 1.5 寸，平齐下髎（BL34，膀胱经）处。

腰俞（GV2，督脉）旁开 1.5 寸处。

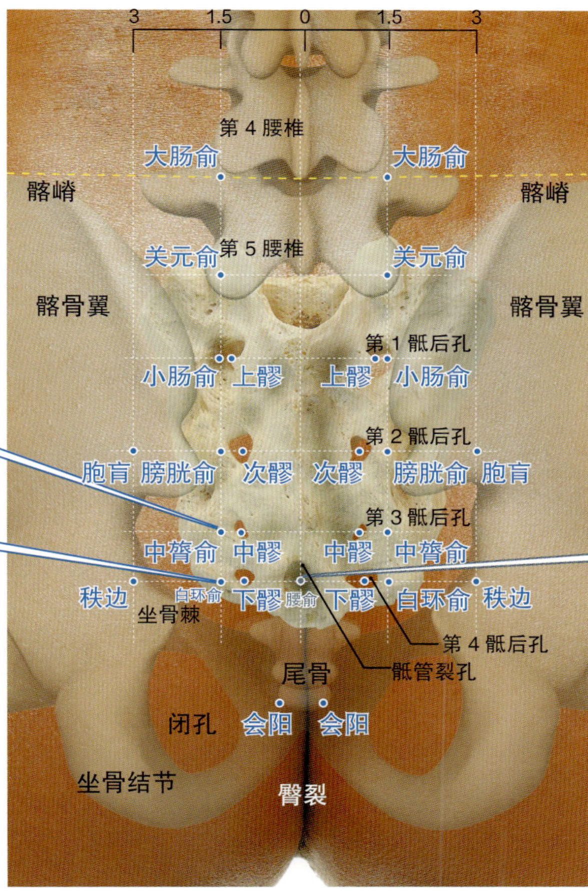

骨度法

后正中线至肩胛冈内侧缘为 3 寸。

八髎穴、小肠俞（BL27）、膀胱俞（BL28）、中膂俞（BL29）、白环俞 (BL30) 取穴以髂后上棘为基准。

腰俞的取穴方法

臀裂直上，骶管裂孔的凹陷处。

骶骨由 5 块骶椎融合而成，是支撑脊柱的基础。在背面，有棘突骨化的“骶正中嵴”、上关节骨化的“骶中间嵴”、横突骨化的“骶外侧”。骶骨呈倒三角形，后面凸起弯曲。骶骨在支持腰椎的同时，也有将躯体的负荷分散到骨盆及下肢的作用。

BL31 上髎

定位：在骶部，正对第 1 骶后孔中。

【解剖】

- 皮肤：臀中皮神经（S_1）属出第 1 骶后孔的第 1 骶骨神经后支的外侧支。
- 背阔肌筋膜由肩胛背神经支配，可后伸、内旋上臂。
- 腰背筋膜是包绕背部深部短肌的肌纤维鞘，胸腰筋膜在腰部肥厚处。
- 臀大肌内侧缘属骶丛分支，由通过梨状肌下孔的臀下神经肌支（$L_5\sim S_2$）支配。
- 竖脊肌由脊神经后支支配，可伸脊柱。
- 臀上动脉、静脉属髂内动脉、静脉壁支。

BL32 次髎

定位：在骶部，正对第 2 骶后孔中。

【解剖】

- 皮肤：臀中皮神经（S_2）属出第 2 骶后孔的第 2 骶骨神经后支的外侧支。
- 腰背筋膜是包绕背部深部短肌的肌纤维鞘，胸腰筋膜在腰部肥厚处。
- 臀大肌内侧缘属骶丛分支，由通过梨状肌下孔的臀下神经肌支（$L_5\sim S_2$）支配。
- 竖脊肌由脊神经后支支配，可伸脊柱。
- 臀上动脉、静脉属髂内动脉、静脉壁支。

BL33 中髎

定位：在骶部，正对第 3 骶后孔中。

【解剖】

- 皮肤：臀中皮神经（S_3）属出第 3 骶后孔的第 3 骶骨神经后支的外侧支。
- 臀大肌内侧缘属骶丛分支，由通过梨状肌下孔的臀下神经肌支（$L_5\sim S_2$）支配。
- 背阔肌筋膜由肩胛背神经支配，可后伸，内旋上臂。
- 腰背筋膜是包绕背部深部短肌的肌纤维鞘，胸腰筋膜在腰部肥厚处。
- 竖脊肌由脊神经后支支配，可伸脊柱。
- 臀上动脉、静脉属髂内动脉、静脉壁支。

上髎的取穴方法

确认次髎（BL32）后向上触摸，找到第 1 骶后孔的凹陷处。

次髎的取穴方法

平齐髂后上棘，大致位于髂后上棘与骶正中嵴的中点处。

中髎的取穴方法

确认次髎（BL32）后向下触摸，最先触诊到的凹陷处即是。

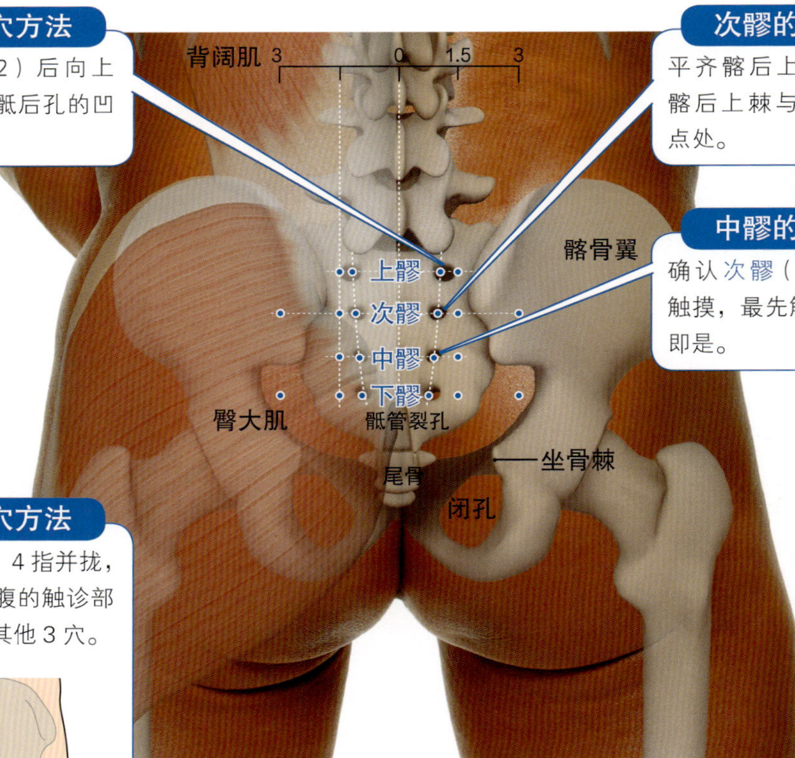

八髎的取穴方法

中指放于次髎处，4 指并拢，食指与无名指指腹的触诊部位的凹陷处即为其他 3 穴。

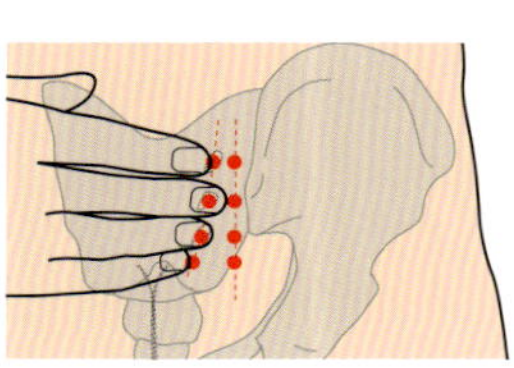

BL34 下髎

定位：在骶部，正对第 4 骶后孔中。

【解剖】

- 皮肤：臀中皮神经（S_3）。
- 臀大肌内侧缘属骶丛分支，由通过梨状肌下孔的臀下神经肌支（L_5~S_2）支配。
- 腰背筋膜是包绕背部深部短肌的肌纤维鞘，胸腰筋膜在腰部肥厚处。
- 竖脊肌由脊神经后支支配，可伸脊柱。
- 臀上动脉、静脉属髂内动脉、静脉壁支。

BL35 会阳

定位：在臀部，尾骨端旁开 0.5 寸。

【解剖】

- 皮肤：会阴神经（$S_{2\sim4}$）属骶丛由来的阴部神经的分支，支配会阴部皮肤感觉。
- 臀大肌属骶丛分支，由通过梨状肌下孔的臀下神经肌支（L_5~S_2）支配，可伸髋关节。
- 臀上动脉、静脉属髂内动脉、静脉壁支。

下髎的取穴方法

确认次髎（BL32）后向下触摸，触到的第 2 个凹陷处即是。
腰俞（GV2，督脉）旁开处。

会阳的取穴方法

会阳，尾骨下端旁开 0.5 寸凹陷处。
患者俯卧位，确认尾骨尖，其旁开 0.5 寸。难以确认时，臀部抬高，膝胸位取穴。

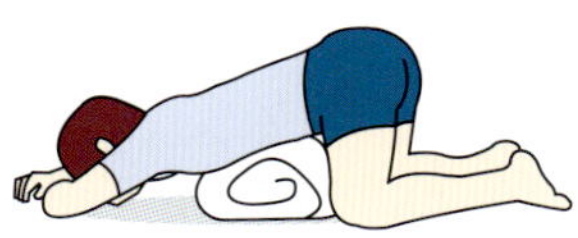

▲膝胸位

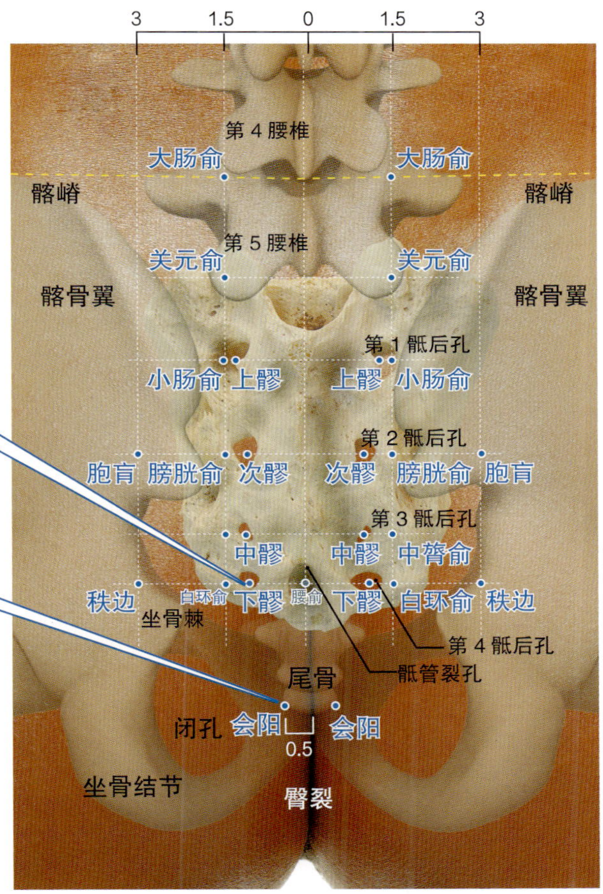

BL36 承扶

定位：在臀部，臀沟的中点。

【解剖】

- 皮肤：股后皮神经（S_2）属骶丛皮支。
- 臀大肌属骶丛分支，由通过梨状肌下孔的臀下神经肌支（L_5~S_2）支配，可伸髋关节。
- 股二头肌长头、半腱肌由坐骨神经的胫神经（L_4~S_3）支配，可伸髋关节，屈膝关节。
- 臀下动脉、静脉属髂内动脉、静脉壁支，通过梨状肌下孔，营养臀大肌。
- 深层：坐骨神经。

BL37 殷门

定位：在股后侧，股二头肌与半腱肌肉之间，臀沟下6寸。

【解剖】

- 皮肤：股后皮神经（S_2）属骶丛皮支。
- 股二头肌长头、半腱肌属坐骨神经的胫神经（L_4~S_3）支配，可伸髋关节，屈膝关节。
- 臀下动脉、静脉属髂内动脉、静脉壁支，通过梨状肌下孔，营养臀大肌。
- 穿动脉属股深动脉分支，是股骨的营养动脉。
- 深层：坐骨神经。

BL38 浮郄

定位：在膝后侧，股二头肌腱的内侧缘，腘横纹上1寸。

【解剖】

- 皮肤：股后皮神经（S_2）属骶丛皮支。
- 股二头肌由坐骨神经的胫神经（L_4~S_3）支配，可屈膝关节。
- 穿动脉属股深动脉分支，是股骨的营养动脉。
- 深层：坐骨神经之一的腓总神经。

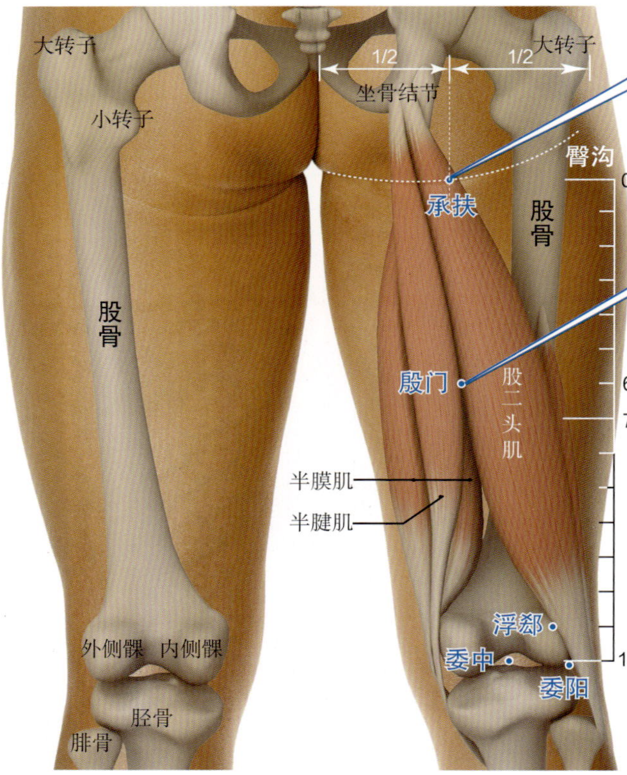

承扶的取穴方法

大腿后面中线与臀沟的交点。

殷门的取穴方法

俯卧位，屈膝抵抗外力负荷，容易确认半腱肌与股二头肌，股关节内外旋转时，更加明晰。殷门在承扶（BL36）与委中（BL40）连线上的中点的上方1寸处。

骨度法

臀沟至腘窝为14寸。

* 承扶（BL36）至委中（BL40）间的长度为14寸。

穿动脉

髂外动脉从腹股沟韧带下方的血管裂孔移行为股动脉，股动脉在大腿无分支，股深动脉是营养大腿肌肉的主要血管。从股深动脉发出的第1及第3分支的穿动脉，营养腘绳肌（股后肌群有股二头肌、半腱肌、半膜肌）。在股动脉与股深动脉分支的上方结扎时，股深动脉的侧支循环，为下肢提供血液。

腘绳肌（股后肌群）

由大腿后侧的股二头肌、半腱肌、半膜肌组成的肌群，称为腘绳肌。跑步，特别是短跑时腘绳肌是主力肌群。直立前屈时，如果腘绳肌柔软性欠佳，手指不能触碰到地面。

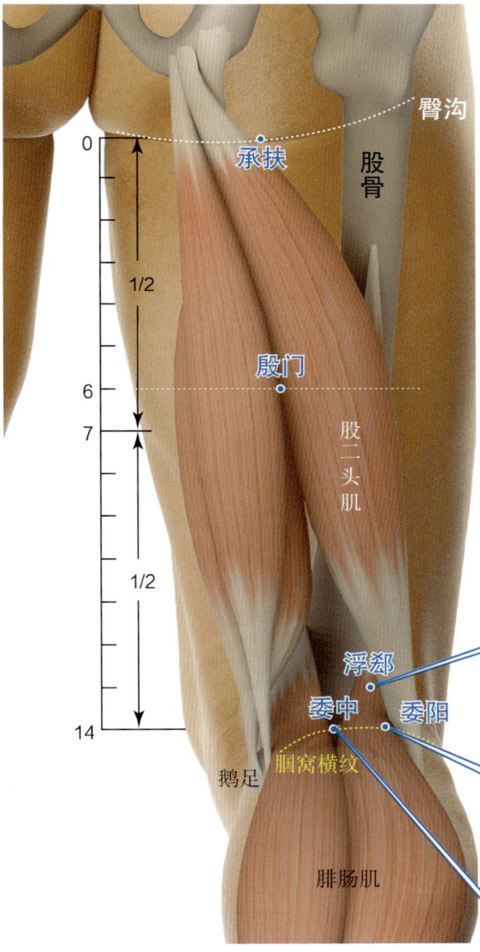

BL39 委阳

定位：在膝后外侧，股二头肌腱的内侧缘，腘横纹上。

【解剖】

- 皮肤：股后皮神经（S_2）属骶丛皮支；腓肠外侧皮神经属腓总神经皮支（L_4~S_2）。
- 股二头肌与腓肠肌外侧头，由坐骨神经的胫神经（L_4~S_3）支配。股二头肌可屈膝关节，腓肠肌外侧头屈足趾。
- 腘肌肌腱与足底肌由胫神经（L_5~S_1）支配。腘肌肌腱可屈膝关节，足底肌可屈足趾。
- 膝上外动脉、静脉属腘动脉、静脉分支。

BL40 委中

定位：在膝后侧，腘横纹中央。

【解剖】

- 皮肤：股后皮神经（S_2）属骶丛皮支；腓肠外侧皮神经属腓总神经皮支（L_4~S_2）。
- 腓肠肌内、外侧头由胫神经（$S_{1\sim2}$）支配，可屈足趾。
- 腘动脉、静脉属股动脉、静脉分支。
- 注入腘窝静脉的小隐静脉。

浮郄的取穴方法

膝关节微屈，股二头肌腱的内侧缘，委阳（BL39）上1寸。

委阳的取穴方法

委阳（BL39）外方，股二头肌腱的内侧缘，腘横纹上1寸。

委中的取穴方法

屈膝，腘横纹中央，腘动脉搏动处。

坐骨神经是末梢神经中最长最粗大的神经。自梨状肌下孔出骨盆后，从臀大肌下降至股骨背侧，分支至大腿背侧肌群。坐骨神经是股后群肌、小腿和足肌的运动神经，也是小腿和足的重要感觉神经。在腘窝上方，分为腓总神经与胫神经。在梨状肌，坐骨神经受压迫时，出现的压痛及放射线痛，称为梨状肌综合征。

BL41 附分

定位：在背部，第 2 胸椎棘突下缘，后正中线旁开 3 寸。

【解剖】

- 皮肤：胸神经（T_2）后侧皮支。
- 斜方肌起自第 2 胸椎棘突，由颈丛肌支（$C_{3\sim4}$）的副神经支配。
- 大、小菱形肌由肩胛背神经（$C_{4\sim5}$）支配，可上提和内牵肩胛骨。
- 竖脊肌由脊神经后支支配，可伸脊柱。
- 颈横动脉属锁骨下动脉的甲状腺下动脉的分支。

注意：针刺若沿着深层的肋间肌、壁胸膜、胸膜腔、脏胸膜的顺序进针，可引起气胸。

附分的取穴方法

附分与风门（BL12）平齐，在第 2 胸椎棘突下缘处。第 2、3 胸椎棘突之间旁开 3 寸处。

魄户的取穴方法

魄户、肺俞（BL13）与身柱（GV12，督脉）平齐，在第 3 胸椎棘突下缘处。身柱旁开 3 寸处。

骨度法

后正中线至肩胛冈内侧缘为 3 寸。

* 附分（BL41）至志室（BL52）的膀胱经穴位（膀胱经第 2 支），皆位于后正中线旁开 3 寸。

身柱的取穴方法

以后正中线与肩胛冈内侧缘的水平线交点为基准，确认第 3 胸椎棘突，第 3 胸椎棘突下缘的凹陷处即是。

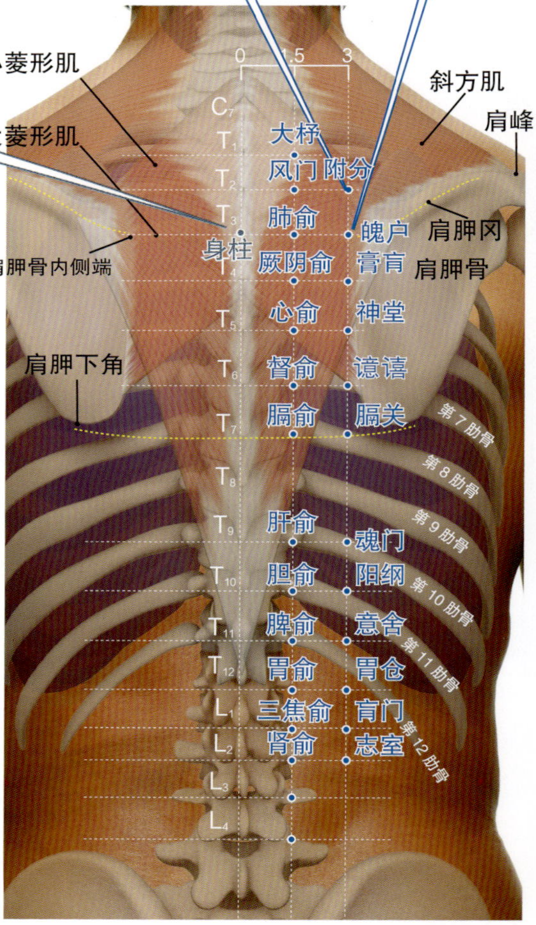

BL42 魄户

定位：在背部，第 3 胸椎棘突下缘，后正中线旁开 3 寸。

【解剖】

- 皮肤：胸神经（T_3）后侧皮支。
- 斜方肌起自第 2 胸椎棘突，属颈丛肌支（$C_{3\sim4}$）的副神经支配。
- 大、小菱形肌由肩胛背神经（$C_{4\sim5}$）支配，可上提和内牵肩胛骨。
- 竖脊肌由脊神经后支支配，可伸脊柱。
- 颈横动脉属锁骨下动脉的甲状腺下动脉的分支。

注意：针刺若沿着深层的肋间肌、壁胸膜、胸膜腔、脏胸膜的顺序进针，可引起气胸。

BL43 膏肓

定位：在背部，第 4 胸椎棘突下缘，后正中线旁开 3 寸。

【解剖】

- 皮肤：胸神经（T_4）后侧皮支。
- 斜方肌起自第 2 胸椎棘突，由颈丛肌支（$C_{2\sim4}$）的副神经支配。
- 大、小菱形肌由肩胛背神经（$C_{4\sim5}$）支配，可上提和内牵肩胛骨。
- 竖脊肌由脊神经后支支配，可伸脊柱。
- 颈横动脉属锁骨下动脉的甲状腺下动脉的分支。

注意：针刺若沿着深层的肋间肌、壁胸膜、胸膜腔、脏胸膜的顺序进针，可引起气胸。

BL44 神堂

定位：在背部，第 5 胸椎棘突下缘，后正中线旁开 3 寸。

【解剖】

- 皮肤：胸神经（T_5）后侧皮支。
- 斜方肌起自第 2 胸椎棘突起点，由颈丛肌支（$C_{3\sim4}$）的副神经支配。
- 背阔肌由肩胛背神经（$C_{6\sim8}$）支配，可后伸、内旋上臂。
- 竖脊肌由脊神经后支支配，可伸脊柱。
- 颈横动脉属锁骨下动脉的甲状腺下动脉的分支。

注意：针刺若沿着深层的肋间肌、壁胸膜、胸膜腔、脏胸膜的顺序进针，可引起气胸。

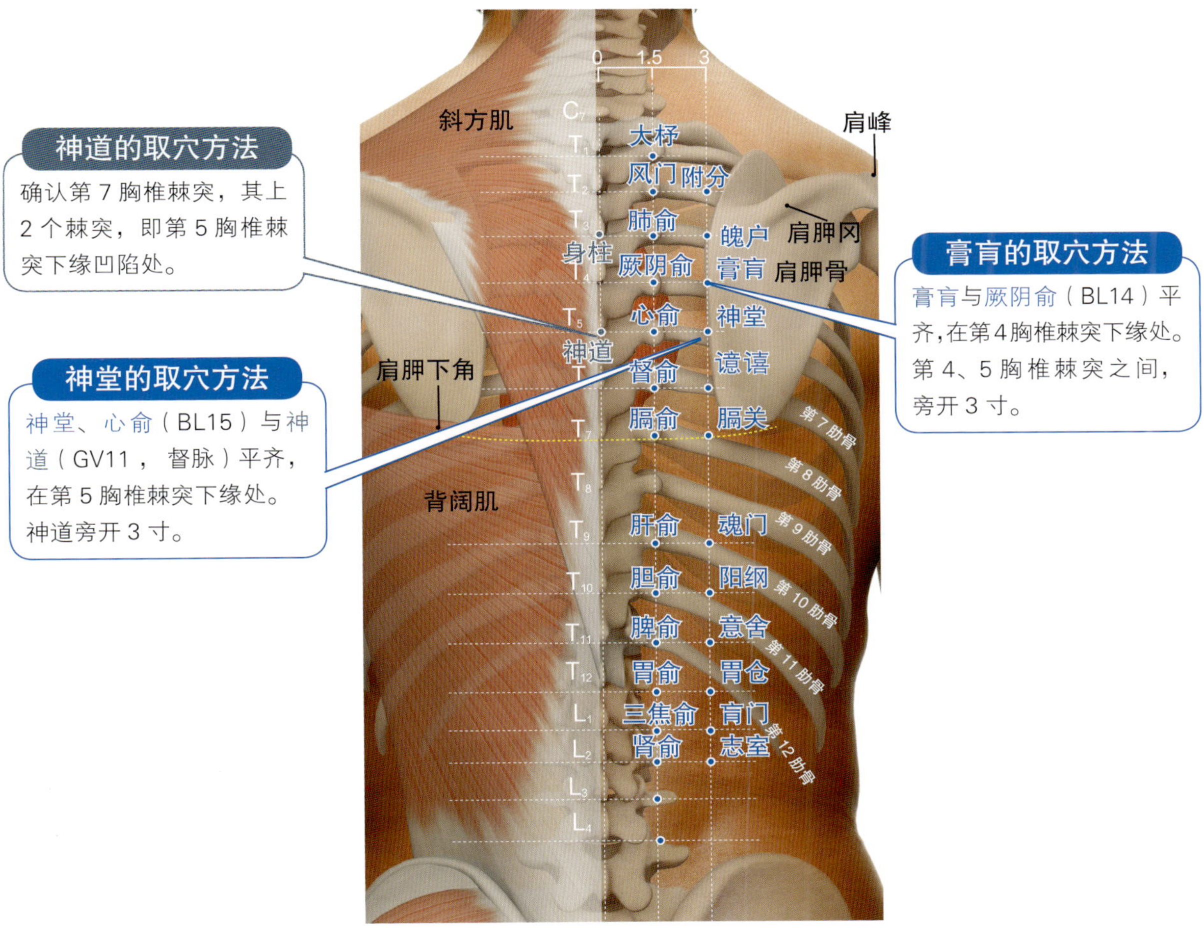

颈横动脉，在斜方肌外侧，由锁骨下动脉分出，通过臂丛抵达肩胛上角，分为颈深浅动脉和颈浅动脉。颈浅动脉抵达斜方肌前缘，分布斜方肌上部、中部的上方及肩胛提肌、冈上肌。因为沿肩胛骨内侧缘下行，所以也称为肩胛下动脉。

BL45 谚语

定位：在背部，第 6 胸椎棘突下缘，后正中线旁开 3 寸。

【解剖】

- 皮肤：胸神经（T_6）后侧皮支。
- 斜方肌起自第 2 胸椎棘突，由颈丛肌支（$C_{3\sim4}$）的副神经支配。
- 背阔肌由肩胛背神经（$C_{6\sim8}$）支配，可后伸、内旋上臂。
- 大、小菱形肌由肩胛背神经（$C_{4\sim5}$）支配，可上提和内牵肩胛骨。
- 颈横动脉属锁骨下动脉的甲状腺下动脉的分支。
- 听诊三角。

注意：针刺若沿着深层的肋间肌、壁胸膜、胸膜腔、脏胸膜的顺序进针，可引起气胸。

BL46 膈关

定位：在背部，第 7 胸椎棘突下缘，后正中线旁开 3 寸。

【解剖】

- 皮肤：胸神经（T_7）后侧皮支。
- 背阔肌由肩胛背神经（$C_{6\sim8}$）支配，可后伸、内旋上臂。
- 竖脊肌由脊神经后支支配，可伸脊柱。
- 胸背动脉属胸主动脉壁支。

注意：针刺若沿着深层的肋间肌、壁胸膜、胸膜腔、脏胸膜的顺序进针，可引起气胸。

听诊三角

背阔肌上缘、肩胛骨下角内侧缘与斜方肌外侧缘构成的三角形，称为听诊三角。

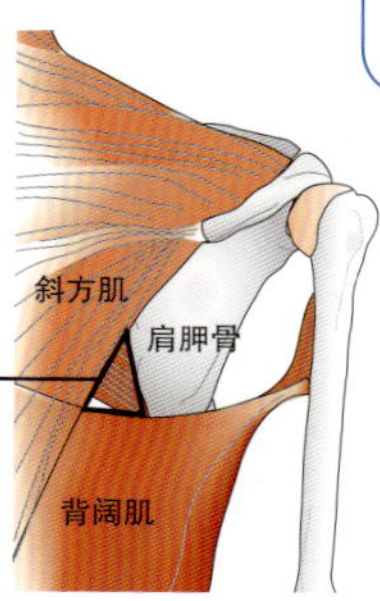

膈关的取穴方法

膈关、膈俞（BL17）与至阳（GV9，督脉）平齐，在第 7 胸椎棘突下缘，至阳旁开 3 寸处。

谚语的取穴方法

谚语、督俞（BL16）与灵台（GV10，督脉）平齐，在第 6 胸椎棘突下缘，灵台旁开 3 寸处。

灵台的取穴方法

确认第 7 胸椎棘突，其上 1 个棘突，即第 6 胸椎棘突，其下缘凹陷处即是。

至阳的取穴方法

平齐肩胛骨下角即第 7 胸椎棘突，其棘突下缘凹陷处即是。

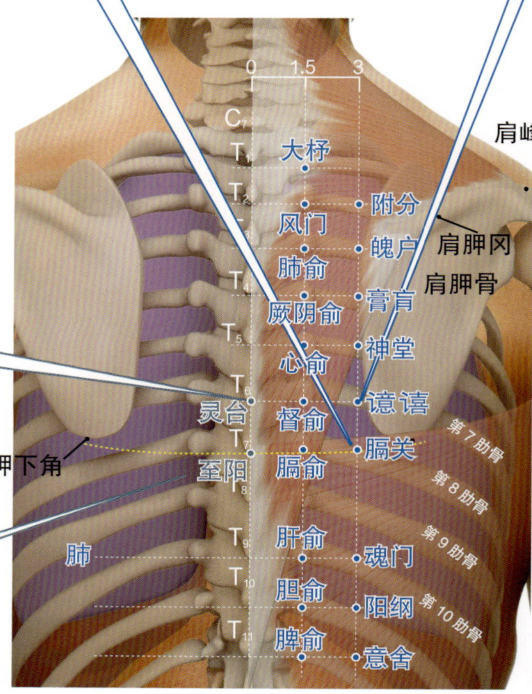

BL47 魂门

定位：在背部，第 9 胸椎棘突下缘，后正中线旁开 3 寸。

【解剖】

- 皮肤：胸神经（T_9）后侧皮支。
- 背阔肌由肩胛背神经（$C_{6\sim8}$）支配，可后伸、内旋上臂。
- 竖脊肌由脊神经后支支配，可伸脊柱。
- 胸背动脉属胸主动脉壁支。

注意：针刺若沿着深层的肋间肌、壁胸膜、胸膜腔、脏胸膜的顺序进针、可引起气胸。

BL48 阳纲

定位：在背部，第 10 胸椎棘突下缘，后正中线旁开 3 寸。

【解剖】

- 皮肤：胸神经（T_{10}）后侧皮支。
- 背阔肌由肩胛背神经（$C_{6\sim8}$）支配，可后伸、内旋上臂。
- 竖脊肌由脊神经后支支配，可伸脊柱。
- 胸背动脉属胸主动脉壁支。

注意：针刺若沿着深层的肋间肌、壁胸膜、胸膜腔、脏胸膜的顺序进针、可引起气胸。

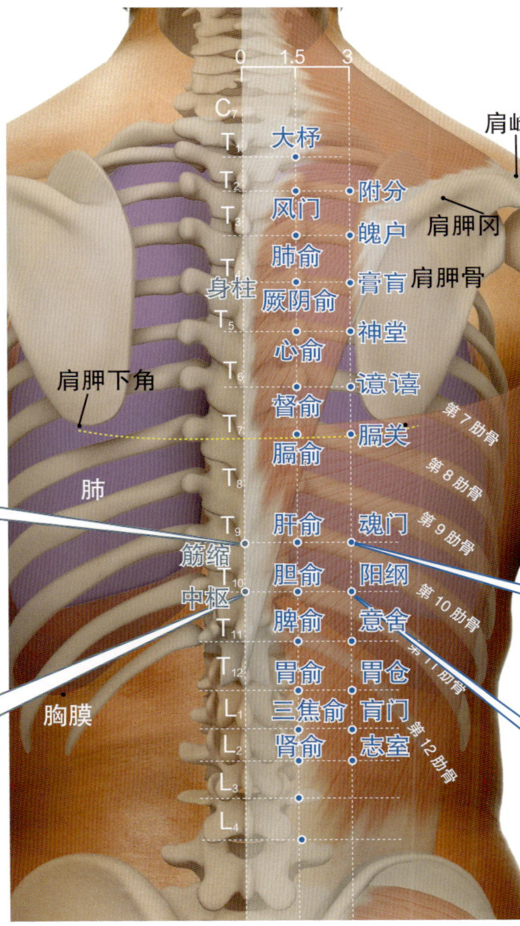

筋缩的取穴方法

确认第 7 胸椎棘突，其下 2 个棘突，即第 9 胸椎棘突，其下缘凹陷处即是。

中枢的取穴方法

平齐肩胛骨下角即第 7 胸椎棘突，其下 3 个棘突，即第 10 胸椎棘突，其下缘凹陷处即是。

魂门的取穴方法

魂门、肝俞（BL18）与筋缩（GV8， 督脉）平齐，在第 9 胸椎棘突下缘处。筋缩旁开 3 寸。

阳纲的取穴方法

阳纲、胆俞（BL19）与中枢（GV7 ，督脉）平齐，在第 10 胸椎棘突下缘处。中枢旁开 3 寸。

背阔肌属于背肌，可使肱骨后伸、旋内及内收。背阔肌起于下位胸椎、髂嵴、下位肋骨、肩胛下角，从不同的起始点向肩胛下角汇聚，止于肱骨结节间沟底。与背阔肌相关的棒球投球选手的肩关节疼痛，由肩胛下角的背阔肌损伤引起，肩部后方疼痛。

BL49 意舍

定位：在背部，第 11 胸椎棘突下缘，后正中线旁开 3 寸。

【解剖】

- 皮肤：胸神经（T_{11}）后侧皮支。
- 背阔肌由肩胛背神经（$C_{6\sim8}$）支配，可后伸、内旋上臂。
- 竖脊肌由脊神经后支支配，可伸脊柱。
- 胸背动脉属胸主动脉壁支。
- 深层：右侧肝脏右叶，左侧脾脏。

BL50 胃仓

定位：在背部，第 12 胸椎棘突下缘，后正中线旁开 3 寸。

【解剖】

- 皮肤：胸神经（T_{12}）后侧皮支。
- 背阔肌由肩胛背神经（$C_{6\sim8}$）支配，可后伸、内旋上臂。
- 竖脊肌由脊神经后支支配，可伸脊柱。
- 腰方肌由腰神经（T_{12}~L_4）支配。
- 胸背动脉属胸主动脉壁支。
- 深层：右侧肾脏，左侧脾脏。

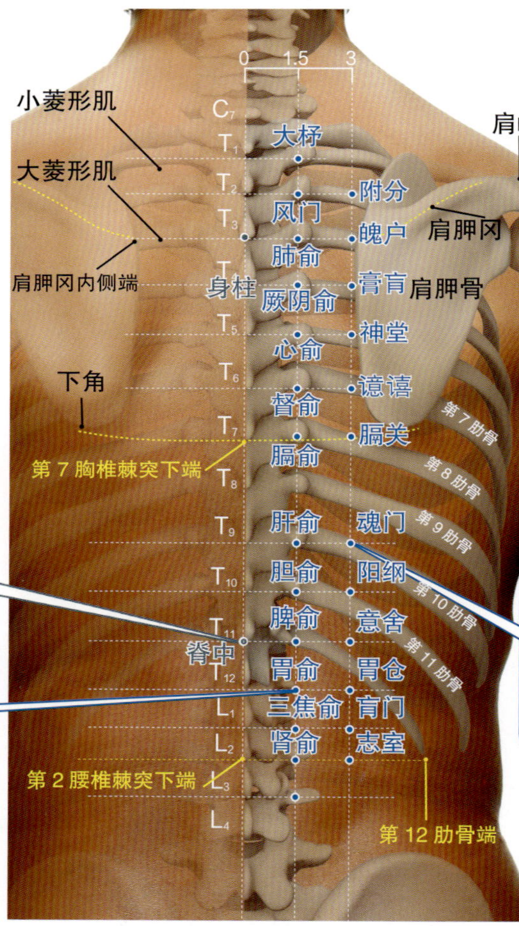

脊中的取穴方法

确认第 2 腰椎棘突，其上 3 个棘突，即第 11 胸椎棘突，其下缘凹陷处即是。

胃仓、胃俞的取穴方法

胃仓、胃俞（BL21）平齐，在第 12 胸椎棘突下缘处即是。

意舍的取穴方法

意舍、脾俞（BL20）与脊中（GV6，督脉）平齐，在第 11 胸椎棘突下缘处。脊中旁开 3 寸处。

BL51 肓门

定位：在腰部，第 1 腰椎棘突下缘，后正中线旁开 3 寸。

【解剖】

- 皮肤：腰神经后外侧皮支（L_1）。
- 背阔肌由肩胛背神经（$C_{6\sim8}$）支配，可后伸、内旋上臂。
- 腰背筋膜是包绕背部深部短肌的肌纤维鞘，胸腰筋膜在腰部肥厚处。
- 腰背动脉属胸主动脉壁支。
- 深层：肾脏、横结肠、结肠左曲。

BL52 志室

定位：在腰部，第 2 腰椎棘突下缘，后正中线旁开 3 寸。

【解剖】

- 皮肤：腰神经后外侧皮支（L_2）。
- 背阔肌由肩胛背神经（$C_{6\sim8}$）支配，可后伸、内旋上臂。
- 腰背筋膜是包绕背部深部短肌的肌纤维鞘，胸腰筋膜在腰部肥厚处。
- 竖脊肌由脊神经后分支配，可伸脊柱。
- 腰方肌由腰神经（T_{12}~L_4）支配。
- 腰背动脉属胸主动脉壁支。
- 深层：升结肠、结肠左曲。

腰三角

由腹外斜肌后缘、背阔肌外侧缘及髂嵴构成的三角区域，是腹后壁薄弱区之一，容易引起腰疝。

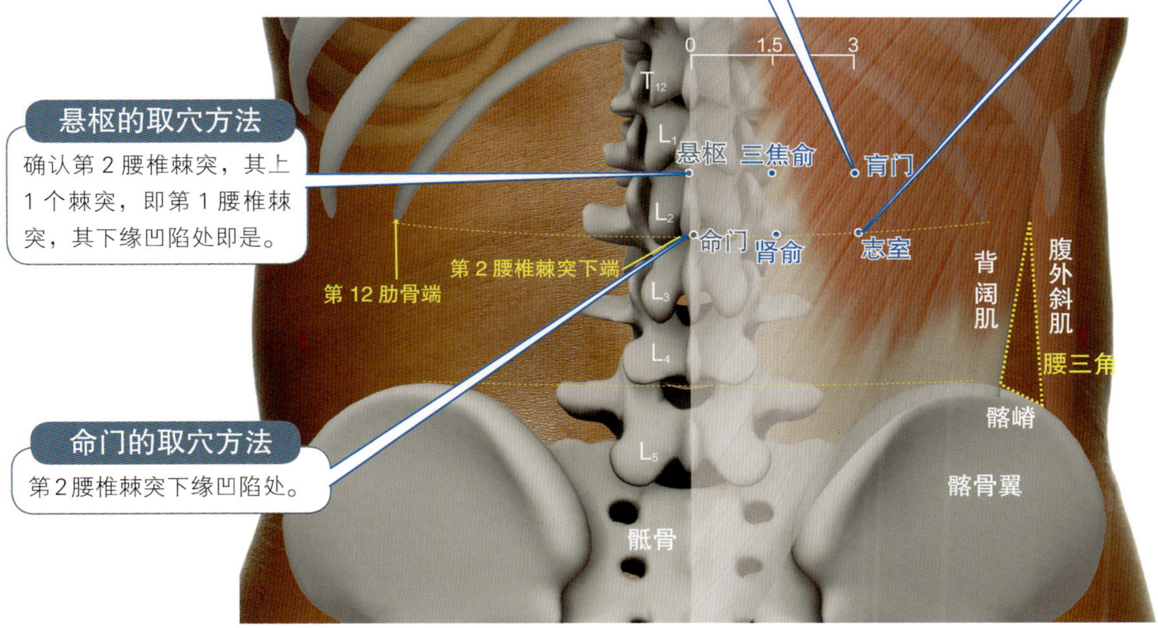

肋间动脉发自胸主动脉的 10 对肋间后动脉。走行按一定的间隔，从胸主动脉分出，第 3 对以下与同名肋神经沿肋骨沟伴行。肋间动脉营养躯干肌肉、胸部皮肤及脊髓。腹主动脉的 4 对腰动脉与肋间动脉一样走行，营养脊髓、腰及腹部。左右的腰静脉及肋间静脉、汇集于奇静脉，经由上腔静脉注入右心房。

BL53 胞肓

定位：在臀部，横平第 2 骶后孔，骶正中嵴旁开 3 寸。

【解剖】

- 皮肤：臀中皮神经（L_{1-3}）。
- 臀大肌属骶丛分支，由臀下神经肌支（L_5~S_2）支配，可伸髋关节。
- 臀中肌、臀小肌属腰骶丛分支，由臀上神经肌支（L_5~S_1）支配，可外展髋关节。
- 臀上动脉、静脉属通过梨状肌上孔的髂内动脉、静脉壁支。
- 深层：髋骨。

BL54 秩边

定位：在臀部，横平第 4 骶后孔，骶正中嵴旁开 3 寸。

【解剖】

- 皮肤：臀中皮神经（L_{1-3}）。
- 臀大肌属骶丛分支，由臀下神经肌支（L_5~S_2）支配，可伸髋关节。
- 臀中肌、臀小肌属腰骶丛分支，由臀上神经肌支（L_5~S_1）支配，可外展髋关节。
- 臀下动脉、静脉属通过梨状肌上孔的髂内动脉、静脉壁支。
- 深层：髋骨。

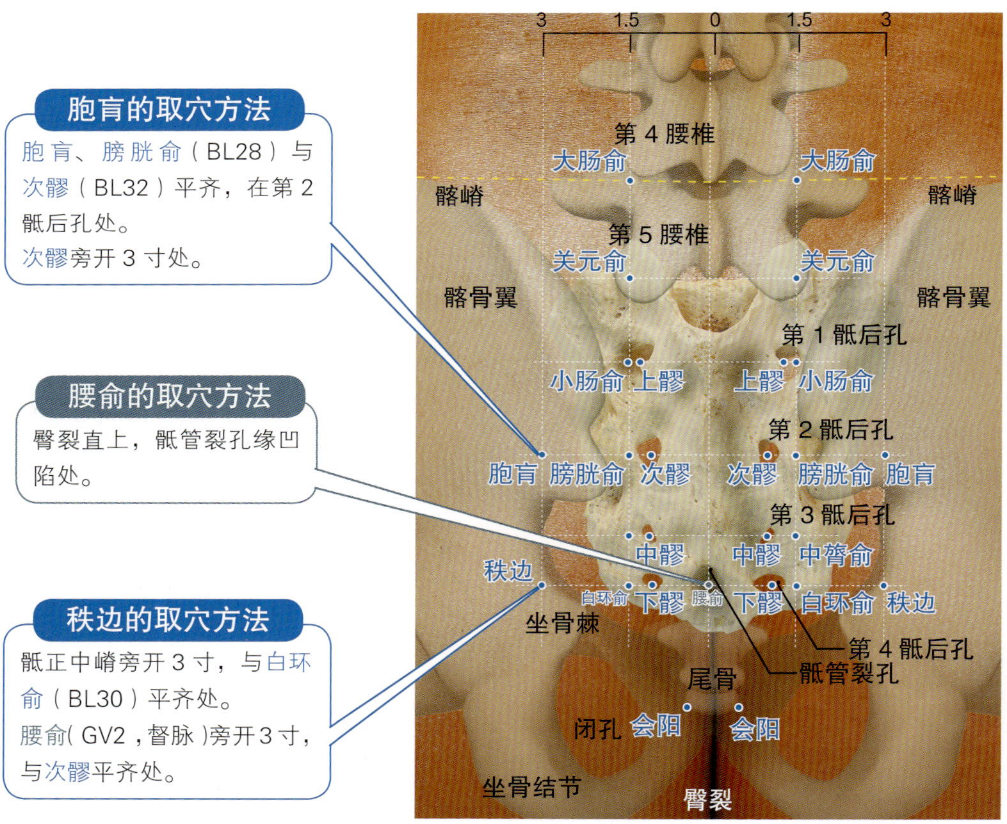

BL55 合阳

定位：在小腿后侧，腘横纹下 2 寸，腓肠肌内、外头之间。

【解剖】

- 皮肤：腓肠内侧皮神经（S_2）属胫神经皮支。
- 腓肠肌与比目鱼肌一起止于跟骨结节，由胫神经（S_{1-2}）支配，可跖屈足。
- 胫后动脉、静脉属腘动、静脉分支。
- 小隐静脉注入腘静脉。

BL56 承筋

定位：在小腿后侧，腓肠肌两肌腹之间，腘横纹下 5 寸。

【解剖】

- 皮肤：腓肠内侧皮神经（L_5）属胫神经皮支。
- 腓肠肌与比目鱼肌一起止于跟骨结节，由胫神经（S_{1-2}）支配，可跖屈足。
- 胫后动脉、静脉属腘动、静脉分支。
- 小隐静脉注入腘静脉。

承筋的取穴方法

合阳（BL55）与承山（BL57）的中点处。

BL57 承山

定位：在小腿后侧，腓肠肌两肌腹与跟腱交会处。

【解剖】

- 皮肤：腓肠内侧皮神经（L_5）属胫神经皮支。
- 腓肠肌与比目鱼肌一起止于跟骨结节，由胫神经（S_{1-2}）支配，可跖屈足。
- 胫后动脉、静脉属腘动、静脉分支。
- 小隐静脉注入腘静脉。
- 深层：胫神经（L_4~S_3）。

合阳的取穴方法

委中（BL40）与承山（BL57）的连线上，并于委中向下 2 寸处。

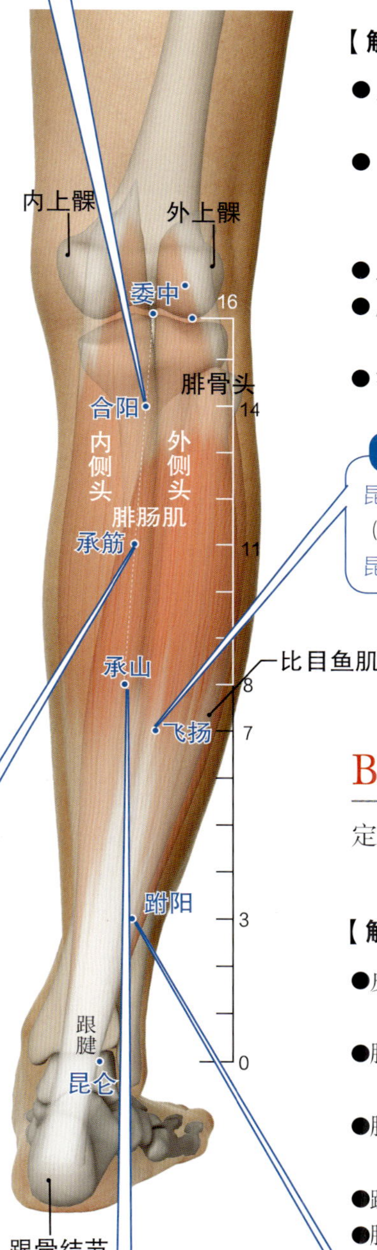

承山的取穴方法（1）

委中（BL40）下方 8 寸。

BL58 飞扬

定位：在小腿后外侧，腓肠肌外侧头下缘与跟腱移行处，昆仑（BL60）直上 7 寸。

【解剖】

- 皮肤：腓肠外侧皮神经（L_4~S_2），属腓总神经皮支。
- 小腿三头肌是由腓肠肌、比目鱼肌构成，止于跟骨结节，由胫神经（S_{1-3}）支配。
- 趾长屈肌由胫神经（L_5~S_2）支配。
- 腓动脉、静脉属腘动脉之胫后动脉、静脉的分支。
- 深层：胫神经（L_4~S_3）。

飞扬的取穴方法

昆仑（BL60）上方，承山（BL57）外下方 1 寸处。
昆仑（BL60）上方 7 寸处。

骨度法

腘窝至外踝尖为 16 寸。

BL59 跗阳

定位：在小腿后外侧，腓肠肌与跟腱之间，昆仑直上 3 寸。

【解剖】

- 皮肤：腓肠外侧皮神经（L_4~S_2），属腓总神经皮支。
- 腓肠神经（L_4~S_3）由腓肠外侧皮神经和腓肠内皮神经吻合而成。
- 腓骨短肌由腓浅神经肌支（L_4~S_1）支配，可跖屈、外翻足。
- 趾长屈肌由胫神经（L_5~S_2）支配。
- 腓动脉、静脉属腘动脉之胫后动脉、静脉的分支。

跗阳的取穴方法

昆仑（BL60）上方 3 寸，跟腱与腓骨短肌腱。

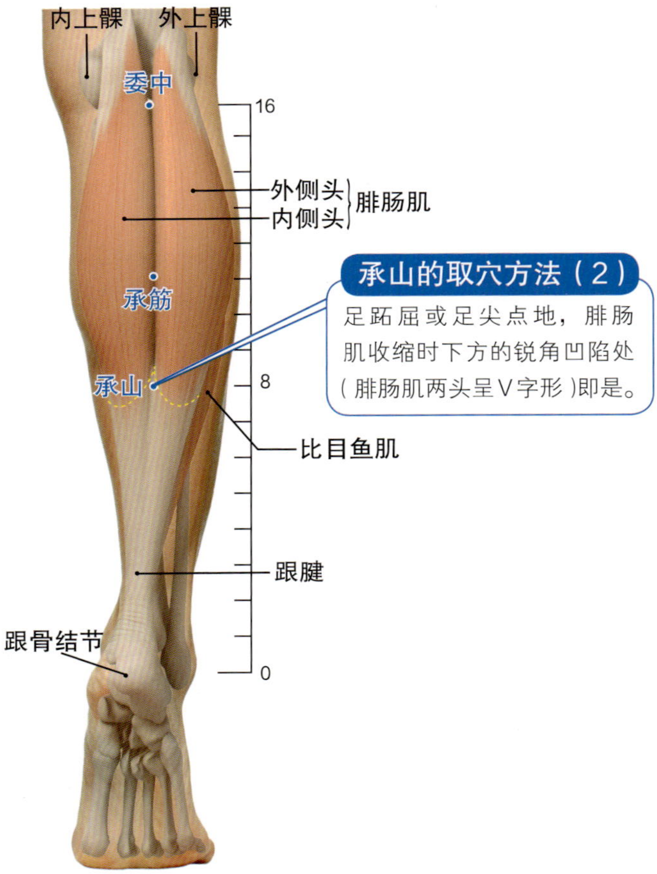

BL60 昆仑

定位：在踝后外侧，外踝尖与跟腱之间的凹陷中。

【解剖】

- 皮肤：腓肠神经（S_1）由腓肠外侧皮神经和腓肠内皮神经吻合而成。
- 跟腱是由胫神经（$S_{1\sim2}$）支配的小腿三头肌肌腱。
- 腓动脉、静脉属腘动脉之胫后动脉、静脉的分支。
- 小隐静脉注入腘静脉。

BL61 仆参

定位：在足外侧，昆仑（BL60）直下，跟骨外侧，赤白肉际处。

【解剖】

- 皮肤：腓肠神经（S_1）跟骨外侧支。
- 深层：跟腱。

BL62 申脉

定位：在足外侧，外踝尖直下，外踝下缘与跟骨之间凹陷中。

【解剖】

- 皮肤：腓肠神经（S_1）的足背外侧皮神经分支。
- 腓骨长、短肌受腓浅神经肌支（L_4~S_2）支配。
- 由外踝前动脉构成的外踝动脉网。
- 深层：跟骰背侧韧带。
- 伸肌下支持带，可支持小腿前侧伸肌肌腱。

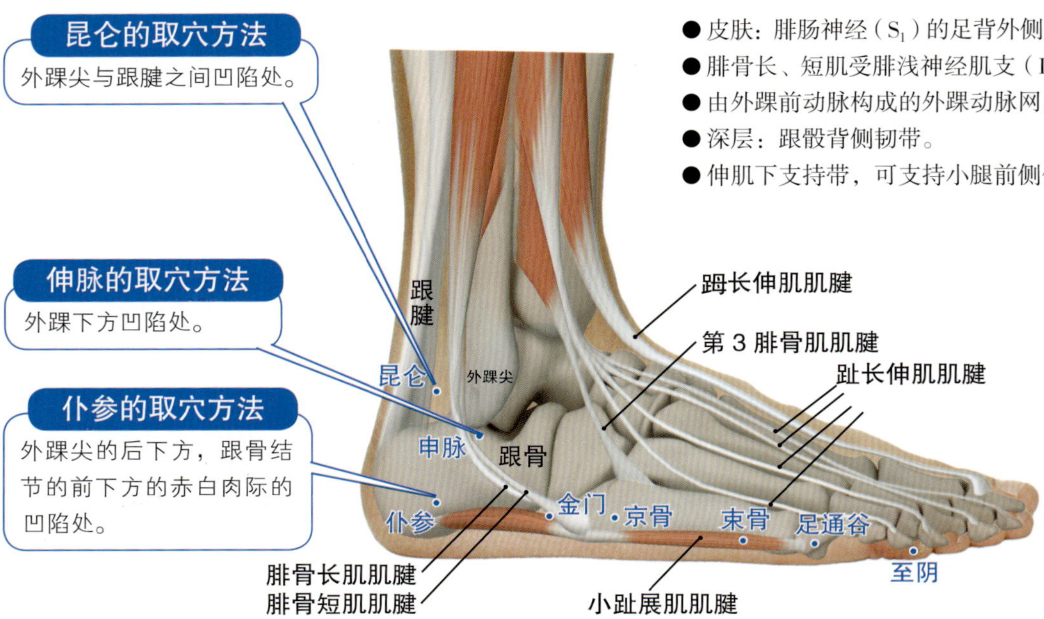

BL63 金门

定位：在足背，外踝前缘直下，第 5 跖骨粗隆后方，骰骨下缘凹陷处。

【解剖】

- 皮肤：足背外侧皮神经（S_1）属腓肠神经分支。
- 腓骨长肌腱（S_1）属腓浅神经肌支。
- 小趾展肌由胫神经分支的足底外侧神经（$S_{1\sim2}$）支配。
- 由外踝前动脉构成的外踝动脉网。
- 深层：腓骨短肌腱止点的第 5 跖骨粗隆。

BL64 京骨

定位：在足外侧，第 5 跖骨粗隆前方，赤白肉际处。

【解剖】

- 皮肤：足背外侧皮神经（S_1）属腓肠神经分支。
- 小趾展肌由胫神经分支的足底外侧神经（$S_{1\sim2}$）支配。
- 足底外侧动脉属足背动脉分支。
- 深层：腓骨短肌腱止点的第 5 跖骨粗隆。

BL65 束骨

定位：在足外侧，第 5 跖趾关节的近端，骰骨下缘凹陷处。

【解剖】

- 皮肤：足背外侧皮神经（S_1）属腓肠神经分支。
- 小趾展肌、小趾对跖肌由胫神经分支的足底外侧神经（$S_{1\sim2}$）支配。
- 足底动脉弓分支的跖足底固有动脉。

BL66 足通谷

定位：在足趾，第 5 跖趾关节的远端外侧，赤白肉际处凹陷处。

【解剖】

- 皮肤：足背外侧皮神经（S_1），属腓肠神经分支。
- 足背静脉网的外侧支。
- 深层：小趾展肌止点的第 5 趾骨底。

BL67 至阴

定位：在足趾，小趾末节外侧，趾甲根角侧后方 0.1 寸（指寸），沿趾甲外侧画一直线与趾甲基底缘水平线交点处。

【解剖】

- 皮肤：足背外侧皮神经（S_1），属腓肠神经分支。
- 足底外侧动脉、静脉属胫后动脉、静脉分支。
- 深层：小趾展肌止点的第 5 远节趾骨。

金门的取穴方法

第 5 跖骨粗隆后方，骰骨下缘凹陷处。

京骨的取穴方法

第 5 跖骨粗隆的前缘，赤白肉际处凹陷处。

束骨的取穴方法

从跟骨向足尖方向，触摸第 5 跖骨外侧缘，触到的赤白肉际处凹陷处。

足通骨的取穴方法

确认第 5 跖趾关节，其远端外侧，赤白肉际处凹陷处。

至阴的取穴方法

沿小趾趾甲外侧画一直线与趾甲基底缘水平线交点，其外侧缘处。

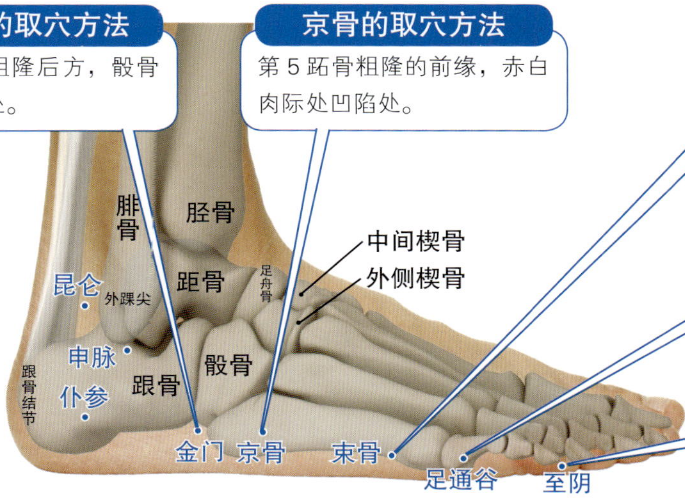

腓骨长肌，起自腓骨上 2/3 的外侧面，经外踝后方、跟骨外侧面及腓骨肌下支持带转至足底，止于第 1 楔骨。腓骨短肌，起自腓骨外侧面下方，止于第 5 跖骨底。腓骨肌支持带的断裂及松弛，会使腓骨肌肌襻移到外踝上面，称为腓骨肌肌襻脱臼，反复发作会诱发腱鞘炎。另外，足内翻挫伤时，由于腓骨短肌的牵拉，会引起第 5 跖骨基底部的断裂骨折。

足少阴肾经
KI（Kidney Meridian）

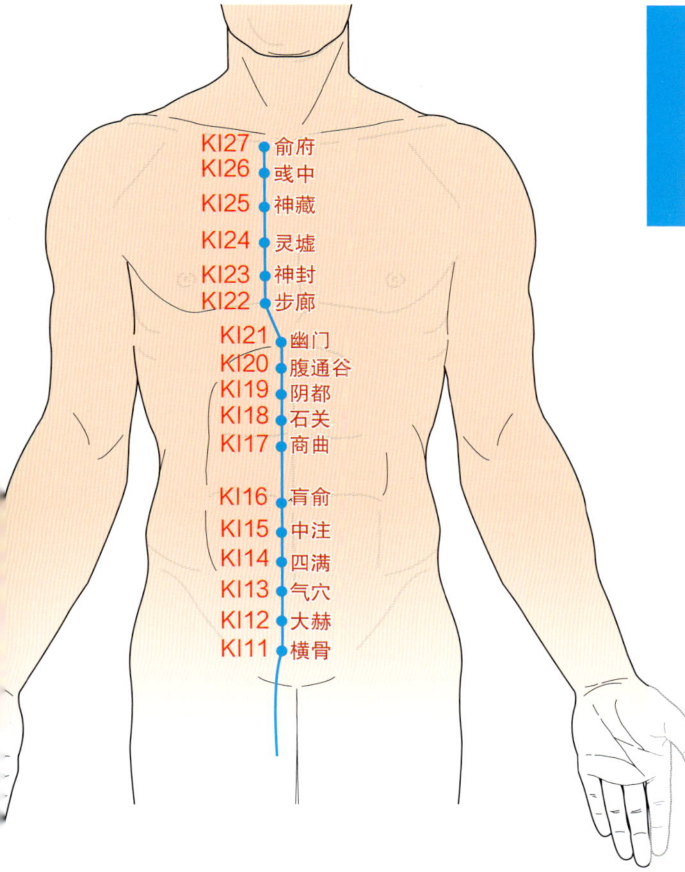

肾藏精

肾为“作强之官”，藏精，主人体的生命活动，生长、发育与生殖。肾精对五脏六腑的正常生理功能有重要作用。

肾主水

肾主水、即调节人体水液代谢。在正常状态下，水入胃，由脾转输于肺，输布周身，水液代谢的产物通过汗液及尿液排出体外。

肾主纳气

肾主纳气，即将肺吸入的气深纳于肾。通过肾之纳气，使（肾）精活化为元气。

主治

是动病：虽有空腹感却无食欲，面黑，呼吸困难，咯血，眩晕，倦怠喜卧，易惊恐等。

所生病：舌干，咽喉肿痛，胸中苦闷，黄疸，泄泻，肾经循行部位（腰脊背、股内后侧、足底）的疼痛，痿弱无力，足心热等。

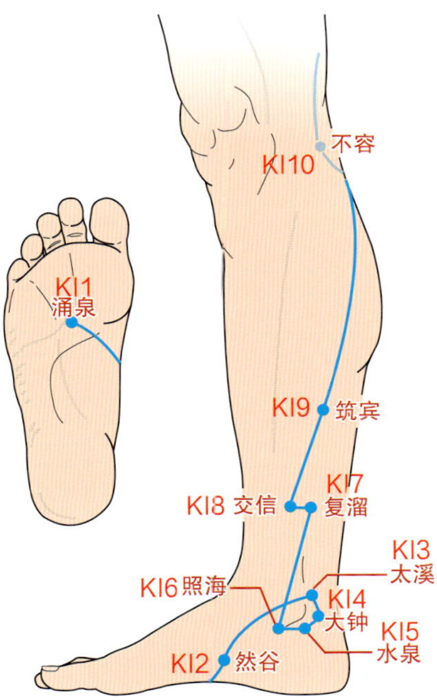

KI1 涌泉
别名：地冲。
特定穴：肾经的井木穴。
穴性：开窍，宁心。

KI2 然谷
别名：然骨、龙渊、龙泉。
特定穴：肾经的荥火穴。
穴性：滋阴补肾，清热利湿。

KI3 太溪
特定穴：肾经的原穴、俞土穴。
穴性：益肾降火，通调冲任。

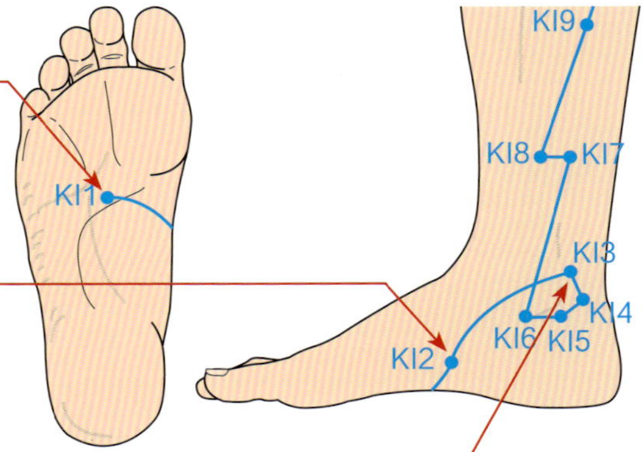

足底面（右）

KI4 大钟
特定穴：肾经的络穴。
穴性：益肾，清热，安神。

KI5 水泉
别名：大敦。
特定穴：肾经的郄穴。
穴性：通调经血，疏利下焦。

KI6 照海
特定穴：八脉交会穴。
穴性：滋阴补肾，利咽明目。

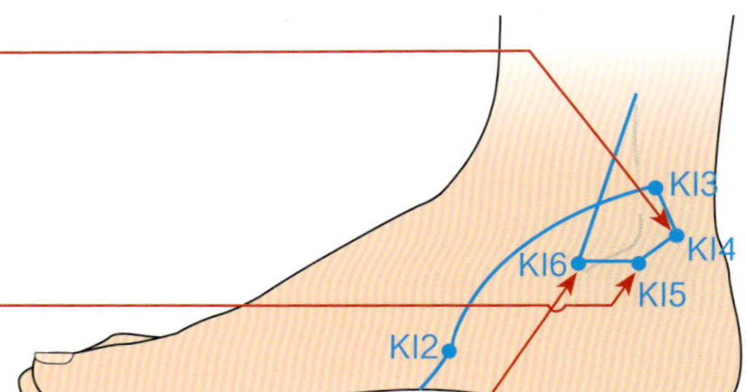

内侧面

KI7 复溜
别名：伏白、昌阳。
特定穴：肾经的经金穴。
穴性：滋肾祛湿。

KI8 交信
特定穴：阴跷脉的郄穴。
穴性：调经，利水，理下焦。

KI9 筑宾
特定穴：阴维脉的郄穴。
穴性：利下焦，清神志。

KI10 阴谷
特定穴：肾经的合水穴。
穴性：益元壮肾，除胀满。

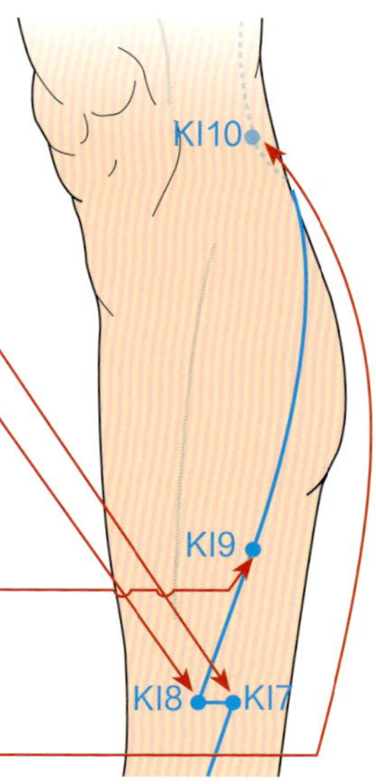

穴性解说

滋阴：补阴。
冲任：冲脉与任脉。
利水：调节体内水液代谢，使水液代谢的产物排出体外。
理下焦：改善下焦功能。
清神志：调节五神［魂、神、意、魄、精（志）］。
益元：也称培元、壮元、补元，补充能量源泉的元气。
除胀满：改善腹部胀满。

•**涌泉**，位于足底凹陷处。是肾经的井木穴，代表肾经的气血从地下如泉水一样涌出。

•**然谷**，又称然骨。古代中国，然骨指足舟骨，然谷位于足舟骨下缘凹陷处，“然”与“燃”有关，有针刺此穴可以产生“内热”之说。

•**太溪**，意为此穴位于跟腱前方，如溪谷一般大的凹陷处。

•**大钟**，指跟骨外形宛如大钟，“踵”（脚后跟）发音与“钟”相近。该穴如鱼钩一样位于跟骨上面。

•**水泉**，肾经的郄穴，对水肿、浮肿、月经不调有效。肾经穴位的名称很多与水有关。

•**照海**，指肾经经气宛如海水一样汇集到该穴。该穴可明目，对眼疾有效。

•**复溜**，指肾经经气在该穴再次流注。肾经经气由太溪、大钟、水泉，循内踝再向上行。“复”，通“伏”，指肾经经气在该穴由浅入深流注。

•**交信**，位于三阴交直下，与脾经交会处。在中国古代，月经称为“信（月信）”，交信因可以治疗月经不调而得名。

•**筑宾**的“筑”，指此穴位于腓肠肌（内侧头）收缩隆起部位；“宾”，指奇经八脉的阴维脉犹如宾客，在筑宾（迎宾馆）交会。

•**阴谷**，指该穴位于腘窝横纹阴侧（内侧）的凹陷部，或指位于半腱肌肌腱与半膜肌肌腱之间的峡谷间隙。

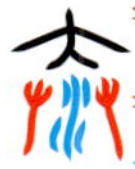

泰的篆字

泰 太

“泰”是“太”的异体字（或简化字，关于“太”与“泰”的关系存在不同说法）。泰的篆字表示满满的水从两手之间流过，或双手救助落水的人。由此引申为宽阔、悠然等。“太”也有大的意思。

足少阴肾经承接足太阳膀胱经气，起于小趾之下，斜向足心（涌泉），出于舟骨粗隆下（然谷），沿内踝后（太溪、大钟、水泉），进入足跟（照海），循内踝再向上行、交于足厥阴肝经、足太阴脾经之后，经复溜、交信，相交于三阴交（SP6，脾经，肝经也在此交汇），循小腿内侧（筑宾），出腘窝的内侧（阴谷）。

KI11 横骨
别名：下极、屈骨。
穴性：清利下焦，益肾。

KI12 大赫
别名：阴维、阴关。
穴性：理下焦，益肾。

KI13 气穴
别名：胞门、子户。
穴性：调经，利气，止泻。

KI14 四满
别名：髓府。
穴性：调经，利气，消肿胀。

KI15 中注 穴性：调经，通便，理肠。

KI16 肓俞 穴性：温中理气。

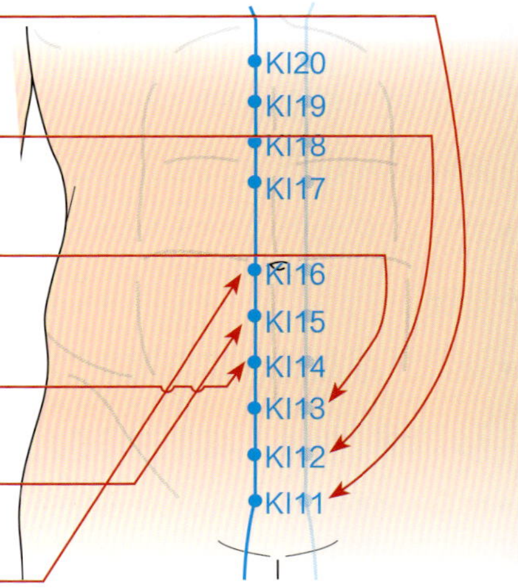

穴性解说

下焦：腹腔脐以下部位，包括肾、膀胱、大肠等部位。
益肾：提高肾功能。
止泻：治疗腹泻。
消胀满：改善腹部胀满。
理气：疏畅气机，使气行通畅。
散结：消散郁结、肿块。
宽胸：宣通胸膈，消除胸闷痞满。

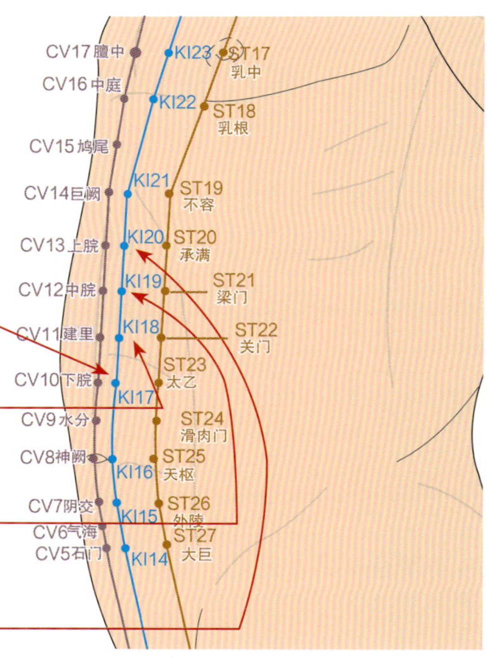

KI17 商曲 穴性：调理肠胃。

KI18 石关 穴性：调胃，宽肠，理气，散结。

KI19 阴都
别名：食宫。
穴性：调理肠胃，宽胸理气。

KI20 腹通谷
别名：通谷。
穴性：调理中焦。

•**横骨**，中国古代指“耻骨”，横骨穴位于耻骨上。除此之外，横骨也指舌骨、锁骨。

•**大赫**的“赫”，两个“赤”并列，意为红色、明亮，盛大。大赫的由来有不同说法。有肾经与奇经八脉的冲脉合流之处，阴气汇集之说。也有妊娠时，胎儿隆起之处的说法。

•**气穴**，气的聚集之处（还有不同解释）。

•**四满**，有不同解释。有四肢之气汇集部位之说。有大小肠、膀胱及精室的位置从四方包围起来之说。有可以治疗腹满、胀满等之说。还有代表肾经腹部的第 4 个穴位之说。

•**中注**，肾气注入胞中（腹腔内）之意。

•**肓俞**的“肓”，指肓膜，肓膜意为五脏之间的薄膜组织，由此引申、肓俞、肓门、胞肓等与肠系膜有关。肓俞是位于肾气深入腹腔处的穴位，与肓门互为表里。

•**商曲**的“商”，为五音之一，代表金，与肺、大肠相关；“曲”，指转曲的大肠，即横结肠的部位，或身体弯曲。与商曲平齐的太乙的“乙”一样，可以表示身体弯曲。

•**石关**的“石”，比喻此穴位于如石块一样坚硬，隆起的腹直肌上。此穴对如石块一样坚硬的便秘、不孕、胀满等有效；“关”，指治疗上述疾患的要点所在，也有食物通过的重要部位的意思。

•**阴都**，冲脉的交会穴，阴气汇集之处。

•**腹通谷**，此穴位于谷物通过的胃的贲门处。也有肾经与冲脉（奇经八脉之一）通过处之意。

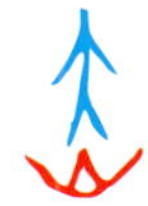

赤的甲骨文

赤由“大”和“火”组成

赫

赤由“大”和“火”组成，代表火焰燃烧的颜色。也有“大”代表手足伸展的人，用火祛邪避讳的说法。“赫”，二个“赤”并列，强调明亮。

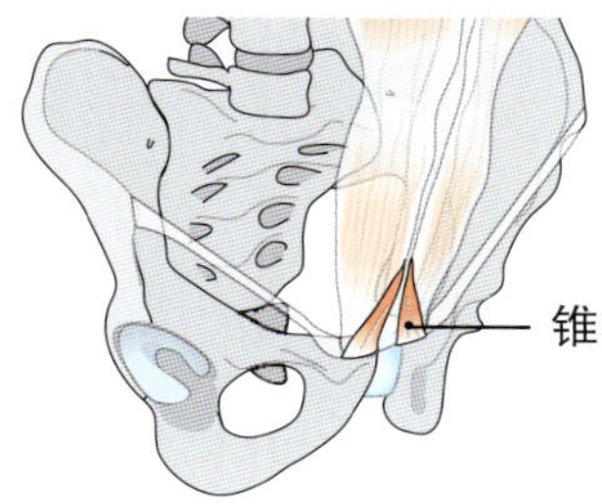

五行的五音

音节为黄钟宫调式

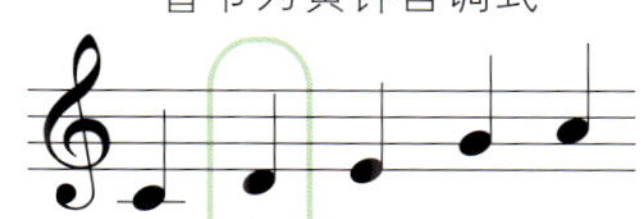

宫	商	角(鱼)	徵	羽
脾	肺	肝	心	肾
胃	大肠	胆	小肠	膀胱

足少阴肾经出腘窝的内侧，向上行股内后缘，在长强（GV1，督脉）交会，由此向上出耻骨上缘，循行于腹部前正中线旁开 0.5 寸（横骨、大赫、气穴、四满、中注、肓俞、商曲、石关、阴都、腹通谷）。

KI21 幽门 别名：上门。
穴性：降逆和胃，利咽。

KI22 步廊 别名：步郎。
穴性：宽胸，理气，降逆。

KI23 神封 穴性：宽胸利气，通乳。

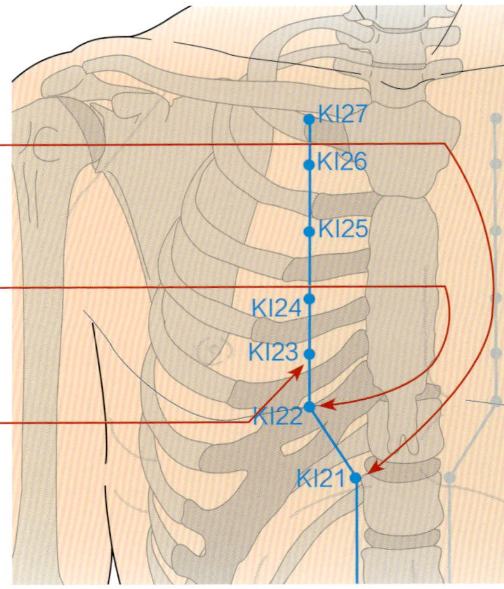

穴性解说

和胃：与“和中”意思相近，改善胃气不和等情况。
利咽：调节咽喉的功能。
宽胸：宣通胸膈，消除胸闷痞满。
利气：与“理气”意思相近，疏畅气机，使气行通畅。
平喘：改善呼吸困难及喘息。

KI24 灵墟 别名：灵墙。
穴性：调经，利气，消肿胀。

KI25 神藏 穴性：宽胸利气。

KI26 彧中 别名：或中。
穴性：利气，止咳平喘。

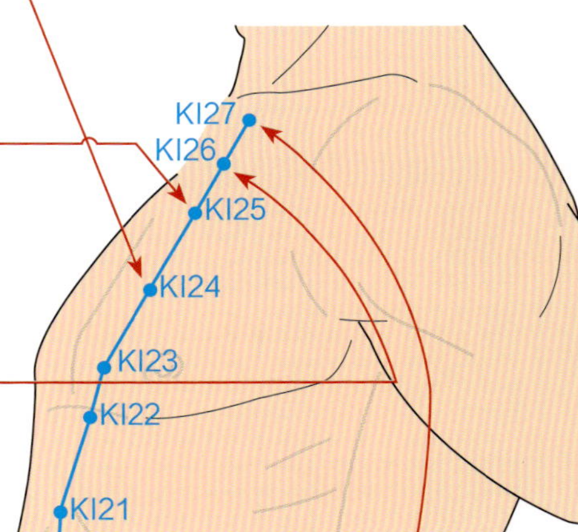

KI27 俞府 穴性：利气，止咳平喘。

- **幽门**的“幽”，指隐藏、潜伏、深入。幽门、七冲门之一，七冲门是指消化道的七个冲要部位，即飞门（唇）、户门（齿）、吸门（会厌）、贲门（胃上口）、幽门（胃下口）、阑门（小肠与大肠交接部）、魄门（肛门）。幽门位于心窝部（剑突处），肾气由此从胃与胸廓之间的深谷中行于体表。在西医解剖学中，胃的下口也称“幽门”，与古代公元前的《难经》中记载一样，这是西医解剖术语引用中医术语的例子之一。但是，幽门穴与西医解剖术语的幽门不同，通常，幽门穴位于贲门附近。
- **步廊**的“廊”，指连接两个房间的走廊或正堂两侧的偏室。把胸大肌比喻正堂，步廊位于胸大肌下缘，如左右的偏室，即左右第5肋间，宛如通过长廊的最初入口处。
- **神封**的“神”，指精神，在古代，人们认为精神藏于心。神封，封藏心的穴位之意。心脏位于左侧第2至第5肋骨之间，神封在第4肋间隙，可以治疗心疾患。
- **灵墟**，精神藏于心的位置（第3肋间）。“墟”，废墟之意。废墟与“丘”相关，有文献记载，此穴比喻胸大肌的隆起。
- **神藏**，指肾气由此入心。
- **彧中**的“彧”，由“或”加“彡”组成，表示有边框的美的图案。比喻此穴位于肺的上部，肺如中国古代战车上的漂亮的伞状图案，覆盖在其他脏器之上。也有“彧”直接比喻色彩鲜艳的肺脏之说（人体肺脏，青春期时呈淡粉色，成人期时灰青色，肺的表面由肺小叶的细小图纹覆盖）。另外，还有比喻肋骨并列的图案之说。
- **俞府**，指肾经经脉在此汇集，对胸部疾患有效。

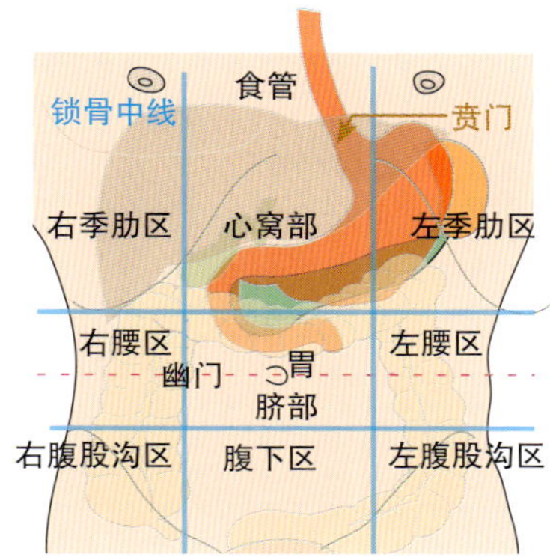

解剖学的腹部划分

* 胃的位置因人而异。

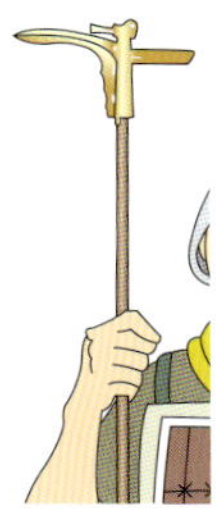

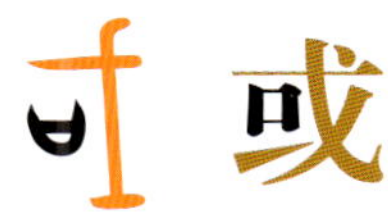

或的甲骨文

或，指用戈保护划分的区域，比如，地域的“域”及国的繁体字“國”。

或＋彡＝彧

彧，由“或”加“彡”组成。“彡”，表示装饰图纹，比如“形”“彩”“彫（雕的异体字）”等雕刻、图纹有关的文字。

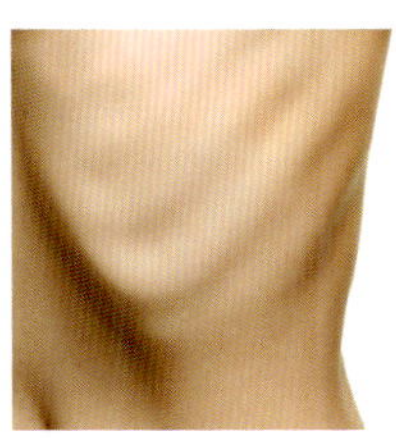

肋骨外形与“彡”相似（吸气时的胸廓下部）。

足少阴肾经从肓俞沿腹部前正中线旁开0.5寸上行（幽门），在胸部前正中线旁开2寸（步廊、神封、灵墟、神藏、彧中、俞府）上行，与本经合流。本经通向脊柱，属肾脏络膀胱。肾脏部直行的脉，向上通过肝和横膈，进入肺中，沿着喉咙，夹于舌根部，至于廉泉（CV23，任脉）。从肺部支脉，出于肺络心，流注于胸中（膻中，CV17，任脉），与手厥阴心包经相接。

KI1 涌泉

定位：在足底，屈足卷趾时足心最凹陷中。

【解剖】

- 皮肤：足底内侧神经皮支（S_1）。
- 第 2 蚓状肌，由胫神经分支的足底内侧神经支配，可屈跖趾关节。
- 跖腱膜，是覆盖短趾屈肌的纵行深筋膜，保护足底的强力韧带；足背动静脉属足动、静脉分支。
- 第 2 跖底动脉本干属足底动脉弓分支。

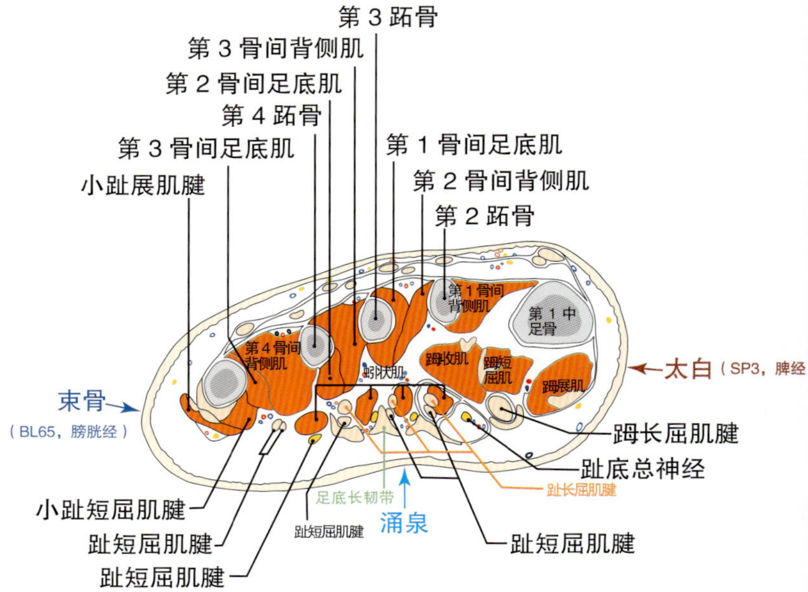

涌泉断面解剖图

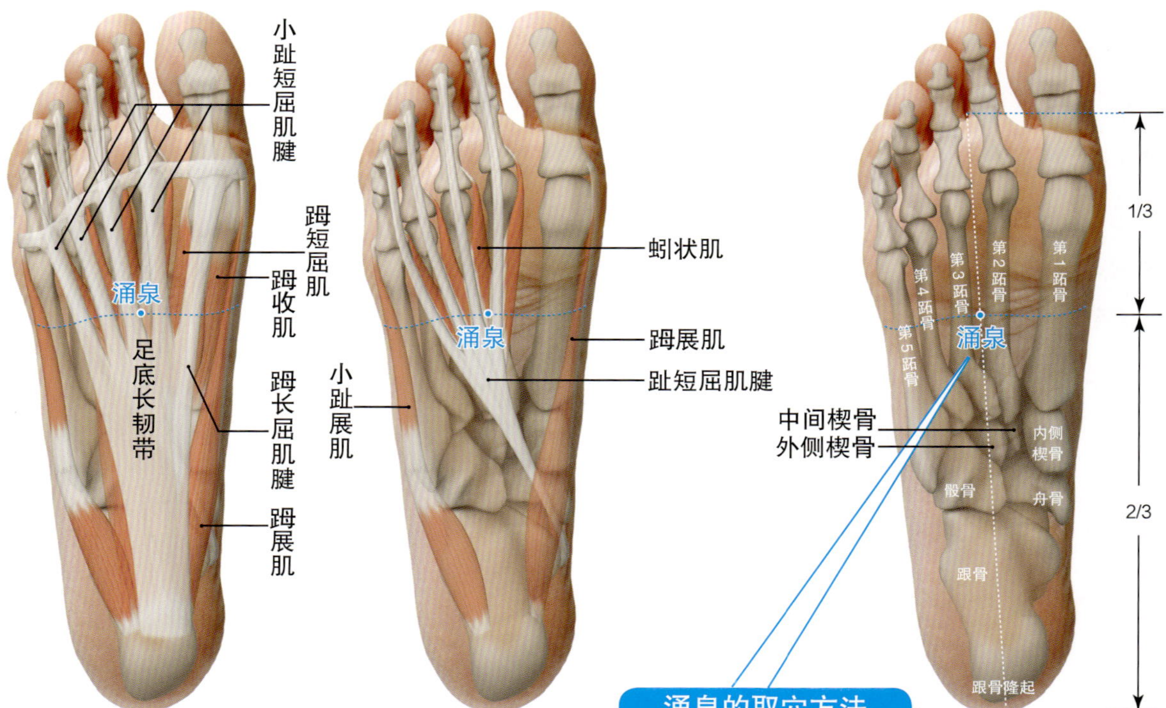

浅层　　深层

涌泉的取穴方法

屈足卷趾时，足底第 2、第 3 趾之间缝纹端赤白肉际与足跟连线上，从缝纹端赤白肉际下 1/3 处。

KI2 然谷

定位：在足内侧，足舟骨粗隆下方，赤白肉际处。

【解剖】

- 皮肤：足底内侧神经皮支（S_1）。
- 踇展肌由胫神经分支的足底内侧神经（L_5~S_1）支配。
- 踇趾内侧动静脉属胫后动静脉分支。
- 伸肌下支持带。

KI3 太溪

定位：在踝后内侧，内踝尖与跟腱之间的凹陷中。

【解剖】

- 皮肤：隐神经（L_4）是股神经的最大皮支。
- 趾长屈肌腱由胫神经（L_5~S_1）支配。
- 跟腱，是小腿三头肌下端移行的肌腱，止于跟骨结节。
- 胫后动静脉属腘动静脉分支。

KI4 大钟

定位：在足内侧，跟骨上缘，跟腱附着部内侧前缘凹陷中。

【解剖】

- 皮肤：隐神经（L_4）是股神经的最大皮支。
- 足底腱由胫神经（L_4~S_1）支配。
- 跟腱是小腿三头肌下端移行的肌腱，止于跟骨结节。
- 胫后动静脉属腘动静脉分支。
- 深层：跟骨。

KI5 水泉

定位：在足内侧，太溪直下 1 寸，跟骨结节前缘凹陷处。

【解剖】

- 皮肤：隐神经（L_4）为股神经的最大皮支，从收肌管下端出大收肌腱板。
- 足底腱由胫神经（L_4~S_1）支配。
- 跟腱是小腿三头肌下端移行的肌腱，止于跟骨结节。
- 胫后动静脉属腘动静脉分支。
- 深层：跟骨。

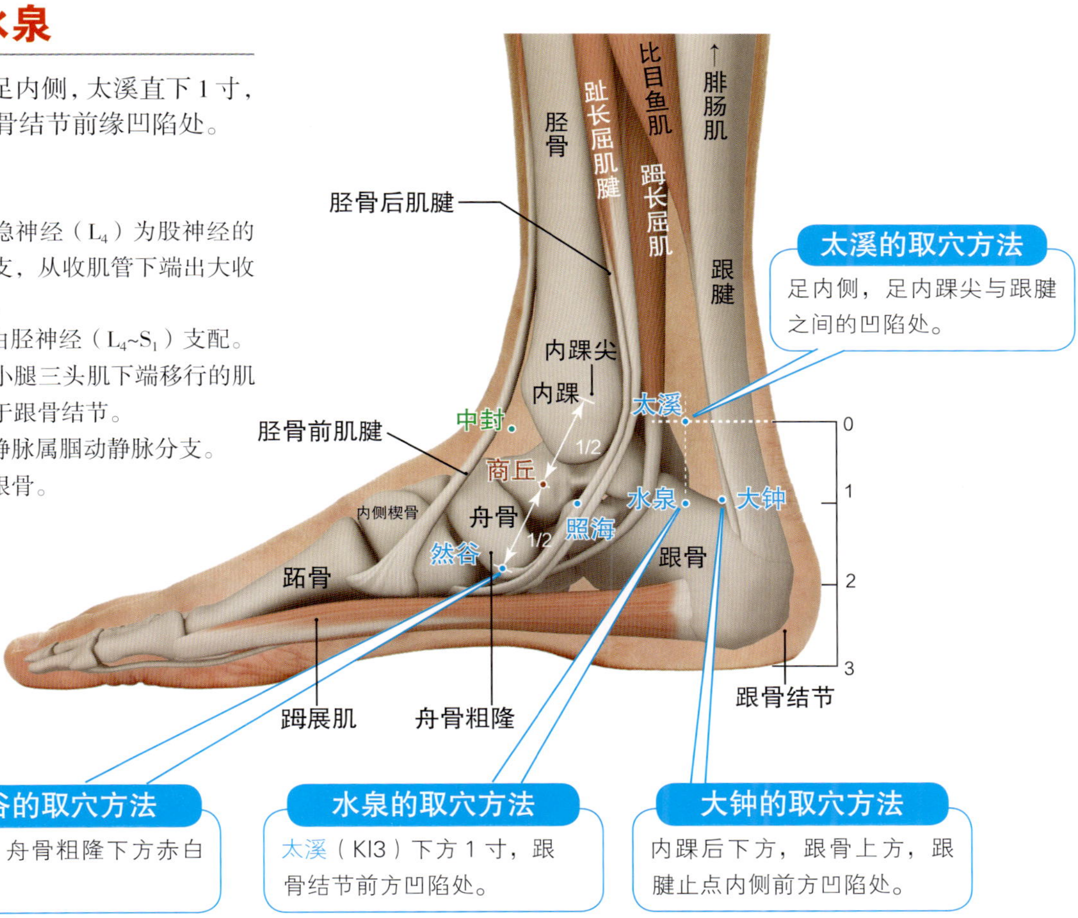

踝管在内踝后下方，由跟骨与屈肌支持带构成的管状结构，太溪、大钟、水泉位于其上。其内走行（由前至后）①胫骨后肌腱及腱鞘；②趾长屈肌腱及腱鞘；③胫后动静脉和胫神经；④踇长屈肌腱及腱鞘。在踝管内，由于胫神经压迫，可见足底至足趾的放射痛、踝管疼痛、足底部的感觉障碍（踝管综合征）。

KI6 照海

定位：在足内侧，内踝尖下 1 寸，内踝下缘边际凹陷中。

【解剖】

- 皮肤：隐神经（L_4）为股神经的最大皮支，从收肌管下端出大收肌腱板。
- 胫骨后肌腱（L_5~S_1）由胫神经肌支支配。
- 胫后动静脉属腘动静脉分支。
- 深层：载距突。

KI7 复溜

定位：在小腿后内侧，内踝尖上 2 寸，跟腱的前缘。

【解剖】

- 皮肤：隐神经（L_4）为股神经的最大皮支，从收肌管下端出大收肌腱板。
- 足底肌腱与踇长屈肌由胫神经肌支（L_5~S_2）支配。
- 跟腱是小腿三头肌下端的移行肌腱，止于跟骨结节。
- 胫后动、静脉属腘动、静脉分支。

KI8 交信

定位：在小腿内侧，内踝尖上 2 寸，胫骨内侧缘后际凹陷中。

【解剖】

- 皮肤：隐神经（L_4），为股神经的最大皮支，从收肌管下端出大收肌腱板。
- 趾长屈肌腱、胫骨后肌腱、踇长屈肌由胫神经肌支（L_5~S_2）支配。
- 胫后动、静脉属腘动、静脉分支。
- 深层：腓骨。

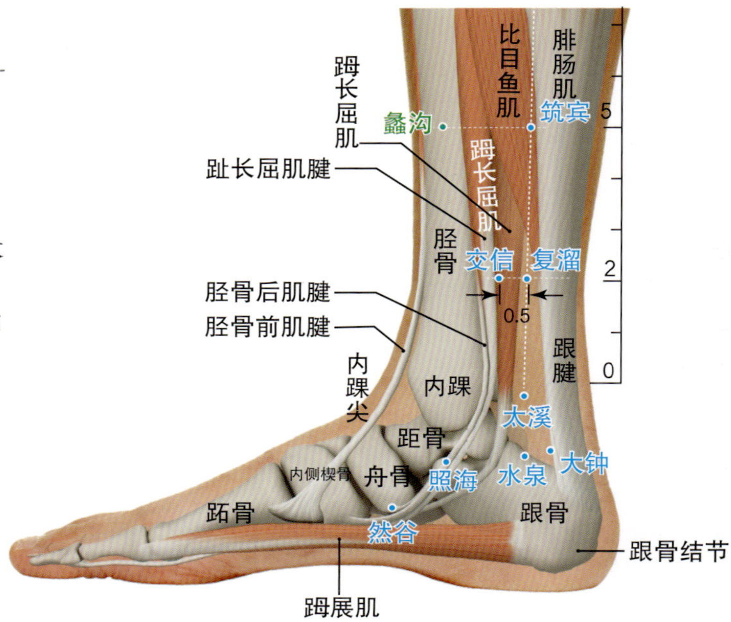

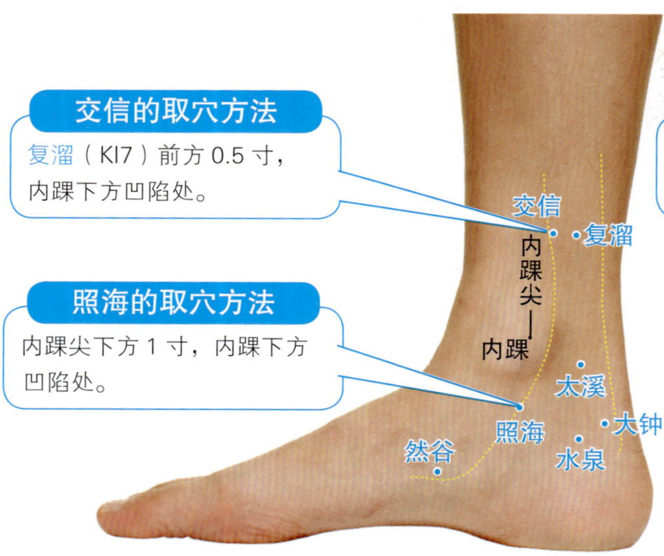

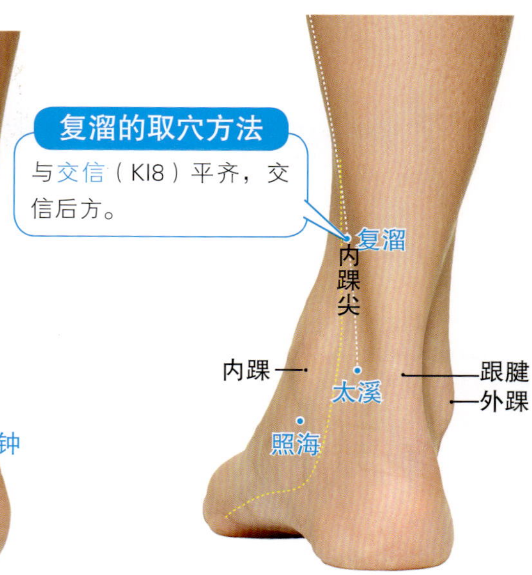

KI9 筑宾

定位：在小腿后内侧，比目鱼肌与跟腱之间，内踝尖直上 5 寸。

【解剖】

- 皮肤：隐神经（L_4）为股神经的最大皮支，从收肌管下端出大收肌腱板。
- 比目鱼肌、腓肠肌内侧头与外侧头由胫神经肌支（$S_{1\sim2}$）支配，可跖屈足。
- 胫后动、静脉属腘动静脉分支。
- 深层：胫神经（$S_{1\sim2}$）。

KI10 阴谷

定位：在膝后内侧，腘横纹上，半腱肌肌腱外侧缘。

【解剖】

- 皮肤：隐神经（L_4）为股神经的最大皮支，从收肌管下端出大收肌腱板。
- 半腱肌、半膜肌由坐骨神经支配。
- 比目鱼肌、腓肠肌内侧头与外侧头（$S_{1\sim2}$）由胫神经肌支（$S_{1\sim2}$）支配，可跖屈足。
- 膝下内侧动、静脉属腘动、静脉分支。

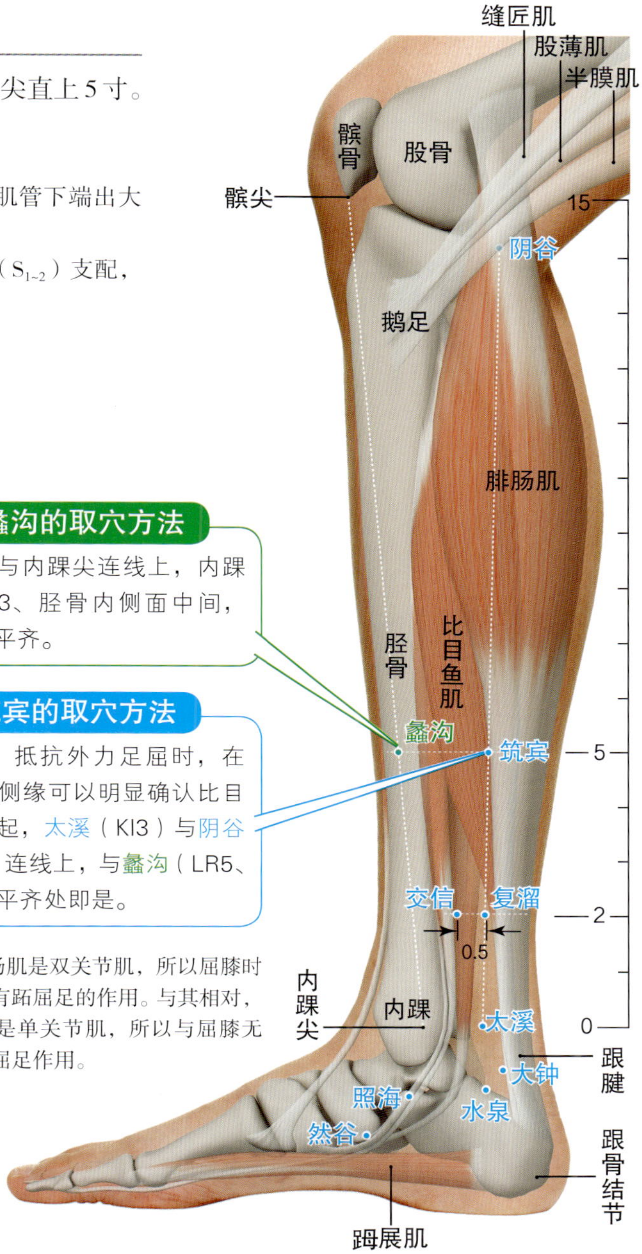

蠡沟的取穴方法

髌骨尖与内踝尖连线上，内踝尖上 1/3、胫骨内侧面中间，与筑宾平齐。

筑宾的取穴方法

屈膝*，抵抗外力足屈时，在胫骨内侧缘可以明显确认比目鱼肌隆起，太溪（KI3）与阴谷（KI10）连线上，与蠡沟（LR5、肝经）平齐处即是。

* 由于腓肠肌是双关节肌，所以屈膝时弛缓而没有跖屈足的作用。与其相对，比目鱼肌是单关节肌，所以与屈膝无关，有跖屈足作用。

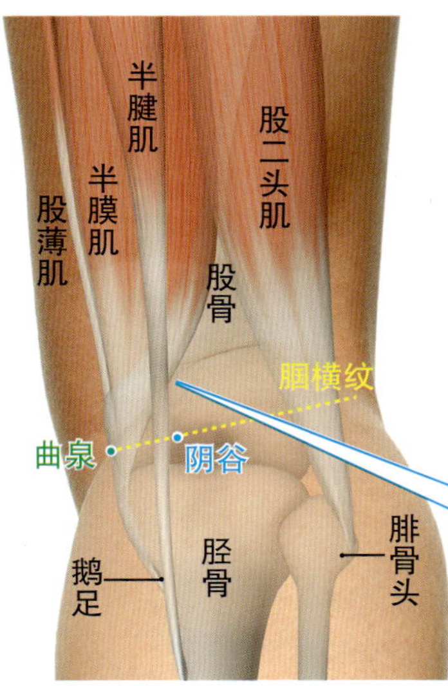

阴谷的取穴方法

在膝后内侧，腘横纹上，半腱肌肌腱外侧缘。

骨度法

髌骨尖至内踝尖为 15 寸。

半膜肌腱肌纤维与内侧半月板相连，所以屈膝时牵引其向后方移动。半月板的主要作用是分散膝关节的负荷，更好地发挥膝关节的作用。半膜肌腱大约可以缓冲半月板 1/3 的膝关节外力，所以体育运动造成半月板损伤时，对膝关节影响很大。内侧半月板可动性小，所以比外侧半月板，运动损伤的频率更高。

KI11 横骨

定位：在下腹部，脐中下5寸，前正中线旁开0.5寸。

【解剖】

- 皮肤：髂腹下神经前皮支（T_{12}~L_1）。
- 腹直肌由肋间神经（$T_{6\sim12}$）支配，可前屈脊柱；锥状肌由肋下神经（T_{12}）支配。
- 腹壁下动脉、静脉属髂外动、静脉分支。
- 腹壁浅动、静脉属股动、静脉分支。
- 深层：耻骨肌。

KI12 大赫

定位：在下腹部，脐中下4寸，前正中线旁开0.5寸。

【解剖】

- 皮肤：髂腹下神经前皮支（L_1）。
- 腹直肌被腹直肌鞘包裹，由肋间神经（$T_{6\sim7}$）及髂腹下神经（T_{12}~L_4）支配。
- 腹壁浅动、静脉属股动、静脉分支。
- 深层：回肠。

KI13 气穴

定位：在下腹部，脐中下3寸，前正中线旁开0.5寸。

【解剖】

- 皮肤：肋间神经前皮支（T_{11}）。
- 腹直肌被腹直肌鞘包裹，由肋间神经（$T_{6\sim7}$）及髂腹下神经（T_{12}~L_4）支配。
- 腹壁浅动、静脉属股动、静脉分支。
- 腹壁下动、静脉属髂外动、静脉分支。
- 深层：空肠、回肠。

气穴的取穴方法

关元（CV4，任脉）外侧0.5寸处。

关元的取穴方法

神阙（CV8，任脉）与曲骨（CV2，任脉）连线的中点下方0.5寸处。

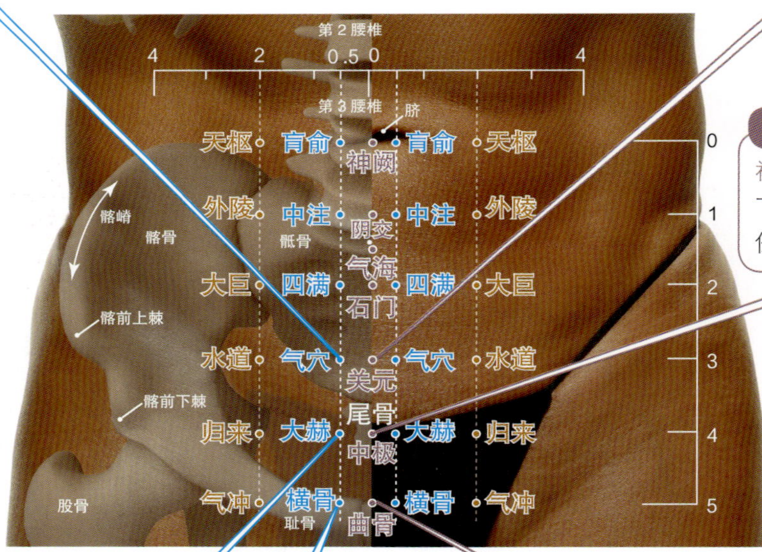

中极的取穴方法

神阙（CV8，任脉）下方4寸，曲骨（CV2，任脉）上方1寸处。

大赫的取穴方法

中极（CV3，任脉）外侧0.5寸处。

横骨的取穴方法

曲骨（CV2，任脉）外侧0.5寸处。

曲骨的取穴方法

耻骨联合上缘中点。

骨度法

脐中央至耻骨联合上缘为5寸。

* 肾经的腹部经穴，皆位于前正中线外侧0.5寸。

KI14 四满

定位：在下腹部，脐中下 2 寸，前正中线旁开 0.5 寸。

【解剖】

- 皮肤：髂腹下神经前皮支（T_{12}~L_1）。
- 腹直肌由肋间神经（$T_{6\sim12}$）支配，可前屈脊柱；锥状肌由肋下神经（T_{12}）支配。
- 腹壁下动、静脉（髂外动、静脉分支）。
- 腹壁浅动、静脉（股动、静脉分支）。
- 深层：耻骨肌。

KI15 中注

定位：在下腹部，脐中下 1 寸，前正中线旁开 0.5 寸。

【解剖】

- 皮肤：髂腹下神经前皮支（L_1）。
- 腹直肌被腹直肌鞘包裹，由肋间神经（$T_{6\sim7}$）、髂腹下神经（T_{12}~L_4）支配。
- 腹壁浅动、静脉（股动、静脉分支）。
- 深层：回肠。

KI16 肓俞

定位：在腹上部，脐中旁开0.5寸。

【解剖】

- 皮肤：肋间神经前皮支（T_{11}）。
- 腹直肌被腹直肌鞘包裹，由肋间神经（$T_{6\sim7}$）及髂腹下神经（T_{12}~L_4）支配。
- 腹壁浅动、静脉（股动、静脉分支）。
- 腹壁下动、静脉（髂外动、静脉分支）。
- 深层：空肠、回肠。

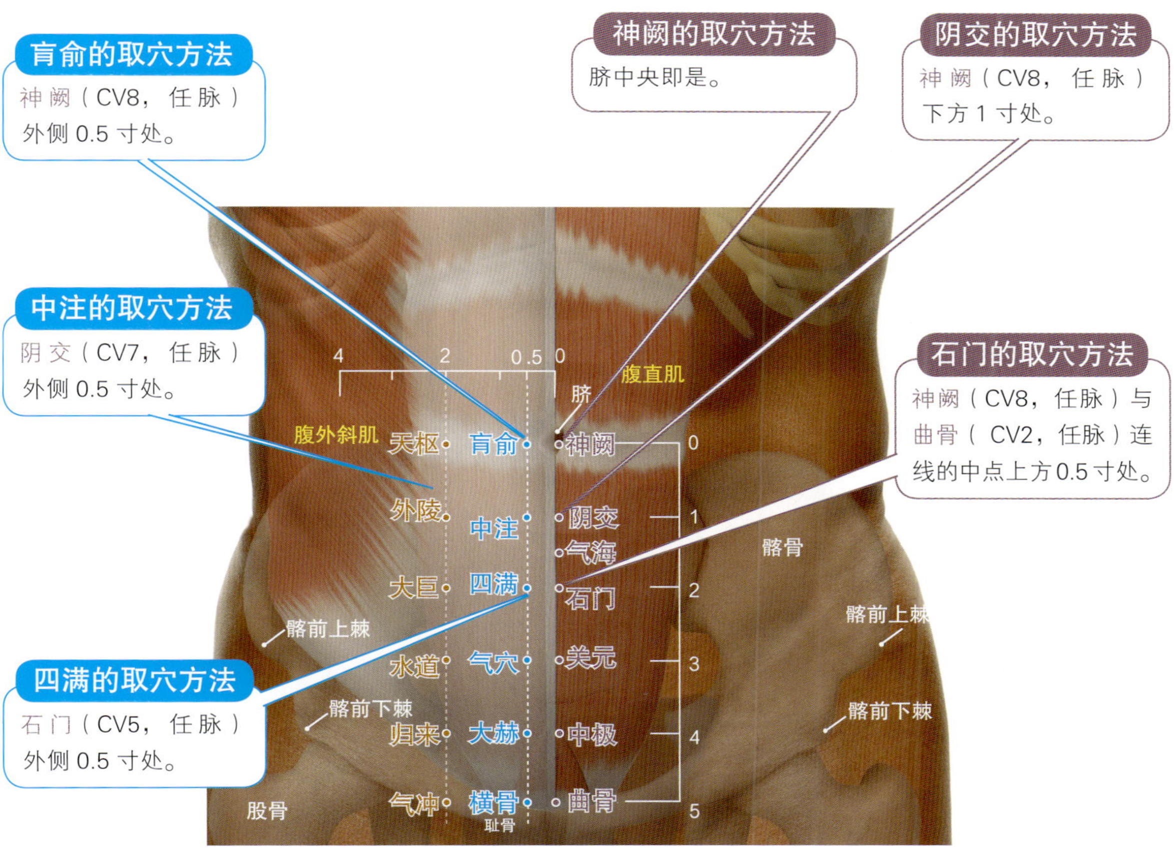

小肠上端与胃相通，全长约 6~7m，是食物消化吸收的主要场所。小肠由十二指肠、空肠和回肠三部分组成，十二指肠由十二横指长度而得名，胰液、胆汁和小肠液的化学性消化及小肠运动的机械性消化后，基本上完成了消化过程，同时营养物质被小肠黏膜吸收了。

KI17 商曲

定位：在上腹部，脐中上 2 寸，前正中线旁开 0.5 寸。

【解剖】

- 皮肤：肋间神经前皮支（T_9）。
- 腹直肌被腹直肌鞘包裹，由肋间神经（$T_{6\sim7}$）及髂腹下神经（$T_{12}\sim L_4$）支配。
- 腹壁浅动、静脉（股动、静脉分支）。
- 腹壁下动、静脉（髂外动、静脉分支）。
- 深层：空肠、回肠。

KI18 石关

定位：在上腹部，脐中上 3 寸，前正中线旁开 0.5 寸。

【解剖】

- 皮肤：肋间神经前皮支（T_{11}）。
- 腹直肌被腹直肌鞘包裹，肋间神经（$T_{6\sim7}$）及髂腹下神经（$T_{12}\sim L_4$）支配。
- 腹壁浅动、静脉（股动、静脉分支）。
- 腹壁下动、静脉（髂外动、静脉分支）。
- 深层：空肠、回肠、横结肠。

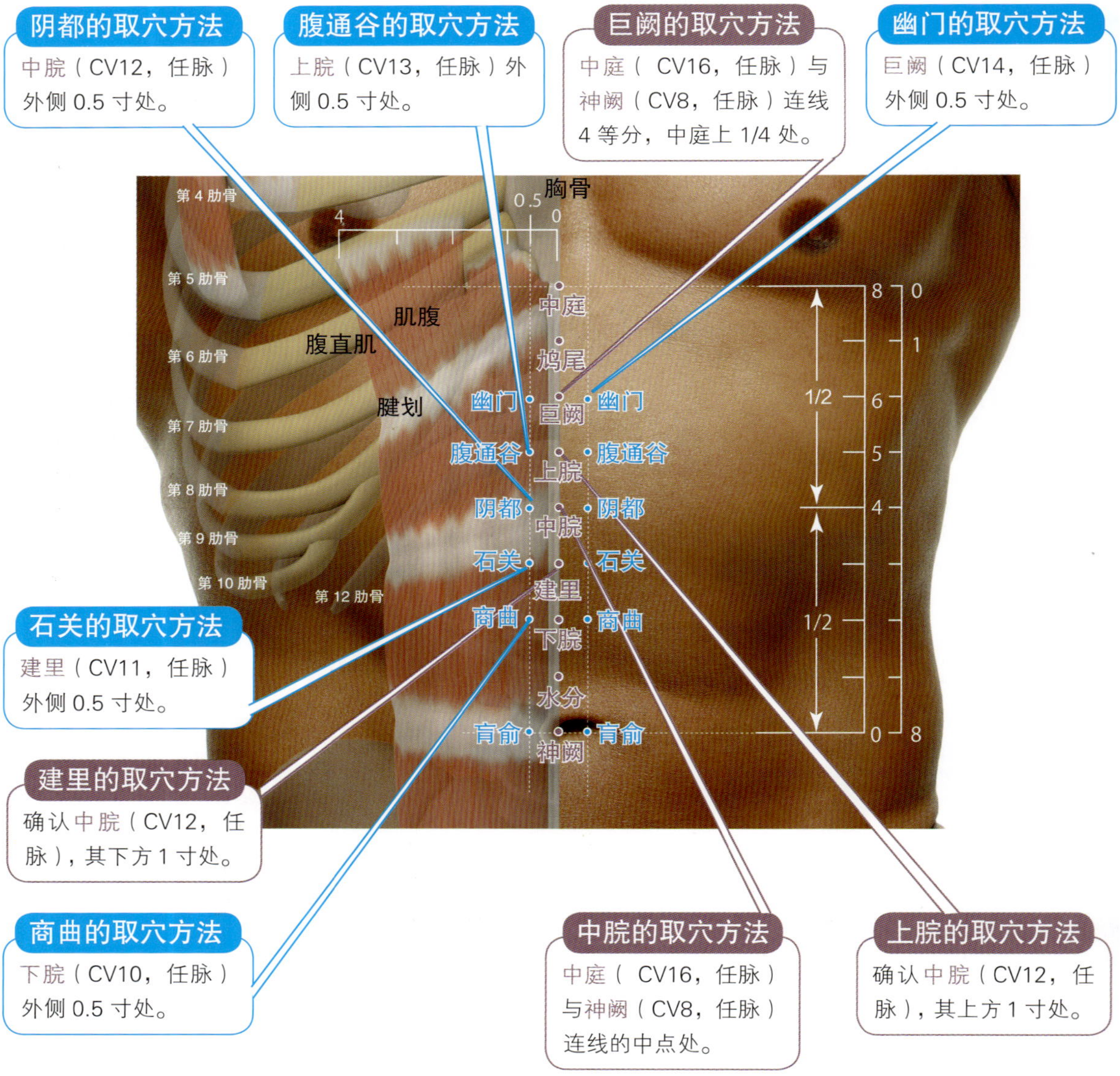

KI19 阴都

定位：在上腹部，脐中上 4 寸，前正中线旁开 0.5 寸。

【解剖】

- 皮肤：肋间神经前皮支（T_8）。
- 腹直肌被腹直肌鞘包裹，由肋间神经（$T_{6\sim7}$）及髂腹下神经（T_{12}~L_4）支配。
- 腹壁浅动、静脉（股动、静脉分支）。
- 腹壁下动、静脉（髂外动、静脉分支）。
- 深层：空肠、回肠、横结肠。

KI20 腹通谷

定位：在上腹部，脐中上 5 寸，前正中线旁开 0.5 寸。

【解剖】

- 皮肤：肋间神经前皮支（$T_{7\sim8}$）。
- 腹直肌被腹直肌鞘包裹，由肋间神经（$T_{6\sim7}$）及髂腹下神经（T_{12}~L_4）支配。
- 腹壁浅动、静脉（股动、静脉分支）。
- 腹壁下动、静脉（髂外动、静脉分支）。
- 深层：胃或横结肠。

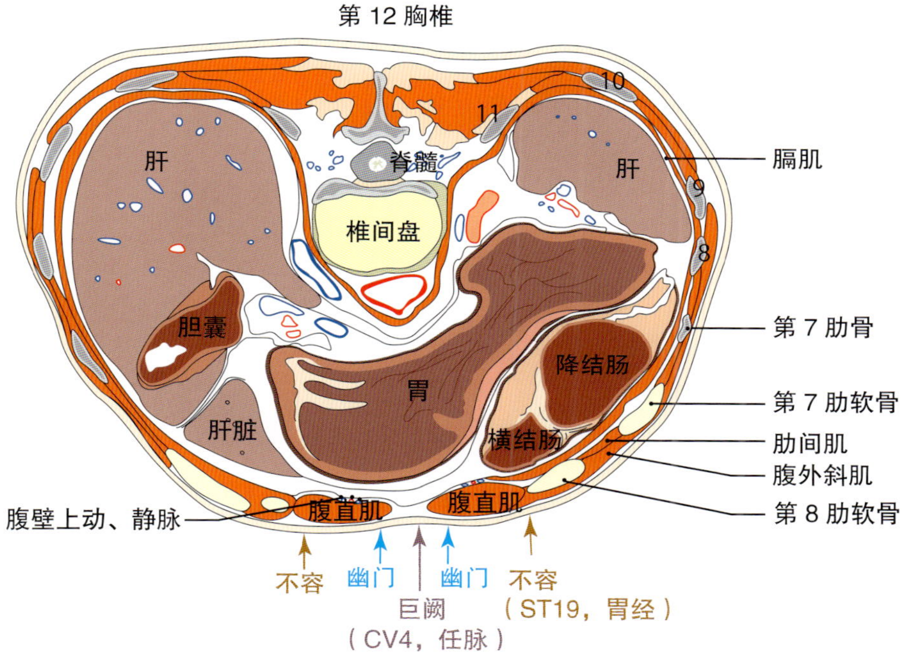

幽门断面解剖图

KI21 幽门

定位：在上腹部，脐中上 6 寸，前正中线旁开 0.5 寸。

【解剖】

- 皮肤：肋间神经前皮支（T_7）。
- 腹直肌被腹直肌鞘包裹，受肋间神经（$T_{6\sim7}$）及髂腹下神经（T_{12}~L_4）支配。
- 腹壁浅动、静脉（股动脉、静脉分支）。
- 腹壁下动、静脉（髂外动脉、静脉分支）。
- 深层：胃。

腹部肌肉收缩时，腹压上升，腹部内脏器受到挤压。这对排便、排尿及呕吐很重要，在分娩时，对母体的作用也很重要。另外，腹压上升，上位腰椎椎间盘的负荷下降约 50%，下位腰椎椎间盘的负荷下降约 30%。

KI22 步廊

定位：在前胸部，第5肋间隙，前正中线旁开2寸。

【解剖】

- 皮肤：肋间神经前皮支（T_5）。
- 胸大肌由胸前内侧神经（C_8~T_1）、外侧胸前神经（$C_{5\sim7}$）支配，可内收肩关节。
- 胸肩峰动静脉的胸肌支（腋动静脉分支）。
- 胸廓内动脉吻合的肋间动脉（胸主动脉壁支）。

注意：步廊两侧的深处分别为右肺、心脏。

KI23 神封

定位：在前胸部，第4肋间隙，前正中线旁开2寸。

【解剖】

- 皮肤：肋间神经前皮支（T_5）。
- 胸大肌由内侧胸前神经（C_8~T_1）、外侧胸前神经（$C_{5\sim7}$）支配，肩关节内收。
- 胸肩峰动静脉的胸肌支（腋动静脉分支）。
- 胸廓内动脉吻合的肋间动脉（胸主动脉壁支）。

注意：深处为肺脏，易引起气胸。左侧注意避免刺伤心脏。

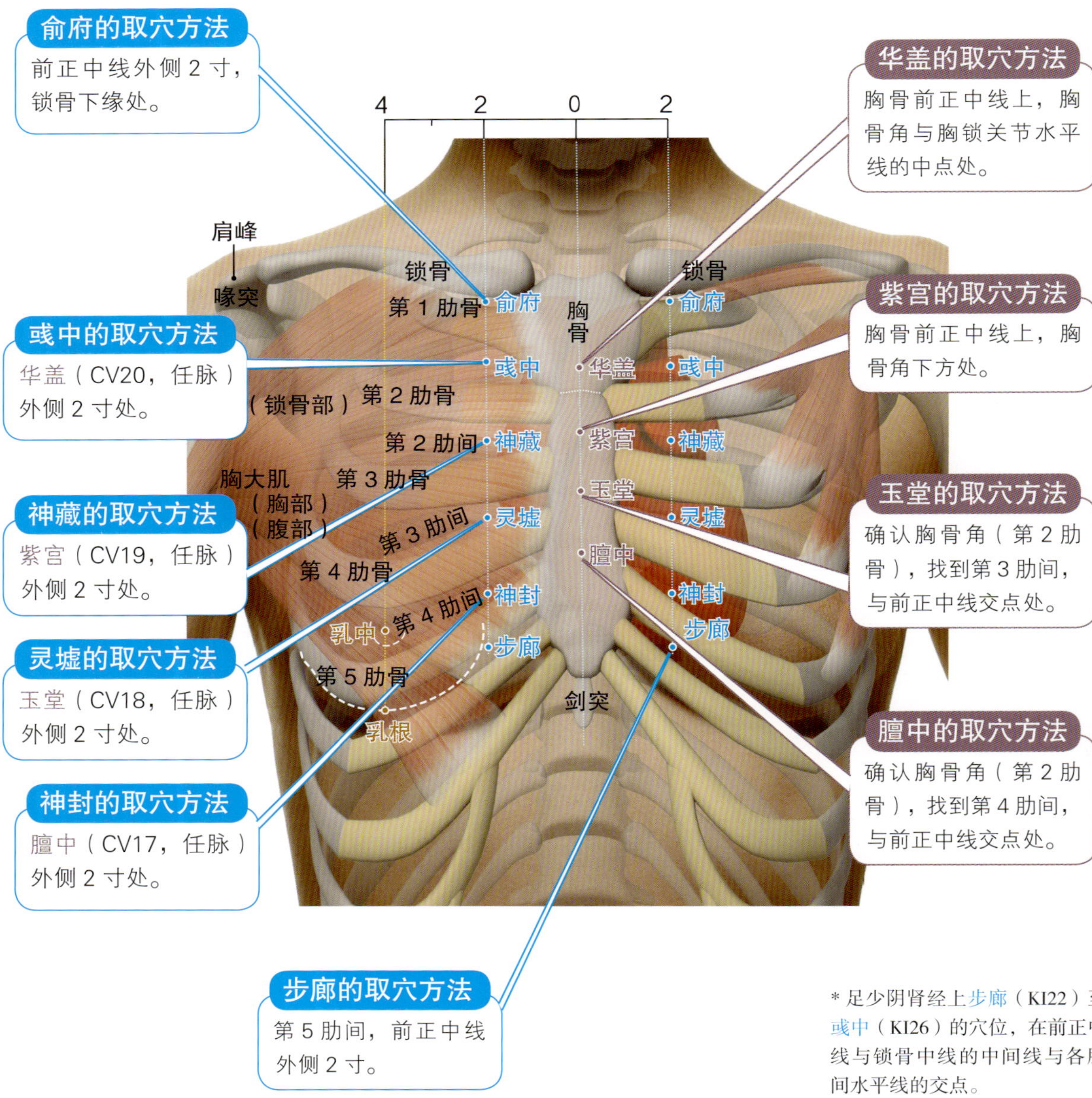

* 足少阴肾经上步廊（KI22）至彧中（KI26）的穴位，在前正中线与锁骨中线的中间线与各肋间水平线的交点。

KI24 灵墟

定位：在前胸部，第 3 肋间隙，前正中线旁开 2 寸。

【解剖】

- 皮肤：肋间神经前皮支（T_3）。
- 胸大肌由内侧胸前神经（C_8~T_1）、外侧胸前神经（C_5~$_7$）支配，可内收肩关节。
- 胸肩峰动静脉的胸肌支（腋动静脉分支）。
- 与胸廓内动脉吻合的肋间动脉（胸主动脉壁支）。

注意：深处为肺脏，易引起气胸。左侧注意避免刺伤心脏。

KI25 神藏

定位：在前胸部，第 2 肋间隙，前正中线旁开 2 寸。

【解剖】

- 皮肤：肋间神经前皮支（T_2）。
- 胸大肌由内侧胸前神经（C_8~T_1）、外侧胸前神经（$C_{5\sim7}$）支配，可内收肩关节。
- （内、外、最内）肋间肌由胸神经分支的肋间神经（T_2）支配。
- 胸肩峰动、静脉的胸肌支（腋动、静脉分支）。
- 与胸廓内动脉吻合的肋间动脉（胸主动脉壁支）。

注意：深处为肺脏，易引起气胸。

KI26 彧中

定位：在前胸部，第 1 肋间隙，前正中线旁开 2 寸。

【解剖】

- 皮肤：锁骨上神经（$C_{3\sim4}$）属颈部至肩部的颈丛皮支。
- 颈阔肌是由面神经支配的表情肌。
- 胸大肌由内侧胸前神经（C_8~T_1）、外侧胸前神经（$C_{5\sim7}$）支配，可内收肩关节。
- （内、外、最内）肋间肌由胸神经分支的肋间神经（T_2）支配。
- 胸肩峰动、静脉的胸肌支（腋动、静脉分支）。
- 与胸廓内动脉吻合的肋间动脉（胸主动脉壁支）。

注意：深处为肺脏，易引起气胸。

KI27 俞府

定位：在前胸部，锁骨下缘，前正中线旁开 2 寸。

【解剖】

- 皮肤：锁骨上神经（$C_{3\sim4}$）属颈部至肩部的颈丛皮支。
- 颈阔肌是由面神经支配的表情肌。
- 胸大肌由内侧胸前神经（C_8~T_1）、外侧胸前神经（$C_{5\sim7}$）支配，可内收肩关节。
- （内、外、最内）肋间肌由胸神经分支的肋间神经（T_2）支配。
- 胸肩峰动静脉的胸肌支（腋动静脉分支）。
- 与胸廓内动脉吻合的肋间动脉（胸主动脉壁支）。

注意：深处为主动脉弓、肺脏，易引起气胸。

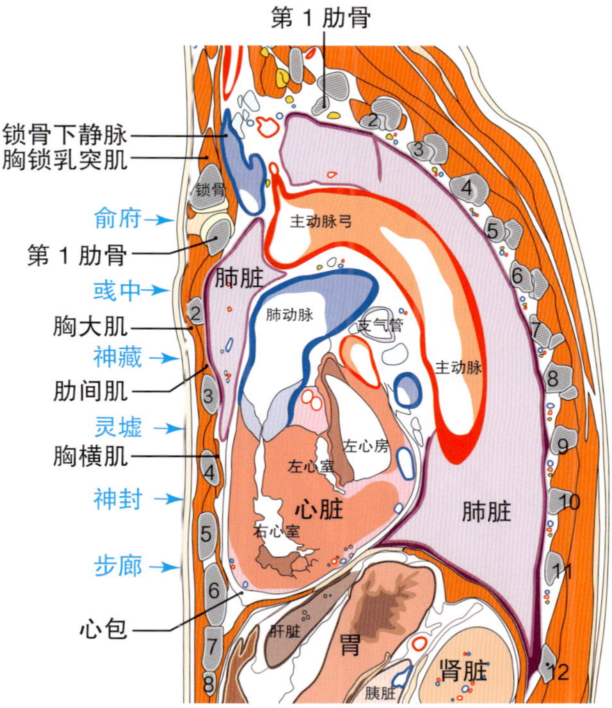

左侧步廊至俞府的矢状面解剖图

神藏位于第 2 肋间，与胸骨角（胸骨体与胸骨柄的关节部）平齐，有肋间神经前皮支（胸神经前支）与胸廓内动脉分布。糖尿病的神经末梢障碍由末梢发病，所以神藏周围及胸部正中部可见疼痛及麻痹。

针刺会疼吗？

说到针，很多人会联想到注射针或缝衣针。因为要刺入皮肤，所以很多人理所当然认为针刺会疼。其实，针（灸）疗法所用的针具，经过不断改良，极大地减轻了刺入皮肤的疼痛。医院常用的采血注射针的外径0.70mm、内径0.48mm，皮下注射针的外径0.50mm、内径0.32mm。而常用的针（灸）疗法的针具的直径为0.14~0.2mm，与成人毛发粗细相当，可以轻松地通过注射针的内孔。痛觉感受器存在于表皮的游离神经末梢，刺入的针具越细就越难感到疼痛，现在世界上最细美容外科的注射针，外径0.15mm、内径0.10mm，与针（灸）治疗用的针具粗细相当，疼痛感觉轻微。

针（灸）疗法的针具的针尖的形状也与注射针不同，注射针的针尖由于要将液体注入静脉、肌肉内，所以，具有通过血管壁的锐利形状，而在日本使用的针（灸）疗法的针具是松针状，尖端锐利，逐渐平滑，易于刺入体内，疼痛轻微。

如上所述，针（灸）疗法的针具的针尖及形状改进后，疼痛减轻。临床常用的其他针具还有皮内针（短的，水平刺入）、图钉样的皮下针。这些针具都很细，使用时无疼痛感觉。要将这些如毛发一样细的针无痛、不弯曲地刺入，除了针具本身，刺入手法也十分重要。

在日本，必须具备国家认定的资格，并拥有一定程度的知识与技术才能成为“针师”，但如何减少治疗时的疼痛感，就因个人技术而异了。

坂元大海

注射针与针（灸）疗法的针具

▶注射针的中间为管状。

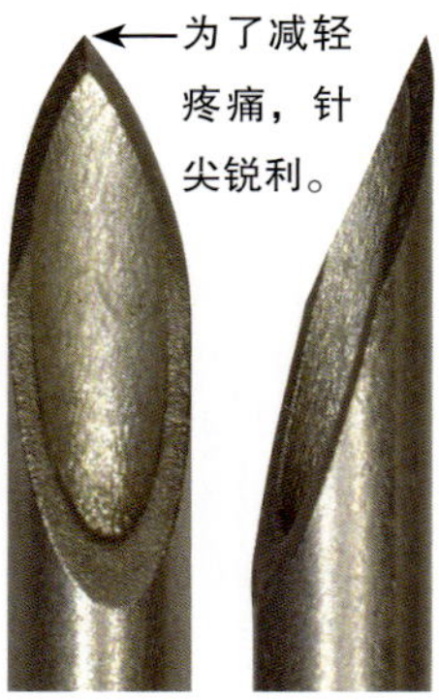

▲注射针（18G）
外径为1.2mm，输血用。

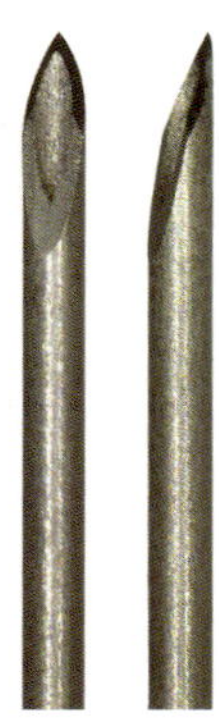

▲注射针（27G）
外径为0.4mm，是常用的注射针中最细的。

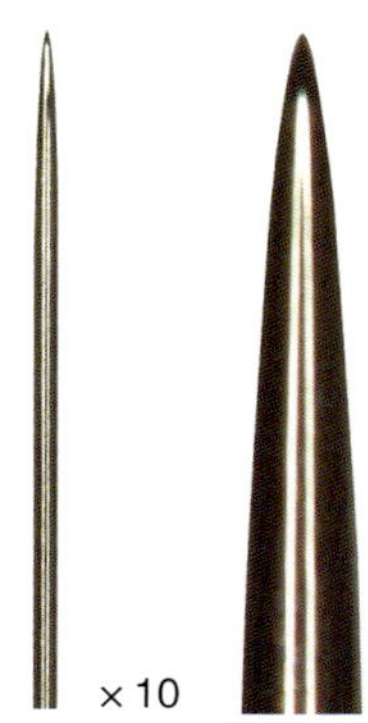

▲针（灸）疗法的针具
针尖直径为0.14mm。由于内部不是管状，所以刺入皮肤时阻力小。

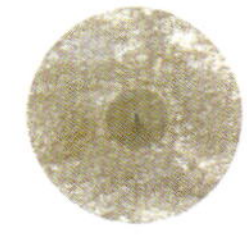

皮内针

▲突出的针体约数毫米。嵌入皮肤，上面用创可贴或胶带固定后可贴附2~3天。下面的照片是圆形的创可贴上嵌入的皮内针。

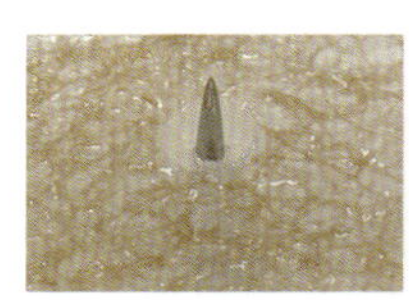

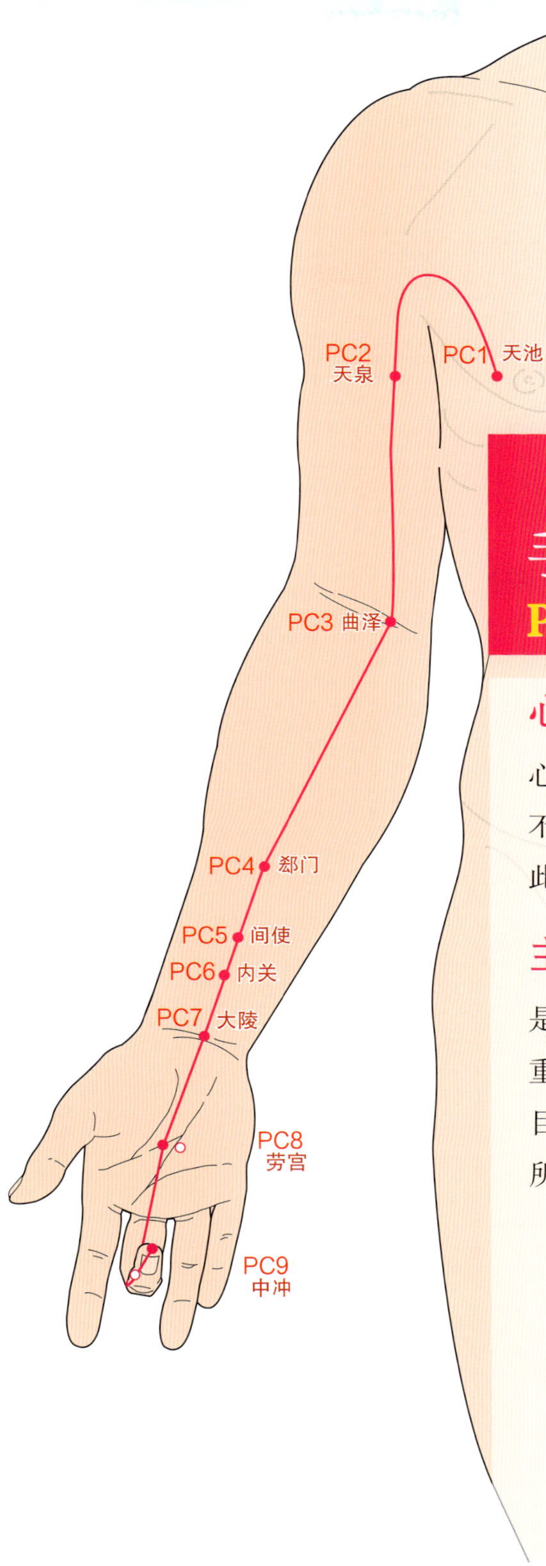

手厥阴[1]心包经

PC(Pericardium Meridian)

心包为覆盖在心脏表面的膜性囊

心包为“臣使之官”，包裹心，有保护心不受内外邪气侵袭的作用。喜怒哀乐由此而生，也称心包络、膻中。

主治

是动病：掌心热，肘臂挛急，腋肿，病重时牵引季肋部之感，心悸，颜面潮红，目黄，癫狂。

所生病：胸闷，心烦，掌心热。

[1] 厥阴，为阴气减弱的最后阶段（太阴＞少阴＞厥阴），是病证最重的状态，或由阴转阳的变化阶段。“厥”也表示身体弯曲，呕吐的样子。

PC1 天池
别名：天会。
穴性：开胸，清肺，止咳，平喘。

PC2 天泉
别名：天温。
穴性：开胸利气，活血通脉。

PC3 曲泽
特定穴：心包经的合水穴。
穴性：清营活血，降逆止呕，除烦镇痉。

PC4 郄门
特定穴：心包经的郄穴。
穴性：宁心安神。

PC5 间使
特定穴：心包经的经金穴。
穴性：宁心安神，通经活络，和胃祛痰。

PC6 内关
特定穴：心包经的络穴、八脉交会穴。
穴性：宁心安神，镇静止痛，理气和胃。

PC7 大陵
别名：手心主。
特定穴：心包经的原穴、俞土穴。
穴性：清心安神，和胃宽胸。

PC8 劳宫
别名：五里、鬼路。
特定穴：心包经的荥火穴。
穴性：清心泻热，安神凉血，和胃。

PC9 中冲
特定穴：心包经的井木穴。
穴性：开窍苏厥，清心退热。

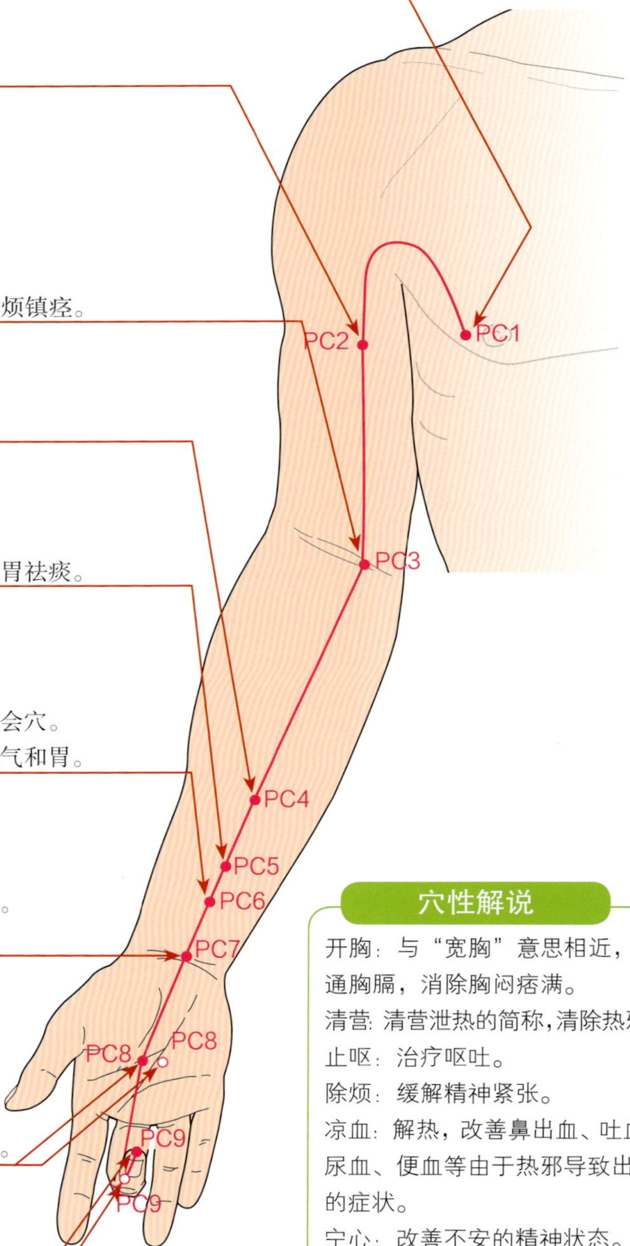

穴性解说

开胸：与“宽胸”意思相近，宣通胸膈，消除胸闷痞满。
清营：清营泄热的简称，清除热邪。
止呕：治疗呕吐。
除烦：缓解精神紧张。
凉血：解热，改善鼻出血、吐血、尿血、便血等由于热邪导致出血的症状。
宁心：改善不安的精神状态。
安神：改善精神不安、心悸、睡眠障碍等。
苏厥：改善阴阳失调引起的厥冷病症。
清心：清除进入心包的热邪，改善心的功能。

- **天池**的“天”，指身体上部的胸；“池”，指分泌、贮存乳汁的地方，也有心经气血向腋窝流注的意思，或代表存储血液的心脏。
- **天泉**，身体上部的胸附近的穴位，指心包经气血如泉水一样，流注到体表。
- **曲泽**，指曲肘时肘窝横纹内侧端，如沼泽般低浅的凹陷处。也有气血润泽肘关节及其肌肉之说。
- **郄门**，有位于前臂肌肉缝隙之间的意思。也有表示位于桡骨与尺骨的间隙的意思。郄门，心包经的郄穴。
- **间使**的“间”，指桡骨与尺骨的间隙；“使”，指接受指令、为之驱使。心包为臣使之官，有保护心脏，辅助心的作用。
- **内关**，位于桡骨与尺骨相合之处。与手少阳三焦经的外关是互为表里的络穴。
- **大陵**，比喻手舟骨或手腕的肌腱（桡侧腕屈肌腱及掌长肌腱）的隆起，如大的丘陵。
- **劳宫**的“劳”，指此穴位于负责劳动的手部。手握工具时，中指尖接触的手掌的部位即本穴。“宫”，指手掌中央，是疲劳时心及心包病变的反应点。
- **中冲**的“中”，指位于中指端的穴位；“冲”，有中指动脉搏动处之意。

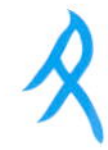

“夊”的篆文

夌，形容攀越的样子。

陵

夌的上部“冼”，指“山地，高的丘陵”；下部的“夊”，指向下的足。“夊”作为部首使用的例子有“冬”“夏”等。组成的“夌”表示攀越。陵由“阝”加“夌”组成，表示山脊。

手厥阴心包经，承接足少阴肾经经气，起于胸中，出属心包络，向下通过横膈，联络上、中、下三焦。其支脉沿着胸中（天池），至腋下，沿上臂内侧（天泉），进入肘窝中（曲泽），向下行于前臂两筋（掌长肌腱、桡侧腕屈肌腱）的中间（郄门、间使、内关、大陵），进入掌中（劳宫），沿着中指到指端（中冲）。从掌中分出的支脉，沿着无名指到指端（关冲，TE1，三焦经），与手少阳三焦经相接。

PC1 天池

定位：在前胸部，第4肋间隙，前正中线旁开5寸。

【解剖】

- 皮肤：肋间神经外侧皮神经（T_4）。
- 胸大肌由胸前神经（C_8~T_1）支配，可内收、内旋肩关节。胸小肌可拉肩胛骨向下。
- （内、外、最内）肋间肌受胸神经分支的肋间神经（T_2）支配。
- 与胸廓内动脉吻合的肋间动脉（胸主动脉壁支）。
- 胸肩峰动、静脉的胸肌支（腋动、静脉分支）。

PC2 天泉

定位：在臂前侧，腋前纹头下2寸，肱二头肌的长、短头之间。

【解剖】

- 臂内侧皮神经（T_1）属颈丛分支。
- 肱二头肌、肱肌由肌皮神经（C_{5-7}）支配，可屈曲肘关节，旋后前臂。
- 喙肱肌可内收上臂。
- 肱动脉沿肱二头肌内侧缘，与肱静脉、正中神经伴行。
- 深层：肌皮神经。

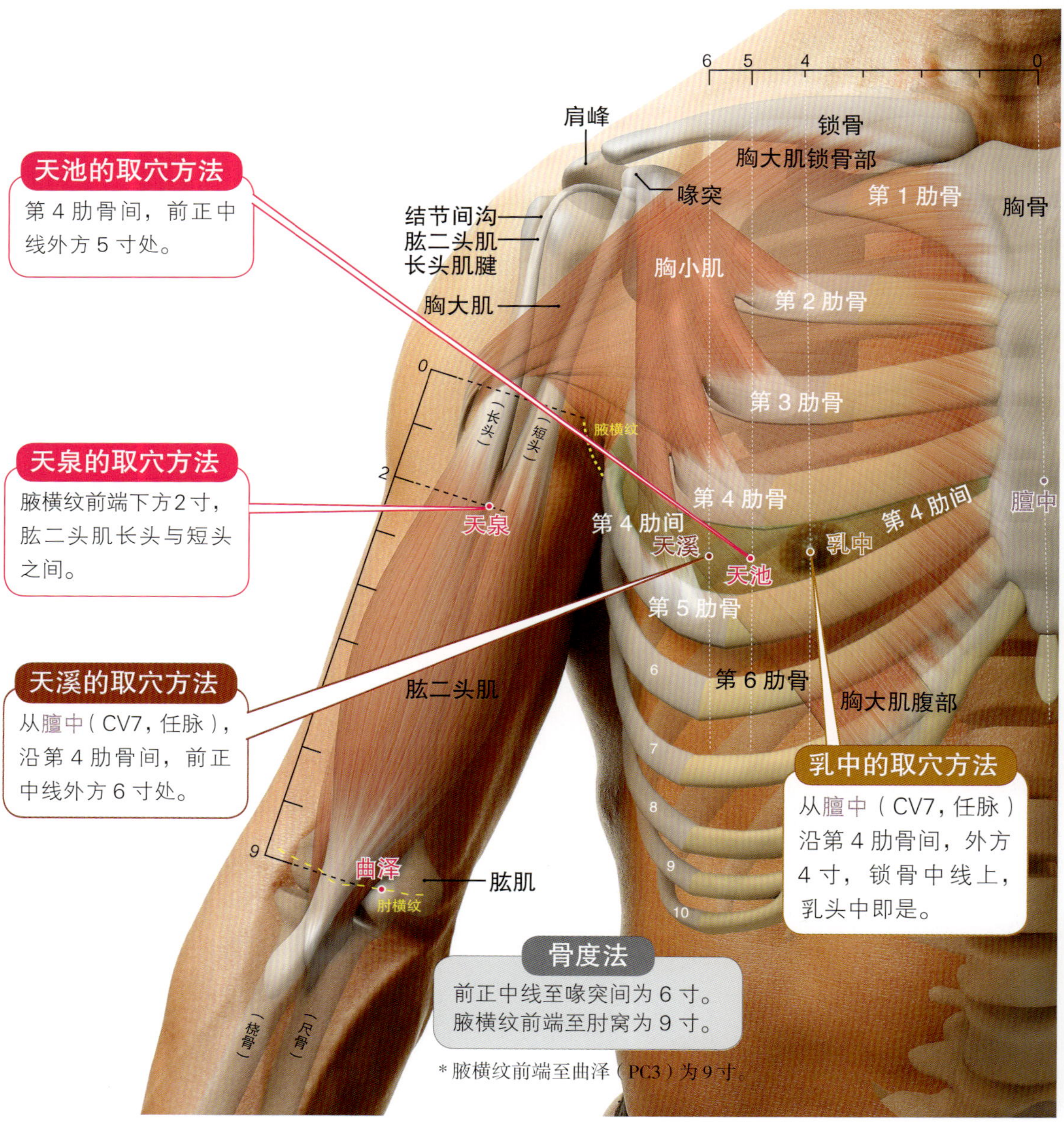

*腋横纹前端至曲泽（PC3）为9寸。

PC3 曲泽

定位：在肘前侧，肘横纹上，肱二头肌腱的尺侧缘凹陷处。

【解剖】

- 皮肤：前臂内侧皮神经（T_1）属腕丛分支。
- 肱肌（$C_{5\sim6}$）由肌皮神经支配，可屈曲肘关节。
- 肱动脉，沿肱二头肌内侧缘，与肱静脉、正中神经伴行。
- 尺侧皮静脉注入上臂静脉。

曲泽的取穴方法

曲肘 45°，肱二头肌内侧缘。肱动脉搏动处，大约在尺泽（LU5，肺经）与少海（HT3，心经）的中点。

郄门的取穴方法

握拳，前臂外旋，肘关节微屈时，可找到掌长肌腱与桡侧腕屈肌腱。然后在曲泽（PC3）与大陵（PC7）连线的中点下 1 寸取穴。当掌长肌腱难以确认时，在桡侧腕屈肌腱的内侧取穴。

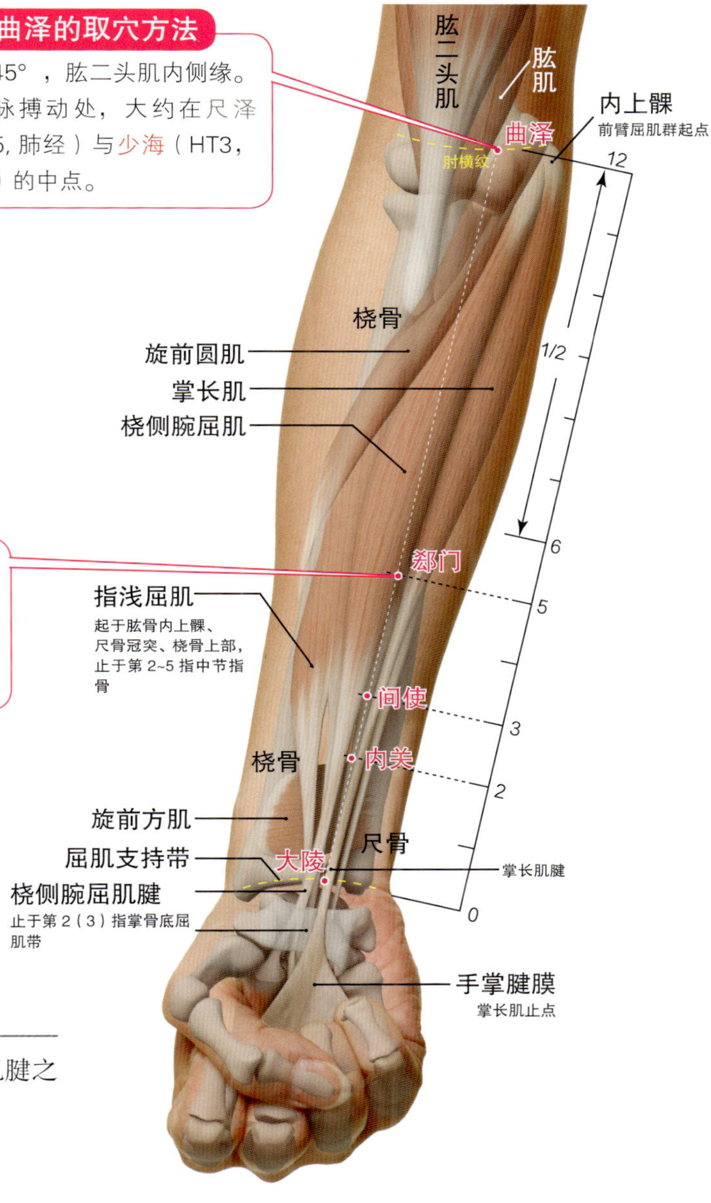

PC4 郄门

定位：在前臂前侧，掌长肌腱与桡侧腕屈肌腱之间，腕掌侧横纹上 5 寸。

【解剖】

- 皮肤：前臂外侧皮神经（C_6）、前臂内侧皮神经（T_1），属腕丛分支。
- 桡侧腕屈肌、掌长肌、指浅屈肌由正中神经（C_6~T_1）支配。
- 指深屈肌外侧部由正中神经（C_6~T_1）支配；指深屈肌内侧部由尺神经（C_8~T_1）支配。
- 骨间前动、静脉（尺动、静脉分支的骨间总动、静脉的支脉）。

骨度法

肘窝至腕掌横纹为 12 寸。

* 曲泽（PC3）至大陵（PC7）为 12 寸。

PC5 间使

定位：在前臂前侧，掌长肌腱与桡侧腕屈肌腱之间，腕掌侧横纹上 3 寸。

【解剖】

- 皮肤：前臂内侧皮神经（C_8），属腕丛分支。
- 桡侧腕屈肌、掌长肌、指浅屈肌由正中神经（C_5~T_1）支配。
- 指深屈肌外侧部由正中神经（C_6~T_1）支配；指深屈肌内侧部由尺神经（C_8~T_1）支配。
- 骨间前动静脉（尺动静脉脉分支的骨间总动静脉的支脉）。

间使的取穴方法

握拳，前臂外旋，肘关节微屈时，可找到掌长肌腱与桡侧腕屈肌腱。然后在大陵（PC7）上方 3 寸取穴。当掌长肌腱难以确认时，在桡侧腕屈肌腱的内侧取穴。

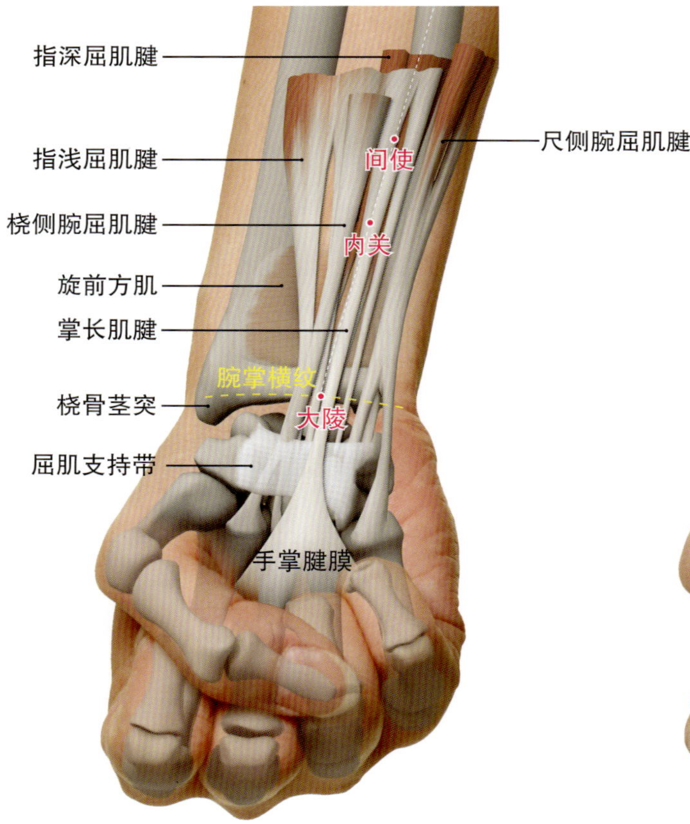

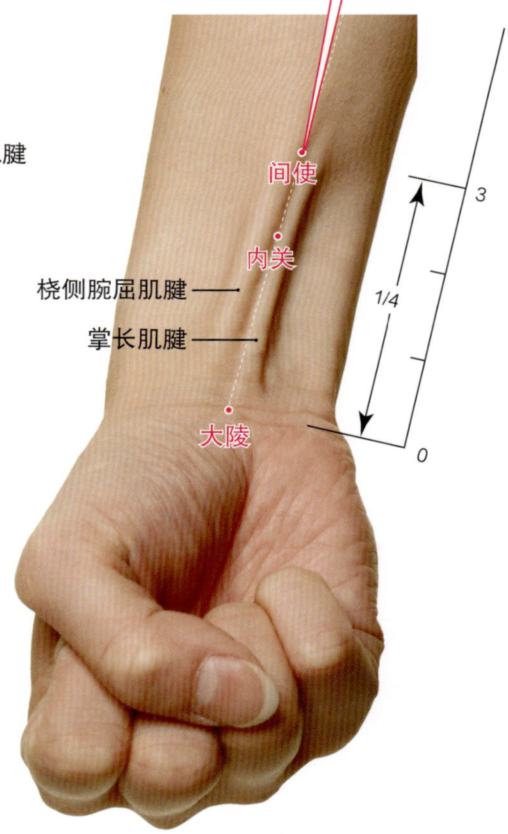

PC6 内关

定位：在前臂前侧，掌长肌腱与桡侧腕屈肌腱之间，腕掌侧横纹上 2 寸。

【解剖】

- 皮肤：前臂外侧皮神经（C_7）属肌皮神经分支；前臂内侧皮神经（C_7）属腕丛分支。
- 桡侧腕屈肌、掌长肌（腱）、指浅屈肌、旋前方肌，由正中神经（C_5~T_1）支配。
- 指深屈肌外侧部由正中神经（C_6~T_1）支配；指深屈肌内侧部由尺神经（C_8~T_1）支配。
- 骨间前动静脉（尺动静脉分支的骨间总动静脉的支脉）。

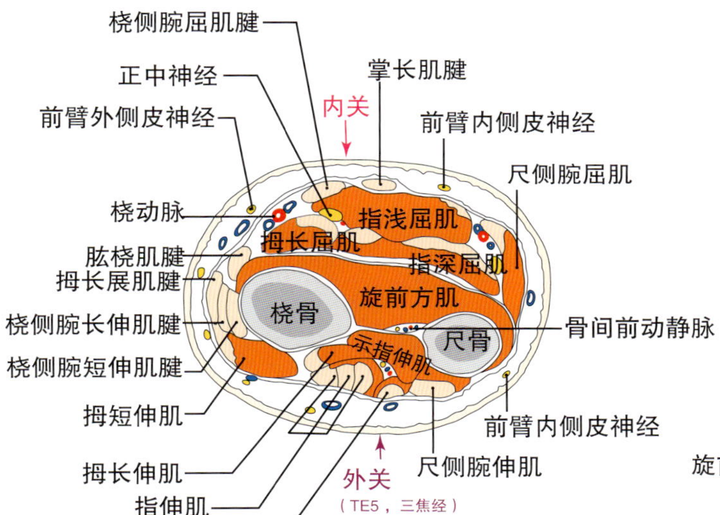

内关断面解剖图

肱骨内上髁炎

指前臂浅层屈肌群（桡侧、尺侧腕屈肌、掌长肌指浅屈肌）在肱骨内上髁起点处的慢性损伤性炎症。常进行高尔夫运动的人，指浅、深屈肌反复收缩等易受损伤，故肱骨内上髁炎又称"高尔夫肘"。

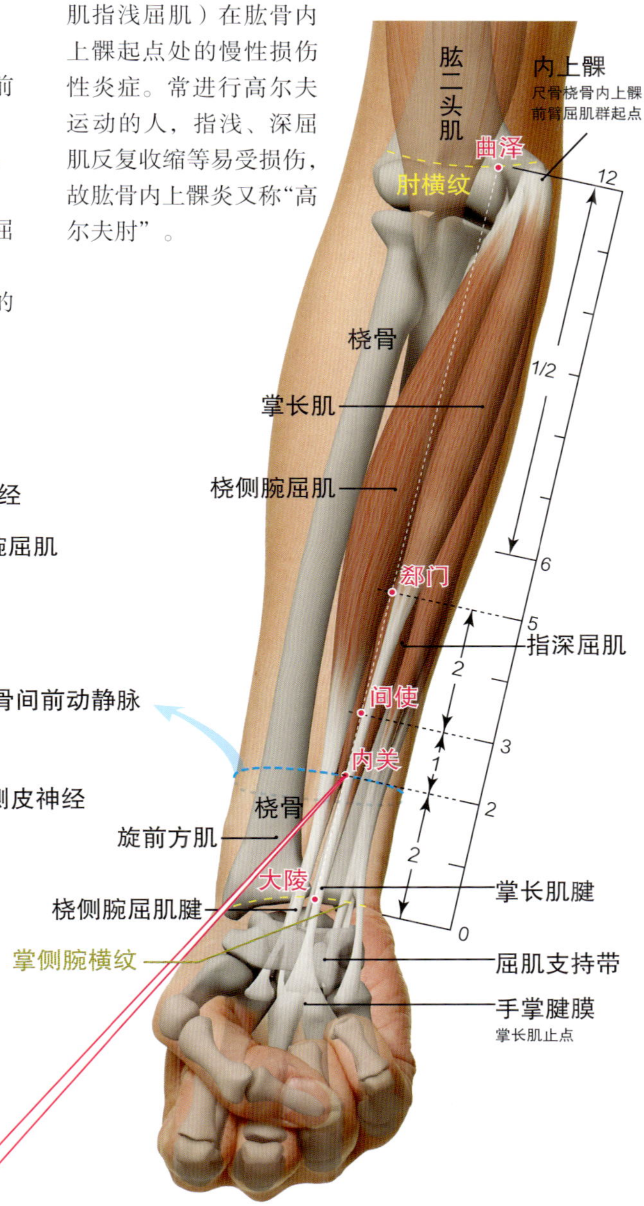

内关的取穴方法

握拳，前臂外旋，肘关节微屈时，可找到掌长肌腱与桡侧腕屈肌腱。然后在大陵（PC7）上方 3 寸取穴。当掌长肌腱难以确认时，在桡侧腕屈肌腱的内侧取穴。

骨度法

肘窝至腕掌横纹为 12 寸。

* 曲泽（PC3）至大陵（PC7）为 12 寸。

内关与外关（TE5，三焦经）位置相对，常用于治疗心包经的病证（循环系统、精神意识障碍）。由于可以理气和胃，所以对于晕车（船）、呕吐、妊娠恶阻有效。

PC7 大陵

定位：在腕前侧，掌长肌腱与桡侧腕屈肌腱之间，腕掌侧横纹中。

【解剖】

- 皮肤：正中神经掌皮支（C_7）。
- 桡侧腕屈肌、掌长肌（腱）、指浅屈肌、旋前方肌由正中神经（C_5~T_1）支配。
- 指深屈肌外侧部，由正中神经（C_6~T_1）支配；指深屈肌内侧部由尺神经（C_8~T_1）支配。
- 拇长屈肌腱由正中神经（C_8~T_1）支配 。
- 骨间前动静脉（尺动静脉脉分支的骨间总动静脉的支脉）。
- 腕掌侧动脉（桡、尺动脉分支）。

屈肌支持带与腕管

腕管（腕横韧带），位于屈肌支持带之间，由外侧腕骨隆起（手舟骨、大多角骨）与内侧腕骨隆起（豌豆骨、钩骨）组成。

由屈肌支持带对腕管内肌腔和神经起支持和保护作用。其腕管中，有指浅屈肌腱、指深屈肌腱和正中神经通过。在弹钢琴等手指屈伸快速运动时，可诱发腕管腱鞘炎，亦称腕管综合征（正中神经麻痹）。

大陵的取穴方法

握拳，前臂外旋，肘关节微屈时，可找到掌长肌腱与桡侧腕屈肌腱。然后在腕掌侧横纹中点，掌长肌腱与桡侧腕屈肌腱之间，与豌豆骨近位端的神门（HT7，心经）平齐处即是。

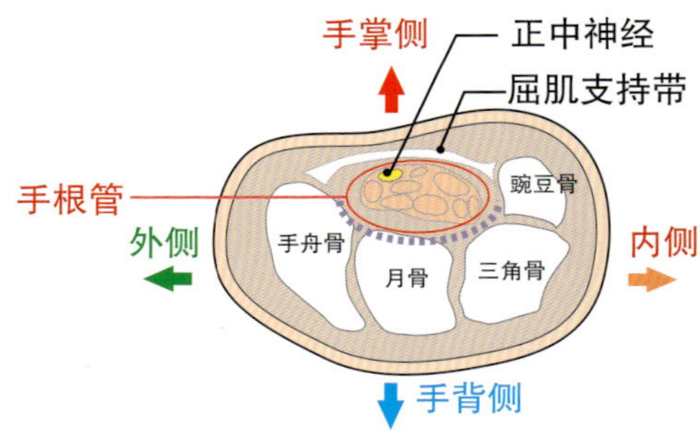

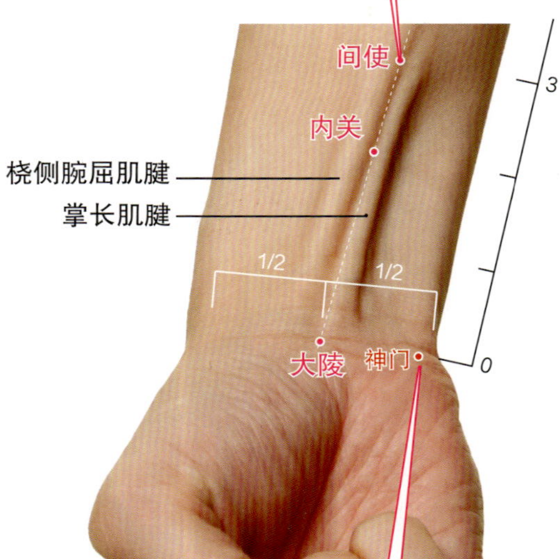

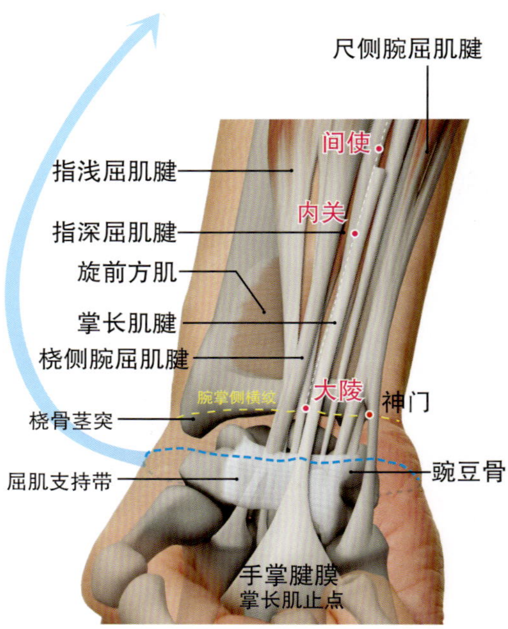

神门的取穴方法

豌豆骨上缘的桡侧凹陷处。腕掌侧横纹上，尺侧腕屈肌腱的外侧。

PC8 劳宫

定位：在手掌，横平第 3 掌指关节近端，第 2、3 掌骨之间凹陷中。

替代定位：在手掌，横平第 3 掌指关节近端，第 3、4 掌骨之间凹陷中。

【解剖】

- 皮肤：正中神经掌皮支（C_7）。
- 指浅屈肌、第 2 蚓状肌由正中神经（C_5~T_1）支配。
- 指深屈肌外侧部由正中神经（C_6~T_1）支配；指深屈肌内侧部由尺神经（C_8~T_1）支配。
- 第 1 骨间掌侧肌由尺神经深支支配，可内收食指；第 2 骨间背侧肌由尺神经深支支配，可外展食指。
- 骨间前动静脉（尺动静脉分支的骨间总动静脉的支脉）。
- 掌侧总动脉（掌浅动脉弓分支）。
- 手掌腱膜。

劳宫的取穴方法

在手掌，第 2、3 掌骨之间，掌指关节近端凹陷中。

替代定位：在手掌，第 3、4 掌骨之间，掌指关节近端凹陷中。

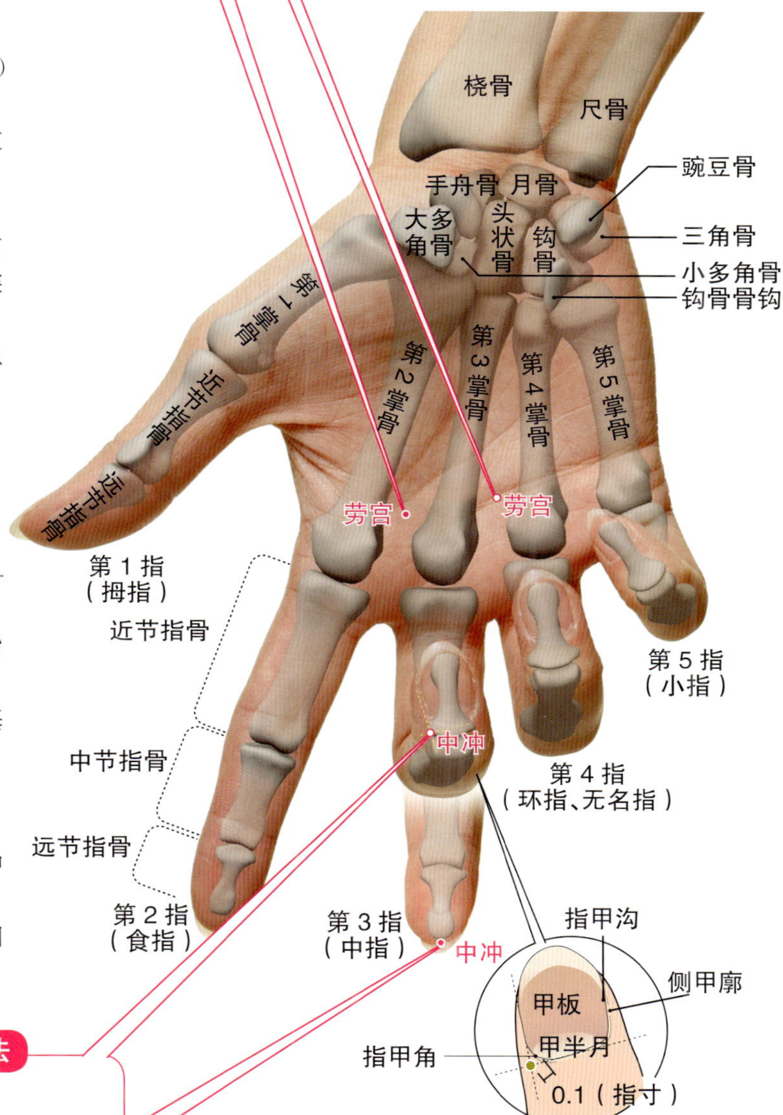

PC9 中冲

定位：在手指，中指末端最高点。

替代定位：在手指，中指末节桡侧指甲根角侧上方 0.1 寸（指寸），沿指甲桡侧画一直线与指甲基底缘水平线交点处。

【解剖】

- 皮肤：指掌侧固有神经（C_7）属正中神经皮支。
- 指背侧动脉及掌侧总动脉分支的掌侧固有指动脉背支。
- 第 3 指甲。

中冲的取穴方法

在手指，中指末端最高点。

替代定位：在手指，中指末节桡侧指甲根角侧上方 0.1 寸（指寸），沿指甲桡侧画一直线与指甲基底缘水平线交点处。

掌长肌起自肱骨内上髁和前臂筋膜，止于掌腱膜。其功能为屈腕及辅助肘屈。掌长肌先天缺损发病率为 4%~13%，缺损者无明显功能障碍。

世界公认的针（灸）疗法

现在，有着 2000 年以上历史、起源于中国的针（灸）疗法，被世界各国接受并取得成果。根据 WHO 统计，现代医学医疗体系以发达国家为主、占世界人口比例的 20%~35%，另外 65%~80% 的健康保健依赖各地的民间疗法及针（灸）疗法等补充和替代医学（CAM）。以下是以现代医学为主的欧美各国的 CAM 概况。

在美国，1997 年美国国立卫生研究院（NIH）在关于针（灸）疗法评估的文件中，确认了其有效性。在此之后，针（灸）疗法逐步被纳入美国医疗保险的民间保险体系中。1992—2010 年的 19 年间，作为国家项目，对包括针（灸）疗法在内的 CAM 科研经费投入 13 亿 3950 万美元，目的是降低美国国民的医疗经费，培育健康医疗产业。

在英国，针（灸）疗法普及度高，从事 CAM 疗法的人员逐渐增多，其中从事针（灸）疗法的人员最多，很多配有国立医疗设施（NHS）的医院，会在产妇分娩及缓解疼痛中采用针（灸）疗法。根据调查，有 1/3 的癌症患者接受 CAM 疗法进行辅助治疗。因此，英国国家保健机构对 CAM 科研也投入大量经费，促进CAM学科研究。

德国是发达国家中 CAM 普及度最高的。有 3/4 的现代医学的医生应用 CAM 疗法，77% 的疼痛治疗应用针（灸）疗法。在德国有独立的 CAM 治疗师，没有医生执照也可以从事 CAM 医疗诊治，其范围广泛，包括顺势疗法（homeopathy）、中国传统医学、指压、针（灸）疗法等。

如上所述，欧美各国的 CAM 应用，不仅是基于高水平的医学科技，也融入了各国的民俗和文化。在日本，2010 年，厚生劳动省启动了推进“统和医学”项目，虽然落后于欧美各国，但是基于日本的现状（少子高龄化社会、医疗费用高涨、慢性病增加，抑郁症等身心疾病增加），想必今后针（灸）疗法的应用会更加普及。

坂元大海

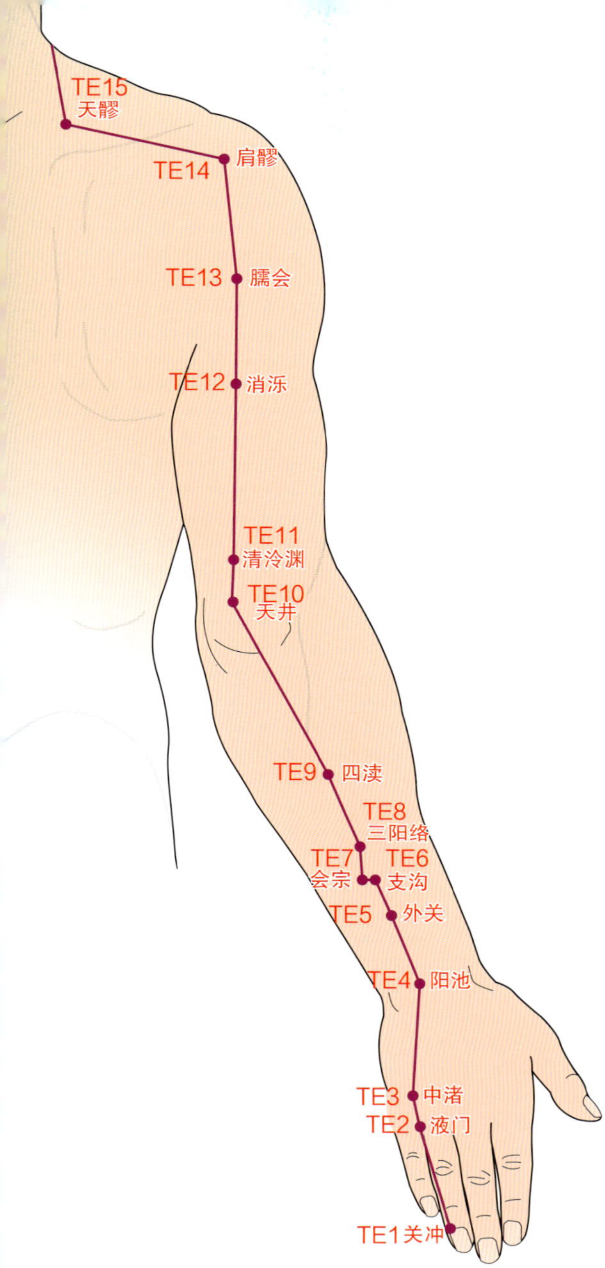

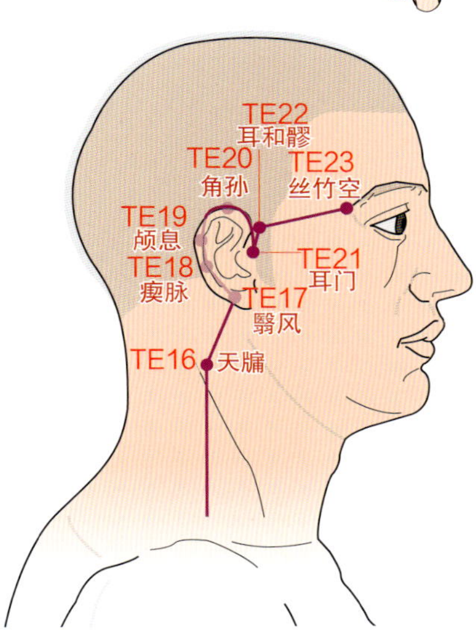

手少阳三焦经
TE(Triple Energizer Meridian)

三焦运行气血，津液输布周身

三焦为“决渎之官”，不指特定的器官，为六腑之一。主水谷（饮食物）的消化吸收，其精微化为气血、津液输布周身。三焦也是体内水液代谢的通路，其代谢产物通过尿液、大便排出体外。根据部位及功能分为上焦、中焦、下焦 3 个部位。

上焦调节体温：上焦指横膈以上的胸腔功能，与心肺关系密切，主“天之气”，呼吸及辅助饮食物（水谷）的受纳，产生体热与调节体温。

中焦调节气血津液代谢：中焦指横膈以下至脐的腹腔功能，与脾胃关系密切，主“地之气（饮食物精微）”，辅助脾胃的消化及运化。

下焦作用是输泻：下焦指脐以下的小腹功能，与肾、小肠、大肠、膀胱关系密切，主分清泌浊，将体内的代谢产物通过二便排出体外。

主治

是动病：耳鸣，耳聋，咽喉肿痛。

所生病：汗出，三焦经循行部位（外眼角、面颊、耳后、肩上部、上臂外侧）的疼痛，第 4 指麻痹。

◎由于三焦经是与津液代谢有关的经脉，所以穴名多用“液”“渚”“沟”“渎”等与水有关的文字表述。

TE1 关冲
特定穴：三焦经的井金穴。
穴性：清热，开窍，利咽喉。

TE2 液门
特定穴：三焦经的荥水穴。
穴性：清头明目，利三焦。

TE3 中渚
特定穴：三焦经的俞木穴。
穴性：开窍益聪，清热通络，理气解郁。

TE4 阳池
别名：别阳。
特定穴：三焦的原穴。
穴性：疏风散热，舒筋活络。

TE5 外关
特定穴：三焦经的络穴，八脉交会穴。
穴性：疏风清热，利胁。

TE6 支沟
特定穴：三焦经的经火穴。
穴性：疏三焦，利胸胁，通关开窍，活络散瘀，调理脏腑。

TE7 会宗
特定穴：三焦经的郄穴。
穴性：清热开郁，疏通经气。

TE8 三阳络
别名：三阳胳。
穴性：开窍镇痛，宣通气血。

TE9 四渎
穴性：清咽喉，通耳窍。

TE10 天井
特定穴：三焦经的合土穴。
穴性：疏风清热，通络宁神。

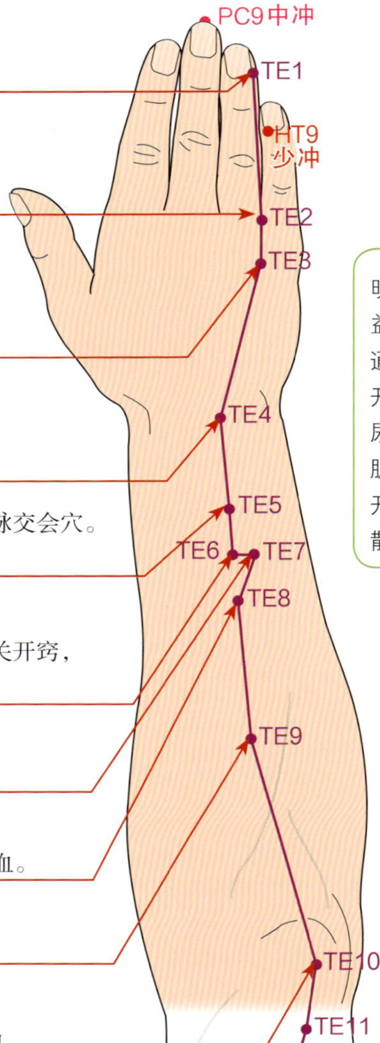

右上肢

穴性解说

明目：提高视力，治疗眼疾的方法。
益聪：改善听力。
通关：治疗意识、神志不清的方法。
开窍：通九窍（眼、耳、鼻、口、尿道、肛门），驱邪外出，醒神。
脏腑：五脏六腑。
开郁：缓解抑郁的状态。
散寒：温法，驱散寒邪。

TE11 清泠渊
别名：清冷泉。
穴性：疏风散寒，通络止痛。

TE12 消泺
穴性：清热，疏经，活络。

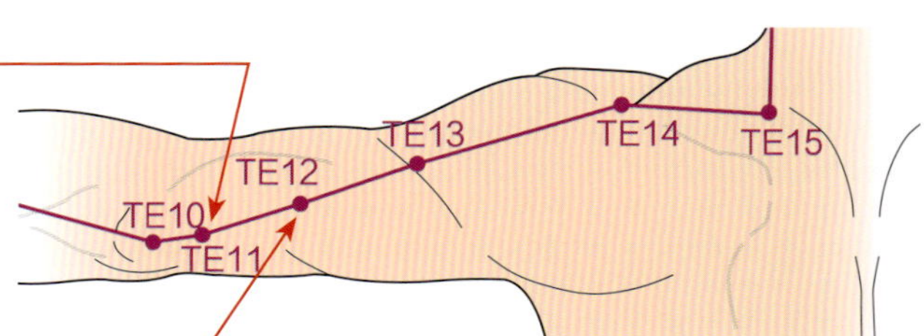

左上肢

- **关冲**的“关”，指关联、联络；“冲”，指关键、要塞。关冲是联系心包经和小肠经的要穴。其在中冲（PC9，心包经）和少冲（HT9，心经）之间，如关门（ST22，胃经）般的位置。
- **液门**，与水液代谢有关，此穴如同水液的入口。
- **中渚**的“渚”，指水边、水滨、中洲。该穴在第 4、5 掌骨间的凹陷处，些许隆起的背侧骨间肌宛如中洲（河川中的沙岛）。
- **阳池**的“阳”，指该穴在阳侧（手背面）；“池”，指凹陷处。该穴位于指伸肌腱的尺侧缘凹陷处，故名。
- **外关**，与内关相对，在桡骨和尺骨之间的凹陷处，为阳气的关口。
- **支沟**，在桡骨和尺骨之间，如水沟（或沟渠）般的凹陷处。
- **会宗**的“宗”，有汇集的意思，此穴是手三阳经（大肠经、三焦经、小肠经）汇集之处。
- **三阳络**，与会宗相同，是联络手三阳经的穴位。
- **四渎**的“渎”，指水流、大的水沟，此穴名也比喻支流汇聚成为大的河川。
- **井**，在手肘关节上部（天），如水井一样的凹陷处（鹰嘴突）。天井穴名的由来，尚有其他说法。
- **清冷渊**的“清冷”，泠，寒也，指该穴部位的皮下组织及肌肉薄，易感寒邪；“渊”，言其凹陷处深。该穴对寒证有效。
- **消泺**的“泺”，指水洼、浅的湖。该穴位于肱三头肌的凹陷处，三焦经的流注于此处由深入浅。

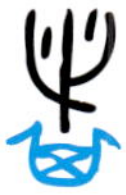

者字的金文

者，木柴堆放在簸萁上的会意字。

渚

者，木柴堆放在簸萁上，表达保存、汇集的意思。渚的意思是小石子及砂砾聚集的砂洲、中洲，引申为海滩。

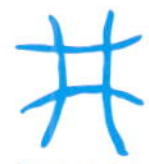
井的甲骨文

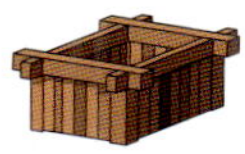
代表井口的四方形边框

井

井，代表被四方形框架围绕的水井。房屋的“天井”，原指用木材组成的格子状天井（也有其他解释）。现在“天井”还有天花板、天棚的意思。

手少阳三焦经，接手少阴心经的经气，起于无名指内侧端（关冲），经手背（液门、中渚），向上沿着腕背中央（阳池），出前臂外侧（外关、支沟、会宗、三阳络、四渎），至肘尖（天井），上行臂外侧（清泠渊、消泺）。

TE13 臑会 穴性：清郁热，通经络，利关节。

TE14 肩髎 穴性：疏风湿，通经络。

TE15 天髎 穴性：祛风湿，通经络。

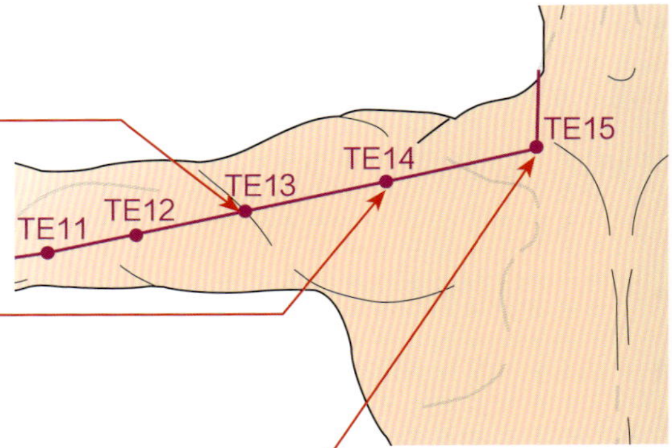

后面

TE16 天牖 穴性：清头明目，利诸窍。

TE17 翳风 穴性：清热，开窍，利咽喉。

TE18 瘈脉 别名：资脉。
穴性：清热，通窍，镇惊。

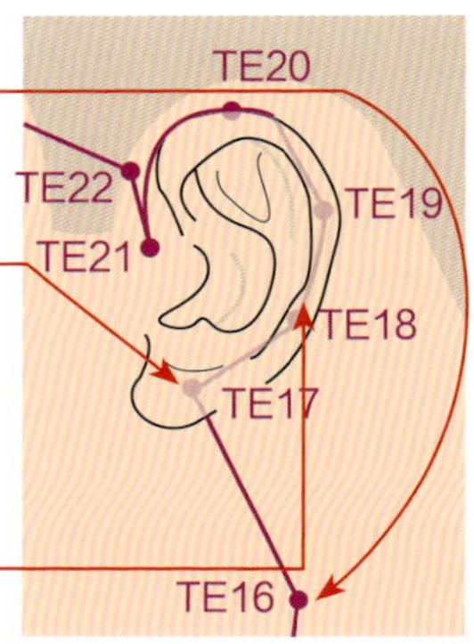

左耳

穴性解说

利诸窍：通利目、鼻、口、耳等孔窍。

益耳窍：通利耳窍，改善听力。

通窍：与“开窍”意思相近，通九窍（眼、耳、鼻、口、尿道、肛门），驱邪外出，醒神。

镇惊：改善精神不安、意识障碍、神志不清等。

清头：使头清目明。

益聪：改善听力。

TE19 颅息 穴性：清热，开窍，利咽喉。

TE20 角孙 穴性：清热散风，清头明目。

TE21 耳门 穴性：开窍益聪，疏通经络。

TE22 耳和髎 穴性：祛风，通络。

TE23 丝竹空 穴性：散风止痛，清头明目。

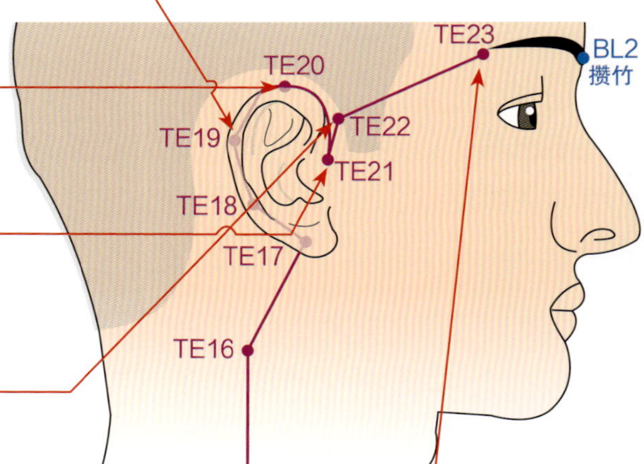

- **臑会**的“臑”，指上臂或厚厚的肌肉。臑会位于上臂三角肌后下缘及肱三头肌之间，是三焦经与阳维脉的交会穴。
- **天髎**的“髎”，凹陷之意；“天”，指肩膀位于体干的上部。该穴因肩胛骨的冈上窝有大的凹陷而命名。
- **天牖**的“牖”，指采光的窗户或门户。天牖位于头部下端，可用于治疗头、耳、眼疾。
- **翳风**的“翳”，指羽毛扇；“风”，有声音的意思，也可比喻耳。翳风比喻耳的形状如羽扇，可以防御风邪入侵，可用于治疗耳疾。
- **瘈脉**的“瘈”，指痉挛、抽搐。该穴因对小儿抽搐有效而命名。另有一说认为，“瘈”指鸡爪的角质突起，因耳后血管形状与其相似而得名。
- **颅息**的“颅”，指头部；“息”，提示该穴对治疗喘息有效。
- **角孙**的“角”，指角落、尖角，比喻耳上角；“孙”，指孙络、细小的血管。角孙的位置有小血管分支如孙脉。
- **耳和髎**的“和”，指稳定、安定；“髎”，指凹陷处，耳和髎位于侧头部的凹陷处；“和”，也有调和之意，比喻可以调节听力。
- **丝竹空**的“丝竹”，指细竹叶，比喻眉毛的形状如竹叶。与“攒竹（BL2，膀胱经）”穴义相似。“空”的意思为凹陷处，指丝竹空位于眉毛外侧端的凹陷处。

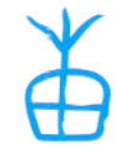
甫的甲骨文

甫字，田中发出的新芽，代表育苗的田地。

牖

“牖”由片（木板）加户、甫（开阔之意）组成，指小的窗户或明亮的窗户。“甫”表示打开、展开。捕获的“捕”，代表张开手拿住物品；辅佐的“辅”，代表摊开布，补好破洞。

耳后静脉随着年龄的增长会逐渐浮现于耳介后，形状宛如鸡后爪。

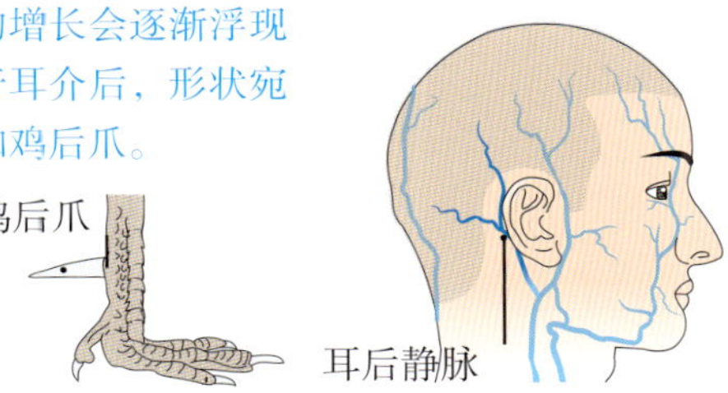

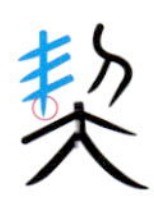
契的篆字

丯字，由骨片或木片加的刻度组成。

㓞代表用刀制成的刻度。

瘈

瘈字指用刀制成的刻度，表示约定、约束、发言等意思。瘈由“疒”字旁加“契”组成的形声字，刻在骨上的甲骨文字也称“契文”。

手少阳三焦经从消泺循沿上臂外侧（臑会），上达肩部（肩髎、天髎），与足少阳经相交，向前进入缺盆部，分布于胸中，联络心包，向下通过横膈，属三焦。从胸中分出的支脉，出于缺盆部，上走项部（天牖），沿耳后直上（翳风、瘈脉、颅息），出于耳部上行额角（角孙），经侧头部（悬颅，GB5，胆经），到达眶下部（颧髎，SI8，小肠经）。从耳部分出的支脉，由耳后出走耳前（耳门、耳和髎），到达外眦（丝竹空），与足少阳胆经相接。

TE1 关冲

定位：在手指，第 4 指末节尺侧，指甲根角侧上方 0.1 寸（指寸），沿指甲桡侧画一直线与指甲基底缘水平线交点处。

【解剖】

● 皮肤：尺神经的指背侧神经（C_7）。
● 指背侧动脉（掌背侧动脉的分支）及掌侧总动脉分支的指掌侧固有动脉的指背支。
● 第 4 指尺侧的指甲。

TE2 液门

定位：在手背，第 4、5 指间，指蹼缘上方赤白肉际凹陷中。

【解剖】

● 皮肤：尺神经的指背侧神经（C_7）。
● 第 4 骨间背侧肌由尺神经深支（C_8~T_1）支配，可外展第 4、5 指。
● 指背侧动脉（掌背侧动脉的分支）。
● 深层：第 4、5 指的近节指骨近位端。

阳池的取穴方法

沿第 4、5 掌骨之间上滑的抵触处，与阳溪（LI5、大肠经）、阳谷（SI5、小肠经）平齐处即是。抵抗外力，伸展腕关节时，容易触到（总）指伸肌腱。

阳谷的取穴方法

在腕后，尺侧腕伸肌腱的内侧，尺骨茎突直下的凹陷处。

阳溪的取穴方法

拇长伸肌腱与拇短伸肌腱之间，拇指充分外展，伸展时出现的凹陷处，桡骨与手舟骨之间即是。

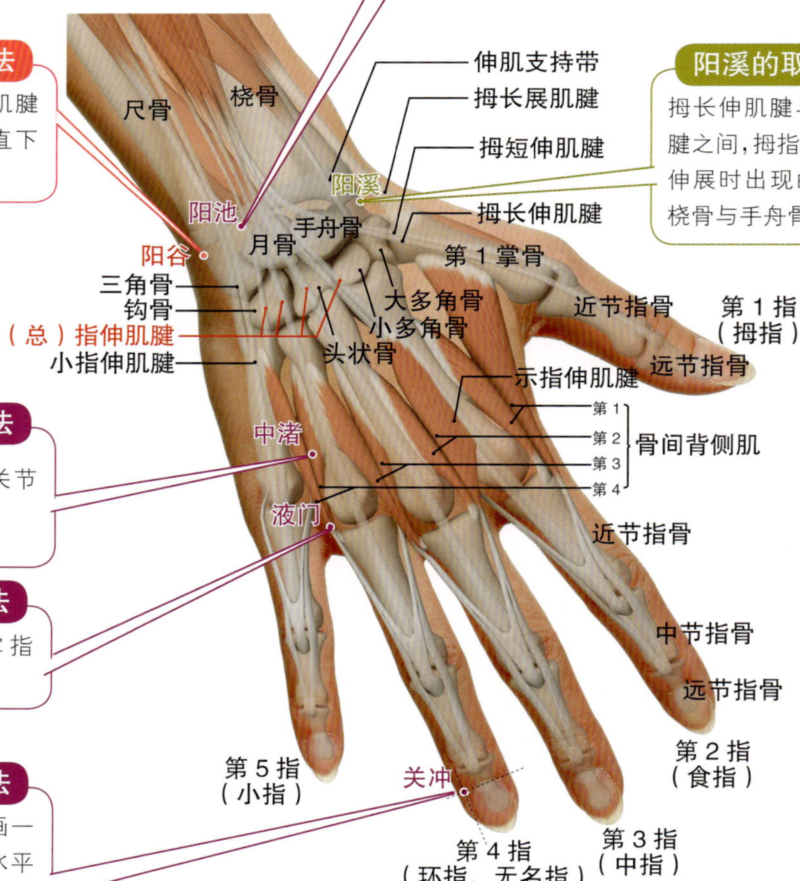

中渚的取穴方法

握拳，在第 4 掌指关节近端凹陷中。

液门的取穴方法

握拳，在第 4、5 掌指关节远端凹陷中。

关冲的取穴方法

沿第 4 指指甲尺侧画一垂线与指甲基底缘水平线交点处。

TE3 中渚

定位：在手背，第 4、5 掌骨间，第 4 掌骨关节近端凹陷中。

【解剖】

- 皮肤：指背侧神经（C_8）属尺神经分支。
- 第 4 骨间背侧肌由尺神经深支（C_8~T_1）支配，可外展第 4、5 指。
- 掌背动脉分支的背侧指动脉。

TE4 阳池

定位：在腕后侧，指伸肌腱的尺侧缘凹陷中，腕背横纹上。

【解剖】

- 皮肤：前臂后侧皮神经（$C_{7\sim8}$）属桡神经皮支。
- （总）指伸肌腱、小指伸肌腱由桡神经分支（$C_{6\sim8}$）支配。
- 伸肌支持带，可约束腕背伸肌腱，使腕关节协调。
- 尺侧皮静脉，流入上臂静脉。
- 深层：手舟骨、三角骨。

伸肌支持带与肌腱间隔

伸肌支持带固定前臂背侧走行的前臂伸肌腱，防止手指伸展时肌腱浮动，减少运动时的摩擦。在（腕关节背侧的）桡骨和尺骨之间，有 9 条肌腱被腱鞘所包裹，从桡侧起，形成 6 个肌腱间隔。

第 1 肌腱间隔：拇长展肌腱、拇短伸肌腱。

第 2 肌腱间隔：长、短桡侧腕伸肌腱。

第 3 肌腱间隔：拇长伸肌腱。

第 4 肌腱间隔：（总）指伸肌腱。

第 5 肌腱间隔：小指伸肌腱。

第 6 肌腱间隔：尺侧腕伸肌腱。

另外，由于拇指过度外展与伸展引起的腱鞘炎，造成第 1 肌腱间隔的肿胀和压痛，称为狭窄性腱鞘炎。

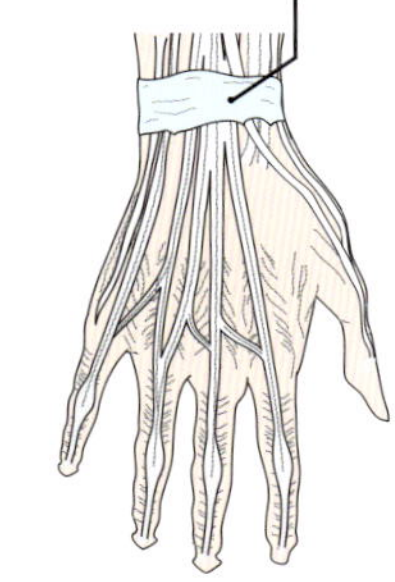

右侧腕伸肌支持带

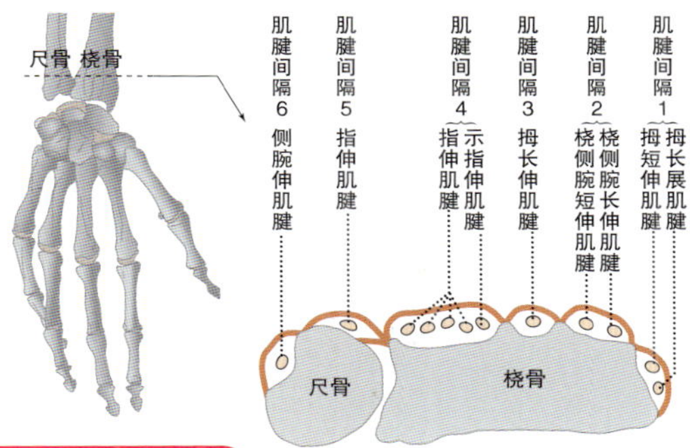

右侧前臂断面

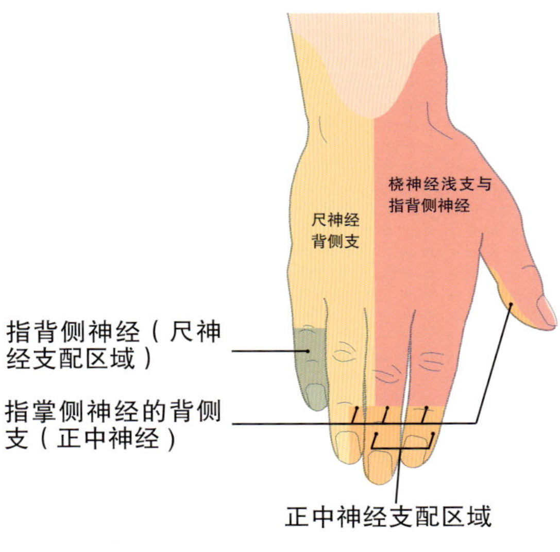

手背皮肤感觉神经支配区域

腱鞘囊肿

腕关节背部，腱鞘内的透明的胶质状滑膜液形成的肿块、称为腱鞘囊肿。年轻女性中比较常见，在欧美也称为“圣经叩打（bible bump）”。

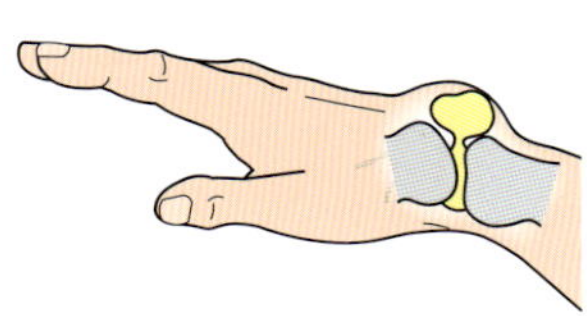

“圣经叩打（bible bump）”源于古代（西方），在当时，本病常使用厚重的圣经叩打肿块的民间疗法。

（总）指伸肌腱伸展食指至小指的掌指关节。近侧指间关节与远侧指间关节的伸展由（总）指伸肌腱和手内侧肌肉协调完成。掌指关节处于屈曲位时，（总）指伸肌腱对近侧指间关节与远侧指间关节的伸展起主要作用。

TE5 外关

定位：在前臂后侧，尺骨与桡骨间隙中点，腕背侧横纹上 2 寸。

【解剖】

- 皮肤：前臂后侧皮神经（C_7）属桡神经皮支。
- （总）指伸肌、小指伸肌、示指伸肌、拇长伸肌由桡神经（$C_{6\sim8}$）支配。
- 骨间前动脉与骨间后动、静脉（尺动静脉分支的总骨间动、静脉的分支）。
- 桡侧皮静脉，流入腋窝静脉。

TE6 支沟

定位：在前臂后侧，尺骨与桡骨间隙中点，腕背侧横纹上 3 寸。

【解剖】

- 皮肤：前臂后侧皮神经（C_7）属桡神经皮支。
- （总）指伸肌、小指伸肌、示指伸肌、拇长伸肌由桡神经（$C_{6\sim8}$）支配。
- 骨间前动脉与骨间后动、静脉（尺动静脉分支的总骨间动、静脉的分支）。

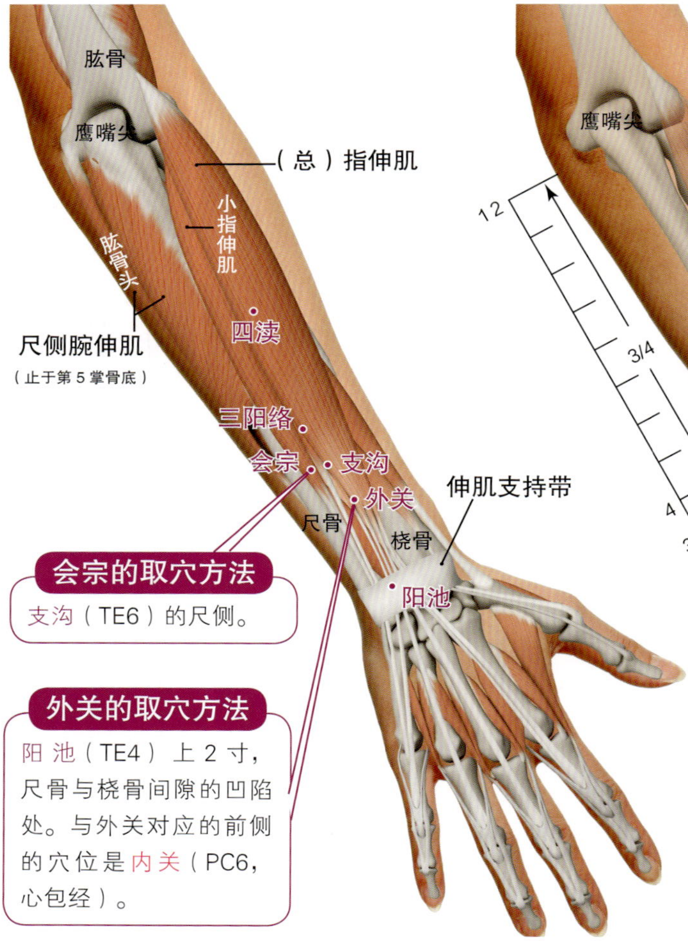

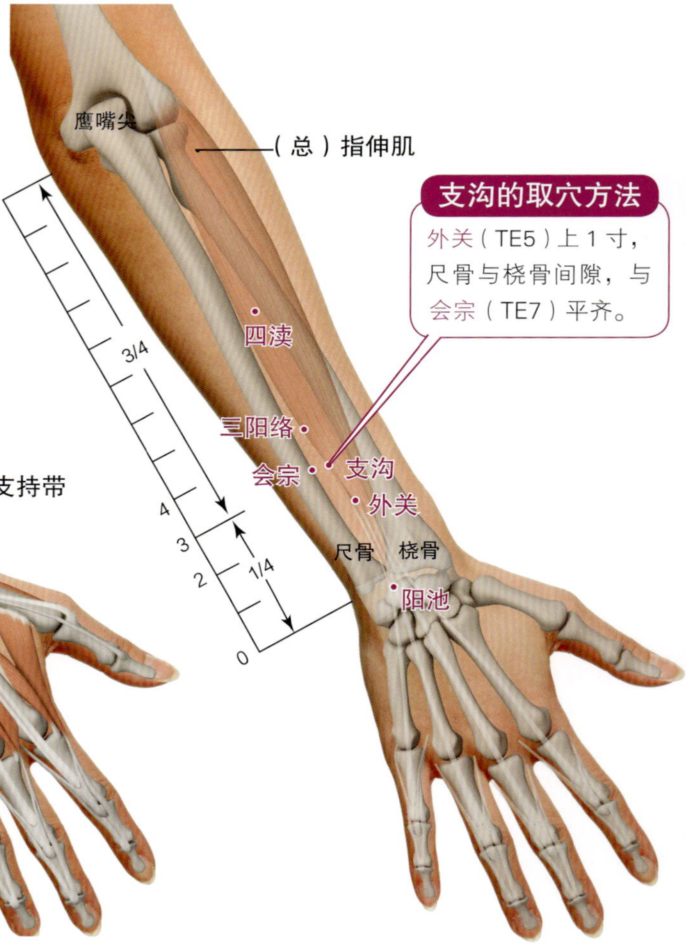

TE7 会宗

定位：在前臂后侧，尺骨的桡侧缘，腕背横纹上 3 寸。

【解剖】

- 皮肤：前臂后侧皮神经（C_8）属桡神经皮支。
- 尺侧腕伸肌、示指伸肌由桡神经（$C_{6\sim8}$）支配。
- 骨间前动脉与骨间后动、静脉（尺动、静脉分支的总骨间动、静脉的分支）。

TE8 三阳络

定位：在前臂后侧，尺骨与桡骨间隙中点，腕背横纹上 4 寸。

【解剖】

- 皮肤：前臂后侧皮神经（C_7）属桡神经皮支。
- （总）指伸肌（腱）、拇长展肌由桡神经（$C_{6\sim8}$）支配。
- 骨间前动脉与骨间后动、静脉（尺动、静脉分支的总骨间动、静脉的分支）。

TE9 四渎

定位：在前臂后侧，尺骨与桡骨间隙中点，鹰嘴尖下 5 寸。

【解剖】

- 皮肤：前臂后侧皮神经（C_7）属桡神经皮支。
- （总）指伸肌（腱）、拇长展肌由桡神经（$C_{6\sim8}$）支配。
- 骨间前动脉与骨间后动、静脉（尺动、静脉分支的总骨间动、静脉的分支）。

骨度法

肘窝至腕横纹为 12 寸。

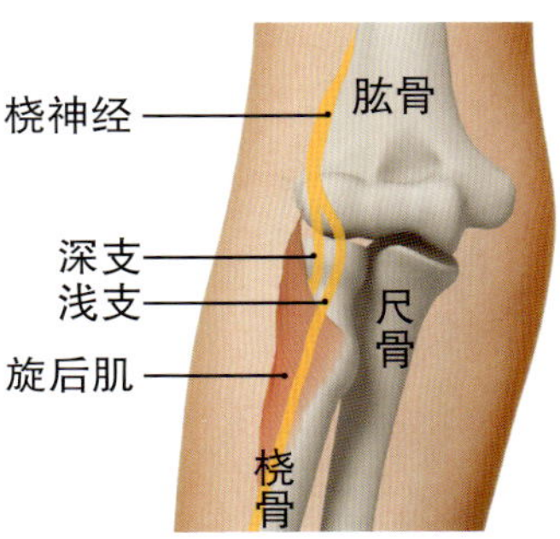

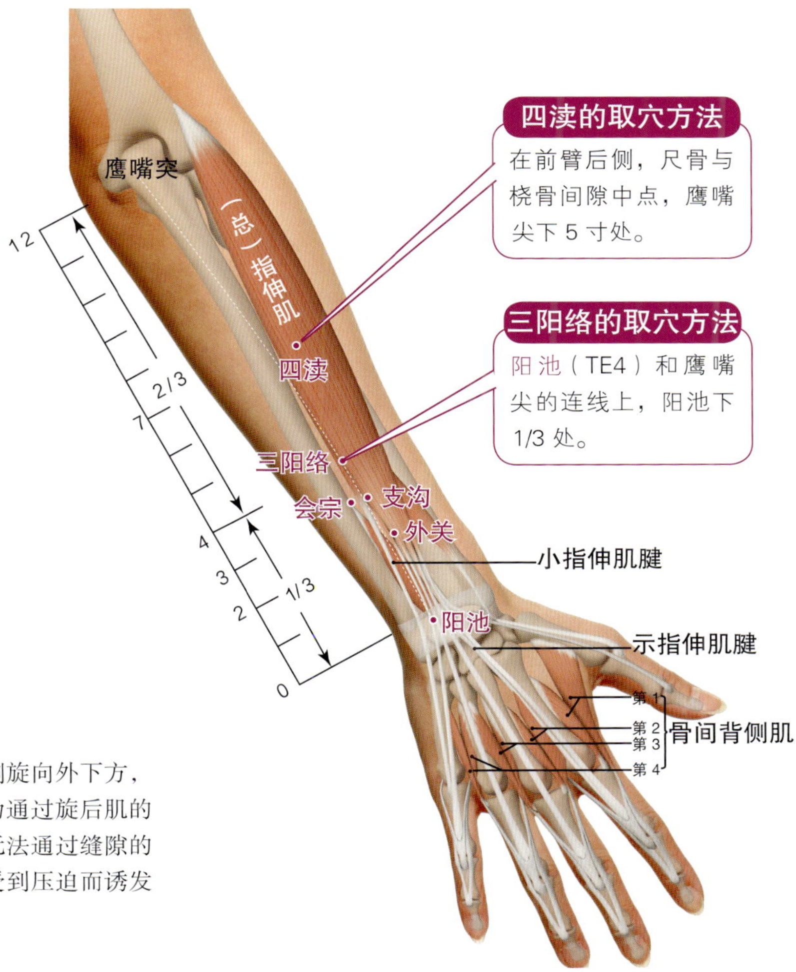

四渎的取穴方法

在前臂后侧，尺骨与桡骨间隙中点，鹰嘴尖下 5 寸处。

三阳络的取穴方法

阳池（TE4）和鹰嘴尖的连线上，阳池下 1/3 处。

桡神经的深支与浅支

桡神经发自臂丛后束，沿肱骨中段背侧旋向外下方，沿沟绕肱骨中段背侧旋向外下方，分为通过旋后肌的浅部与深部间隙的桡神经深支，以及无法通过缝隙的浅支。由于桡神经深支是肌支，容易受到压迫而诱发其支配的伸肌群麻痹。

桡神经支配所有的前臂伸肌，其走行的每个区域都会由于外伤及压迫诱发损伤，临床症状由于损伤部位而异。一般而言，损伤部位越靠近近端，损伤的肌肉越多。近位（高端）的桡神经损伤，前臂时呈“垂腕”的姿态，腕关节及掌指关节无法处于伸展位。

TE10 天井

定位：在肘后侧，鹰嘴突上 1 寸凹陷中。

【解剖】

- 皮肤：臂背侧皮神经（$C_{6\sim8}$）属桡神经皮支。
- 肱三头肌（长头、外侧头、内侧头）的共同腱，受桡神经（$C_{6\sim8}$）肌支支配。
- 桡侧副动、静脉（从肱动、静脉分出的肱深动、静脉的分支）。

TE11 清泠渊

定位：在臂后侧，鹰嘴突与肩峰连线上，鹰嘴突上 2 寸。

【解剖】

- 皮肤：臂背侧皮神经（C_6）属桡神经皮支。
- 肱三头肌（长头、外侧头、内侧头）的共同腱受桡神经（$C_{6\sim8}$）肌支支配。
- 桡侧副动、静脉（从肱动、静脉分出的肱深动、静脉的分支）。

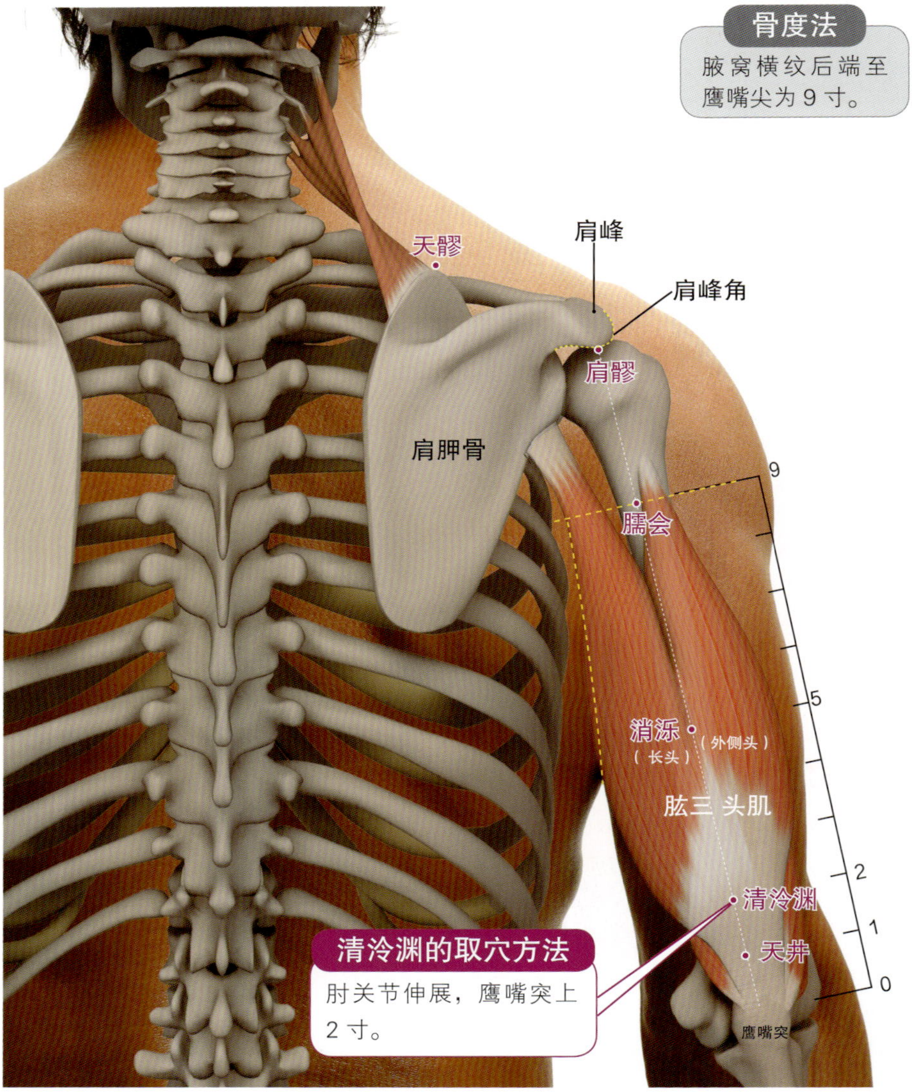

TE12 消泺

定位：在臂后侧，鹰嘴突与肩峰连线上，鹰嘴突上5寸。

【解剖】

- 皮肤：臂背侧皮神经（C_5）属桡神经皮支。
- 肱三头肌（长头、外侧头、内侧头）由桡神经肌支，（$C_{6\sim8}$）支配，可外展肘关节。
- 桡侧副动、静脉（从肱动、静脉分出的肱深动、静脉的分支）。

TE13 臑会

定位：在臂后侧，三角肌的后下缘，肩峰角下3寸。

【解剖】

- 皮肤：臂背侧皮神经（C_5）属桡神经皮支。
- 肱三头肌（长头、外侧头、内侧头），由桡神经肌支（$C_{6\sim8}$）支配，可外展肘关节。
- 三角肌由腋神经肌支（$C_{5\sim6}$）支配，可外展肩关节。
- 旋肱后动脉出腋窝外侧间隙，属腋动脉分支。

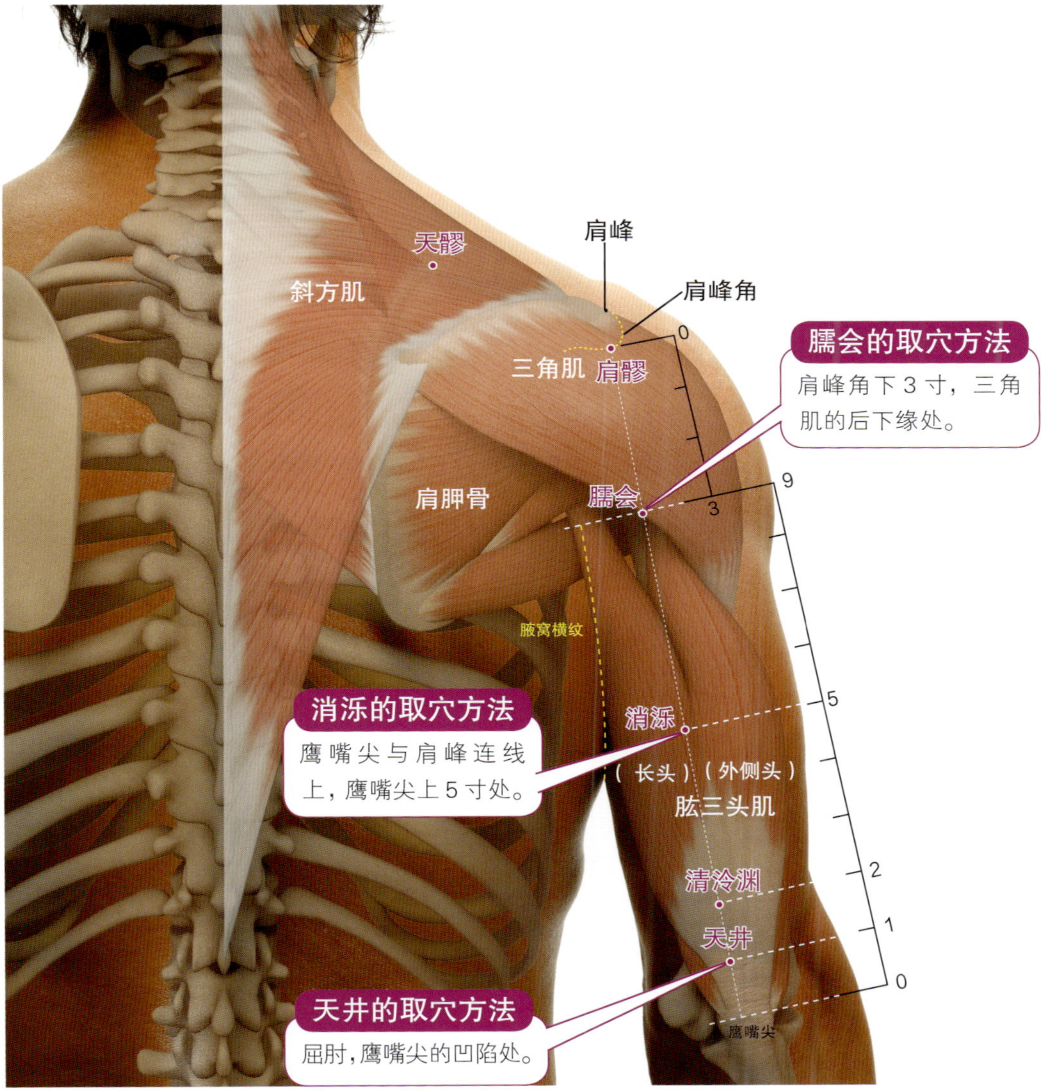

肱三头肌，桡神经支配的上臂后群中的强大伸肌，分为长头、外侧头、内侧头的3个头，其中只有长头是双关节肌。肱三头肌可伸展肘关节，而长头还可伸展肩关节。由小圆肌、大圆肌、肱三头肌长头围成的三角形间隙，称为腋窝内侧间隙，有肩胛回旋动、静脉通过。由肱骨、肱三头肌长头、大圆肌、小圆肌围成的四边形，称为腋窝内侧间隙，有上臂后回旋动、静脉及腋神经通过。

TE14 肩髎

定位：在肩带部，肩峰角与肱骨大结节两骨凹陷中。

【解剖】

- 皮肤：锁骨上神经（C_4）属颈丛皮支，分布于颈及肩部的皮肤。
- 肱三头肌后部由腋神经肌支（$C_{5\sim6}$）支配，可外展肩关节；小圆肌可外旋肩关节。
- 旋肱后动、静脉出腋窝外侧间隙，属腋动、静脉分支。

腋窝内、外侧间隙及肱三头肌裂孔

腋窝内侧间隙是由大圆肌、小圆肌、肱三头肌长头围成的三角形间隙，有肩胛回旋动静脉通过。腋窝外侧间隙是由大圆肌、小圆肌、肱三头肌长头、肱骨围成的四边形间隙，有上臂后回旋动脉、静脉及腋神经通过。肱三头肌裂孔是由肱骨、肱三头肌长头、大圆肌围成的三角形裂孔，有肱深动脉桡神经通过。

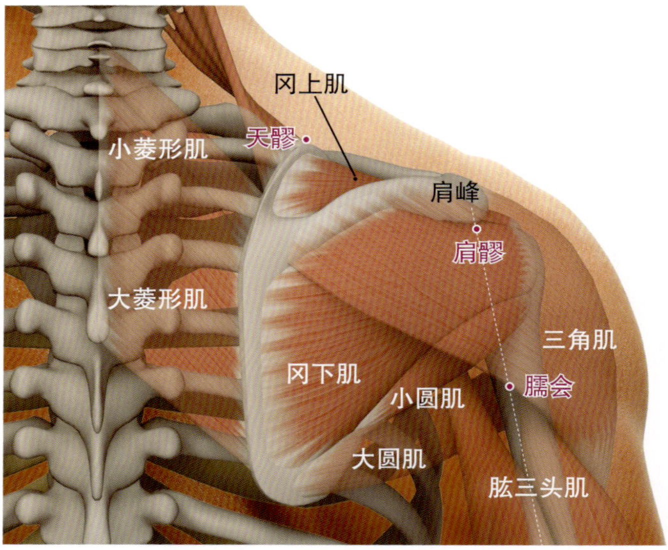

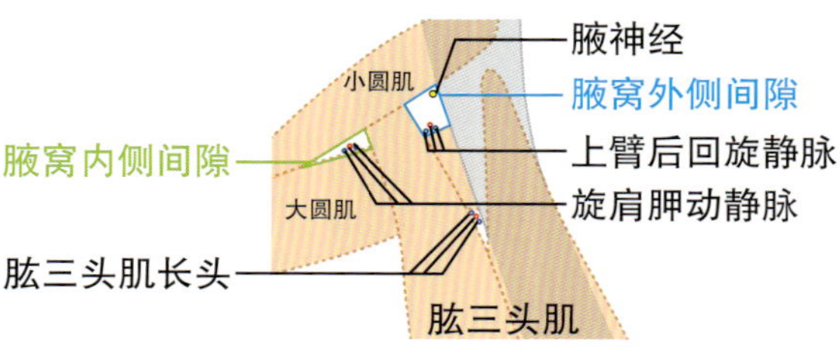

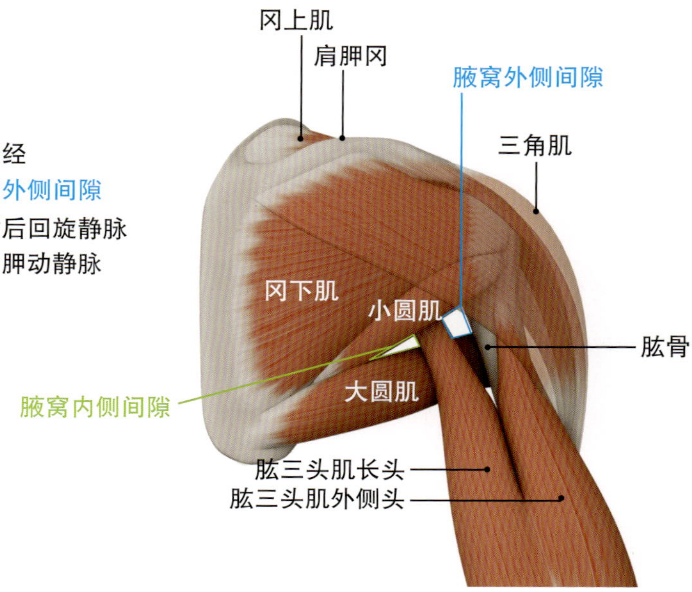

TE15 天髎

定位：在肩胛区，肩胛骨上角上缘凹陷中。

【解剖】

- 皮肤：锁骨上神经（C_4）属颈丛皮支，分布于颈及肩部的皮肤。
- 斜方肌由颈丛肌支（$C_{3\sim4}$）、副神经支配。
- 冈上肌由通过肩胛切迹的肩胛上神经支配，可外展肩关节。
- 深层：肩胛冈。

肩井的取穴方法

第 7 颈椎棘突和肩峰外侧缘中间连线的中点处。天髎（TE15）的上方。

天髎的取穴方法

上肢下垂，肩井（GB21，胆经）和曲垣（SI13，小肠经）的中间处。

曲垣的取穴方法

曲垣（SI13，小肠经）和第 2 胸椎棘突连线的中点处。

臑俞的取穴方法

肩关节内收，腋窝横纹后端的上方，肩胛冈直下的凹陷处。

肩贞的取穴方法

上臂内收，腋窝横纹后端的上方 1 寸，三角肌后缘处。

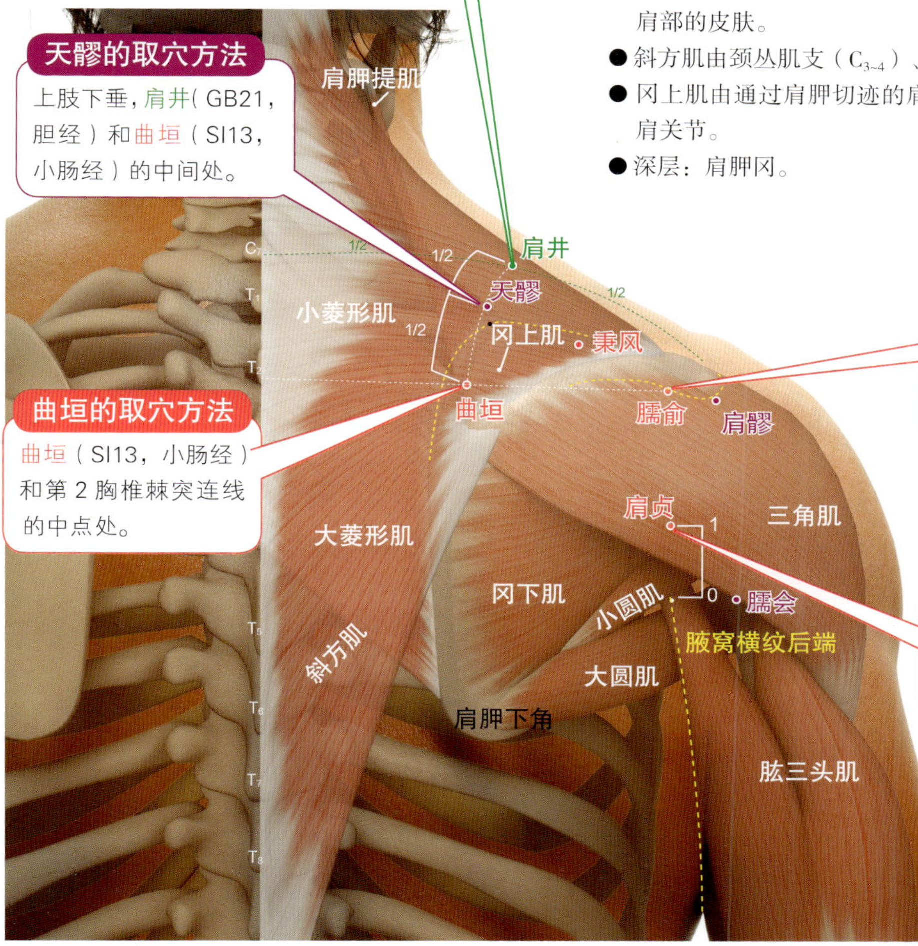

肩髃的取穴方法

上臂外展，在肩峰前后出现 2 个凹陷处，肩髃在前方凹陷处，比后方的凹陷处深，肩髎（TE14）在后方的凹陷处。

肩髎的取穴方法

曲肘，上臂外展，在肩峰前后出现 2 个凹陷处，肩髃（LI5，大肠经）在前方凹陷处，比后方的凹陷处深，肩髎在后方的凹陷处。

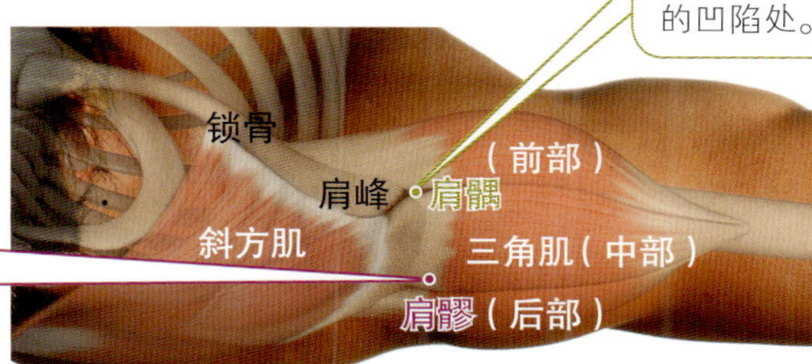

肩髃所在的凹陷，在三角肌中部和后部肌纤维的交界处。有些人在幼年期，频繁注射三角肌同一部位，导致三角肌萎缩，出现三角肌中部肌纤维病变，造成肩关节外展障碍，上肢难以向躯干内收。

TE16 天牖

定位：在颈前部，横平下颌角，胸锁乳突肌的后缘凹陷中。

【解剖】

- 皮肤：耳大神经与枕小神经（$C_{2\sim3}$）属颈丛皮支，分布于颈及肩部的皮肤。
- 胸锁乳突肌、斜方肌，由颈丛肌支（$C_{2\sim4}$）、副神经支配。
- 头夹肌（颈丛分支）。
- 颈横动、静脉浅支（颈横动、静脉分支）。

TE17 翳风

定位：在颈前部，耳垂后方，乳突下端前方凹陷中。

【解剖】

- 皮肤：耳大神经（$C_{2\sim3}$）属颈丛皮支，分布于颈及肩部的皮肤。
- 舌骨上肌群之一的二腹肌前腹由面神经支配；二腹肌后腹由三叉神经下颌支支配。
- 耳后动、静脉（从颈外动、静脉后支分出）。
- 腮腺被咬肌筋膜包裹，其内有面神经运动支通过。

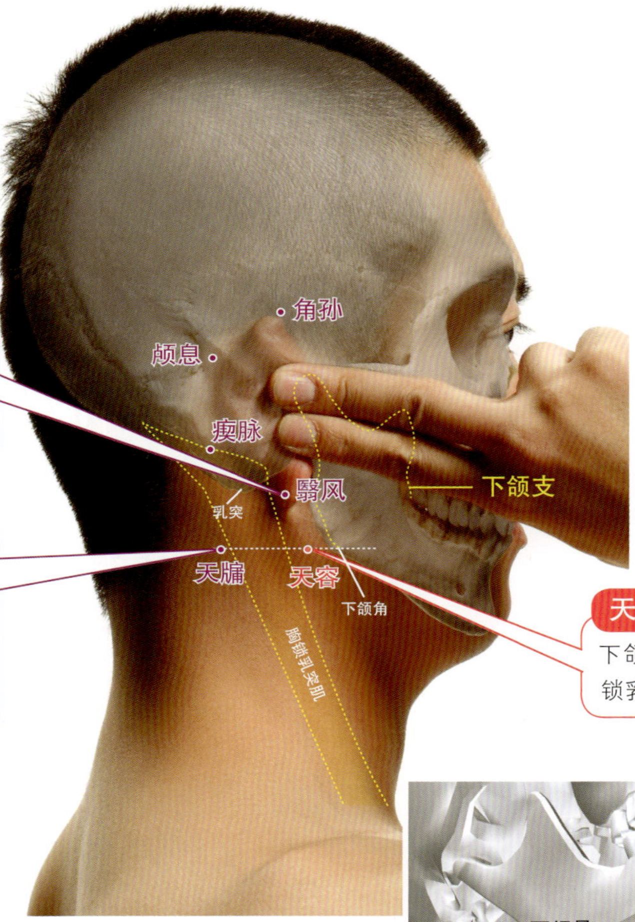

翳风的取穴方法

天容（SI17，小肠经）的上方，乳突下方与下颌支之间的凹陷处。

天牖的取穴方法

与下颌角平齐，胸锁乳突肌后方的凹陷处。相隔胸锁乳突肌，与天容（SI17，小肠经）相对处。

天容的取穴方法

下颌角的后方，在胸锁乳突肌之间处。

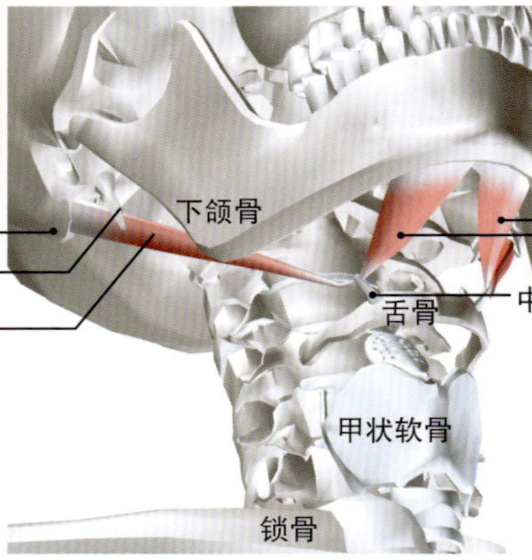

TE18 瘈脉

定位：在头部，乳突中央，翳风（TE17）至角孙（TE20）之间，沿耳轮弧形连线上，从翳风上 1/3 的交点处。

【解剖】

- 皮肤：耳大神经属颈丛（$C_{2\sim3}$）皮支，分布于颈及肩部的皮肤。
- 耳后肌是由面神经支配的表情肌。
- 耳后动、静脉（从颈外动、静脉后支分出）。
- 深部：乳突。

TE19 颅息

定位：在头部，翳风（TE17）至角孙（TE20）之间，沿耳轮弧形连线的上，从翳风上 2/3 的交点处。

【解剖】

- 皮肤：耳大神经属颈丛（$C_{2\sim3}$）皮支，分布于颈及肩部的皮肤。
- 耳后肌是由面神经支配的表情肌。
- 耳后动、静脉（从颈外动、静脉后支分出）。

颅息的取穴方法

翳风（TE17）至角孙（TE20）之间，沿耳轮弧形连线上，从角孙上 1/3 的交点处。

TE20 角孙

定位：在头部，耳尖正对发际处。

【解剖】

- 皮肤：枕小神经（C_3）属第 3 颈神经分支。
- 颞肌是由三叉神经下颌支支配的咀嚼肌。
- 耳上肌是由面神经支配的表情肌。
- 颞浅动、静脉是颈外动、静脉的 2 个终支之一，在外耳道前上方可以触到。

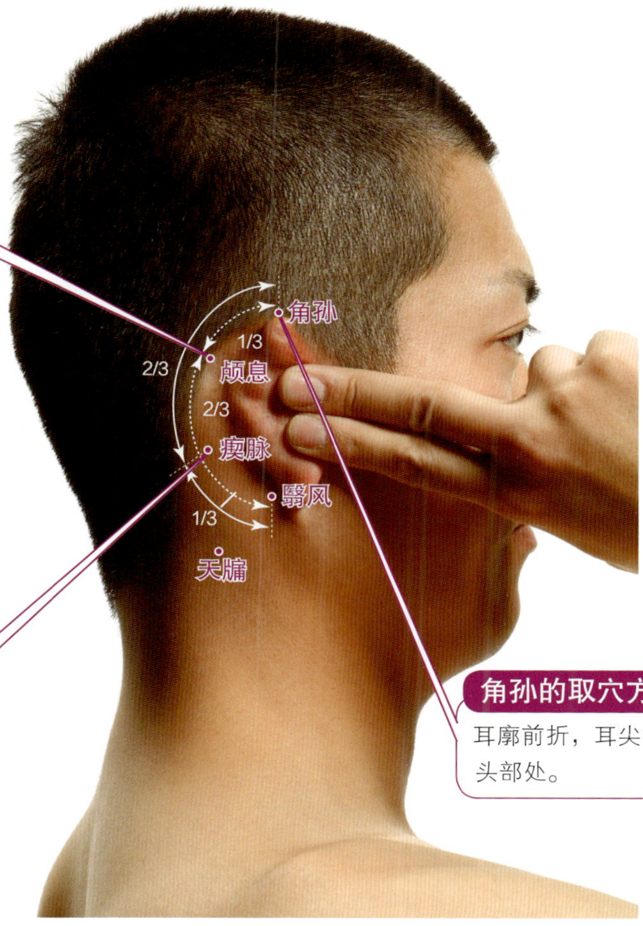

角孙的取穴方法

耳廓前折，耳尖抵侧头部处。

瘈脉的取穴方法

翳风（TE17）至角孙（TE20）之间，沿耳轮弧形连线上，从翳风上 1/3 的交点处。

耳廓，围绕外耳道的贝壳形状部分，收集声波，传导至外耳道。兽类耳肌发达，可以自由活动。人类由于耳肌退化所以耳廓活动范围小。但是，耳廓是面神经支配的横纹肌，也有的人由于电刺激及训练，可以在一定范围内活动。

TE21 耳门

定位：在面部，耳屏上切迹与下颌骨髁突之间的凹陷中。

【解剖】

- 皮肤：耳颞神经（三叉神经第 3 支的下颌支分支）。
- 颞浅动、静脉是颈外动、静脉的 2 个终支之一，在外耳道前上方可以触到。
- 腮腺被咬肌筋膜包裹，内有面神经运动支通过。
- 深层：外耳道软骨。

耳和髎的取穴方法

在头部，鬓发后缘，耳廓根之前方，颞浅动脉的后缘处。

耳门的取穴方法

口微张，耳屏上切迹前方的凹陷处，听宫（SI19，小肠经）直上即是。

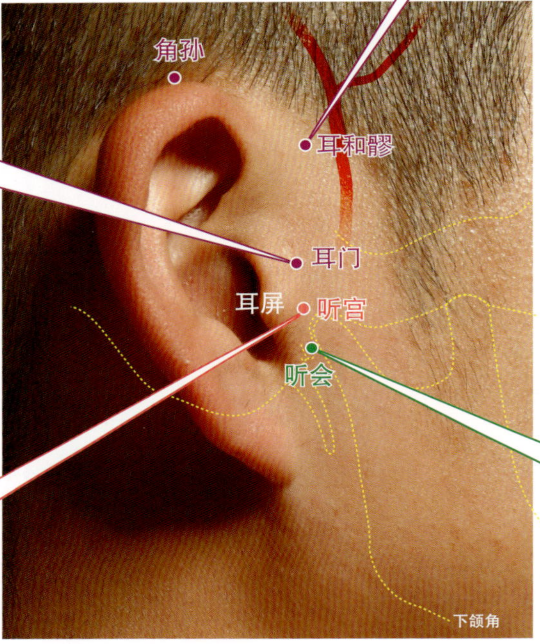

听会的取穴方法

张口，耳屏间切迹前方的凹陷处。

听宫的取穴方法

口微张，耳屏中央前方的凹陷处，耳门（TE21）于听会（GB2，胆经）之间。

丝竹空的取穴方法

瞳子髎（GB1，胆经）直上处。
眉梢凹陷处（骨性凹陷）。

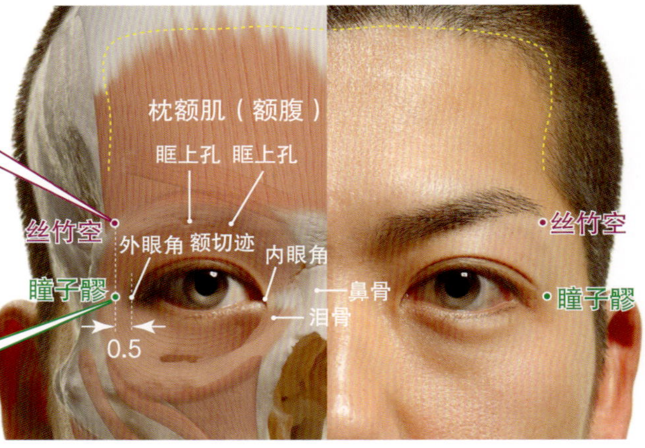

瞳子髎的取穴方法

外眼角外方 0.5 寸的凹陷处。

TE22 耳和髎

定位：在头部，鬓发后缘，耳廓根之前方，颞浅动脉的后缘。

【解剖】

- 皮肤：耳颞神经（三叉神经第 3 支的下颌支的分支）。
- 耳前肌是由面神经支配的表情肌。
- 颞浅动、静脉是颈外动、静脉的 2 个终支之一，在外耳道前上方可以触到。

TE23 丝竹空

定位：在头部，眉梢凹陷中。

【解剖】

- 皮肤：眶上神经（三叉神经第 1 支的眼神经分支）。
- 眼轮匝肌是由面神经支配的表情肌，可闭合眼裂。
- 颞浅动、静脉是颈外动、静脉的 2 个终支之一，在外耳道前上方可以触到。

颈外动脉（红色）主要分布于头骨外侧。
颈内动脉（紫色）主要分布于颅内，营养脑。
椎动脉（绿色）主要在脑底，与颈内动脉连接。

头颈部可以触到的动脉

- 右颈总动脉（头臂干分支）。
- 左颈总动脉（主动脉弓分支）。
- 颞浅动脉（颈外动脉分支）。
- 面动脉（颈外动脉第 3 支）。

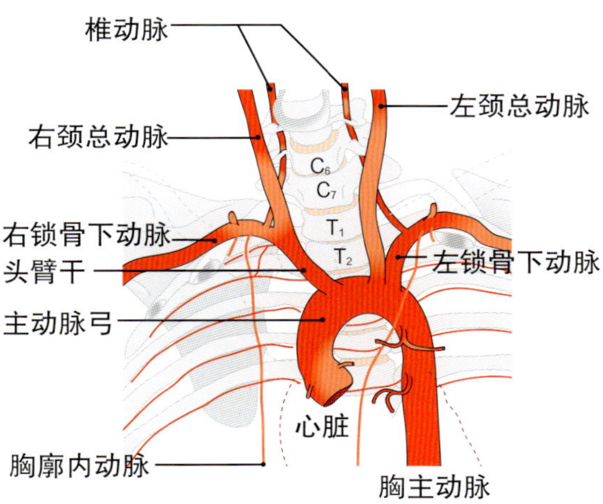

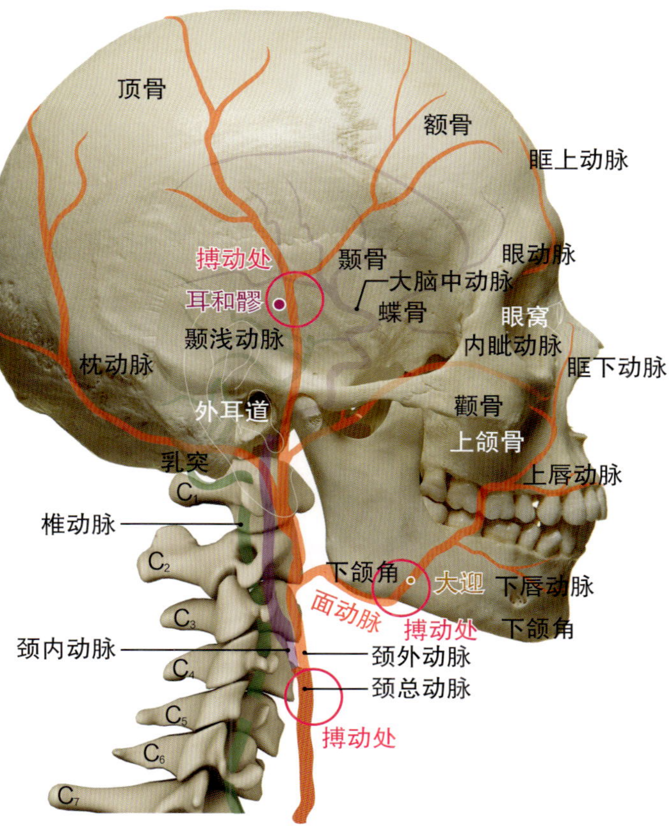

耳门与听宫、听会是治疗耳鸣、听力障碍的常用穴。听力减退称为听觉障碍，分为由外耳、中耳传导通路病变引起的传导性听力障碍，蜗牛等中枢系统的感音性障碍，以及二者同时病变引起的混合性障碍。耳鸣是在没有外部声源刺激时，感觉到的异常幻声，多伴随听力障碍、眩晕、耳闭等症状，可由耳疾患引起。

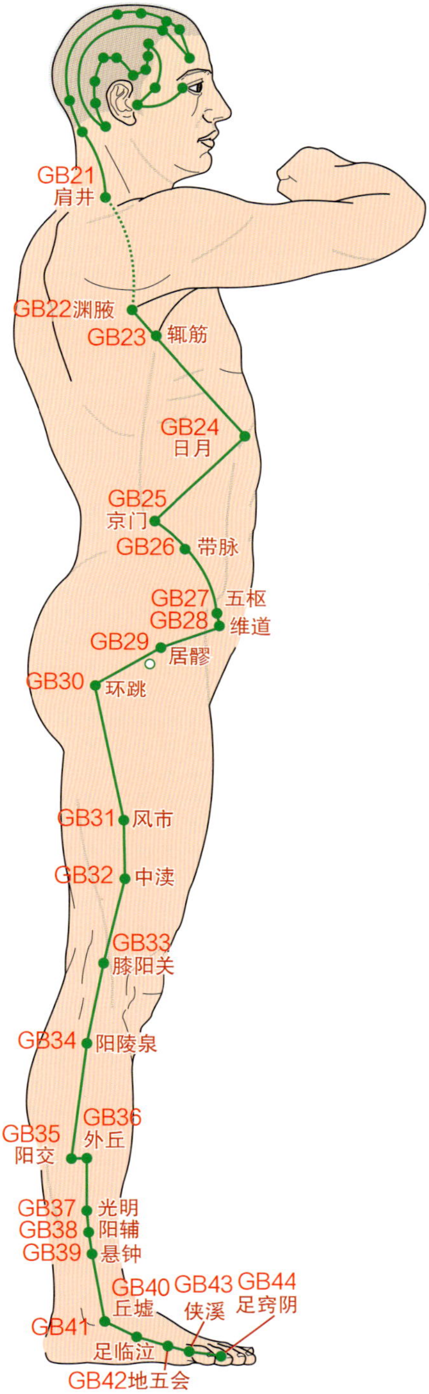

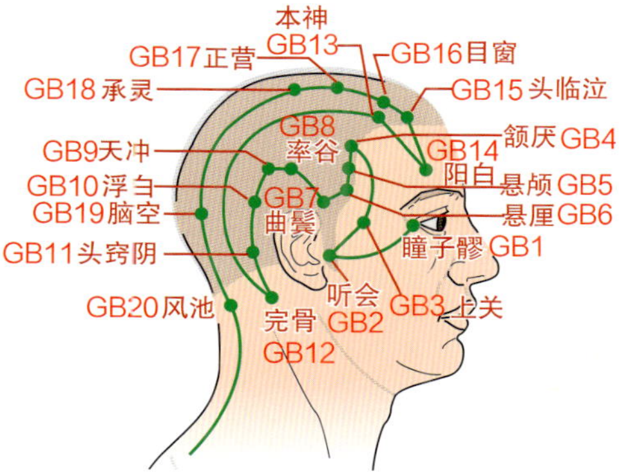

足少阳胆经

GB(Gallbladder Meridian)

胆为决断之腑

胆称“中正之官”，具有果敢的决断力。人的所有胆力和判断能力由其而生。

主治

是动病：口苦，善太息，胸胁痛，夜寐不得卧，重时颜面晦暗无华，足外侧虚热。所生病：胆经循行部位（从额角至额、外眼角、缺盆部、腋窝）的疼痛，颈肿，胆经循行部位关节疼痛，第 4 趾麻痹。

GB1 瞳子髎 穴性：疏散风热，明目止痛。

别名：听呵。
GB2 听会 穴性：疏经活络，开窍益聪。

别名：客主人。
GB3 上关 穴性：清热散风，开窍牙关。

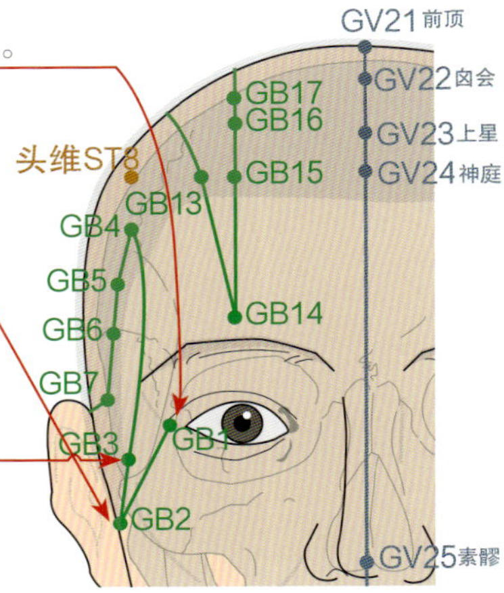

穴性解说

明目：改善视力，治疗眼疾的方法。
益聪：改善听力。
牙关：下颌骨和臼齿。
利口颊：对口及面颊有效的穴位。
祛风：祛除风邪。
定惊：改善精神不安、意识障碍、神志不清等。
清头目：使头目清明。

GB4 颔厌 穴性：清热散风，止痛。

GB5 悬颅 穴性：清热散风，止痛。

GB6 悬厘 穴性：清热散风，止痛。

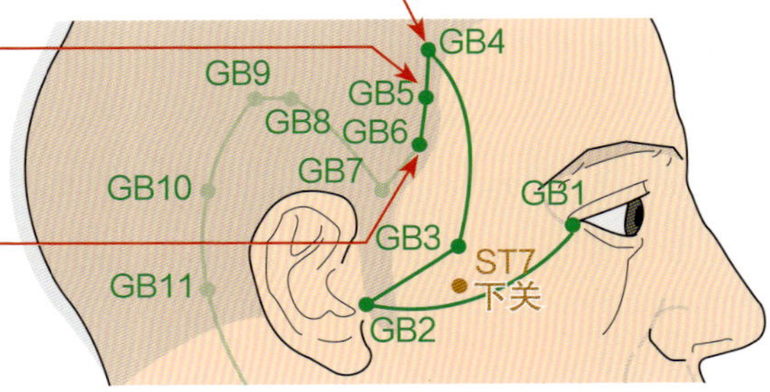

GB7 曲鬓 穴性：祛头风，利口颊。

GB8 率谷 穴性：祛风热，利胸膈。

别名：天衢。
GB9 天冲 穴性：祛风，定惊。

GB10 浮白 穴性：祛风活络，清头目。

别名：窍阴。
GB11 头窍阴 穴性：清热散风，通关开窍。

GB12 完骨 穴性：祛风清热，止痛明目。

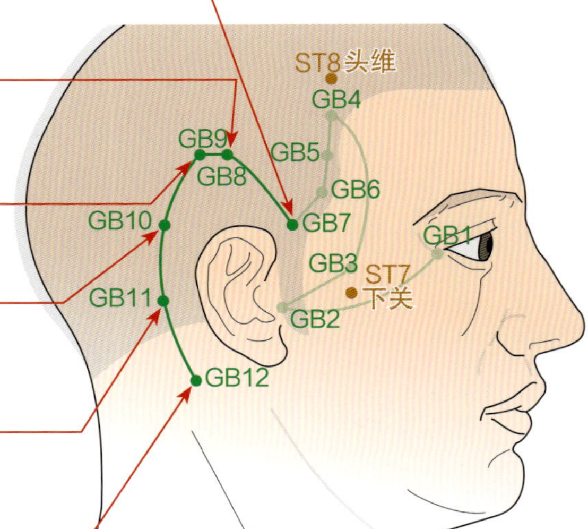

- **瞳子髎**的“瞳子”，指瞳孔；“髎”，指骨性凹陷处。瞳子髎位于眼窝外缘的凹陷处。
- **听会**的“会”，有汇集，耳气汇集之意。听会可提高听力，对与耳相关的疾患有效。
- **上关**的“关”，指颞弓或颞下颌关节。该穴在颞弓之上，对颞下颌关节运动障碍有效。
- **颔厌**的“颔”指下颌，意为下颌骨。咀嚼时，与下颌骨运动协调，颞肌（咀嚼肌之一）隆起，颔厌位于其上。“厌”，有咀嚼的意思。
- **悬颅**的“悬”，意思是悬挂；“颅”，指颅骨。该穴在头维（ST8，胃经）之下，仿佛悬挂于头维下的穴位。
- **悬厘**的“厘”，有治疗、转折的意思。该穴悬挂于头维之下，鬓角转折处，对头痛及眩晕治疗有效。
- **曲鬓**，位于鬓（耳前的鬓角）前，经脉在此曲折上行。
- **率谷**的“率”，有顺着之意；“谷”，指凹陷处。率谷取穴时，顺着耳后发际、在鬓角上的凹陷处即是。
- **天冲**的“天”，指头部；“冲”，意为要害。天冲是通于脑的重要穴位。另外，天冲也是星星的名称。
- **浮白**的“白”，指杯子，引申为耳廓；“浮”，悬浮。浮白位于耳廓之上，即上部的穴位。另外，“白”通“百”，指脉气通过该穴汇集百会。
- **头窍阴**的“窍”，孔穴之意。该穴在外耳道的阴侧。
- **完骨**，中国古代指耳后的乳突。

鬢（鬓）

“髟”形容胡须长垂。鬓指面颊靠近耳朵的头发，耳际之发。

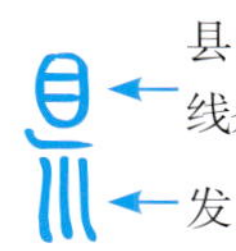

县的篆字

懸（悬）

“县”为“首”字倒立，斩首悬挂，引申为下垂、悬挂。之后又衍生出倒吊般依附于中央政府的“县”。悬由“心”加“县”组成，指心如倒吊般难以安定。

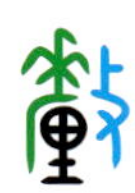
金文

绿色部分，是持锄头样子的象形字。“里”指规整的田地。

釐（厘）

厘指耕作时，厘清沟垅、规整划一。由此引申为合理、更改、治理等意思。

足少阳胆经，承接手少阳三焦经经气，起于外眦（瞳子髎），循侧头部向上到达额角部（听会、上关、颔厌），下行到耳后（悬颅、悬厘、曲鬓、率谷、天冲、浮白、头窍阴、完骨）。

GB13 本神 穴性：疏散清热，止痛镇惊。

GB14 阳白 穴性：祛风散火，宣气明目。

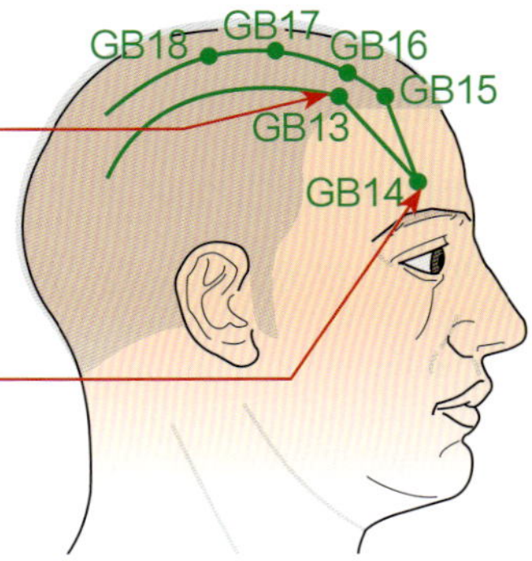

别名：临泣。
GB15 头临泣 穴性：散风，清热，明目。

别名：至荣。
GB16 目窗 穴性：散风热，清头明目。

GB17 正营 穴性：疏风，活络，止痛。

GB18 承灵 穴性：清热散风。

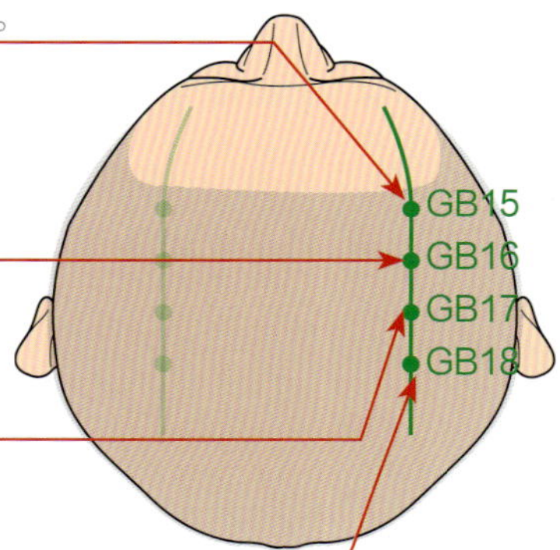

穴性解说

镇惊：改善精神不安、意识障碍、神志不清等。
散火：泻火。
解表：也称“疏表”。适用于外感初期，是病邪在表的治疗方法。
利官窍：改善目、鼻、口、耳、尿道、肛门功能。
平喘：改善呼吸困难及喘息。

别名：颞颥。
GB19 脑空 穴性：祛头风，通鼻窍。

GB20 风池 穴性：祛风解表，清头明目，利官窍。

GB21 肩井 穴性：理气降痰，疏经活络。

GB22 渊腋 穴性：理气活血。

GB23 辄筋 穴性：理气活血，平喘降逆。

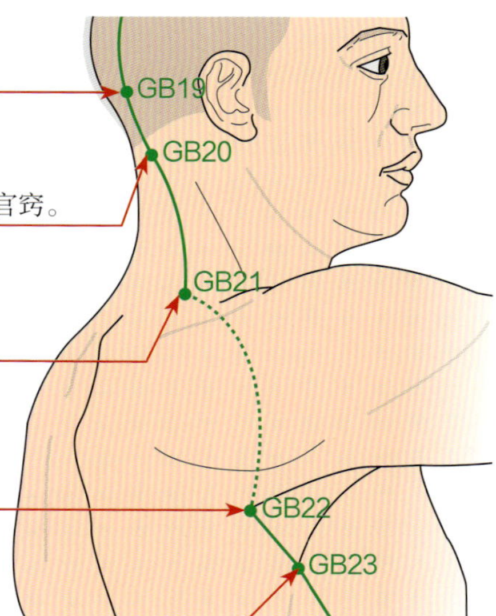

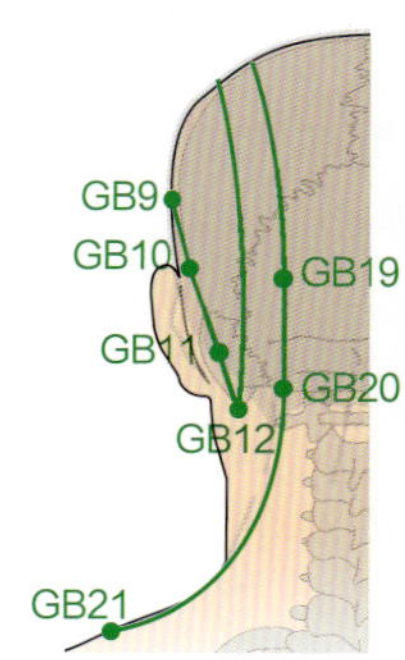

左侧后头部

•**本神**，因该穴下是主宰精神活动的大脑而得名（头部上的穴名多用“神”“脑”“灵”等命名）。

•**阳白**，足少阳胆经之上，在眼眶上方的穴位，对眼疾患有效，有明目作用。

•**头临泣**，临近可流泪的眼睛的上方，对眼疾患有效。

•**目窗**，也是对眼疾患有效的穴位。

•**正营**的“营”，意为集结。该穴是足少阳胆经与阳维脉交会之处（还有其他多种说法）。

•**承灵**，对精神意识障碍有效（参照本神项）。

•**脑空**，该穴位于后头部凹陷处，故名。

•**风池**，风邪入脑或风邪聚集之处，是治疗风邪的有效穴位。“池”，代表胸锁乳突肌与斜方肌之间的凹陷处。

•**肩井**，指肩上方的凹陷处（参照天井项）。“井”字表示锁骨上窝（缺盆）之上，是位于肩胛骨前上方的穴位。

•**渊腋**的“渊”，意为深渊，该穴位于腋窝边缘，或者指深深隐藏在腋窝的意思。

•**辄筋**的“辄”，意为马车两边的把手，引申为肋弓。另外的说法是“辄”指马车轮轴的辐条，比喻锯齿状的前锯肌，该穴位于其中心。

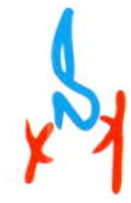

双手向上托住或举起一个人的意思。

承

承的甲骨文

承字的本义是双手捧着，是接受上位者赐予的敬称。又引申为承受、继承。穴名承浆（CV24，任脉）、承泣（ST1，胃经）均有接受某种东西的意思。

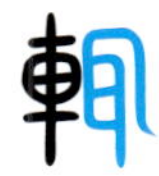

右侧代表耳的形状。

辄

辄的篆文

“辄”指如耳垂一样的车上斜辐条，引申为黏附一起，薄薄的，灵活转动的意思。

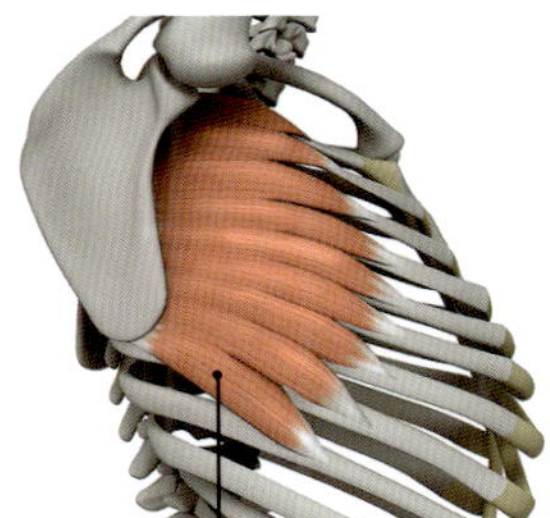

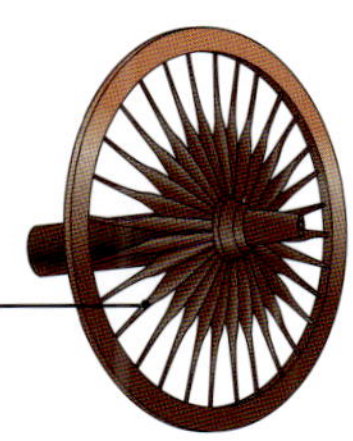

足少阳胆经从后头部（完骨）反转上行，沿前额（本神）抵达眉毛上方（阳白），交会睛明（BL1，膀胱经）。由其再循行后方（头临泣、目窗、正营、承灵、脑空、风池），下行肩背部（肩井），进入缺盆部。从风池分出的支脉，进入耳中，出走耳前至外眦。外眦部的支脉，从外眦处分出，下走大迎（ST5，胃经），与手少阳三焦经合流，从目下由颈部向下会合于锁骨上窝，向下进入胸中，通过横膈，联络肝脏，属于胆。本经从锁骨上窝下行腋窝，至胁肋部。

GB24 日月
别名：胆募、神光。
特定穴：胆的募穴。
穴性：降逆利胆。

GB25 京门
别名：气府、气俞。
特定穴：肾的募穴。
穴性：益肾利水。

GB26 带脉 穴性：调营血，调肝肾，理下焦。

GB27 五枢 穴性：调带脉，理下焦。

GB28 维道
别名：外枢。
穴性：调冲任，理下焦。

GB29 居髎 穴性：疏经活络，强健腰骨。

GB30 环跳 穴性：祛风湿，强腰腿。

GB31 风市 穴性：祛风湿，疏经络。

GB32 中渎 穴性：疏经络，祛风湿。

GB33 膝阳关
别名：阳关、关阳、足阳关。
穴性：疏筋脉，利关节。

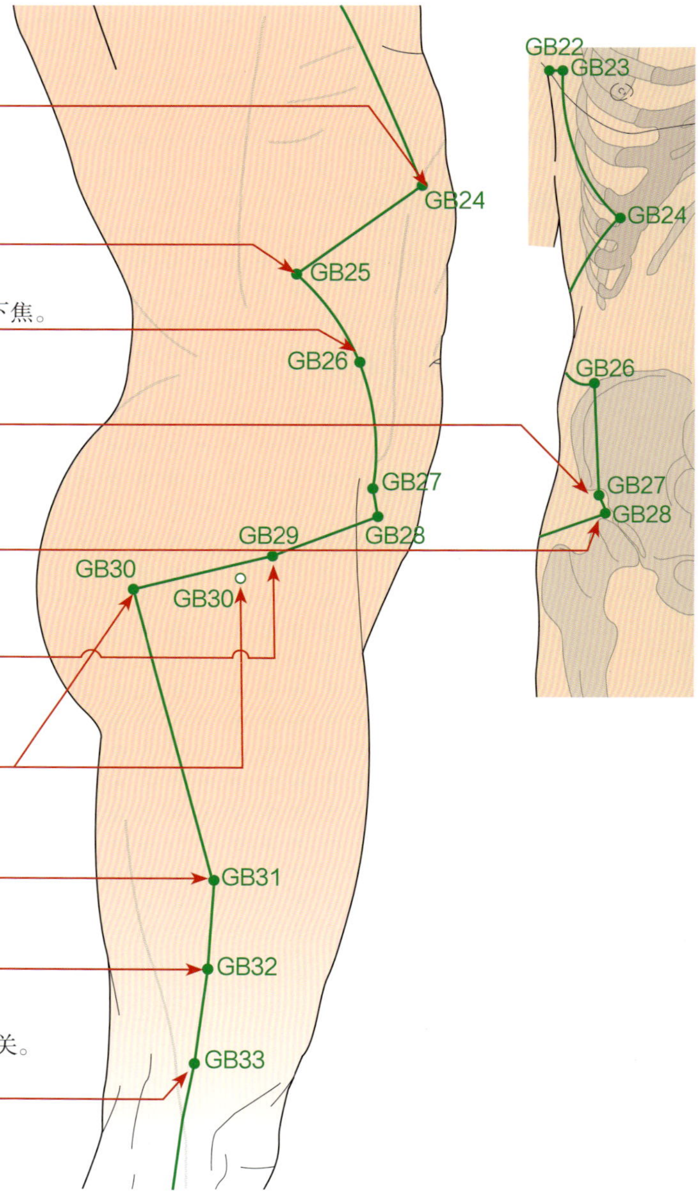

穴性解说

利水：调节体内水液代谢，使水液代谢的产物排出体外。
调营血：调节血液循环。
调带脉：调节带脉气血流注。
调冲任：调节冲脉、任脉气血流注。
疏经活络：改善经络气血流注。

- **日月**，中正（不偏、公正）之官胆的募穴。决断出于胆，日月合并为“明”，明亮之意。可以补充说明该穴的意义。对眼疾或月经不调有效。
- **京门**的“京”，人群聚集之意。京门指气血出入，汇集之处。“京”也有高处的意思，在第 11 肋骨下凹陷处的京门，周围隆起，故曰京门。
- **带脉**，位于束腰带的位置。带脉是足少阳胆经与奇经八脉的带脉（与带脉穴不同）交叉或交会之处。
- **五枢**，五脏之气聚集的中枢所在。
- **维道**的“维”，连接、联系之意。该穴是足少阳胆经与带脉连接之处。
- **居髎**的“居”，有蹲下、弯腰之意；“髎”，指骨之凹陷处。居髎位于屈膝弯腰时呈现的凹陷处（髂前上棘与股骨大转子之间的凹陷处）。
- **环跳**，取穴时如跳起一样，膝关节深屈，腰弯如环。也有如圆环一样的凹陷处的说法。或是形容髋关节是跳跃时，下肢腕屈如环的轴心。
- **风市**的“市”，气之所聚。风市可以治疗风邪引起的疾患。也有可以治疗下肢麻痹、半身不遂的中风，故曰风市之说。
- **中渎**的“渎”，指流动、大的沟渠。也有解释说中渎的“渎”，指在髂胫束与股二头肌之间的沟中，或股外侧肌与股二头肌之间的沟中。
- **膝阳关**的“阳”，指阳侧，即下肢外侧；“关”，指膝关节。膝阳关表示该穴在膝关节外侧。

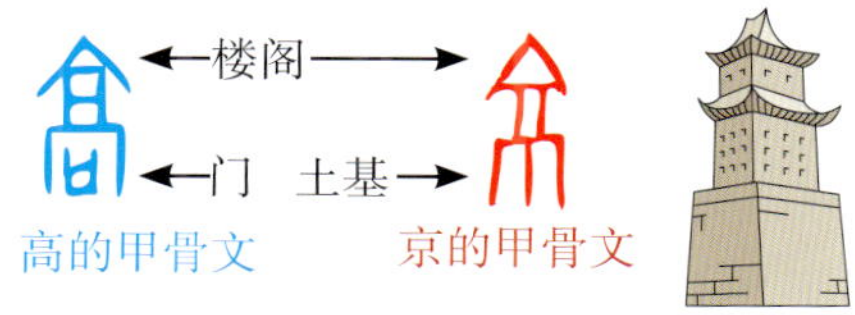

京　京字的上部同高字一样，指阁楼，下部表示高一点的土基（台）。

京指古人特别是古代贵族居住的阳光充足的高地，引申为高，明亮、大等意思。因此，“鲸”指大大的鱼类。“景”表示在高岗上，阳光普照，呈现的明暗鲜明、变化的景色。

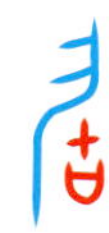
居的金文

部首“尸”表示人死后蜷伏的样子。　居

居的部首“尸”指蜷伏、蜷缩。居指（替身或人偶）腿脚弯曲，身体不动地蹲着。引申蜷伏、弯腰。居住的“居”是后来衍生的语义。

足少阳胆经从锁骨上窝下行的本经，从腋窝下行侧胸部（日月），循侧胸部（京门、带脉），出腹股沟（五枢、维道）外方，在髋关节部（环跳）与支脉合流，下行大腿外侧（风市、中渎、膝阳关）。

GB34 阳陵泉
特定穴：胆经的合土穴，八会穴的筋会，胆的下合穴。
穴性：清肝胆，疏筋络，利关节。

GB35 阳交
别名：别阳。
特定穴：阳维脉的郄穴。
穴性：清肝胆，通经络。

GB36 外丘
特定穴：胆经的郄穴。
穴性：清肝解毒，疏经活络。

GB37 光明
特定穴：胆经的络穴。
穴性：通络明目，活络明目。

GB38 阳辅
特定穴：胆经的经火穴。
穴性：清肝胆，疏经络。

GB39 悬钟
别名：绝骨。
特定穴：八会穴的髓会。
穴性：祛风湿，利筋骨，降气逆。

GB40 丘墟
特定穴：胆的原穴。
穴性：清胆热，利关节。

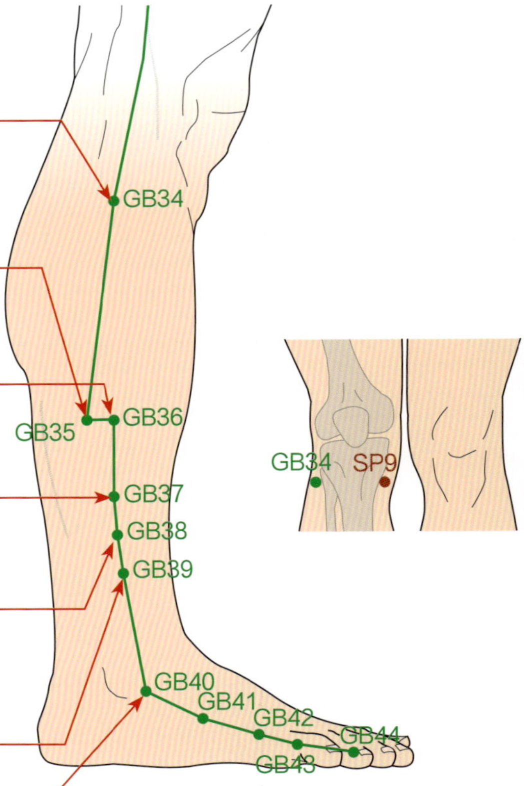

穴性解说

利筋骨：改善肌肉、骨骼功能。
降气逆：改善气机上逆。
消肿：治疗肿胀、肿块的方法。
利胁：改善（胸）胁不适状态。
通窍：与“开窍”意思相近。通九窍（眼、耳、鼻、口、尿道、肛门），驱邪外出，醒神。

GB41 足临泣
特定穴：胆经的俞木穴，八脉交会穴。
穴性：清头明目，利胸胁。

GB42 地五会
穴性：清肝胆，疏筋络。

GB43 侠溪
特定穴：胆经的荥水穴。
穴性：清头明目，利胸胁，消肿止痛。

GB44 足窍阴
特定穴：胆经的井金穴。
穴性：泄热，利胁，通窍。

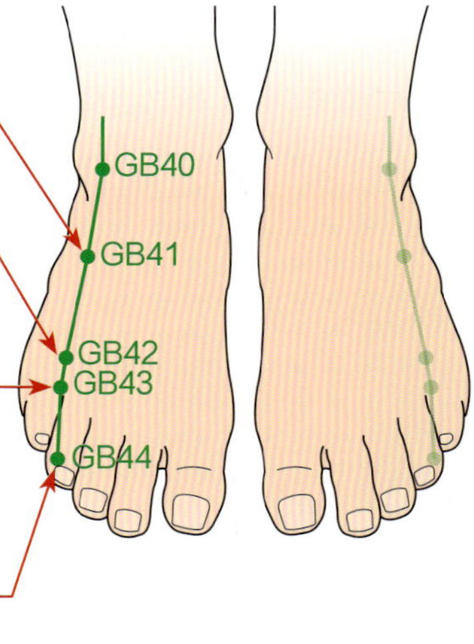

- **阳陵泉**的“阳”,指膝关节的阳侧(外侧);“陵”,代表腓骨头;其前下方的凹陷部为“泉”。该穴与胫骨内侧髁下方的阴陵泉相对。
- **阳交**,足少阳胆经与奇经八脉的阳维脉的交会穴。
- **外丘**,位于小腿外侧腓骨长肌隆起如丘,故名。
- **光明**,对眼疾患有效的穴位。
- **阳辅**的“阳”,指阳侧(外侧);古代腓骨称“辅骨”(也称外辅骨)。
- **悬钟**,意为舞者及儿童(在小腿上)悬挂的铃铛。别名绝骨,腓骨长、短肌与腓骨后缘之间,看似骨骼断绝处,故名。
- **丘墟**的“墟”,意为大的丘陵;“丘”与“墟”均指外踝隆起。“墟”字中的“业”原意是凹陷,“墟”指山顶上中央的凹陷,提示该穴外踝前下方的凹陷处。
- **足临泣**,与头临泣(GB15)相对应的穴位。
- **地五会**的“地”,指足。该穴有五经与五脏交会之说,也有可以治疗足部5趾疾患之说。
- **侠溪**,意为在第4、5趾骨之间狭窄的沟中。
- **足窍阴**,与头窍阴(GB11)相通,可以治疗眼、耳、口、鼻疾患。

穴名的“阴”与“阳”

穴位命名常用到“阴”“阳”二字。阳侧指躯干背侧,四肢外侧。阴侧指躯干腹侧,四肢内侧。

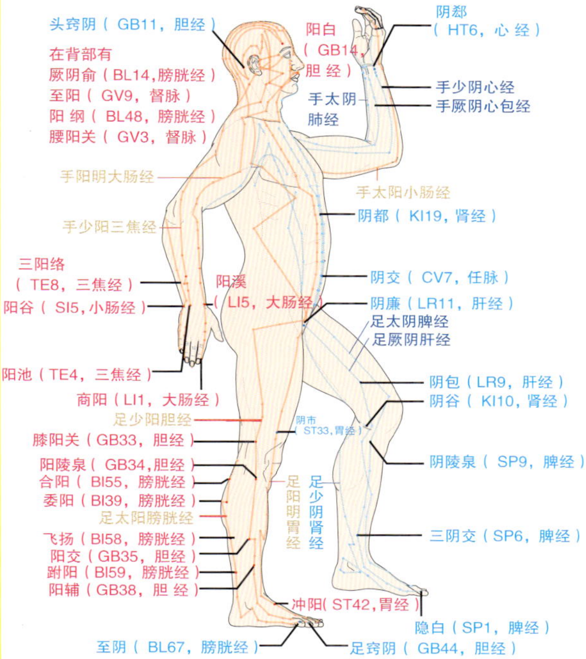

会阴(CV1,任脉)、会阴(BL35,膀胱经)

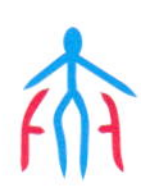

“夹”代表两腋下挟持小孩的样子。

夹的金文

侠

“侠”指两腋下夹持小孩的家长(侠客)。除此之外,“挟”指用手抓住。“峡”指山两边的峡谷。“铗”用金属物钳住、切断物体。“狭”指犬从两边逼近或犬被夹住的样子。

足少阳胆经从大腿的外侧,出于膝外侧,下行经腓骨前面(阳陵泉),直下到达腓骨下端(阳交、外丘、光明、阳辅、悬钟),出外踝的前面(丘墟),沿足背部(足临泣、地五会、侠溪),止于第4趾外侧端(足窍阴)。从足背部分出的支脉,至大趾端,与足厥阴肝经相接。

GB1 瞳子髎

定位：在头部，目外眦外侧 0.5 寸凹陷中。

【解剖】

- 皮肤：眶下神经属三叉神经第 2 支的上颌神经分支，通过眶下孔。
- 眼轮匝肌由面神经支配的表情肌，可闭合眼裂。
- 颞浅动、静脉为颈外动、静脉 2 个分支之一，在外耳道前上方的凹陷处可以触到。

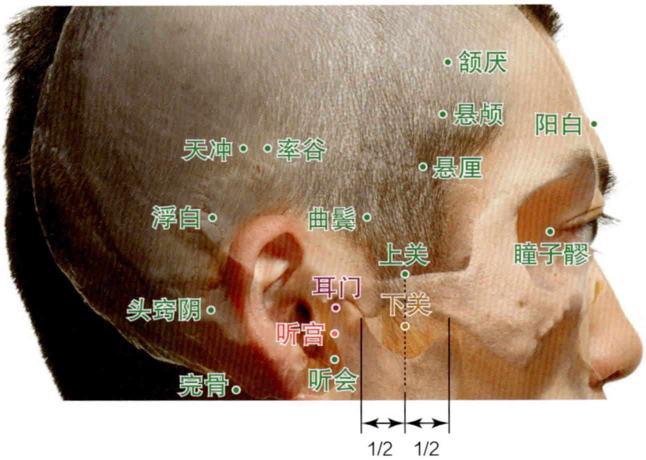

GB2 听会

定位：在面部，耳屏间切迹与下颌骨髁突之间的凹陷中。

【解剖】

- 皮肤：耳颞神经（三叉神经第 3 支的下颌神经分支）。
- 颞浅动、静脉为颈外动、静脉 2 个分支之一，在外耳道前上方的凹陷处可以触到。
- 腮腺在皮下被咬肌筋膜包裹，内部有面神经运动支通过。

骨度法

两额角之间为 9 寸。

瞳子髎的取穴方法

外眼角外侧 0.5 寸凹陷中。

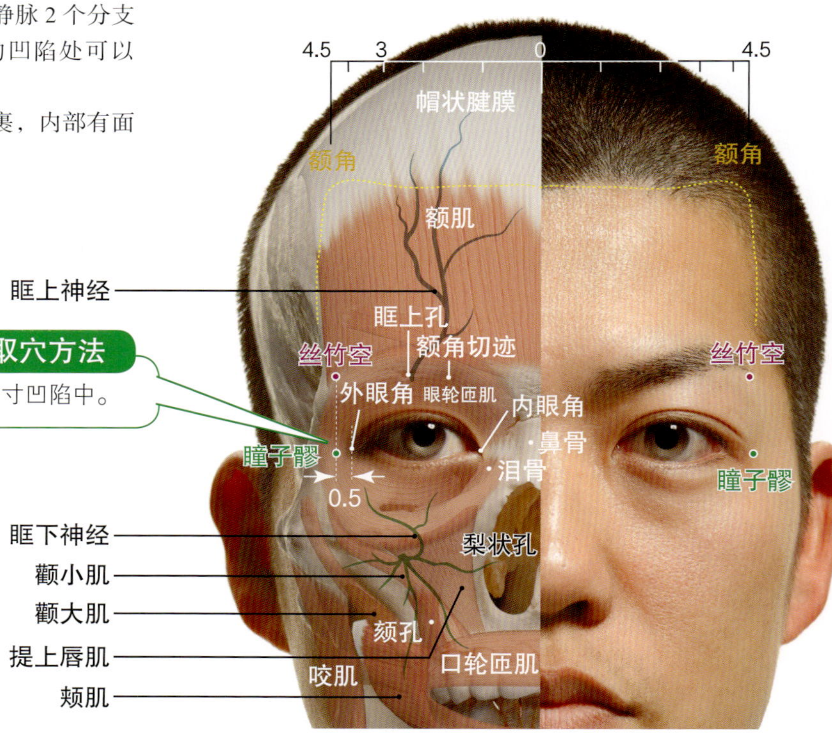

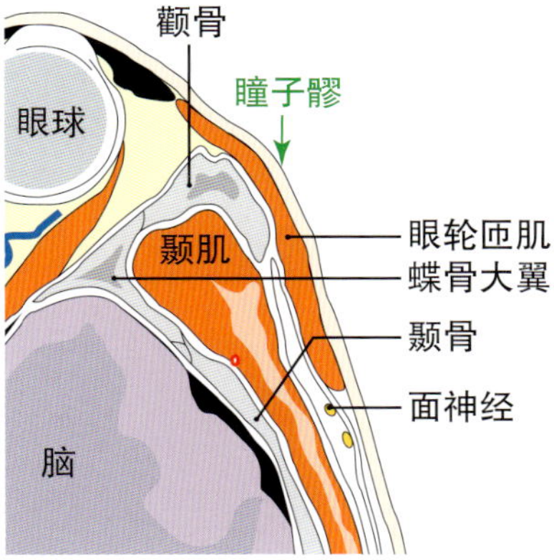

GB3 上关

定位：在头前，颧弓上缘中央凹陷中。

【解剖】

- 皮肤：耳颞神经（三叉神经第 3 支的下颌神经分支）。
- 颞浅动、静脉为颈外动、静脉 2 个分支之一，在外耳道前上方的凹陷处可以触到。
- 深层：有构成颧弓的颞骨与下颌头。

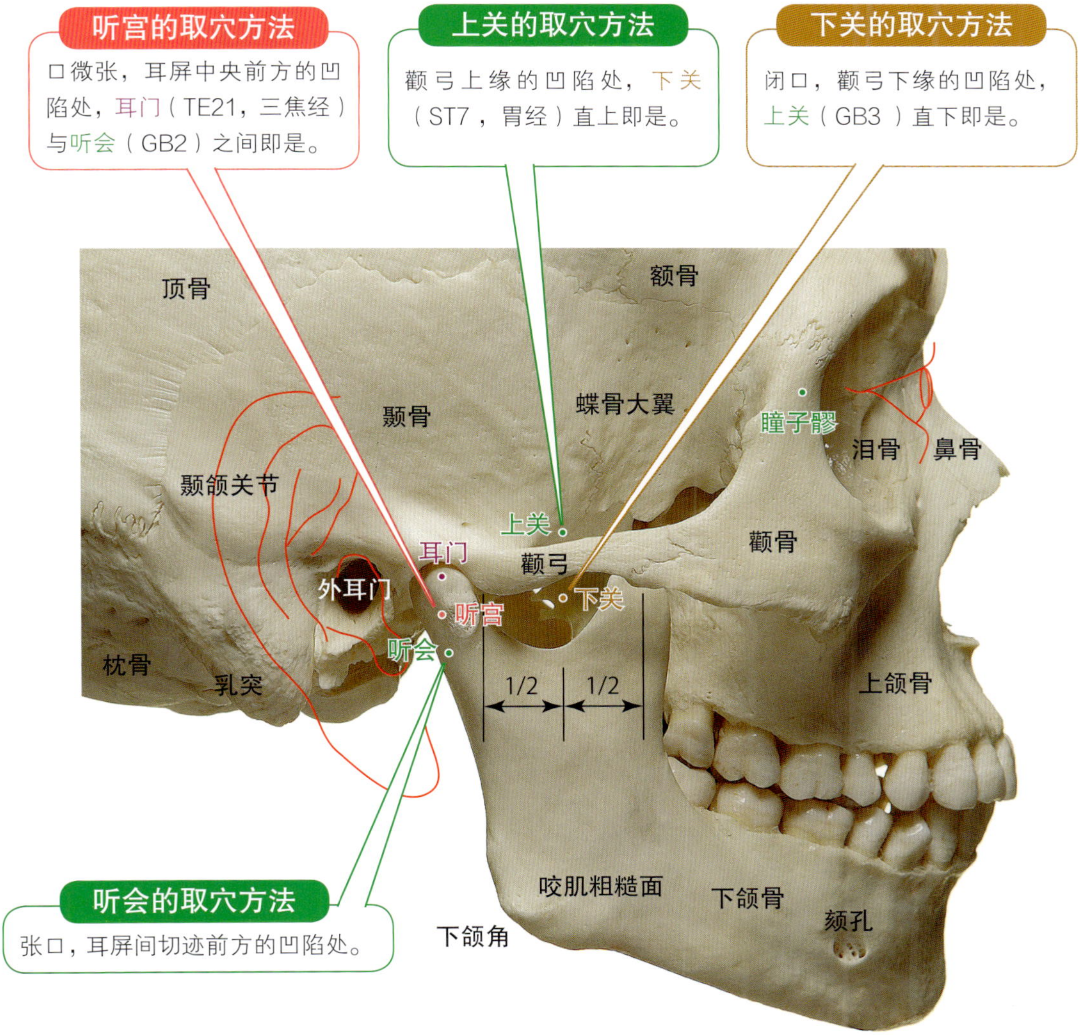

听会位于颞颌关节综合征压痛点上。颞颌关节由下颌头与颞骨下颌窝和关节结节组成，其关节囊松弛、有关节盘，所以下颌头可以自由移动。肉食动物的颞颌关节为滑车关节，仅能做张口闭口运动。松鼠及老鼠等啮齿动物的颞颌关节只能做前后水平运动，而食草类动物的颞颌关节仅能在水平面上朝任一方向活动。人类及猿类等杂食类动物可以做上述三种运动。如此，由于颞颌关节的结构不同，动物特有的食性也不同。

GB4 颔厌

定位：在头部，头维（ST8，胃经）至曲鬓（GB7）弧形连线（沿侧头部发际）上，距头维 1/4 处。

【解剖】

- 皮肤：耳颞神经（三叉神经第 3 支的下颌神经分支）。
- 颞顶肌是由面神经颞支支配的表情肌。
- 颞肌是由下颌神经肌支支配的咀嚼肌。
- 颞浅动、静脉额支为颈外动、静脉 2 个分支之一，在外耳道前上方的凹陷处可以触到。

GB5 悬颅

定位：在头部，头维（ST8，胃经）至曲鬓（GB7）弧形连线（沿侧头部发际）的中点处。

【解剖】

- 皮肤：耳颞神经（三叉神经第 3 支的下颌神经分支）。
- 颞顶肌是由面神经颞支支配的表情肌。
- 颞肌是由下颌神经肌支支配的咀嚼肌。
- 颞浅动、静脉额支为颈外动脉、静脉 2 个分支之一，在外耳道前上方的凹陷处可以触到。

GB6 悬厘

定位：在头部，头维（ST8，胃经）至曲鬓（GB7）弧形连线（沿侧头部发际）上，距头维（ST8，胃经）3/4 处。

【解剖】

- 皮肤：耳颞神经（三叉神经第 3 支的下颌神经分支）。
- 颞顶肌是由面神经颞支支配的表情肌。
- 颞肌是由下颌神经肌支支配的咀嚼肌。
- 颞浅动、静脉额支为颈外动、静脉 2 个分支之一，在外耳道前上方的凹陷处可以触到。

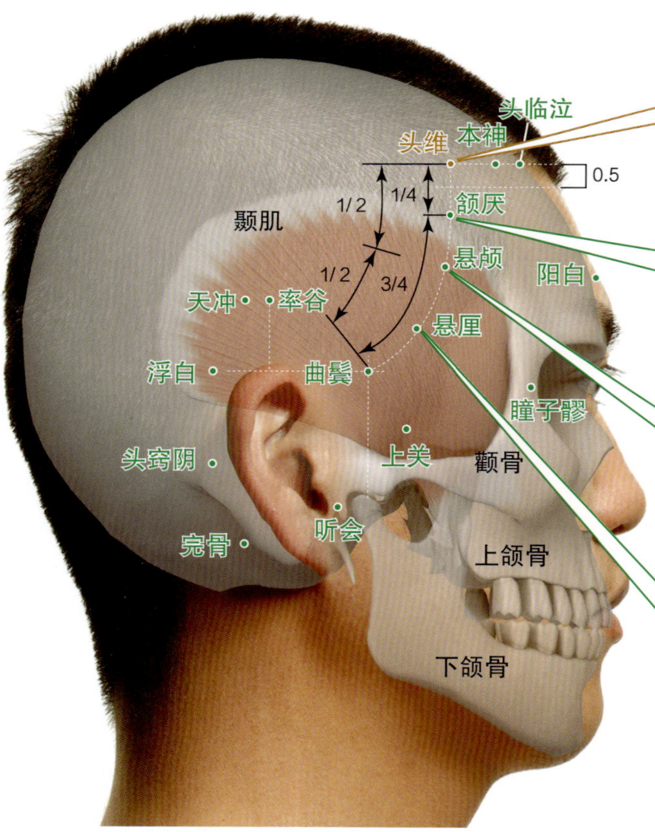

头维的取穴方法

额角发际后方 0.5 寸，神庭（GV24，督脉）外侧 4.5 寸处。

颔厌的取穴方法

头维（ST8，胃经）至曲鬓（GB7）弧形连线（沿侧头部发际）上，距头维 1/4 处。

悬颅的取穴方法

头维（ST8，胃经）至曲鬓（GB7）弧形连线（沿侧头部发际）的中点处。

悬厘的取穴方法

头维（ST8、胃经）至曲鬓（GB7）弧形连线（沿侧头部发际）上，距头维（ST8，胃经）3/4 处。

GB7 曲鬓

定位：在头部，耳前鬓角发际后缘的垂线与耳尖水平线的交点处。

【解剖】

- 皮肤：耳颞神经（三叉神经第 3 支的下颌神经分支）。
- 颞顶肌是由面神经颞支支配的表情肌。
- 颞肌是由下颌神经肌支支配的咀嚼肌。
- 颞浅动、静脉额支为颈外动、静脉 2 个分支之一，在外耳道前上方的凹陷处可以触到。

GB8 率谷

定位：在头部，耳尖直上入发际 1.5 寸。

【解剖】

- 皮肤：耳颞神经（三叉神经第 3 支的下颌神经分支）；枕小神经（C_3），属颈丛皮支。
- 颞顶肌是由面神经颞支支配的表情肌。
- 颞肌是由下颌神经肌支支配的咀嚼肌。
- 颞浅动、静脉额支为颈外动、静脉 2 个分支之一，在外耳道前上方的凹陷处可以触到。

GB9 天冲

定位：在头部，耳根后缘直上，入发际 2 寸。

【解剖】

- 皮肤：枕小神经（C_3）属颈丛皮支。
- 耳上肌是由面神经颞支支配的表情肌。
- 颞肌是由下颌神经肌支支配的咀嚼肌。
- 颞浅动、静脉额支为颈外动、静脉 2 个分支之一，在外耳道前上方的凹陷处可以触到。

天冲的取穴方法

率谷（GB8）后方 0.5 寸处。

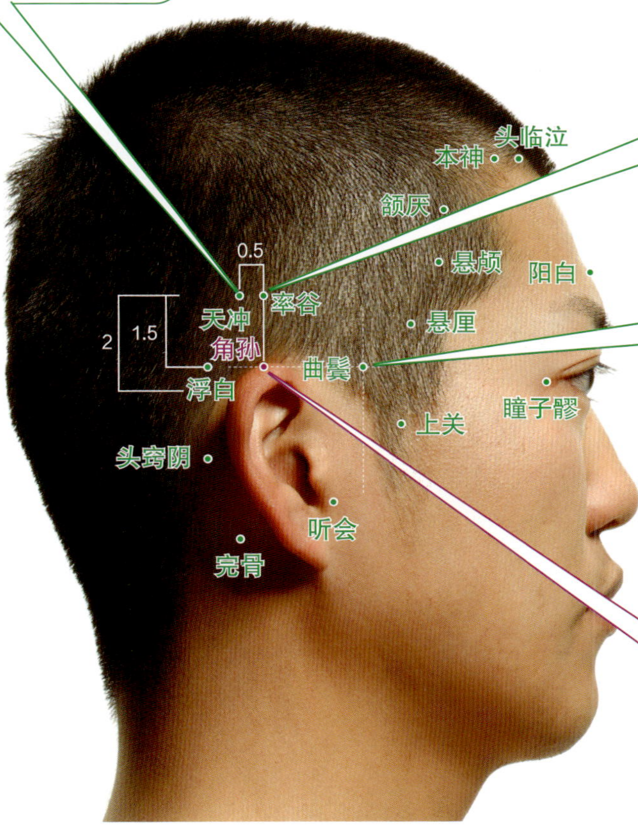

率谷的取穴方法

角孙（TE20，三焦经）上方，入发际 1.5 寸处。牙齿咬合时易于取穴。

曲鬓的取穴方法

耳前鬓角发际后缘的垂线与耳尖水平线的交点处。

角孙的取穴方法

耳廓前折，耳尖抵侧头部处。

颞肌是咀嚼肌之一，颞颌关节运动时在侧头部可以触诊到。

GB10 浮白

定位：在头部，耳后乳突的后上方，天冲（GB29）至完骨（GB12）的沿耳廓后缘的弧形连线上，距天冲（GB29）1/3 处。

【解剖】

- 皮肤：枕小神经（C_3）属颈丛皮支。
- 枕额肌枕肌是由面神经颞支支配的表情肌。
- 颞肌是由下颌神经肌支支配的咀嚼肌。
- 耳后动、静脉为颈外动、静脉 2 个分支之一，从上颌动脉的后方分出。

GB11 头窍阴

定位：在头部，耳后乳突的后上方，天冲（GB29）至完骨（GB12）的沿耳廓后缘的弧形连线上，距天冲（GB29）2/3 处。

【解剖】

- 皮肤：枕小神经（C_3）属颈丛皮支。
- 颞肌是由下颌神经肌支支配的咀嚼肌。
- 耳后动、静脉为颈外动、静脉 2 个分支之一，从上颌动脉的后方分出。

浮白的取穴方法

耳尖后方，耳后发际上方 1 寸处。

头窍阴的取穴方法

乳突的后上方，完骨（GB12）至与天冲（GB29）3 等分，其 1/3 处。

完骨的取穴方法

乳突基底部的后上方凹陷处。

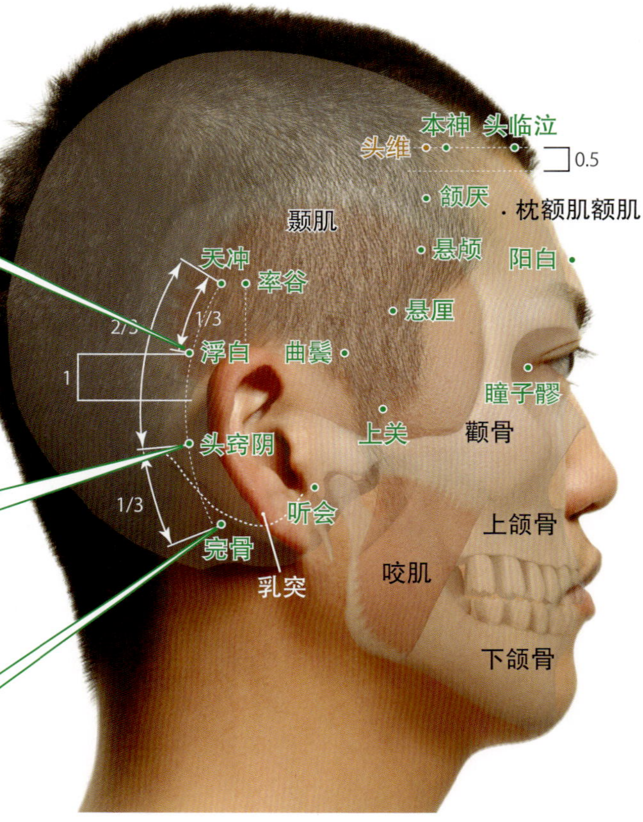

GB12 完骨

定位：在颈前部，耳后乳突的后下方凹陷中。

【解剖】

- 皮肤：枕小神经（C_3）属颈丛皮支。
- 胸锁乳突肌由副神经、颈丛肌支（$C_{2\sim4}$）支配。
- 颞肌是由下颌神经肌支支配的咀嚼肌。
- 头夹肌是由颈神经后支支配。
- 枕动、静脉属颈外动、静脉分支，从面动脉的后方分出。

GB13 本神

定位：在头部，前发际上 0.5 寸，前正中线旁开 3 寸。

【解剖】

- 皮肤：眶上神经属眼神经分支，通过眶上孔。
- 额肌是由面神经肌支支配的表情肌，可形成额头纹。
- 眶上动、静脉属眼动、静脉分支，从眶上孔分出。

GB14 阳白

定位：在头部，眉上 1 寸，瞳孔直上。

【解剖】

- 皮肤：眶上神经属眼神经分支，通过眶上孔。
- 枕额肌额肌是由面神经肌支支配的表情肌，可形成额头纹。
- 眶上动、静脉属眼动、静脉分支，从眶上孔分出。

头维的取穴方法

额角发际后方 0.5 寸，神庭（GV24，督脉）外侧 4.5 寸处。

神庭的取穴方法

发际上 0.5 寸。当前发际难以确定时，眉间上方 3.5 寸处即是。

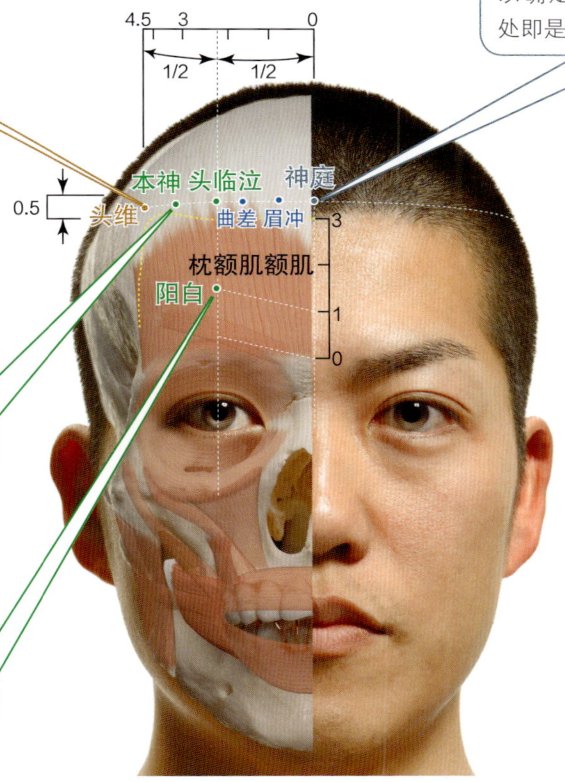

本神的取穴方法

神庭（GV24，督脉）与头维（ST8，胃经）连接的弧线上，距神庭 2/3 处。

阳白的取穴方法

眉上 1 寸，瞳孔直上处。

骨度法

两额角之间为 9 寸。眉间至前发际中点为 3 寸。

枕小神经（$C_{2\sim3}$）为颈丛皮支（感觉性），走行在胸锁乳突肌与斜方肌后上方，分布于后头部皮肤。

GB15 头临泣

定位：在头部，前发际 0.5 寸，瞳孔直上。

骨度法

两额角之间为 9 寸。

【解剖】

- 皮肤：眶上神经属眼神经分支，通过眶上孔。
- 帽状腱膜是连接枕额肌的枕肌与额肌的表情肌。
- 枕额肌额肌是由面神经肌支支配的表情肌，可形成额头纹。
- 眶上动、静脉属眼动、静脉分支，从眶上孔分出。

神庭的取穴方法

发际上 0.5 寸。当前发际难以确定时，眉间上方 3.5 寸处即是。

目窗的取穴方法

头临泣（GB15）上方 1 寸处。

头维的取穴方法

额角发际后方 0.5 寸，神庭（GV24，督脉）外侧 4.5 寸处。

头临泣的取穴方法

目视前方，瞳孔中央直上，神庭（GV24，督脉）与头维（ST8，胃经）连接的弧线上中点处。

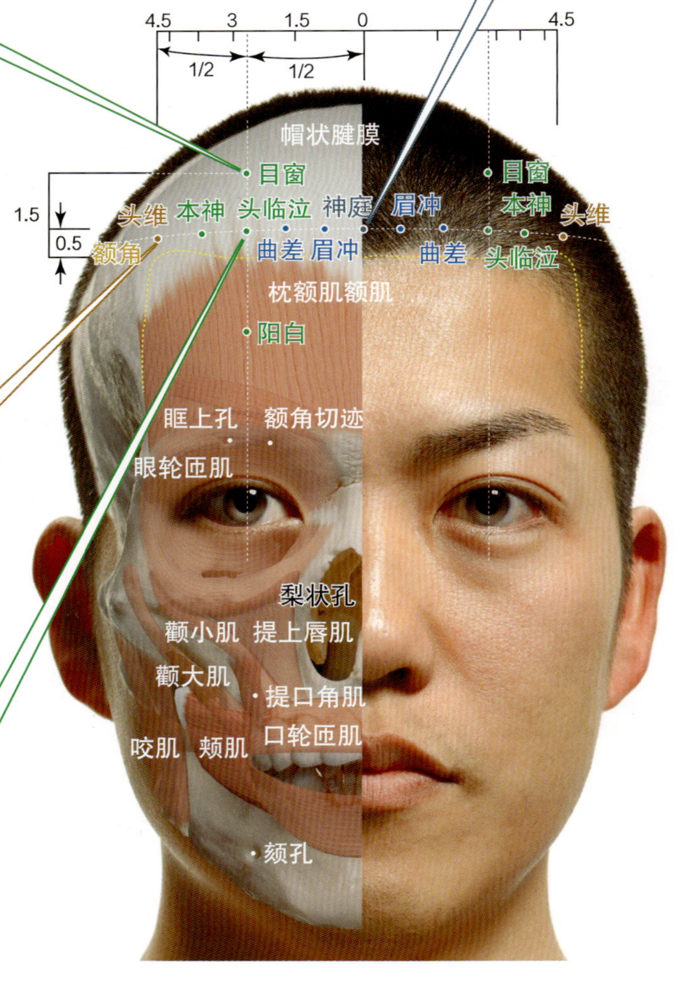

GB16 目窗

定位：在头部，前发际上 1.5 寸，瞳孔直上。

【解剖】

- 皮肤：眶上神经属眼神经分支，通过眶上孔。
- 帽状腱膜是连接枕额肌的枕肌与额肌的表情肌。
- 眶上动、静脉属眼动、静脉分支，从眶上孔分出。

GB17 正营

定位：在头部，前发际上 2 寸，瞳孔直上。

【解剖】

- 皮肤：眶上神经属眼神经分支，通过眶上孔。
- 枕额肌额肌是由面神经肌支支配的表情肌，可形成额头纹。
- 眶上动、静脉属眼动脉、静脉分支，从眶上孔分出。
- 颞浅动、静脉额支为颈外动脉、静脉 2 个分支之一，在外耳道前上方的凹陷处可以触到。

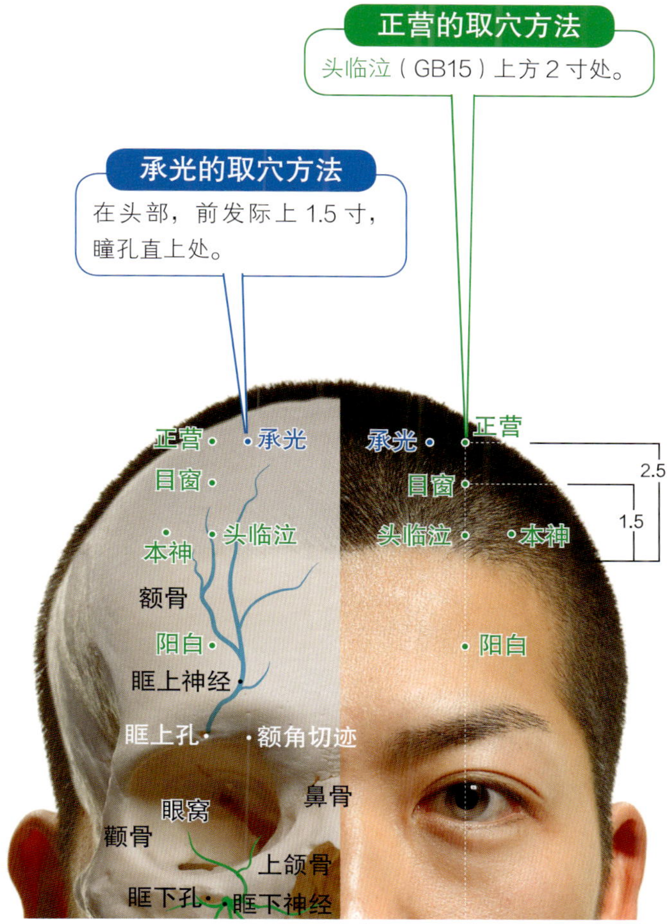

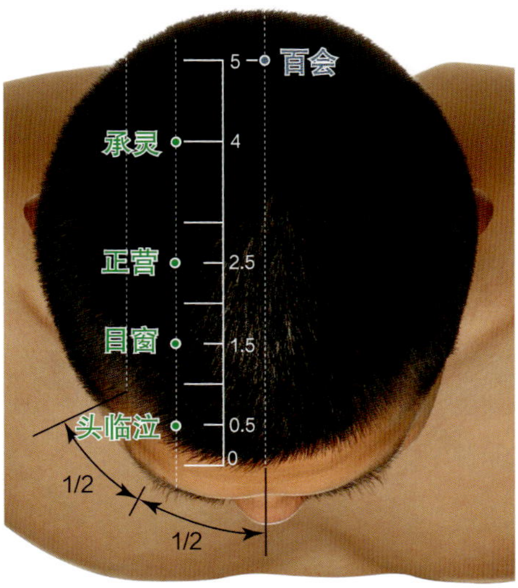

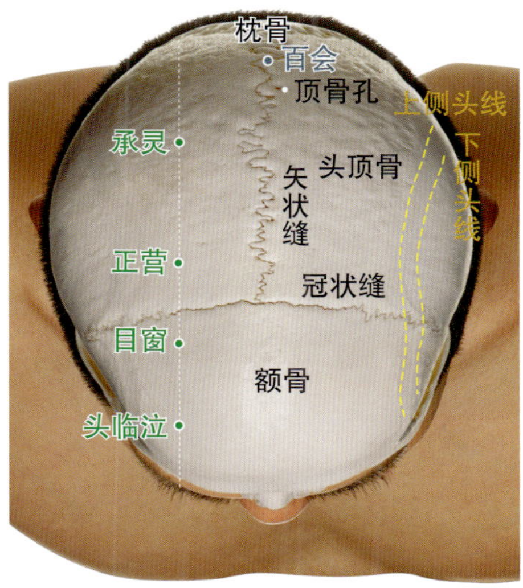

瞳孔，也称瞳仁，是虹膜中央的小圆孔，可调节光量。光线明亮时，瞳孔会缩小（缩瞳）；夜晚及光线暗淡时，瞳孔会扩大（散瞳）；看近物时，瞳孔缩小，视物清晰。虹膜功能类似照相机的调焦功能。副交感神经支配的瞳孔括约肌控制缩瞳，交感神经支配的瞳孔开大肌控制散瞳。

GB18 承灵

定位：在头部，前发际上 4 寸，瞳孔直上。

【解剖】

- 皮肤：枕大神经（C2）由第 2 颈神经支配，分布于后头部皮肤。
- 帽状腱膜是由连接枕额肌的枕肌与额肌的表情肌。
- 枕动、静脉属颈外动、静脉分支，从面动脉的后方分出。

GB19 脑空

定位：在头部，横平枕外隆凸的上缘，风池（GB20）直上。

【解剖】

- 皮肤：枕大神经（C2）由第 2 颈神经支配，分布于后头部皮肤。
- 枕额肌枕肌是由面神经肌支支配的表情肌。
- 枕动、静脉属颈外动、静脉分支，从面动脉的后方分出。

承灵的取穴方法

正营（GB17）后方 1.5 寸，与通天（BL7，膀胱经）平齐处。

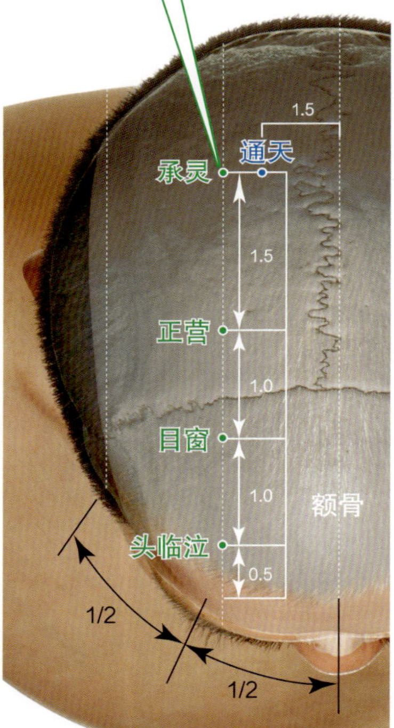

通天的取穴方法

在头部，前发际上 4 寸，前正中线外方 1.5 寸处。

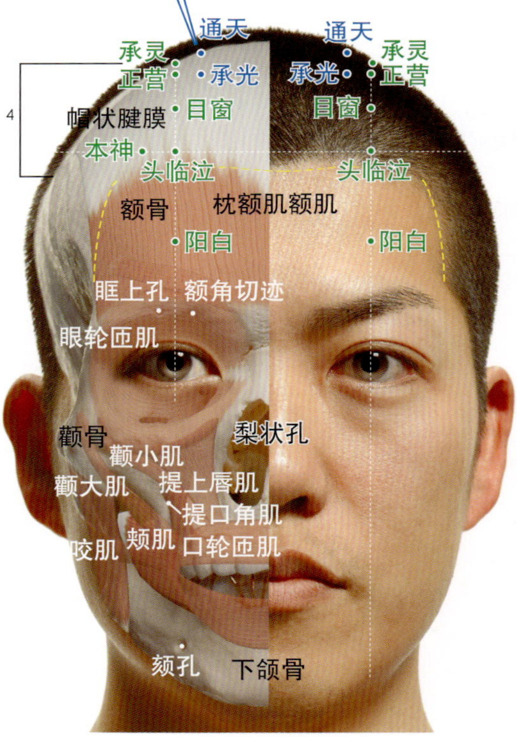

GB20 风池

定位：在颈前部，枕骨之下，胸锁乳突肌上端与斜方肌上端之间的凹陷中。

【解剖】

- 皮肤：枕小神经（C_3）属颈丛皮支。
- 胸锁乳突肌与斜方肌由副神经、颈丛肌支（$C_{2\sim3}$）支配。
- 头夹肌与头半棘肌由颈丛肌支（$C_{2\sim8}$）支配。
- 枕动、静脉属颈外动、静脉分支，从面动脉的后方分出。
- 深层：椎动、静脉通过颈椎横突孔，营养脑。

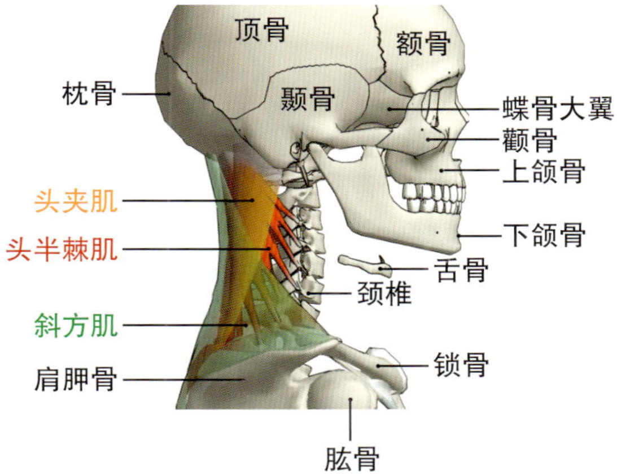

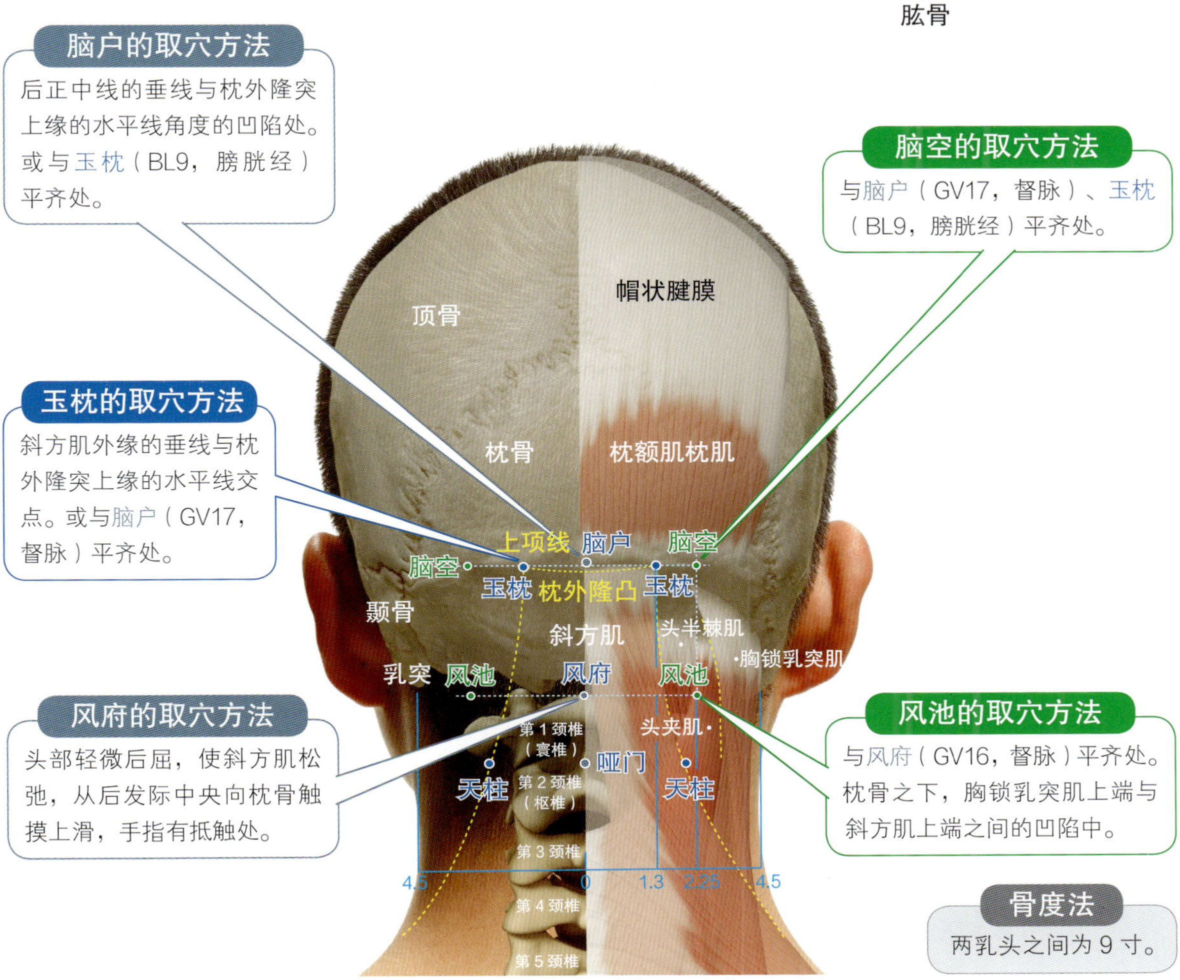

枕下肌群位于枕骨直下与上位颈椎之间的深部。这一肌群的功能是微调寰枕关节与寰枢关节，协调上位颈椎及头部的运动，从而使视物时面部运动自如。枕下肌群由头后小直肌、头后大直肌、头上斜肌、头下斜肌构成，头后大直肌、头上斜肌、头下斜肌构成的三角称为枕下三角或椎动脉三角，其深部有营养脑的2对动脉（颈内动脉、椎动脉）之一的椎动脉通过。

GB21 肩井

定位：在颈后部，第 7 颈椎棘突与肩峰最外侧点连线的中点。

【解剖】

- 皮肤：锁骨上神经（C_4）属颈丛皮支，分布于颈及肩部的皮肤。
- 斜方肌由颈丛肌支（$C_{3\sim4}$）、副神经支配。
- 冈上肌可外展肩关节，属臂丛分支，由通过肩胛切迹的肩胛上神经支配。
- 颈横动、静脉属锁骨下动、静脉分出的甲状颈干动、静脉分支。

肩井的取穴方法

第 7 颈椎棘突与肩峰最外侧点连线的中点。
天髎（TE15，三焦经）上方处。

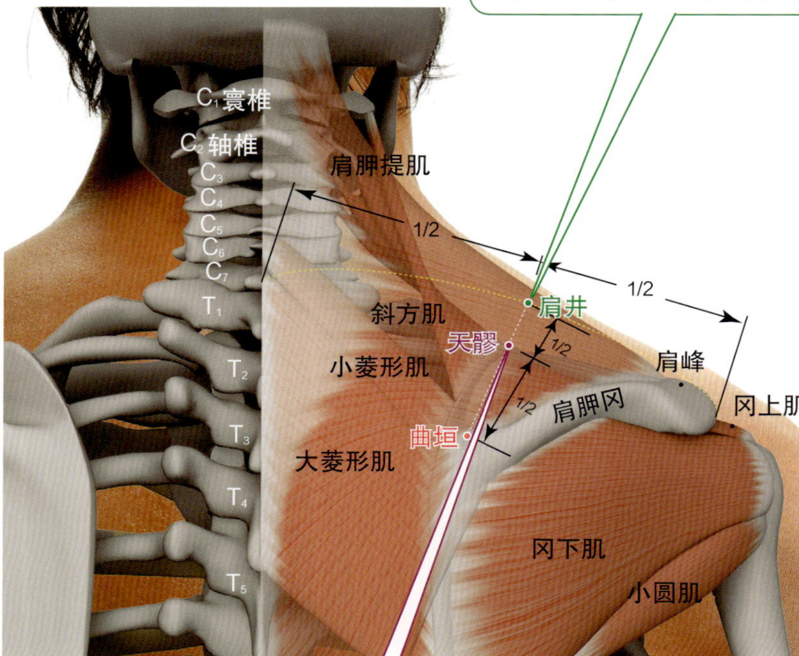

天髎的取穴方法

上肢下垂，肩井（GB21）与曲垣（SI13，小肠经）的中点处。

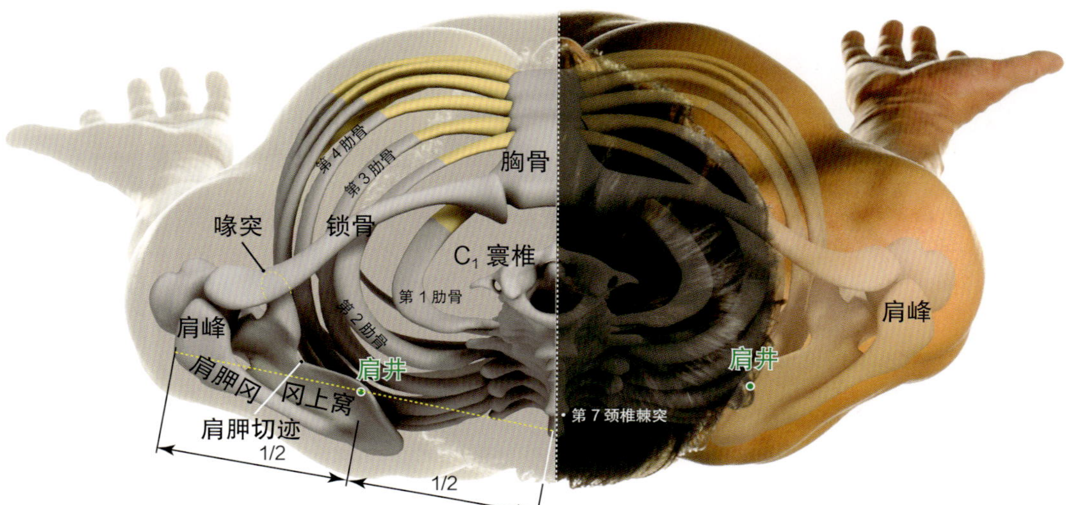

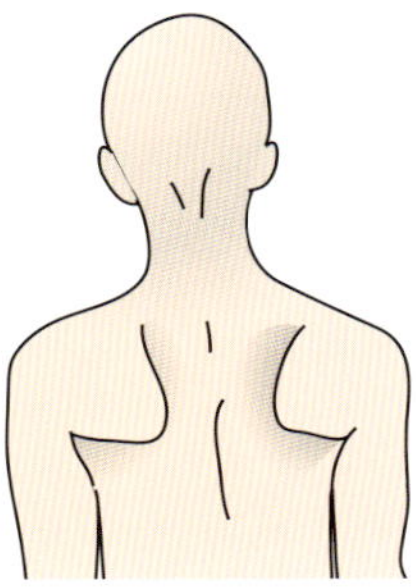

翼状肩胛

前锯肌受胸长神经支配，可拉肩胛骨向前。当胸长神经麻痹时，由于前锯肌功能障碍，肩胛骨向背部突出，宛如翼翅而得名。

GB22 渊腋

定位：在侧胸部，第 4 肋间隙中，当腋中线上。

【解剖】

- 皮肤：第 4 肋间神经外侧皮支（T_4）。
- 前锯肌可拉肩胛骨向前，由臂丛的胸长神经（$C_{5\sim7}$）支配。
- 外、内肋间肌是由肋间神经支配的呼吸肌。
- 肋间动脉（成对的胸主动脉壁支）。
- 胸外侧动、静脉（腋动、静脉分支）。

注意：若沿着外、内肋间肌、壁胸膜、胸膜腔、脏胸膜的顺序进针，可引起气胸。

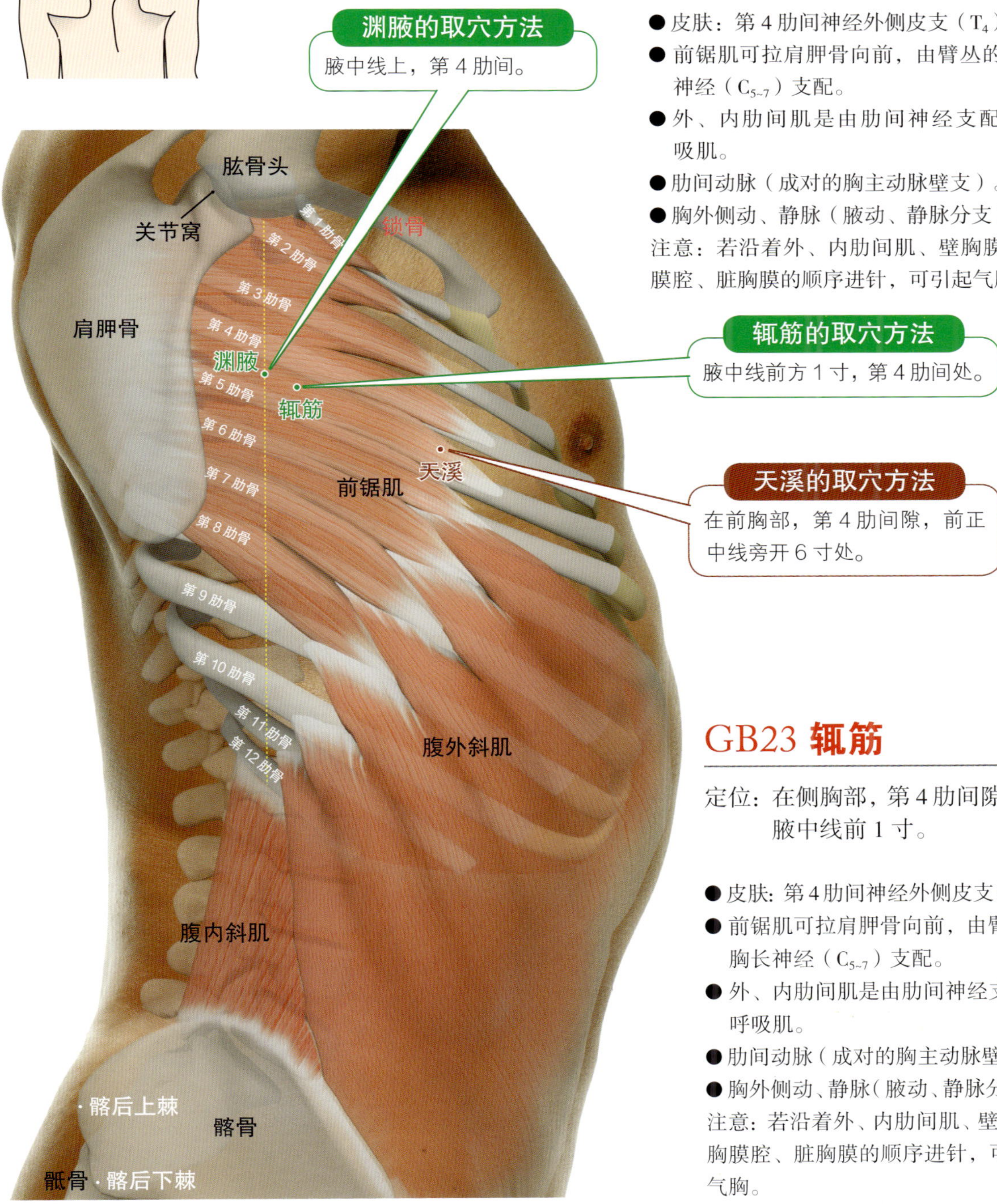

GB23 辄筋

定位：在侧胸部，第 4 肋间隙中，腋中线前 1 寸。

- 皮肤：第 4 肋间神经外侧皮支（T_4）。
- 前锯肌可拉肩胛骨向前，由臂丛的胸长神经（$C_{5\sim7}$）支配。
- 外、内肋间肌是由肋间神经支配的呼吸肌。
- 肋间动脉（成对的胸主动脉壁支）。
- 胸外侧动、静脉（腋动、静脉分支）。

注意：若沿着外、内肋间肌、壁胸膜、胸膜腔、脏胸膜的顺序进针，可引起气胸。

肩峰，肩胛冈外侧端的扁平骨凸，体表易于触到。肩峰与锁骨构成肩锁关节。在橄榄球及柔道等体育运动时，肩关节触地跌倒容易引起脱臼。脱臼时，虽然锁骨向上方浮起，但是通常不影响其功能。

GB24 日月

定位：在前胸部，第 7 肋间隙中，前正中线旁开 4 寸。

【解剖】

- 皮肤：肋间神经前、外侧皮支（T_7）。
- 腹外斜肌、腹内斜肌由肋间神经（$T_{1\sim12}$）、髂腹下神经（$T_{12}\sim L_1$）、髂腹股沟（L_1）支配。
- 肋间动脉（成对的胸主动脉壁支）。
- 胸外侧动、静脉（腋动、静脉分支）。
- 深层：右侧第 7、8 肋软骨，左侧横结肠。

GB25 京门

定位：在侧腹部，第 12 肋骨游离端的下际。

【解剖】

- 皮肤：肋间神经外侧皮支（T_7）。
- 腹外斜肌由胸神经前支（$T_{7\sim12}$）支配。
- 腹外斜肌、腹内斜肌由肋间神经（$T_{1\sim12}$）、髂腹下神经（$T_{12}\sim L_1$）、髂腹股沟（L_1）支配。
- 肋间动脉（成对的胸主动脉壁支）。
- 深层：肝脏、升结肠。

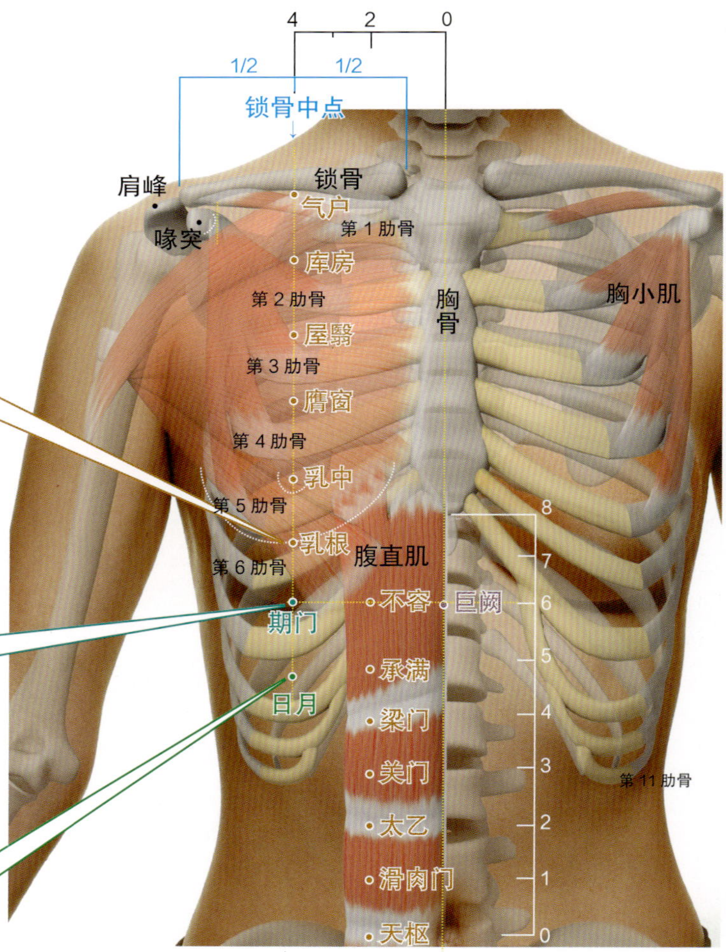

乳根的取穴方法

男性：乳头线与第 5 肋间相交处。

女性：乳头下缘中点处。

期门的取穴方法

乳头中央下方，不容（ST19，胃经）外方 2 寸。

女性：锁骨中线与第 6 肋间交点。

日月的取穴方法

乳头中央直下，期门（LR14，肝经）1 肋间下，乳根（ST18，胃经）下 2 肋间处。

女性：锁骨中线与第 7 肋间交点。

GB26 带脉

定位：在侧腹部，第 11 肋骨游离端垂线与脐水平线的交点上。

【解剖】

- 皮肤：肋间神经前、外侧皮支（T_{10}）。
- 腹外斜肌、腹内斜肌由肋间神经（$T_{1\sim12}$）、髂腹下神经（$T_{12}\sim L_1$）、髂腹股沟 L_1 支配。
- 肋间动脉（成对的胸主动脉壁支）。
- 深层：右侧升结肠，左侧降结肠。

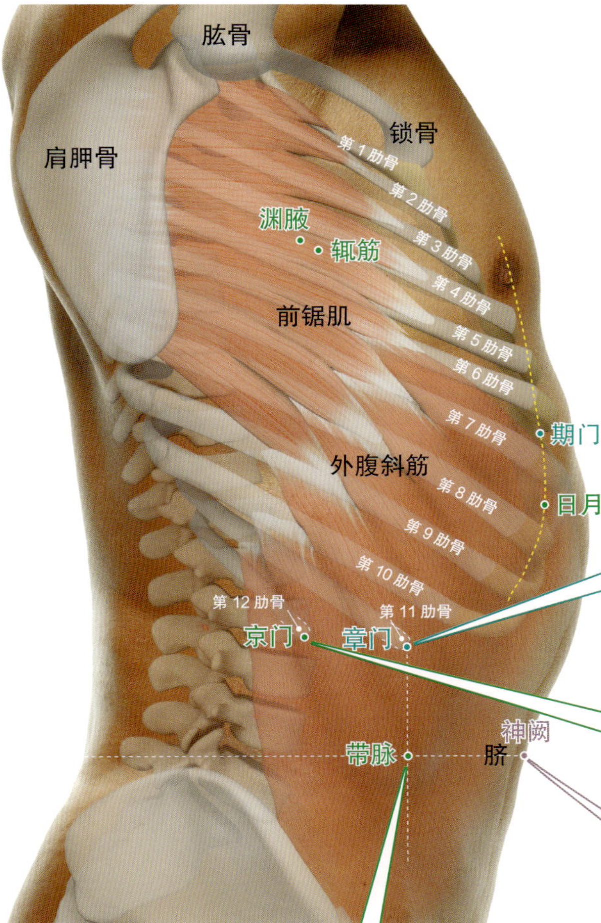

章门的取穴方法

侧卧位，肩关节屈曲体位。肋弓下缘的第 11 肋骨端处。

侧卧位，从脊椎侧沿第 11 肋骨向前滑动，其端点处。

京门的取穴方法

侧卧位，上肢上举体位。在腋中线后方，可以触诊到第 12 肋骨端，其处即是。

神阙的取穴方法

脐中央处。

带脉的取穴方法

在章门下方，与脐中央的神阙（CV8，任脉）平齐。第 10 肋骨构成肋弓，第 11 肋骨游离，所以先确认第 10 肋骨，然后取肋弓下缘的第 11 肋骨端的章门（LR13，肝经）。侧卧位时，先触诊第 12 肋骨端，然后确认其前面的第 11 肋骨处，即是。

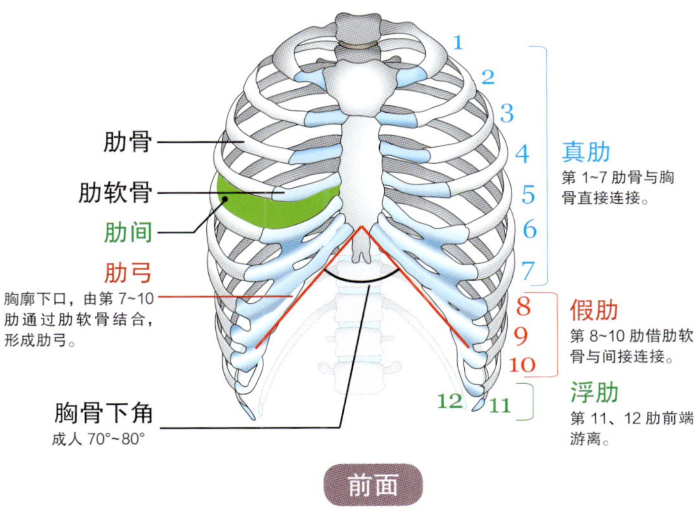

胸廓由 12 个胸椎、12 对肋骨、1 块胸骨构成。胸廓不仅保护心脏、肺脏，对上肢还有支撑。通常，肋骨为 12 对，也有 11、13 对的。

肋骨同胸骨、胸椎一起构成胸廓，有 12 对。上部 7 对肋骨借软骨与胸骨相连接，称为真肋。下部 5 对肋骨称为假肋，其中第 11、12 肋骨无论直接或间接都不与胸骨连接，又称浮肋，有腹外斜肌、腹内斜肌、腰方肌附着。

GB27 五枢

定位：下腹部，横平脐下 3 寸，髂前上棘内侧。

【解剖】

- 髂腹下神经外侧皮支（L_1）。
- 腹外斜肌、腹内斜肌由肋间神经（$T_{1\sim12}$）、髂腹下神经（$T_{12}\sim L_1$）、髂腹股沟（L_1）支配。
- 浅动、静脉位于髂骨后方，由通过血的股动、静脉分出。

GB28 维道

定位：下腹部，髂前上棘内下 0.5 寸。

【解剖】

- 髂腹下神经外侧皮支（L_1）。
- 腹外斜肌、腹内斜肌由肋间神经（$T_{1\sim12}$）、髂腹下神经（$T_{12}\sim L_1$）、髂腹股沟（L_1）支配。
- 浅动、静脉位于髂骨后方，由股动脉分出；髂骨内侧面的旋髂深动脉。

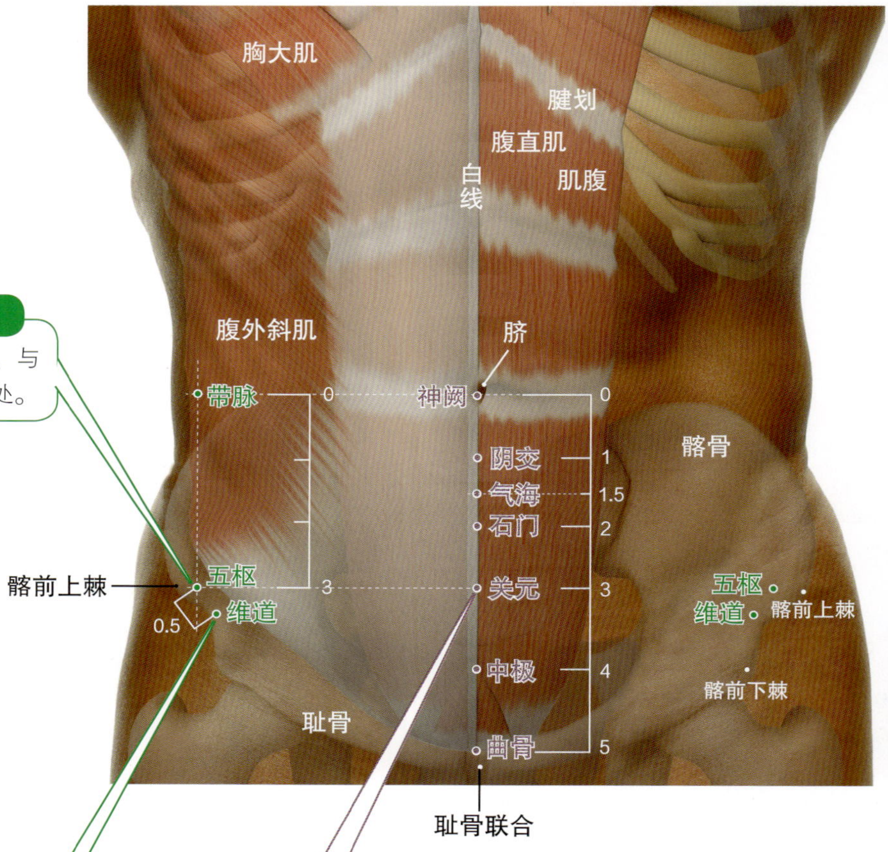

五枢的取穴方法

带脉（GB26）下方 3 寸，与关元（CV4，任脉）平齐处。

维道的取穴方法

五枢（GB27）内下方 0.5 寸处。

关元的取穴方法

神阙（CV8，任脉）与曲骨（CV2，任脉）连线的中点下方（0.5 寸）处。

骨度法

脐中央至耻骨联合上缘为 5 寸。

* 神阙（CV8，任脉）至曲骨（CV2，任脉）为 5 寸。

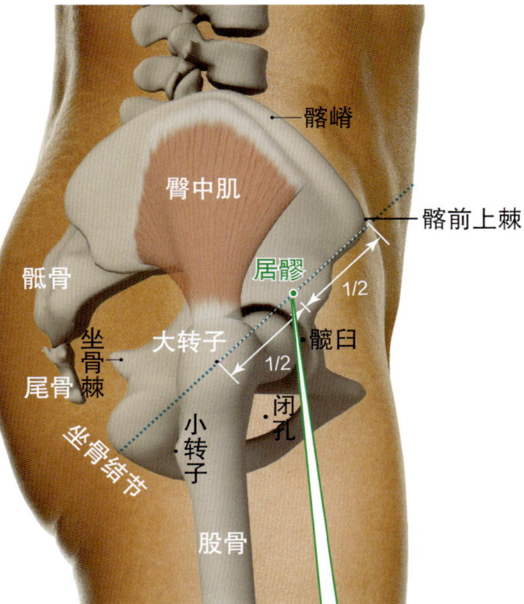

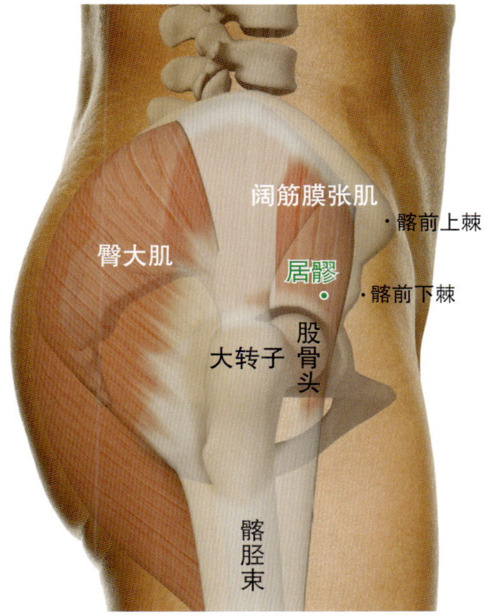

居髎的取穴方法

髂前上棘与股骨大转子最凸点连线的中点处。

GB29 居髎

定位：在臀部，髂前上棘与股骨大转子最凸点连线的中点处。

【解剖】

- 皮肤：髂腹下神经外侧皮支（L_1）、股外侧皮神经。
- 阔筋膜张肌、臀中肌由穿梨状肌上孔的臀上神经（L_4~S_1）支配。
- 旋股外侧动脉升支（由臀上动脉、股深动脉分出）。

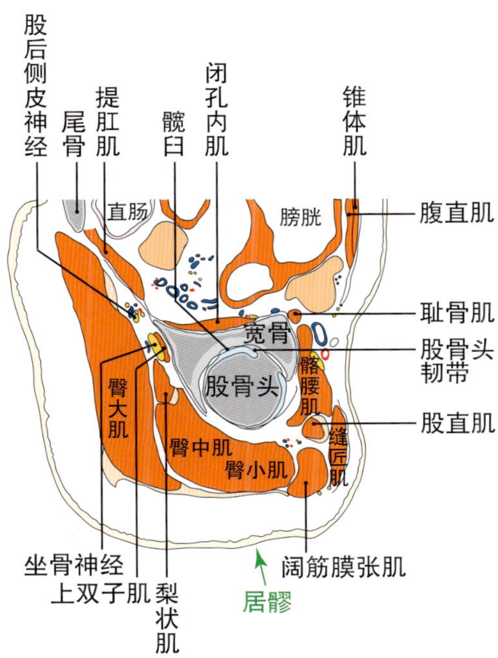

居髎断面解剖图

阔筋膜张肌与股四头肌

直立时，用力按压膝关节后面，膝部会突然感到无力。这是由于股四头肌虽是髌股关节的伸展肌，可辅助腿部直立，但主要帮助腿部直立的肌肉仍是阔筋膜张肌。

转子，指在固定部件中转动的部件。股骨由于附着于此的肌肉作用而旋，故名。附着大转子的肌肉有梨状肌、臀中肌、臀小肌。这些肌肉的作用是外旋梨状肌，内旋臀中肌的前方肌纤维、外旋其后方纤维，内旋臀小肌。大转子在骨关节屈曲 45° 时，位于髂前上棘与坐骨结节连线上（Nelaton's Line）。

GB30 环跳

定位：在臀部，股骨大转子最凸点与骶管裂孔连线上，从股骨大转子最凸点的1/3处。

替代定位：在股外侧，股骨大转子最凸点与髂前上棘连线上，从股骨大转子最凸点的1/3处。

【解剖】

- 皮肤：臀上皮神经（L_2）从腰丛后支分出。
- 臀大肌由穿梨状肌下孔的臀下神经（L_5~S_2）支配。
- 臀上动脉由髂内动脉后壁发出，穿梨状肌上孔；臀下动脉穿梨状肌下孔。
- 深层：坐骨神经与股方肌由骶丛支配。

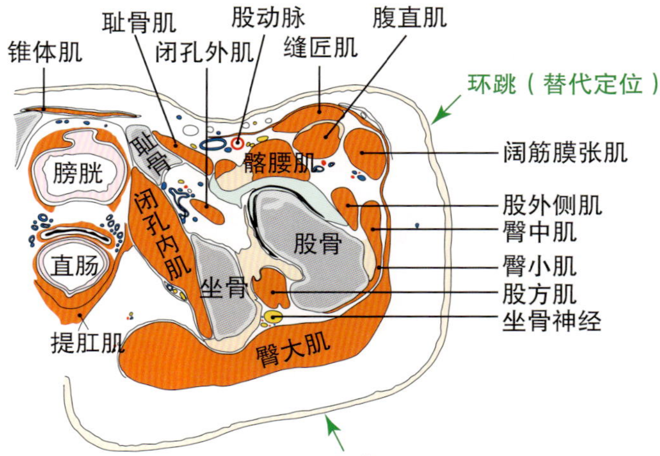

环跳断面解剖图

环跳的取穴方法

将股骨大转子最凸点与骶管裂孔连线3等分，从股骨大转子最凸点的1/3处。

侧卧位，屈股关节易于取穴。

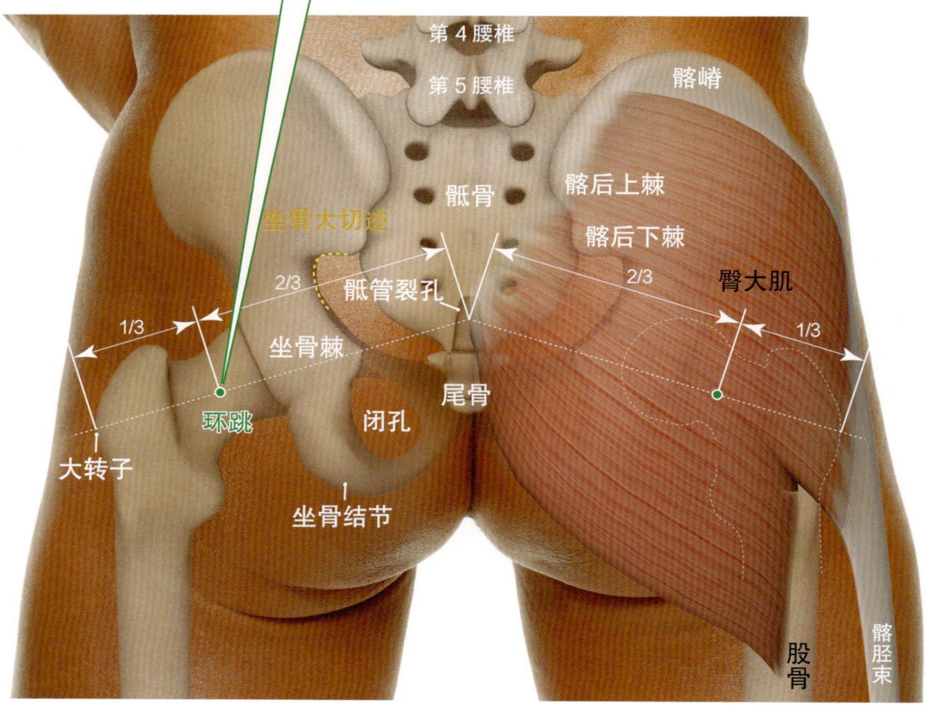

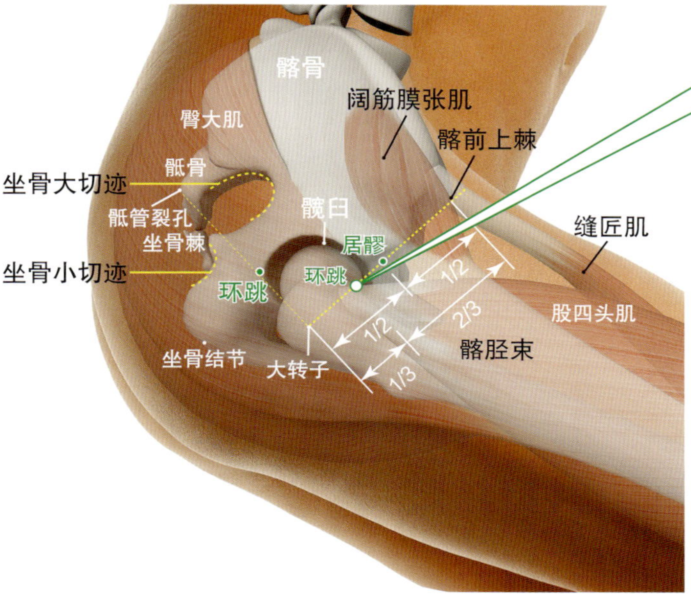

环跳的取穴方法

替代定位：在股外侧，股骨大转子最凸点与髂前上棘连线上，从股骨大转子最凸点的 1/3 处。

侧卧位，屈股关节易于取穴。

梨状肌上孔与梨状肌下孔

坐骨大切迹位于髂后下棘与坐骨棘之间，与骶棘韧带构成坐骨大孔。女性比男性宽大，梨状肌横过其间。梨状肌上孔位于梨状肌上缘与坐骨大孔上缘之间，梨状肌下孔位于梨状肌下缘与坐骨大孔下缘之间。

穿过梨状肌上孔的有骶丛的臀上神经、髂内动脉分支的臀上动脉。穿过梨状肌下孔的有臀下神经，臀下动、静脉，阴部内动、静脉，阴部神经，坐骨神经，股后皮神经。

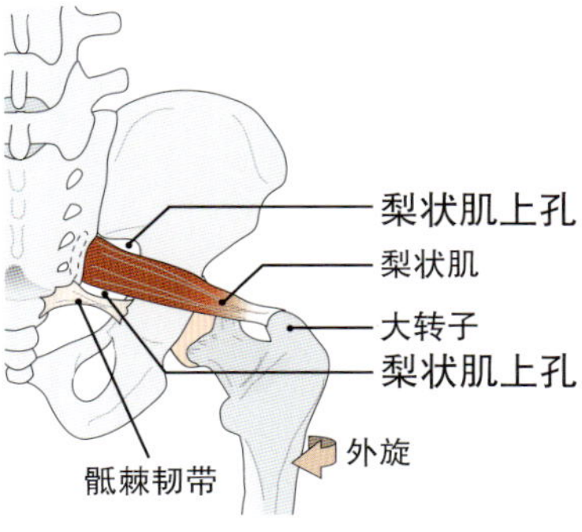

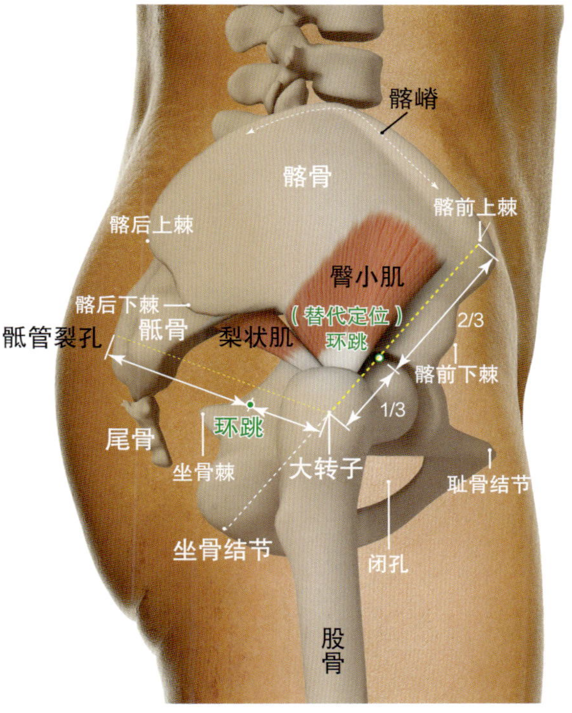

环跳，因可以改善跳跃功能而得名。臀中肌是股关节的外展肌，单足站立时，对保持骨盆平衡有重要作用。臀中肌肌力低下时，患侧单足站立，健侧的骨盆下降，即为单足站立试验（Tredelenburg 征）阳性。

GB31 风市

定位：在股外侧，直立垂手，掌心贴于大腿时，中指尖所指凹陷中，髂胫束后缘。

【解剖】

- 皮肤：股外侧皮神经（L_2）属腰丛分支。
- 股外侧肌为股四头肌之一，可伸膝关节，由股神经（$L_{2\sim4}$）支配。
- 股二头肌短头可屈曲膝关节，由胫神经支配。
- 旋股外侧动脉降支（股深动脉分支）。
- 髂胫束是附着于胫骨外侧髁的强韧韧带，功能是支持阔筋膜张肌。

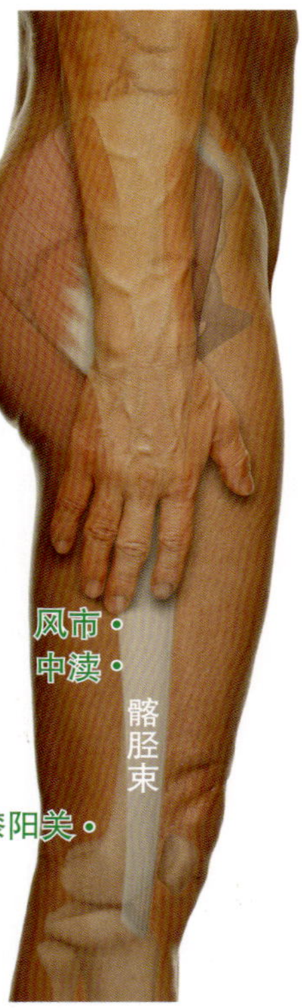

骨度法

股骨大转子外侧最凸点至腘窝为 19 寸。

风市的取穴方法

直立垂手，掌心贴于大腿时，中指尖所指凹陷中，髂胫束后缘处。

中渎的取穴方法

腘横纹上 7 寸，髂胫束后缘处。

膝阳关的取穴方法

股二头肌与髂胫束之间的凹陷处，股骨外上髁后上缘处。

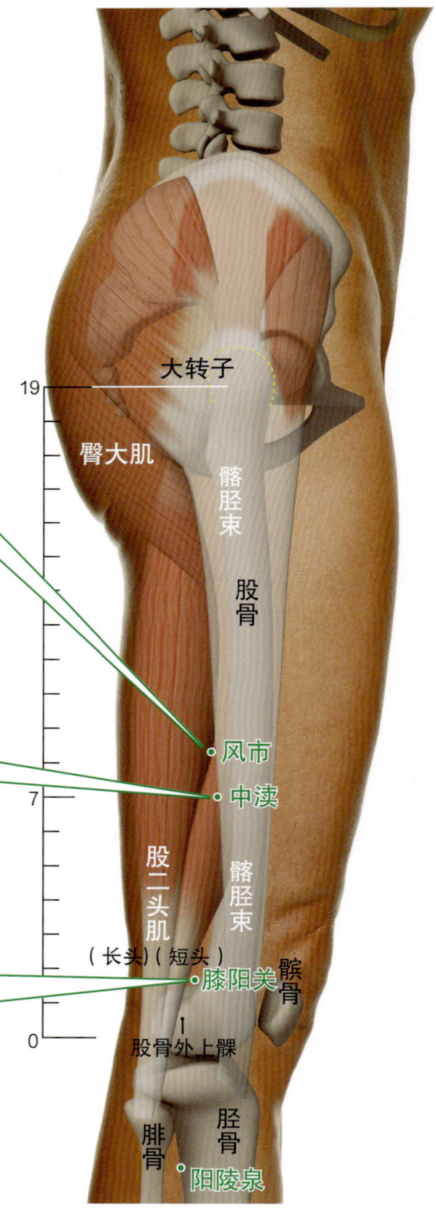

GB32 中渎

定位：在股外侧，髂胫束后缘，腘横纹上7寸。

【解剖】

- 皮肤：股外侧皮神经（L_2）属腰丛分支。
- 股外侧肌为股四头肌之一，可伸膝关节，由股神经（$L_{2\sim4}$）支配。
- 股二头肌短头可屈曲膝关节，由胫神经支配。
- 旋股外侧动脉降支（股深动脉分支）。
- 髂胫束是附着于胫骨外侧髁的强韧韧带，功能是支持阔筋膜张肌。

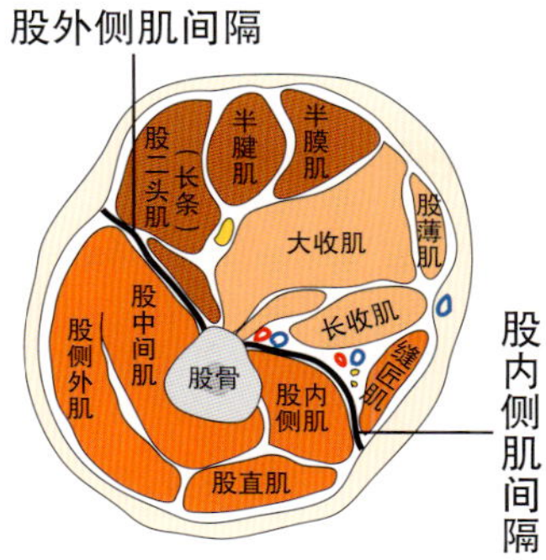

大腿中央断面解剖图

阔筋膜与髂胫束

阔筋膜是包绕股部肌肉的筋膜。在大腿外侧部增厚形成的带状腱膜，称为髂胫束，有阔筋膜张肌与臀大肌附着。阔筋膜从内侧至外侧、由浅入深，与股骨形成内侧、外侧肌间隔，分别包绕股前、后肌群。

GB33 膝阳关

定位：在膝外侧，股二头肌腱与髂胫束之间的凹陷中，股骨外上髁后上缘。

【解剖】

- 皮肤：股外侧皮神经（L_3）属腰丛分支。
- 腓肠肌外侧头可屈曲足底，由胫神经（$S_{1\sim2}$）支配。
- 股二头肌由胫神经支配，可屈曲膝关节。
- 膝上外侧动、静脉（腘动、静脉分支）。
- 髂胫束是附着于胫骨外侧髁的强韧韧带，功能是支持阔筋膜张肌。
- 深层：股骨外上髁（腓肠肌外侧头及足底肌的起点）。

GB34 阳陵泉

定位：在小腿外侧，腓骨头前下方凹陷中。

【解剖】

- 皮肤：腓肠外侧皮神经（L_5）属腓总神经皮支。
- 腓骨长肌可外翻足，由腓总神经分支的腓浅神经（L_4~S_2）支配。
- 趾长伸肌可伸第2~5趾，由腓深神经支配。
- 腓动脉的弓状动脉（与膝下外侧动脉吻合的胫后动脉分支）。

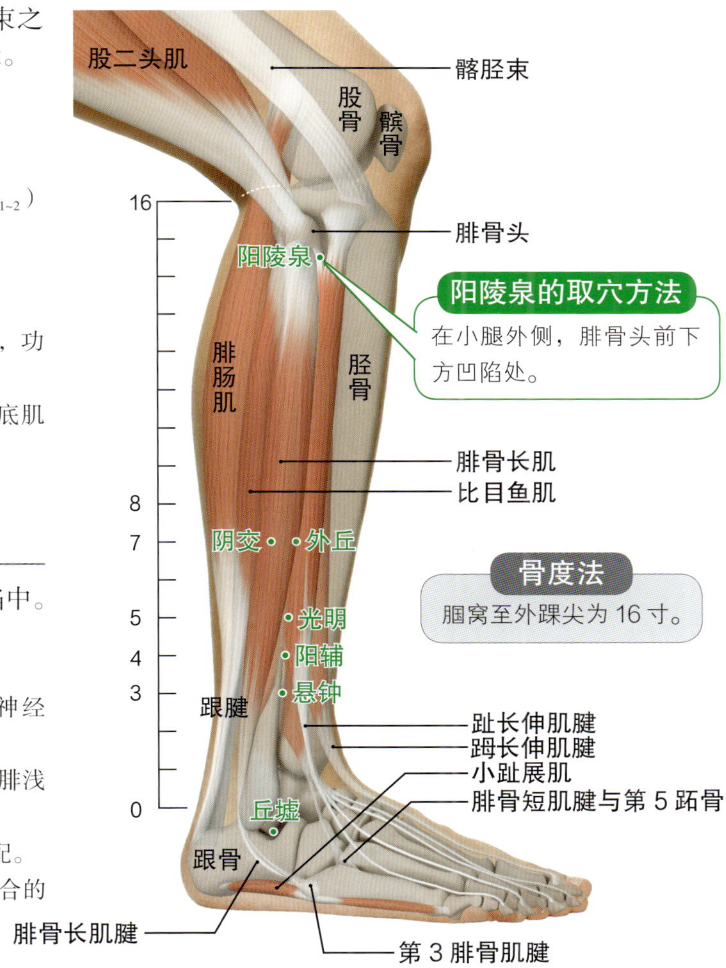

髂胫束是阔筋膜在大腿外侧部增厚形成的带状腱膜。上方阔筋膜张肌与臀大肌融合，下方止于胫骨外侧髁。田径运动选手多发髂胫束炎，这是因为膝关节反复屈伸，髂胫束与股骨外上髁摩擦所致。

GB35 阳交

定位：在小腿外侧，腓骨后缘，外踝尖上 7 寸。

【解剖】

- 皮肤：腓肠外侧皮神经（L_5）属腓总神经皮支。
- 腓肠肌、比目鱼肌可屈足跖，由胫神经（$S_{1\sim2}$）支配。
- 趾长伸肌可伸第 2~5 趾，由腓深神经支配。
- 𧿹长屈肌可屈足跖，由胫神经（L_5~S_1）支配。
- 腓骨长肌可外翻足，由腓总神经分皮的腓浅神经（L_4~S_2）支配。
- 胫前动脉（腘动脉的终支）。

GB36 外丘

定位：在小腿外侧，外踝尖上 7 寸，腓骨前缘。

【解剖】

- 皮肤：腓肠外侧皮神经（L_5）属腓总神经皮支。
- 腓骨长、短肌，可外翻足，腓总神经分皮的腓浅神经（L_4~S_2）支配。
- 趾长伸肌可伸第 2~5 趾，由腓深神经支配。
- 𧿹长伸肌可跖屈足，由胫神经（L_5~S_1）支配。
- 胫前动脉（腘动脉的终支）。

骨度法

腘窝至外踝尖为 16 寸。

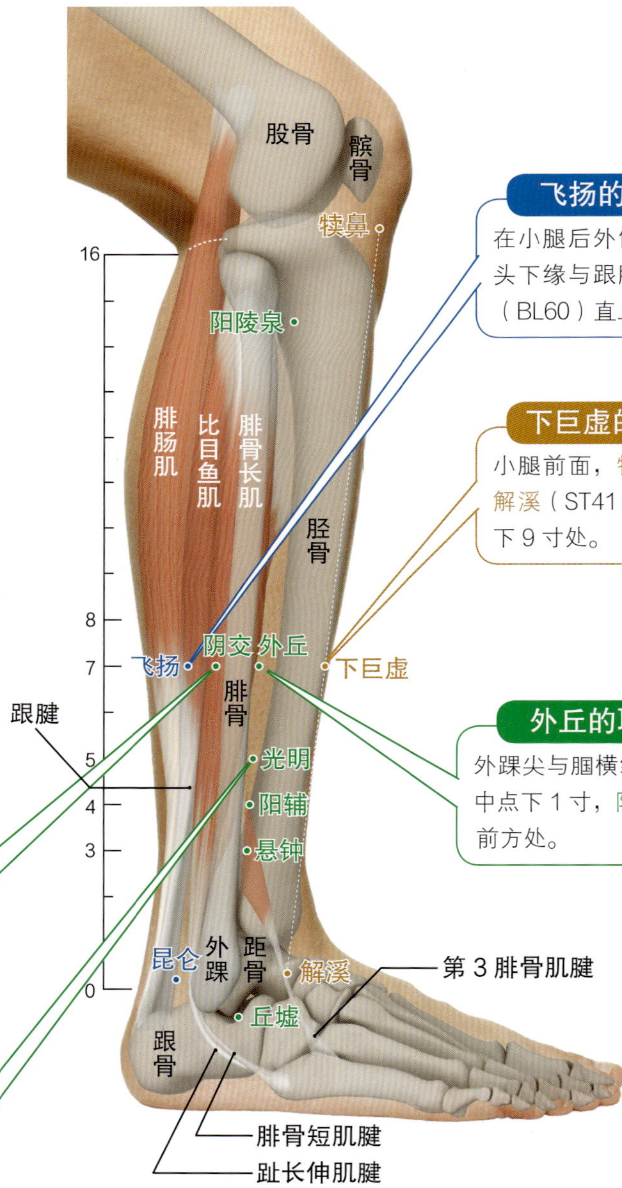

飞扬的取穴方法

在小腿后外侧，腓肠肌外侧头下缘与跟腱移行处，昆仑（BL60）直上 7 寸处。

下巨虚的取穴方法

小腿前面，犊鼻（ST35）与解溪（ST41）连线上，犊鼻下 9 寸处。

外丘的取穴方法

外踝尖与腘横纹外侧端连线的中点下 1 寸，阳交（GB35）的前方处。

阳交的取穴方法

外踝尖与腘横纹外侧端连线的中点下 1 寸，外丘（GB36）的后方处。

光明的取穴方法

腓骨前缘，外踝尖上 5 寸处。

GB37 光明

定位：在小腿外侧，腓骨前缘，当外踝尖上 5 寸。

【解剖】

- 皮肤：腓肠外侧皮神经（L_5）属腓总神经皮支。
- 腓骨长、短肌可外翻足，由腓总神经分皮的腓浅神经（L_4~S_2）支配。
- 趾长伸肌可伸第 2~5 趾，由腓深神经支配。
- 踇长伸肌可跖屈足，由胫神经（L_5~S_1）支配。
- 胫骨后肌可内翻足，由胫神经（L_5~S_1）支配。
- 胫前动脉（腘动脉的终支）。

GB38 阳辅

定位：在小腿外侧，腓骨前缘，外踝尖上 4 寸。

【解剖】

- 皮肤：腓肠外侧皮神经（L_5）、腓总神经皮支。
- 趾长伸肌可伸第 2~5 趾，由腓深神经支配。
- 踇长伸肌可跖屈足，由胫神经（L_5~S_1）支配。
- 胫前动脉（腘动脉的终支）。

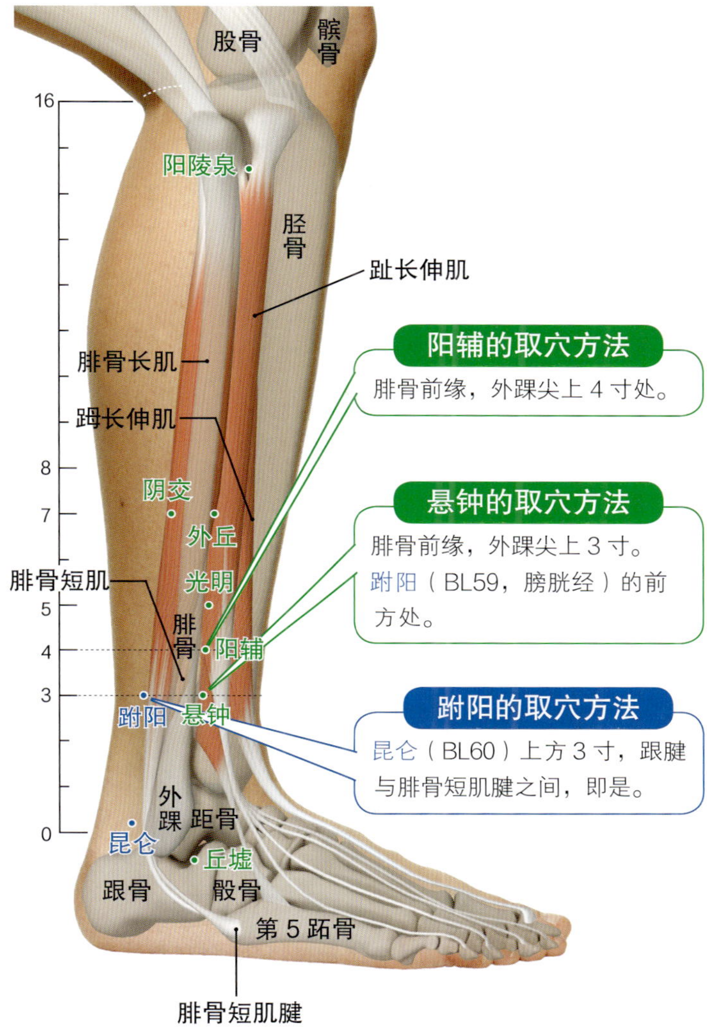

GB39 悬钟

定位：在小腿外侧，腓骨前缘，外踝尖上 3 寸。

【解剖】

- 皮肤：腓肠外侧皮神经（L_5）属腓总神经皮支。
- 趾长伸肌可伸第2~5趾，由腓深神经支配。
- 胫前动脉（腘动脉的终支）。
- 深层：小腿骨间膜。

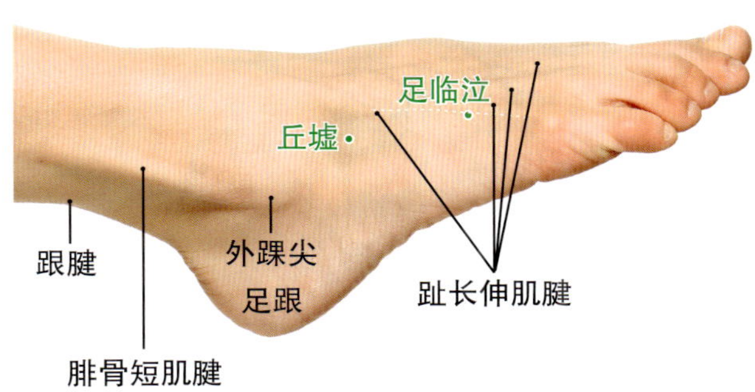

腓骨下端形成的骨突称为外踝。在外踝后方，有腓骨长、短肌，可外翻足。外踝有滑车的功能，可转换足的方向。若肌腱过于频繁地摩擦，易造成肌腱炎或脱臼。

GB40 丘墟

定位：在踝前外侧，趾长伸肌腱的外侧凹陷中，外踝的前下方。

【解剖】

- 皮肤：足背中间皮神经（L_5）由腓总神经分支的腓浅神经皮支支配。
- 趾长伸肌可伸第 2~5 趾由腓深神经支配。
- 外踝前动脉胫的外踝网。
- 伸肌下支持带（支持小腿前侧伸肌肌腱）。

丘墟的取穴方法

抵抗外力，使足第 2~5 趾伸展，可以容易确认趾长伸肌腱，该穴在其外侧凹陷中。
外踝的前下方处。

足临泣的取穴方法

第 4、5 跖骨底结合部的前方，第 5 趾长伸肌腱外侧凹陷中。

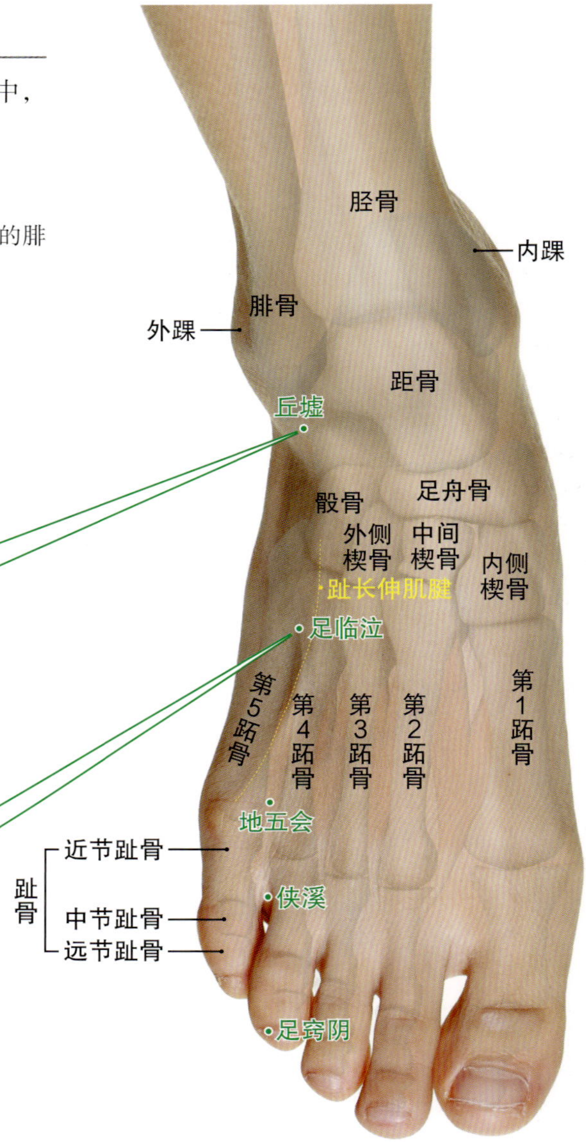

GB41 足临泣

定位：在足背，第 4、5 跖骨底结合部的前方，第 5 趾长伸肌腱外侧凹陷中。

【解剖】

- 皮肤：足背中间皮神经（L_5）由腓总神经分支的腓浅神经皮支支配。
- 第 4 骨间背侧肌可外展第 4 趾，由胫神经分支的足底外侧神经（L_4~S_3）支配。
- 第 3 骨间足底肌可内收第 3 趾，由胫神经分支的足底外侧神经（L_4~S_3）支配。
- 第 4 跖背动、静脉（足背动脉与足跟外侧动脉形成的弓动、静脉的分支）。
- 深层：第 4、5 跖骨。

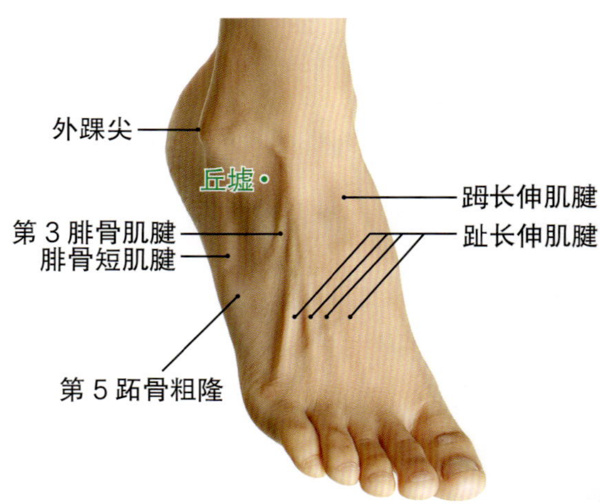

GB42 地五会

定位：在足背，第 4、5 跖骨间，第 4 跖趾关节近端凹陷中。

【解剖】

- 皮肤：足背中间皮神经（L_5）由腓总神经分支的腓浅神经皮支支配。
- 趾长伸肌腱可伸第 2~5 趾，由腓深神经支配。
- 趾短长伸肌腱可伸第 2~4 趾，由腓深神经支配。
- 第 4 骨间背侧肌可外展第 4 趾，由胫神经分支的足底外侧神经（L_4~S_3）支配。
- 第 3 骨间足底肌可内收第 3 趾，由胫神经分支的足底外侧神经（L_4~S_3）支配。
- 第 4 跖背动、静脉（足背动脉与足跟外侧动脉形成的弓动、静脉的分支）。
- 深层：第 4、5 跖骨。

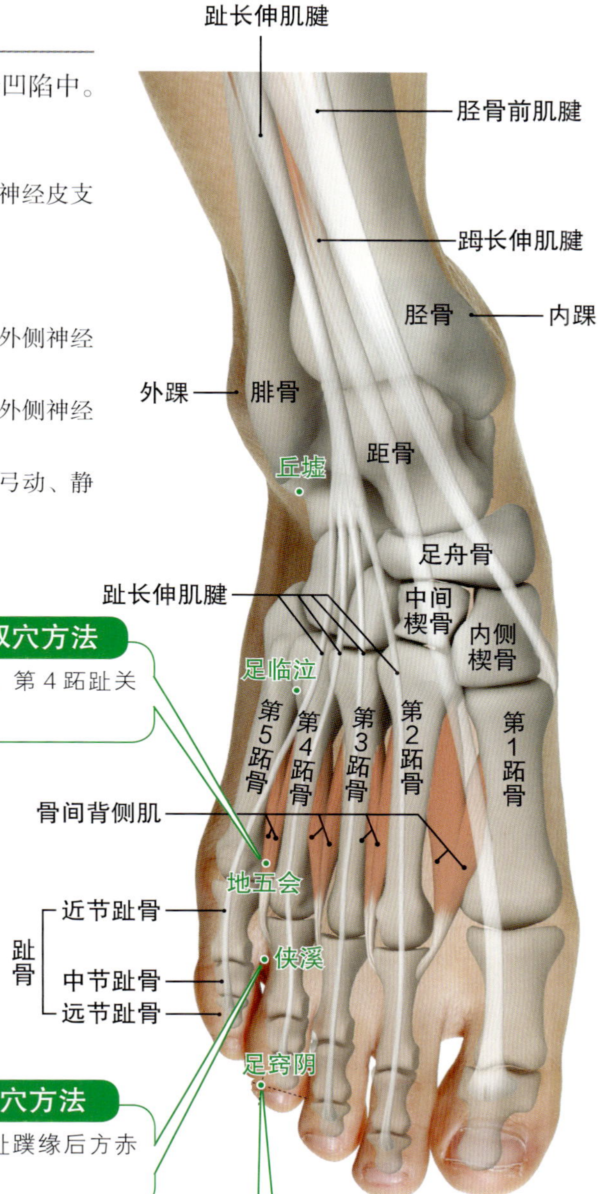

地五会的取穴方法

第 4、5 跖骨间，第 4 跖趾关节近端凹陷中。

GB43 侠溪

定位：在足背，第 4、5 趾间，趾蹼缘后方赤白肉际处。

【解剖】

- 皮肤：足背中间皮神经（L_5），腓总神经分支的腓浅神经皮支支配。
- 趾长伸肌腱可伸第 2~5 趾，由腓深神经支配。
- 趾短长伸肌腱可伸第 2~4 趾，由腓深神经支配。
- 第 4 跖背动、静脉（弓动、静脉的分支）。
- 深层：第 4、5 近节趾骨。

侠溪的取穴方法

第 4、5 趾间，趾蹼缘后方赤白肉际处。

GB44 足窍阴

定位：在足趾，第 4 趾末节外侧，距趾甲根角侧后方 0.1 寸（指寸），沿趾甲外侧画一直线与趾甲基底缘水平线交点处。

足窍阴的取穴方法

沿第 4 趾的趾甲基底缘水平线与趾甲外侧直线的交点处。

【解剖】

- 皮肤：足背中间皮神经（L_5）由腓总神经分支的腓浅神经皮支支配。
- 第 4 趾背动、静脉（弓动、静脉由来的第 4 跖背动、静脉的分支）。
- 深层：趾甲。

趾长伸肌由腓深神经支配，作用是伸展足第 2~5 趾，协同足背屈和内翻，而跛趾的伸展由跛长伸肌完成。腰椎间盘突出的好发部位是第 4~5 腰椎间盘之间，导致趾长伸肌、特别是跛长伸肌的明显功能障碍。重症时，步行足趾背屈障碍，即使是很低的高低差也易于跌倒，或无法穿上拖鞋。

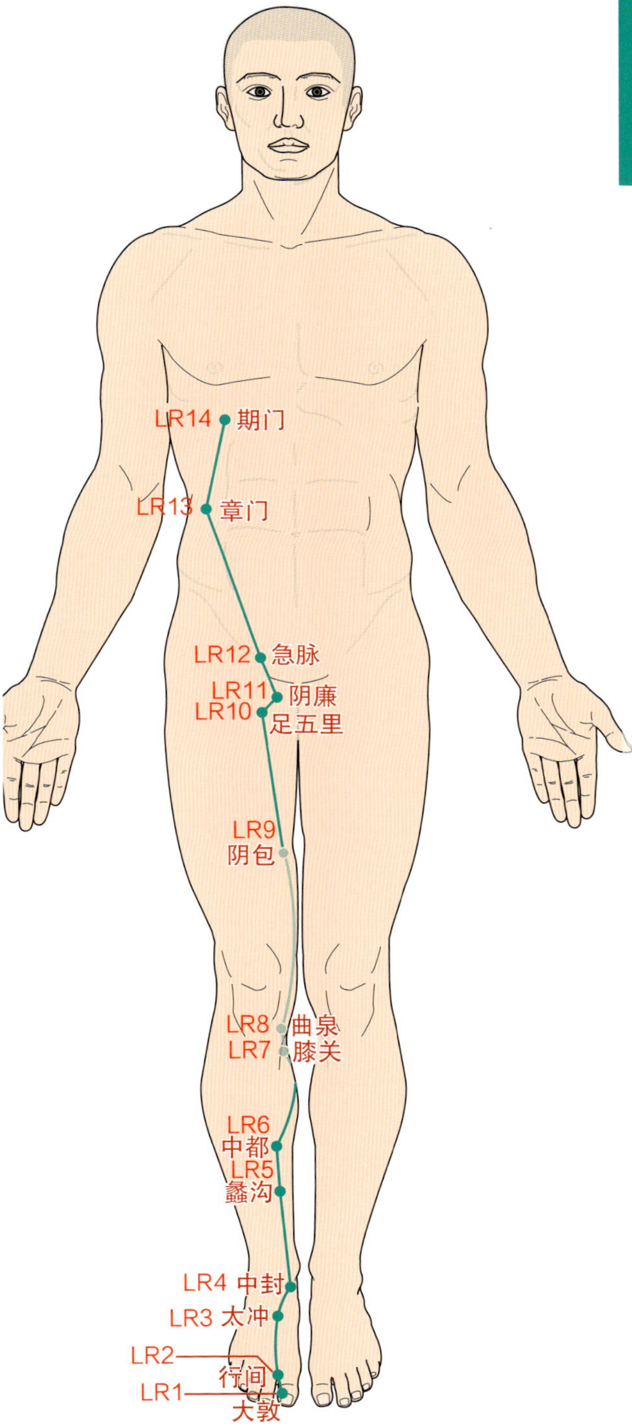

足厥阴肝经

LR(Liver Meridian)

肝是思维（深度思考）的中枢

肝为“将军之官”，主防御外邪的谋略，即肝是思维活动的中枢，人的谋略由肝主宰。

肝主疏泄

肝具有使气广泛移动的功能（疏泄），调节气机。气可在体内上下流动，并出入各组织。

肝藏血

肝具有存储血液，调节体内血量流动的功能（藏血）。过度的怒气会伤肝，使其功能失调。

主治

是动病：腰痛，身体反弓，辗转不得卧。男子疝气（睾丸肿痛），女子少腹肿痛，重则颜面青黑晦暗。

所生病：胸满，呃逆，飧泄，遗尿，小便不利。

穴性解说

泻肝火：治疗肝火的方法。
镇惊：改善精神不安、意识障碍、神志不清等。
理气：疏畅气机，使气机通畅。
理下焦：改善下焦功能。
清湿热：改善湿热的治疗方法。

LR1 大敦
别名：水泉。
特定穴：肝经的井木穴。
穴性：泄热解痉，理气调血，通经活络。

LR2 行间
特定穴：肝经的荥火穴。
穴性：泻肝火，疏气滞，清热镇惊。

LR3 太冲
特定穴：肝的原穴，肝经的俞土穴。
穴性：平肝镇惊，泄热理血，清头目，理下焦，疏肝理气。

LR4 中封
别名：悬泉。
特定穴：肝经的经金穴。
穴性：清肝胆，理下焦。

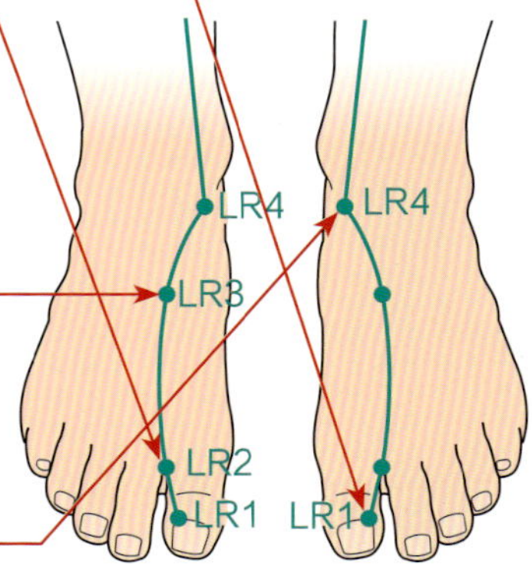

LR5 蠡沟
别名：交仪。
特定穴：肝的络穴。
穴性：疏肝理气，通经活络。

LR6 中都
特定穴：肝经的郄穴。
穴性：调经血，理下焦，通经活络，调和气血。

LR7 膝关 穴性：散风湿，利关节。

LR8 曲泉
特定穴：肝经的合水穴。
穴性：清湿热，理下焦，舒筋活络。

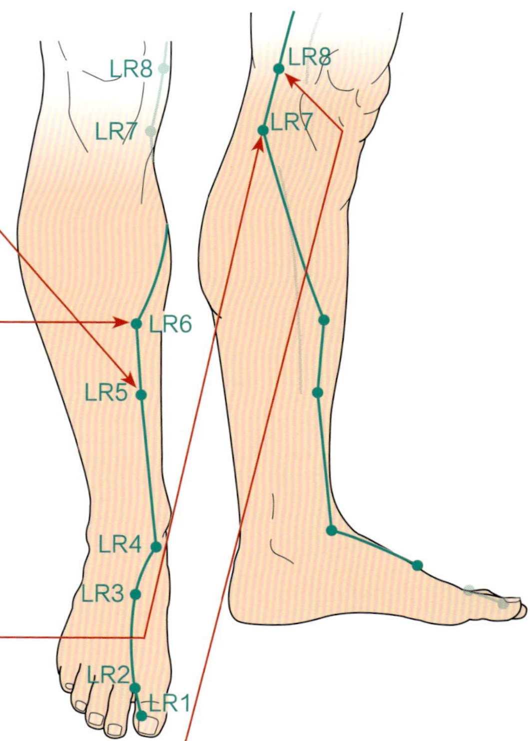

- **大敦**的“敦”，厚的意思。大敦位于厚实的跗趾上。
- **行间**，位于跗趾（人类用足行走）与第 2 趾之间。
- **太冲**的“冲”，多用于可触到的动脉搏动处的部位。古代中国，足背动脉也称为“太冲脉”，太冲即在足背动脉的搏动处。
- **中封**的“中”，指精神；“封”，意为收藏。中封与精神、情绪活动有关。“封”，也有用土筑堤划分领地的意思，比喻该穴在跗长伸肌腱与胫骨前肌腱之间的分界处，或足根与小腿的分界处。
- **蠡沟**的由来有不同说法。“蠡”，指蛀蚀木头的虫子，胫骨比喻为树木，胫骨与胫骨后肌等屈肌之间形成的细沟而称为蠡沟（被虫子蛀蚀后）。也有阴部瘙痒如虫爬行的意思。“蠡”，有瓠瓢、水瓢的意思，比喻腓肠肌及胫骨后肌的肌腹外形犹如水瓢。
- **中都**，小腿中央，气血汇集之处。
- **膝关**，膝关节附近的意思。
- **曲泉**，屈膝时，膝关节内侧形成的凹陷处。也有气血宛如泉水一样汇集的意思。

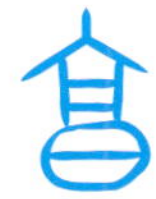
享的金文

享指厚重的地基或城墙。

敦

敦有厚重、安定的意思。

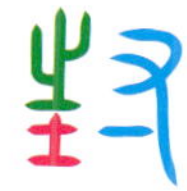
封的篆文

屮（丰）代表草圆锥形状的穗尖。寸代表手。

封

“封”指圆锥形的土堆。由此引申为三角形（圆锥形）的顶点（或用土筑堤划分的领地）。后发展为与封闭有关的密封、封锁等意思。

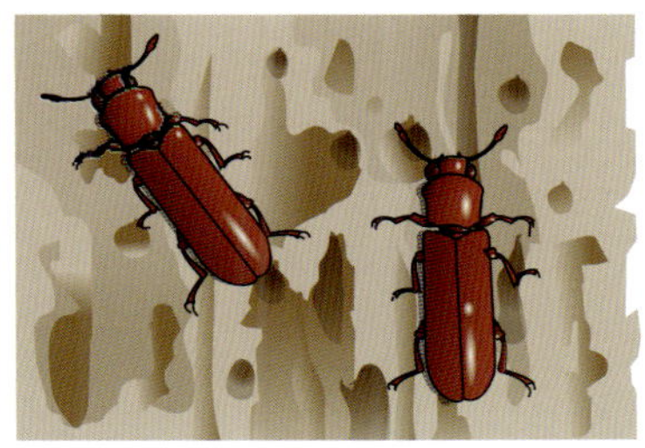

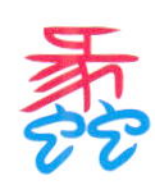
蠡的篆文
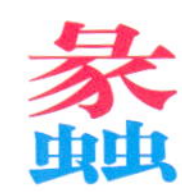

“豖”指头大、嘴大、腹大的猪。

“蠡”指蛀蚀木头的虫子，或淡水小螺等贝类。

足厥阴肝经，承接足少阳胆经经气，起于大趾外侧端（大敦），沿着足跗部（行间、太冲）向上，经过内踝前（中封），向上至小腿内侧（蠡沟、中都），在内踝上 8 寸处交出于足太阴经的后面，至膝内侧（膝关、曲泉）。

LR9 阴包 穴性：调经血，理下焦。

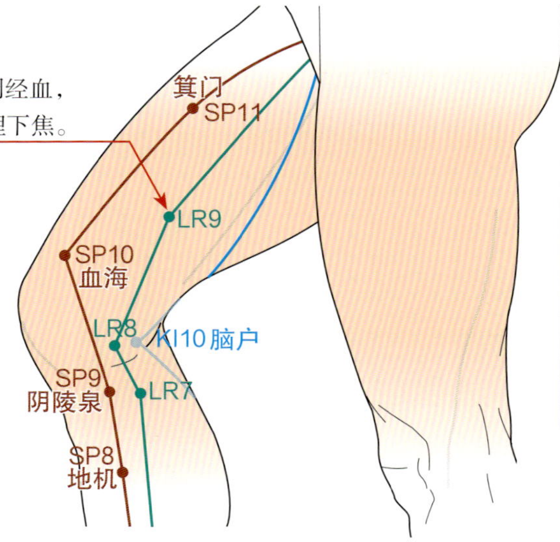

穴性解说

理下焦：改善下焦功能。
清湿热：改善湿热的治疗方法。
利下焦：改善下焦功能，调节水液代谢。
健脾：改善脾的功能（运化、升清、统血）。
活血化瘀：治疗血瘀病症，改善血液循环。

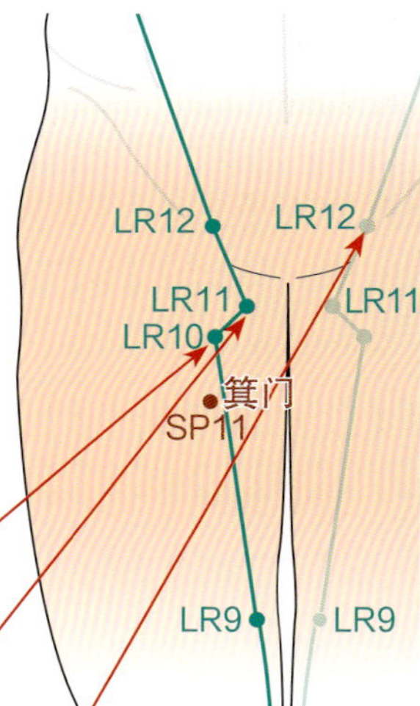

LR10 足五里 别名：五里。
穴性：清湿热，利下焦。

LR11 阴廉 穴性：调经血，理下焦。

LR12 急脉 穴性：疏肝理气，止痛。

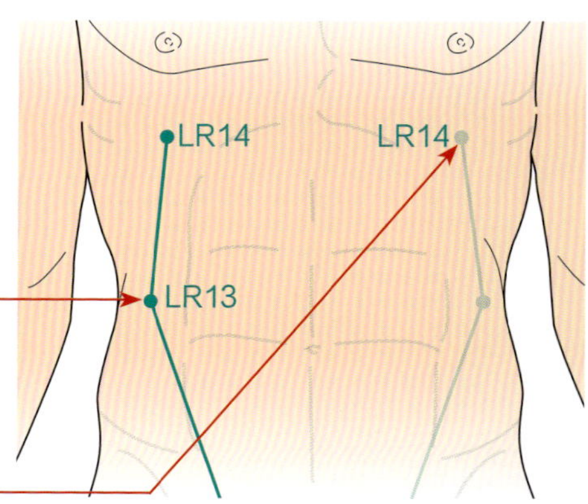

LR13 章门 别名：长平、脾募。
特定穴：脾的募穴，八会穴的脏会。
穴性：疏肝健脾，活血化湿。

LR14 期门 特定穴：肝的募穴。
穴性：疏肝调脾，理气活血，活血化瘀。

- **阴包**，包围阴部的穴位。另外的说法是该穴位于大腿的阴侧，即内侧，被足太阴脾经和足少阴肾经包围。“包”，也有孕育胎儿的子宫的意思，脉气通过该穴与子宫相通。
- **足五里**在箕门（SP11，脾经）之上五里（寸），也有与手五里相呼应的意思。
- **阴廉**，在阴部附近的意思。该穴在股阴侧，即股内侧、长收肌腱外缘。
- **急脉**，位于股动脉搏动处，容易触诊的部位。
- **章门**的“章”，指区别、划分段落。有12经脉的流注终于此之意。
- **期门**，肝经最后的穴位。“期”，意为周期。12经脉的流注始于肺经的中府（LU1，肺经），至于肝经的期门。

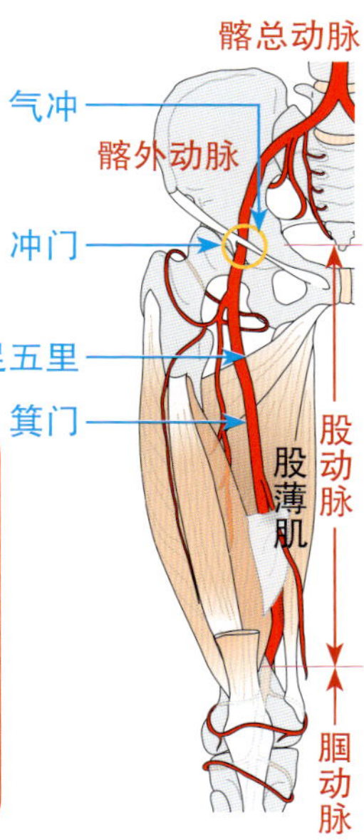

主要动脉搏动部的穴位

颞浅动脉：耳和髎。
面动脉：大迎。
颈总动脉：人迎。
腋动脉：极泉。
桡动脉：经渠、太渊。
股动脉：冲门、足五里、气冲、箕门。
足背动脉：冲阳、太冲。

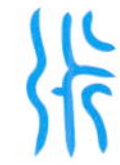
派的篆文

“派”，河川分出的支流的象形字。

脈（脉）

脉，比喻血液流动如河流一样。分派的派原也表示河水的支流。人体中纵行的12经脉为主流，从其分出的，横行的15络脉为支流。

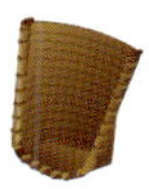

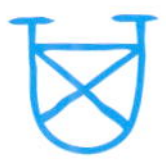
其的甲骨文

其，扬米去糠器具的象形字。

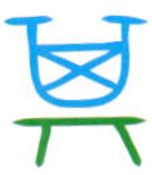
其的金文

金文，甲骨文下面加了“台”。

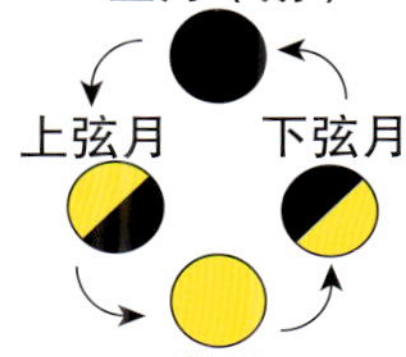

期

其的本意是四边形的农具（簸箕）。由此衍规整的四边形。箕用竹篾编成，所以加了竹字头。“期”表示“新月（月朔）→上弦月→满月→下弦月”，月亮盈亏变化、周而复始的4个阶段。

足厥阴肝经从曲泉沿着股部内侧上行（阴包、足五里、阴廉），过腹股沟（急脉）进入阴毛中，绕过阴部，上达小腹，循侧腹部（章门、期门），夹着胃旁，属肝络胆。向上通过横膈，分布于胁肋，沿着喉咙的后面（食管、气管、咽喉），向上进入鼻咽部，连接于目系（眼球、视神经），向上出于前额，与督脉会合于巅顶（百会，GV20，督脉）。从目系的支脉，下行颊里，环绕唇内。从肝部的支脉，通过横膈，向上流注于肺，至中焦（LU1，肺经），与手太阴肺经相接。

LR1 大敦

定位：在足趾，大趾末节外侧，趾甲根角侧后方 0.1 寸（指寸），沿趾甲外侧画一直线与趾甲基底缘水平线交点处。

【解剖】

- 皮肤：足背外侧皮神经（S_1）属腓总神经的腓深神经皮支，分布于蹞趾外侧。
- 足背动、静脉（足背动脉的弓状动脉的第 1 足背动脉分支）。
- 深层：蹞趾末节骨。

LR2 行间

定位：在足背，第 1、2 趾间，趾蹼缘的后方赤白肉际处。

【解剖】

- 皮肤：足背外侧皮神经（S_1）属腓总神经的腓深神经皮支，分布于蹞趾外侧。
- 足背动、静脉（足弓状动脉的第 1 足背动脉分支）。
- 针刺时会通过第 1、2 趾骨间。

LR3 太冲

定位：在足背，第 1、2 跖骨间，跖骨底结合部前方凹陷中，足背动脉搏动处。

【解剖】

- 皮肤：足背外侧皮神经（S_1）属腓总神经的腓深神经皮支，分布于蹞趾外侧。
- 蹞长、短伸肌可伸展，蹞趾由腓深神经（L_4~S_1）支配。
- 趾长伸肌腱可伸展第 2~5 趾，由胫神经（L_4~S_1）支配。
- 第 1 骨间背侧肌由蹞趾外展胫神经分支的足底外侧神经（L_4~S_3）支配。
- 足背动、静脉属胫前动、静脉分支，体表可以触到。

中封的取穴方法

商丘（SP5，脾经）与解溪（ST41，胃经）的中间。

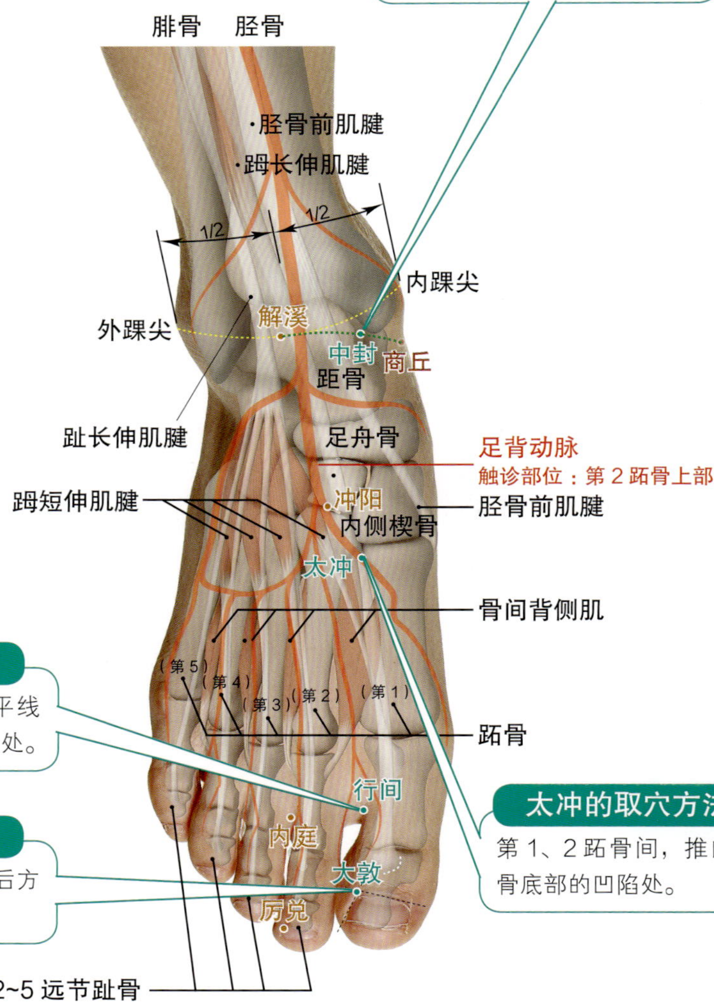

大敦的取穴方法

沿蹞趾甲根甲基底缘水平线与趾甲外侧画一直线交点处。

行间的取穴方法

第 1、2 趾间，趾蹼缘的后方赤白肉际处。

太冲的取穴方法

第 1、2 跖骨间，推向跖骨底部的凹陷处。

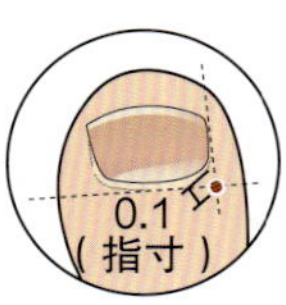

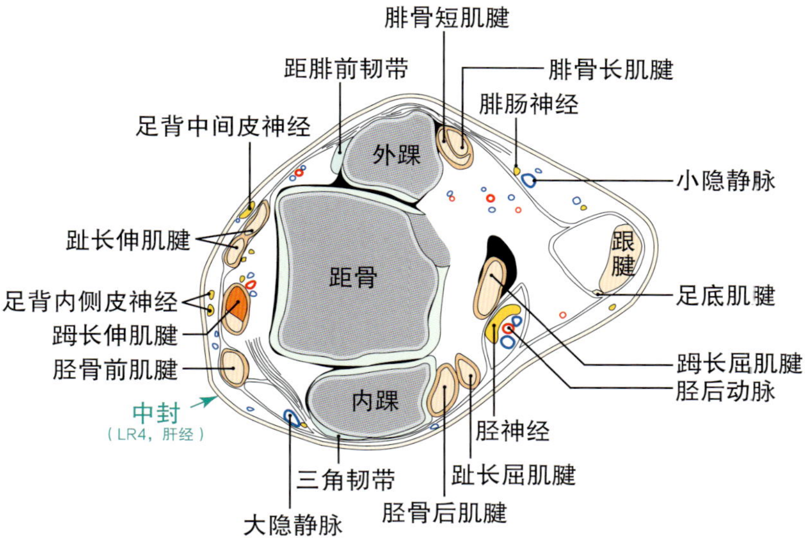

中封断面解剖图

LR4 中封

定位：在踝前内侧，足内踝前，胫骨前肌腱的内侧缘凹陷中。

【解剖】

- 皮肤：足背内侧皮神经（$L_{2\sim4}$）属股神经皮支的隐神经的分支。
- 胫骨前肌腱由腓总神经的腓深神经（L_4~S_1）支配。
- 内踝前动、静脉（胫前动、静脉分支）。
- 深层：内踝、距骨。

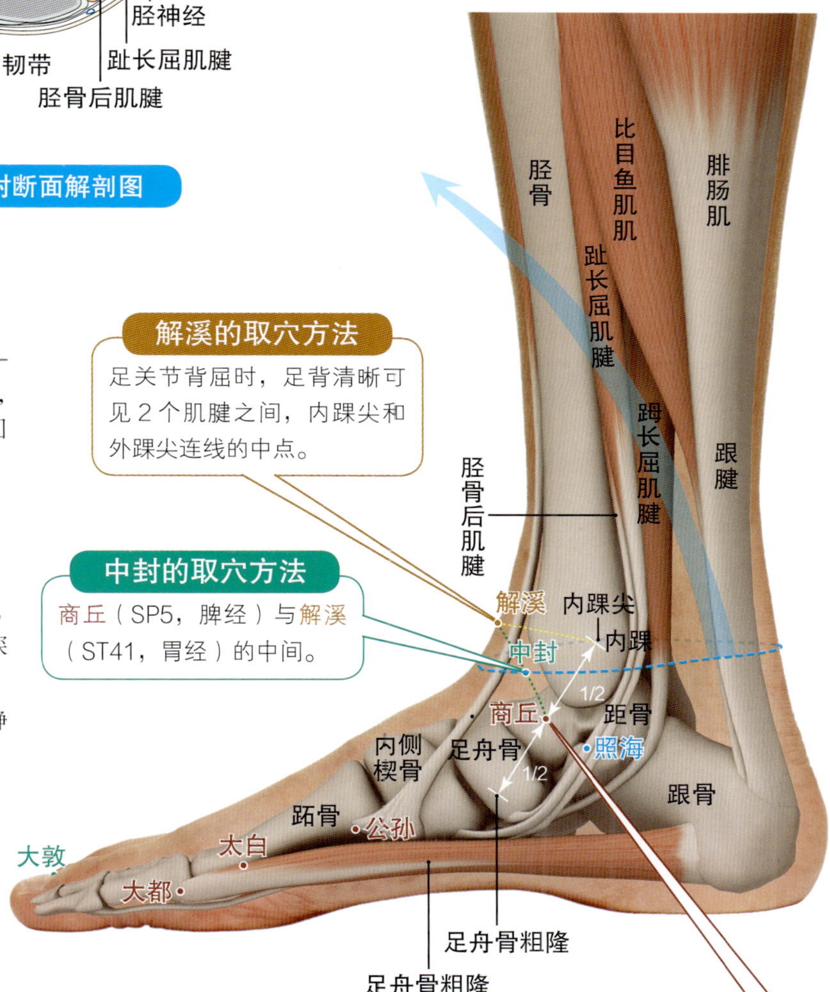

解溪的取穴方法

足关节背屈时，足背清晰可见2个肌腱之间，内踝尖和外踝尖连线的中点。

中封的取穴方法

商丘（SP5，脾经）与解溪（ST41，胃经）的中间。

商丘的取穴方法

通过内踝前缘的垂线与内踝下缘水平线的交点处。

太冲位于趾长伸肌腱外侧，足背动脉触诊处。足背动脉触诊，对于疑有下肢动脉病变的诊察与皮肤温度的确认很重要。触诊时要左右两侧比较。水肿时，难以触到足背动脉搏动。

LR5 蠡沟

定位：在小腿前内侧，胫骨内侧缘（面）的中央，内踝尖上 5 寸。

【解剖】

- 皮肤：足背内侧皮神经（$L_{2\sim4}$）属股神经皮支的隐神经分支。
- 趾长屈肌可第 2~5 趾屈曲，由胫神经（$L_5 \sim S_1$）支配。
- 胫骨后肌可内翻足，屈足底，由胫神经（$L_5 \sim S_1$）支配。
- 大隐静脉（从隐静脉裂孔汇集于股静脉）。
- 深层：胫骨内侧面。

骨度法

髌骨尖至内踝尖为 15 寸。

阴谷的取穴方法

膝关节微屈，腘横纹上、半腱肌的外侧缘处。

中都的取穴方法

髌骨尖与内踝尖连线的中点下 0.5 寸，胫骨内侧面的中间即是。

蠡沟的取穴方法

髌骨尖与内踝尖连线上，从内踝尖上 1/3，胫骨内侧面的中间，与筑宾（KI9，肾经）平齐即是。

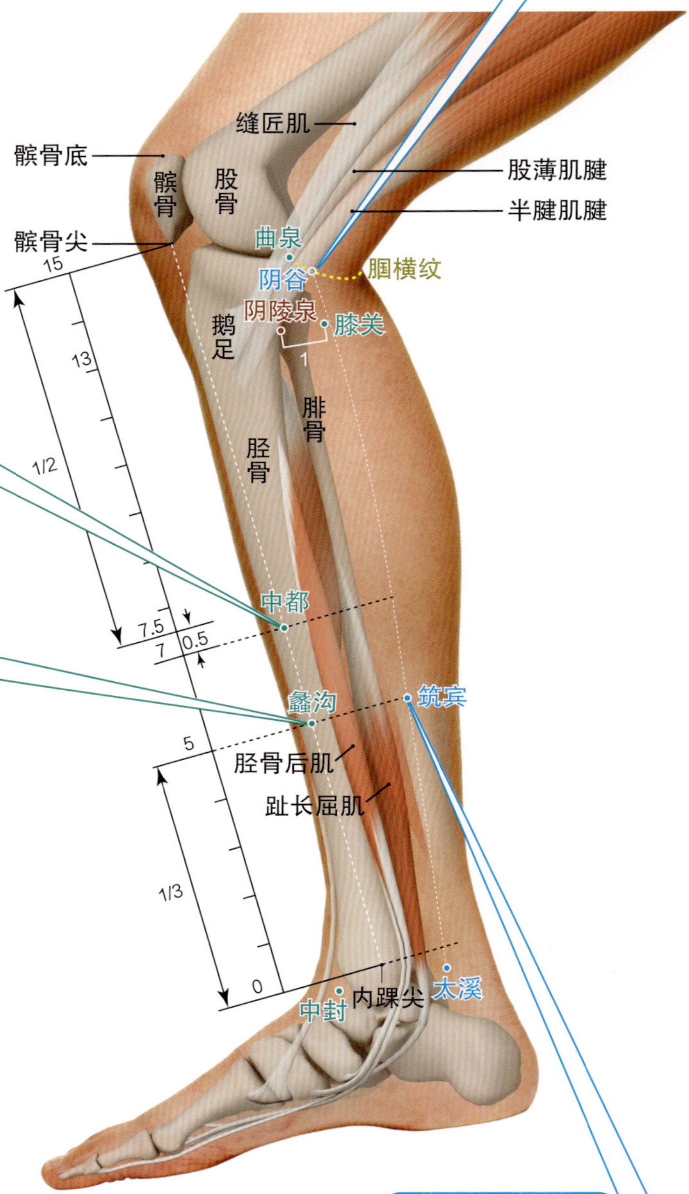

LR6 中都

定位：在小腿前内侧，胫骨内侧缘（面）的中央，足内踝尖上 7 寸。

【解剖】

- 皮肤：足背内侧皮神经（$L_2 \sim L_4$）属股神经皮支的隐神经分支。
- 趾长屈肌第 2~5 趾屈曲，由胫神经（$L_5 \sim S_1$）支配。
- 胫骨后肌可内翻足，屈足底，由胫神经（$L_5 \sim S_1$）支配。
- 大隐静脉（从隐静脉裂孔汇集于股静脉）。
- 深层：胫骨后侧面。

筑宾的取穴方法

屈膝关节，抵抗外力，足底屈时，在胫骨内侧缘清晰确认比目鱼肌隆起。太溪（KI3）与阴谷（KI10）连线上，与蠡沟（LR5，肝经）平齐处。

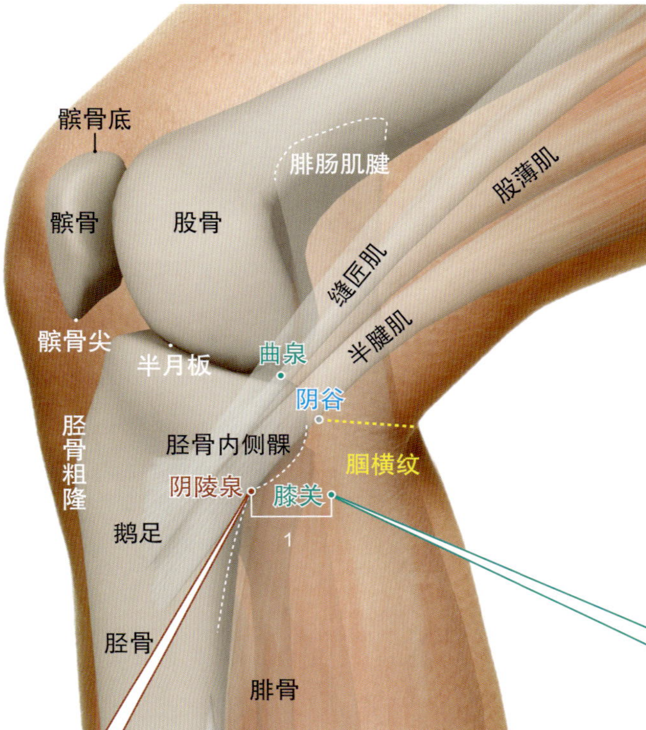

LR7 膝关

定位：在小腿内侧，胫骨内上髁的下方，阴陵泉后 1 寸。

【解剖】

- 皮肤：足背内侧皮神经（$L_{2\sim4}$）属股神经皮支的隐神经分支。
- 腓肠肌可屈足底，由胫神经（$L_5\sim S_1$）支配。
- 构成鹅足的股薄肌由闭孔神经（$L_{2\sim4}$）支配；半腱肌由坐骨神经（$L_4\sim S_3$）支配。
- 膝下内侧动、静脉属腘动脉分支，分布于膝关节前面。
- 膝降动、静脉隐支（股动脉分支）。
- 大隐静脉（从隐静脉裂孔汇集于股静脉）。

膝关的取穴方法

胫骨内侧髁下方，阴陵泉（SP9，脾经）后方 1 寸处。

阴陵泉的取穴方法

沿胫骨内侧缘向上，当胫骨内侧髁下缘与胫骨内侧缘，其凹陷处。

曲泉的取穴方法

屈膝关节，腘横纹内侧端最明显的肌腱（半膜肌肌腱）的内侧凹陷处。

LR8 曲泉

定位：在膝内侧，半腱肌与半膜肌肌腱内缘凹陷中，腘横纹内侧端。

【解剖】

- 皮肤：隐神经（L_4）的足背内侧皮神经和髌下神经（股神经皮支）。
- 缝匠肌是屈膝关节的双关节肌，由股神经支配。
- 股薄肌与缝匠肌、半腱肌构成鹅足，由闭孔神经（$L_{2\sim4}$）支配。
- 半膜肌腱是屈髋关节与膝关节的双关节肌，由胫神经（$L_5\sim S_2$）支配。
- 膝下内侧动、静脉属腘动脉分支，分布于膝关节前面。
- 膝降动脉、静脉隐支（股动脉分支）。
- 大隐静脉（从隐静脉裂孔汇集于股静脉）。

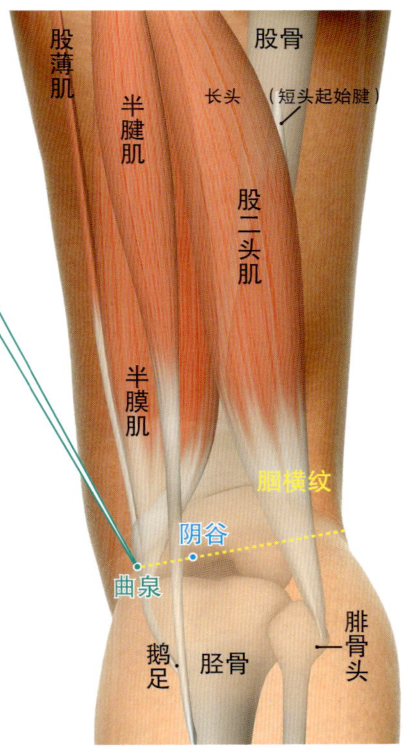

股薄肌，起于耻骨联合外侧，与缝匠肌腱、半腱肌腱附着胫骨粗隆构成鹅足。股薄肌位于大腿最内侧，是髋关节内收肌群中的唯一双关节肌。另外，股薄肌在拉丁语中“gracilis”，不仅表示薄，也有细长的意思。

LR9 阴包

定位：在股内侧，股薄肌与缝匠肌之间，髌底上 4 寸。

【解剖】

- 皮肤：闭孔神经皮支（$L_{3\sim4}$）。
- 缝匠肌是髋关节及膝关节屈曲的双关节肌，由股神经（$L_{2\sim4}$）支配。
- 股薄肌与缝匠肌、半腱肌构成鹅足，由闭孔神经（$L_{2\sim4}$）支配。
- 半膜肌是屈髋关节与膝关节的双关节肌，由胫神经（L_5~S_2）支配。
- 膝降动、静脉隐支（股动脉分支）。
- 大隐静脉（从隐静脉裂孔汇集于股静脉）。

阴包的取穴方法

髋关节微屈，外展，可以明晰确认收缩的缝匠肌，在其后方处即是。

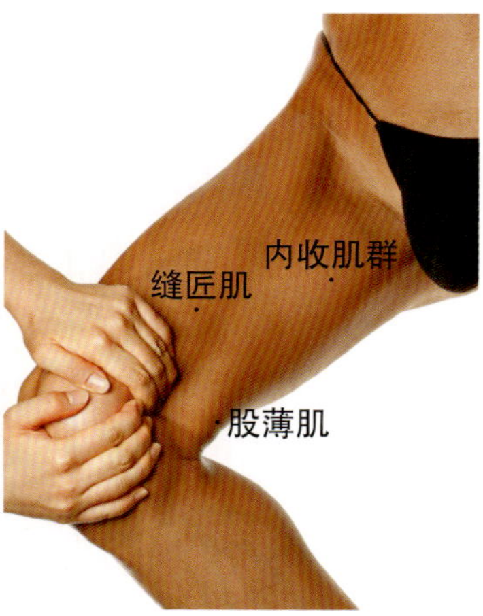

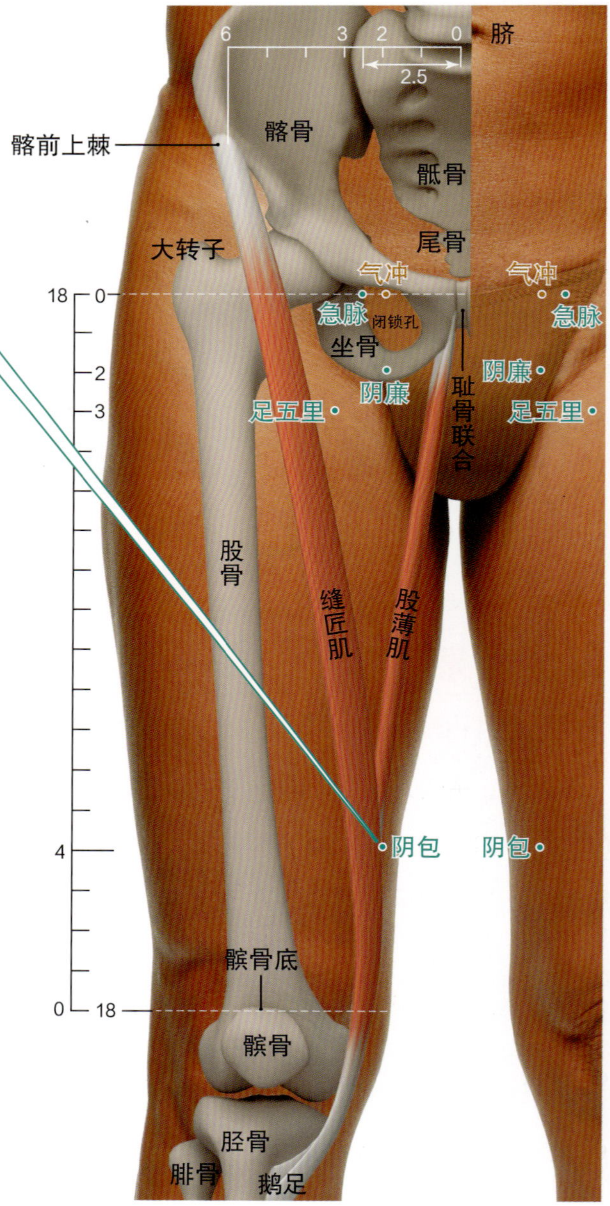

鹅足

鹅足由大腿内侧的缝匠肌、股薄肌、半腱肌的肌腱在胫骨粗隆处互相重叠形成。由于其形状似鹅足而得名。

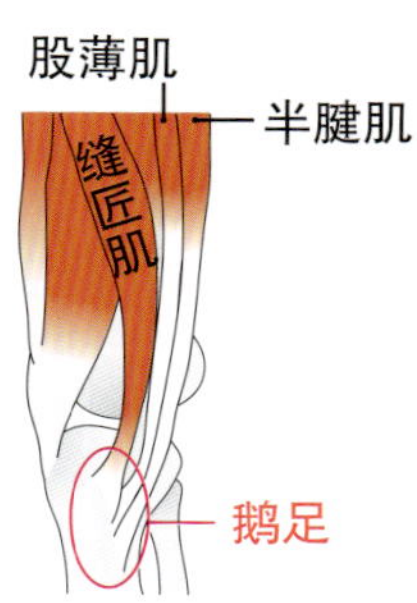

LR10 足五里

定位：在股内侧，气冲（ST30，胃经）直下 3 寸，股动脉搏动处。

【解剖】

- 皮肤：闭孔神经皮支（$L_{3\sim4}$）。
- 长收肌、短收肌、大收肌可内收髋关节，由闭孔神经（$L_{2\sim5}$）支配。
- 股薄肌与缝匠肌、半腱肌构成鹅足，由闭孔神经（$L_{2\sim4}$）支配。
- 半膜肌是屈髋关节与膝关节的双关节肌，由胫神经（$L_5\sim S_2$）支配；耻骨肌可内收大腿，由股神经支配。
- 股动、静脉通过血管裂孔，在体表可以触到。
- 大隐静脉（从隐静脉裂孔汇集于股静脉）。

LR11 阴廉

定位：在股内侧，气冲（ST30，胃经）直下 2 寸。

【解剖】

- 皮肤：股神经前皮支（L_2）和生殖股神经分支的股支（L_2）。
- 长收肌、短收肌、大收肌可内收髋关节，由闭孔神经（$L_{2\sim5}$）支配。
- 股动、静脉通过血管裂孔，在体表可以触到。
- 大隐静脉（从隐静脉裂孔汇集于股静脉）。

LR12 急脉

定位：在腹股沟，横平耻骨联合上缘，前正中线旁开 2.5 寸。

【解剖】

- 皮肤：股神经前皮支（L_2）。
- 耻骨肌可内收髋关节，由闭孔神经与股神经（$L_{3\sim5}$）支配。
- 闭孔外肌可外旋髋关节，由闭孔神经（$L_{3\sim4}$）支配。
- 股动、静脉通过血管裂孔，在体表可以触到。
- 大隐静脉（从隐静脉裂孔汇集于股静脉）。

曲骨的取穴方法

耻骨联合上缘的中点处。

气冲的取穴方法

天枢（ST25，胃经）下 5 寸，曲骨（CV2，任脉）外侧 2 寸处。

急脉的取穴方法

与耻骨联合上缘平齐，曲骨（CV2，任脉）外侧 2.5 寸处。

阴廉的取穴方法

长收肌外侧处即是。屈膝关节，髋关节微屈曲、外展，抵抗外力大腿内收时，容易确认长收肌。

足五里的取穴方法

股内侧，气冲（ST30，胃经）下 3 寸，动脉搏动处。

骨度法

耻骨联合上缘至髌骨底为 18 寸。

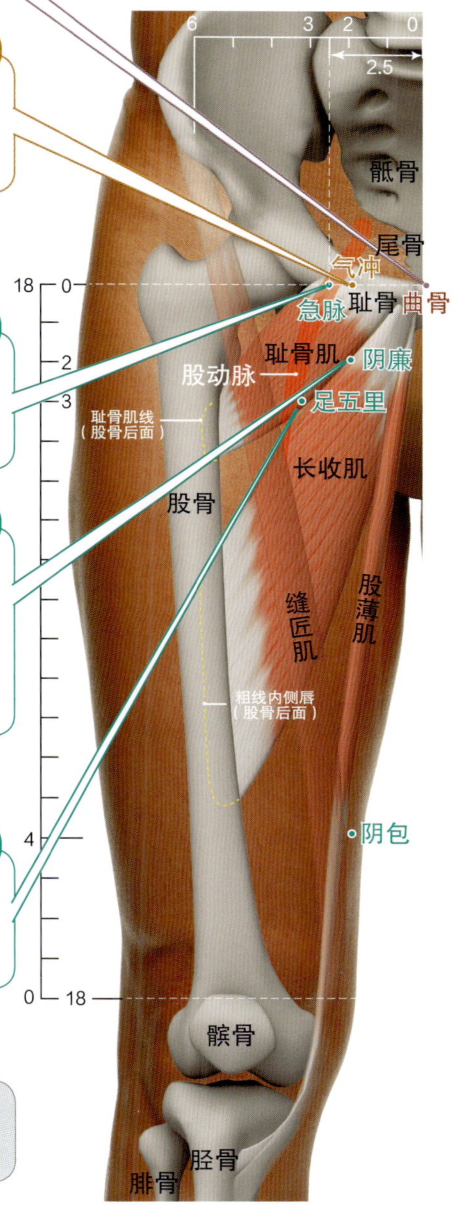

缝匠肌起于髂前上棘，沿大腿前面向内下斜行，止于胫骨粗隆内侧，为构成鹅足肌腱之一。功能是屈曲、外展、外旋髋关节，屈曲膝关节。缝匠肌的急剧收缩可能会引起髂前上棘的剥离性骨折。

LR13 章门

定位：第 11 肋骨游离端的下际。

【解剖】

- 第 10 肋间神经外侧皮支（T_{10}）。
- 腹内斜肌由肋间神经（T_6）支配。
- 肋间动脉（配对的胸主动脉壁支）。

LR14 期门

定位：第 6 肋间隙，前正中线旁开 4 寸。

【解剖】

- 第 6 肋间神经前侧、外侧皮支（T_6）。
- 腹内、外斜肌由肋间神经（T_6）支配。
- 肋间动脉（配对的胸主动脉壁支）。
- 胸肩峰动、静脉（腋动、静脉分支）。
- 深处：肺脏、横结肠、胃。
- 针刺时会通过第 6、7 肋间隙。

骨度法

前正中线至喙突为 6 寸。

乳根的取穴方法

乳头线与第 5 肋间相交处。
乳头下缘中点处。

期门的取穴方法

乳头中央下方，不容（ST19，胃）外侧 2 寸。
女性：锁骨中线第 6 肋间交点处。

不容的取穴方法

腹部，脐中上 6 寸，前正中线 2 寸。

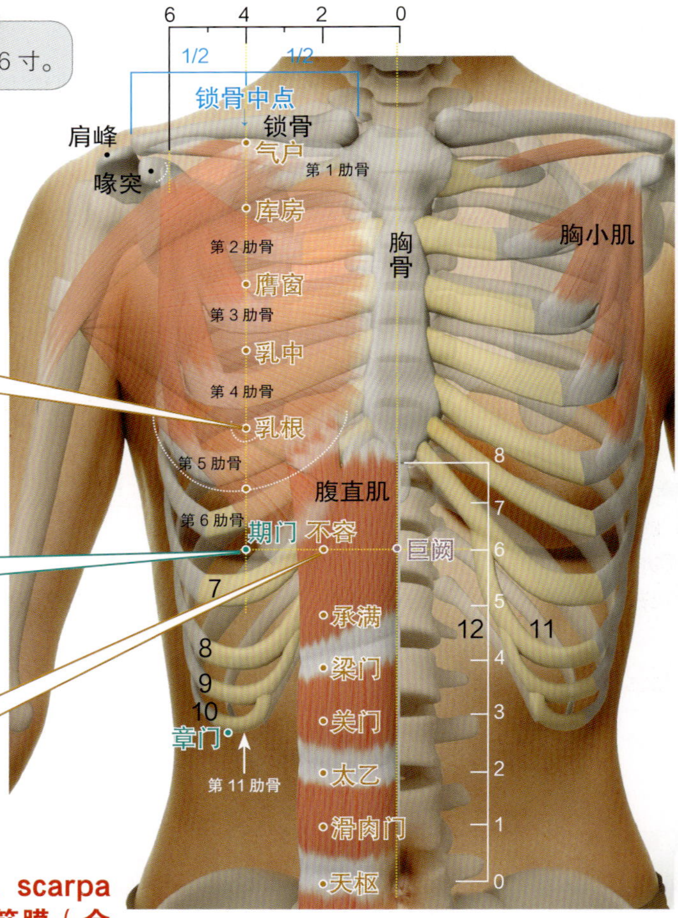

camper 筋膜（腹壁浅筋膜脂肪层）、scarpa 筋膜（腹壁浅筋膜膜性层）· colles 筋膜（会阴浅筋膜）

camper 筋膜是腹壁下部的浅层膜，含有脂肪组织，肥胖者此处更厚。scarpa 筋膜是腹壁下部浅筋膜的深层，富含弹性纤维的膜性层。

牛、马等四足行走的动物，为了支持、保护内脏，scarpa 筋膜比人要厚。scarpa 筋膜在会阴部形成 colles 筋膜，在腹股沟稍下方与大腿前面的筋膜相愈合，所以，即使尿道破裂，尿及血液流入到会阴部，也不会向大腿下方扩散。

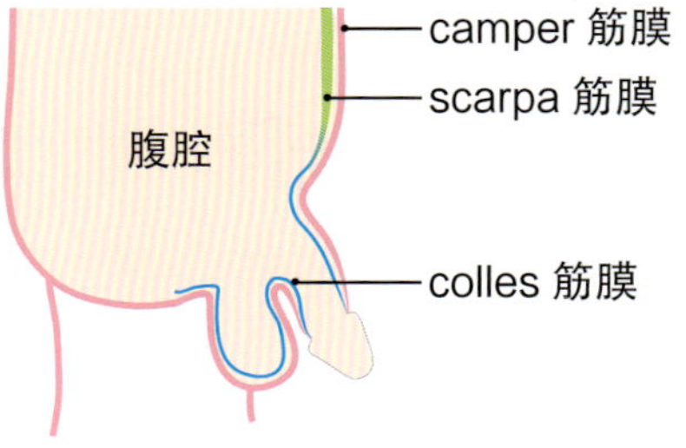

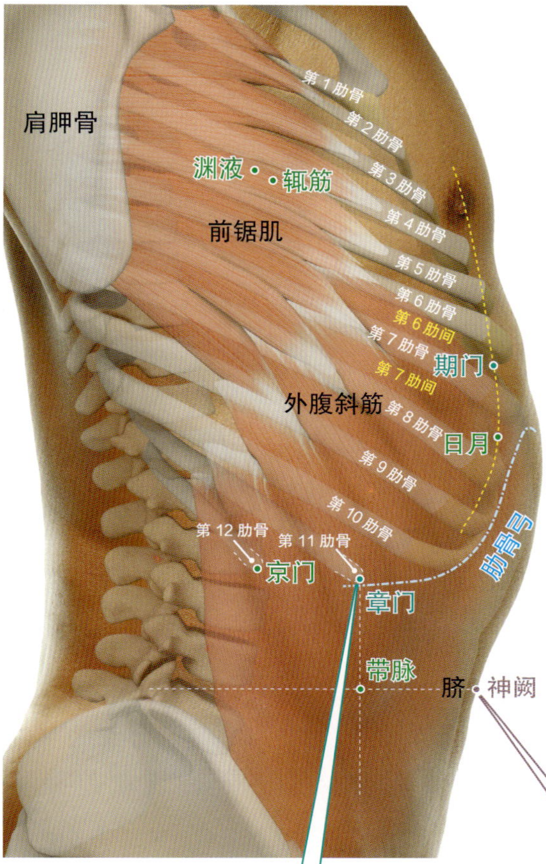

章门的取穴方法

侧卧位，保持屈肩关节。第11肋骨端可以在肋骨弓缘下缘触到。

神阙的取穴方法

脐中央即是。

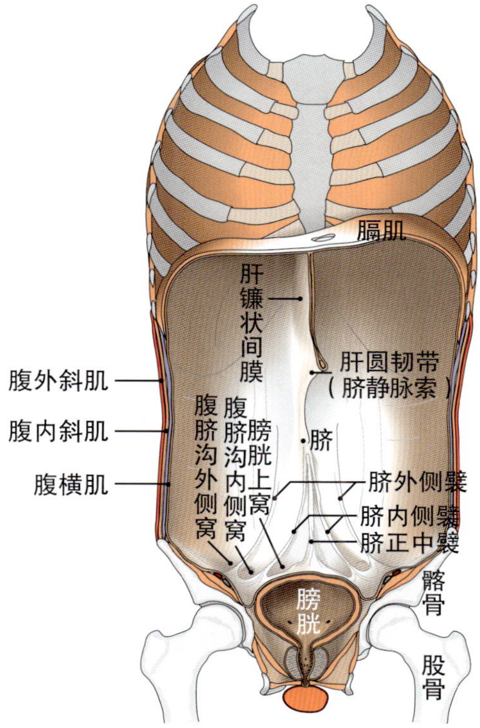

腹腔冠状解剖图

＊从背侧俯视腹腔内侧

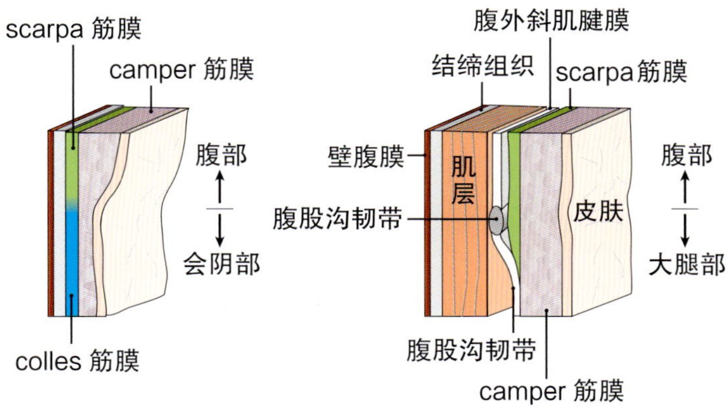

腹壁构造图

腹壁

腹壁内侧从脐部向正中、下外方，有脐正中襞、脐内侧襞、外侧襞的3个襞（折叠）。在脐正中襞中有脐尿管，脐内侧襞中有脐动脉索，脐外侧襞中有腹壁下动、静脉。

腹膜肥厚时，可以观察到形成的3个襞（折叠）。腹股沟内侧窝是腹股沟疝的出口。

胸大肌是位于胸廓前上部浅层的强有力的肌肉。起端于锁骨部、胸肋部（胸骨和上位肋软骨）、腹直肌鞘，止于肱骨大结节嵴。作用是内收、屈曲（包括水平屈曲）、内旋肩关节，被动吸气时上提肋骨使胸廓扩大。

情志过度也会成为病因吗？

我们经常会说，“怒则气上”“惊则气乱”“思则气结”“悲则气消”等。由于七情（感情）失调（过度及不及）与五脏关系密切。七情，喜、怒、思、悲（忧）、恐（惊）等分别与心、肝、脾、肺及肾相关。

自主神经与生命基本活动的循环、消化及排泄等无意识地调节身体功能，由交感神经和副交感神经组成。交感神经的主要功能使心率加快、支气管舒张、血压上升及胃肠蠕动减弱。副交感神经系统可保持身体在安静及放松的状态下，心跳减慢、支气管收缩、促进消化腺的分泌、血压降低等作用。在高度紧张的现代社会，发怒及精神紧张的疏解是一个热门话题。这一情感失调与“肝”关系密切，会诱发腹痛、血压上升及头痛等各种身体症状。如同瞬间烧开水的壶一样，不仅是被上司训斥的部下受到打击，上司自身也会由于勃然大怒而影响身心健康。开始由于发怒导致肝阳上亢，颜面潮红、失眠及肩凝等，进一步发展，肝火上炎导致目赤、头痛及眩晕等症状，最终肝风内动，易于诱发脑血管障碍（中风）。即怒伤肝，不仅伤害对方，也是伤及自身的双刃剑。所以，保持自主神经功能协调，对维持身心健康有重要意义。

坂元大海

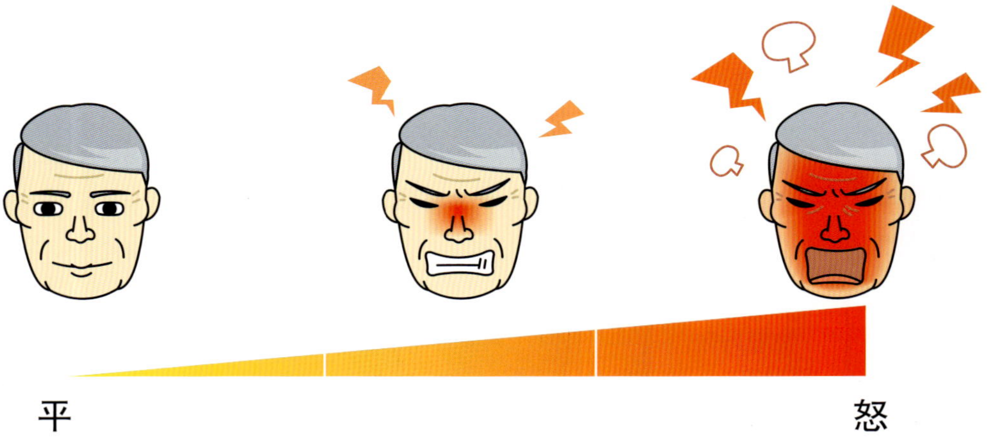

注意情绪平稳

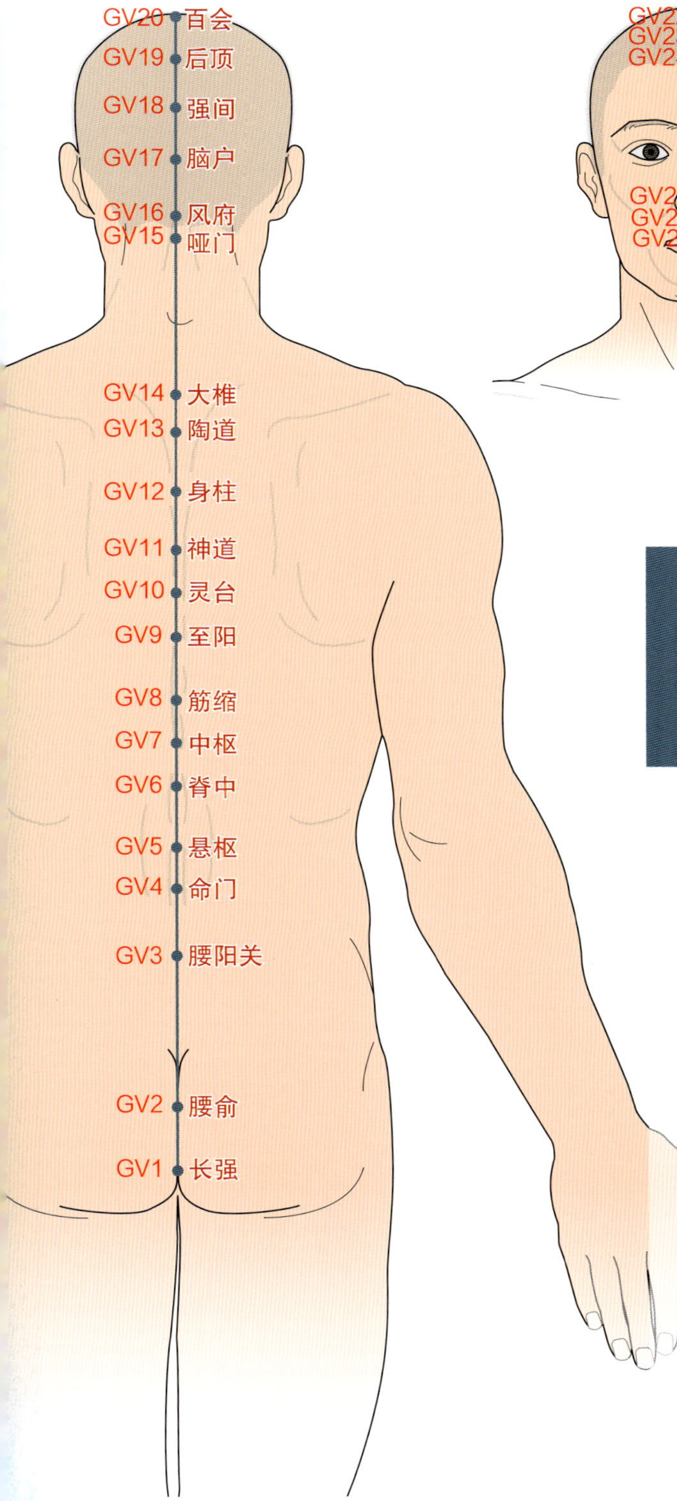

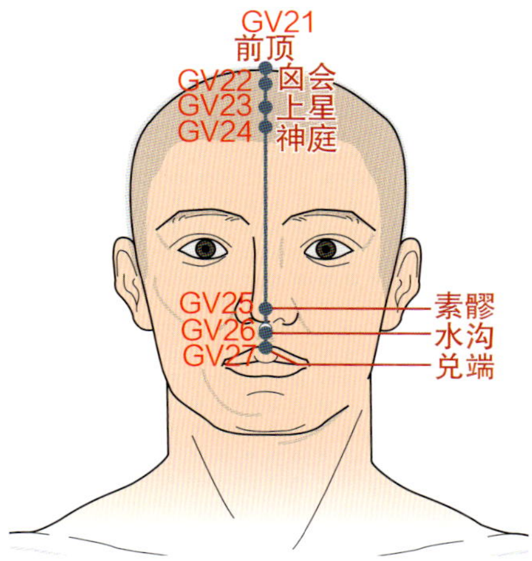

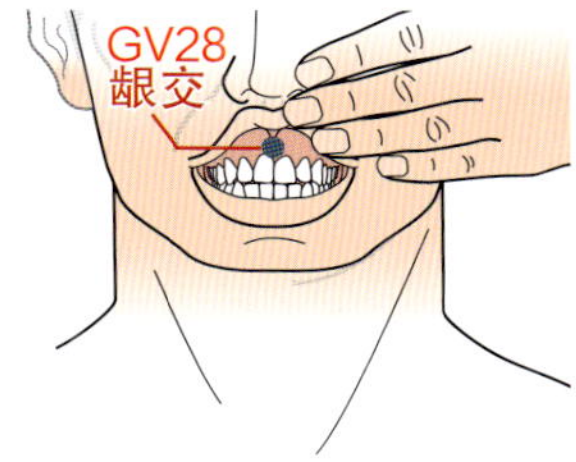

督　脉

GV(Governor Vessel)

督脉统帅诸阳经

督脉的“督”有总督的意思。督脉循行于头、项背的正中线，与6条阳经（胆经、小肠经、三焦经、胃经、大肠经、膀胱经）在大椎（GV14）交会，调整、督导诸阳经，因此，也被称为“阳脉之海”。

督脉属脑，连接肾。督脉与脑、髓的生理、病理密切相关，并与脑、髓及生殖器官相互影响。

主治

脊柱强痛，头痛，足冷痛，痔，从腹部至胸部的上冲疼痛，心痛，浮肿，遗尿，不孕等。

穴性解说

升提：提升脾气。
温下元：温肾。
培元：也称益元、壮元、补元。滋养能量源泉的元气。
固本：滋养生命之源。
调中：改善下焦功能的治疗方法。

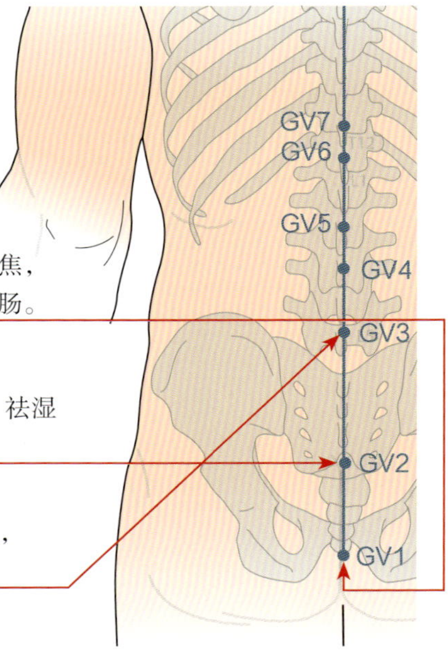

GV1 长强
别名：气之阴郄。
特定穴：督脉的络穴。
穴性：清热利湿，调理下焦，清热止血，升提肛肠。

GV2 腰俞
别名：背解，腰户。
穴性：温下元，强腰膝，祛湿通络。

GV3 腰阳关
穴性：强腰膝，祛寒湿，壮腰补肾。

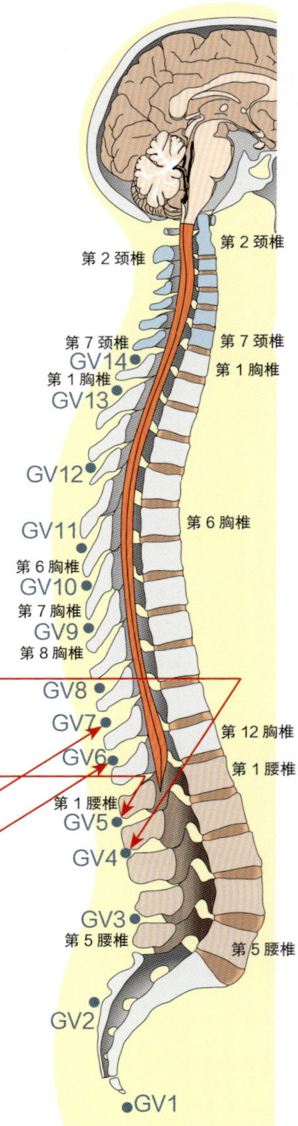

GV4 命门
别名：属累。
穴性：培元固本，温阳补肾，疏调经气，强健腰膝。

GV5 悬枢 穴性：温肾健脾，强健腰膝。

GV6 脊中 穴性：温肾健脾。

GV7 中枢 穴性：强腰补肾，和胃止痛。

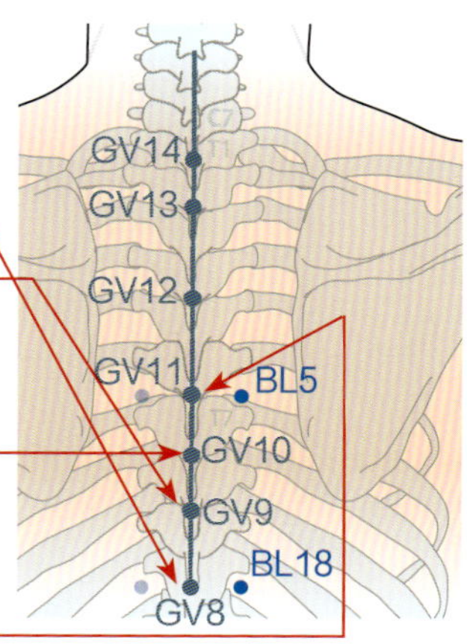

GV8 筋缩 穴性：缓急止痛，通络止痛。

GV9 至阳
穴性：宽胸利膈，健脾调中，利气宽胸。

GV10 灵台 穴性：清热解毒，宣肺通络。

GV11 神道
别名：脏俞。
穴性：宁神，清热，通经止痛。

- **长强**是督脉的第一个穴位。督脉的“长”，指经脉长，可以分布到头部，所以该穴可以治疗脊柱强痛等疾患。其他的解释是其作用“强大”，也有人的尾骨似强（大）而长的虫子之说。
- **腰俞**，是对腰部疾患有效的穴位。
- **腰阳关**，气上行的关口处。
- **命门**，中国古代称左右的肾脏之间为“生命之重要门户”“生命力的中心”（详细见右侧解说），命门由此得名。
- **悬枢**的“枢”，指屈曲躯干的枢纽，表示该穴位于督脉的枢纽之处。
- **脊中**，中国古代认为构成脊柱的椎骨为 21 个（胸椎 12 个、腰椎 5 个、骶椎 4 个），该穴位于中间第 11 个处，故称脊中。
- **中枢**，位于脊柱的中间的枢要穴。
- **筋缩**，与肝俞平齐，肝主筋故曰筋缩，可以治疗痉挛等筋病。
- **至阳**，位于第 7 与第 8 胸椎之间，即膈肌处，上焦与中焦分界处。在躯干，前后分阴阳，背为阳；上下分阴阳，膈肌之上为阳，之下为阴。综上，背部膈肌之上为“阳中之阳”，其下为“阳中之阴”。督脉经气上行至此“阳中之阳”，“阳中之阳”为阳之极，故曰至阳。
- **灵台**的“灵”，通于心；“台”，居所之意。提示该穴对心疾患及精神疾患有效。
- **神道**的“神”，亦通于心，神道指心气的通道。神道与两边的心俞（BL15，膀胱经）平齐，提示该穴对精神及情感疾患有效。

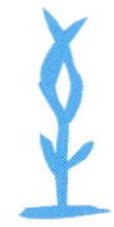

代表箭矢射向目标的样子。 **至**

“至”的甲骨文

“至”的意思是达到目标。以此类推，“室”，表示在家中已经到了无处可去之地，指内室。窒息的“窒”，表示洞穴的尽头、阻塞不通。

命门与右肾

东晋时期的《难经》有左为肾右为命门之说。命门是精神所在之处，男子藏精气，女子与子宫相连。后世演变为命门在两肾之间，或左右两肾统称命门。明代以后，则公认命门在两肾之间。

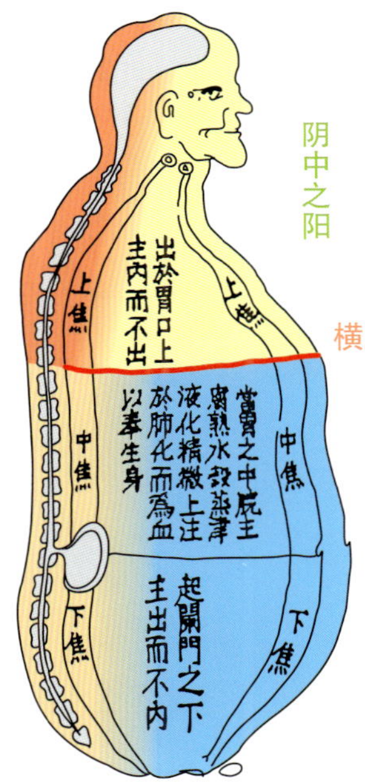

* 严格来说，膈肌的位置随呼吸而上下移动。

图摘自《类经图翼》

督脉起于胞中，下出会阴部，从尾骨尖端（长强）向后行于腰部、背部（腰俞、腰阳关、命门、悬枢、脊中、中枢、筋缩、至阳、灵台、神道）。

GV12 身柱

穴性：宣肺止咳，清心宁神，祛风活络，理气降逆，止咳平喘。

GV13 陶道

穴性：清热，解表。

GV14 大椎

穴性：疏风解表，清热通阳，疏风散寒，理气降逆，镇静安神，醒脑解痉。

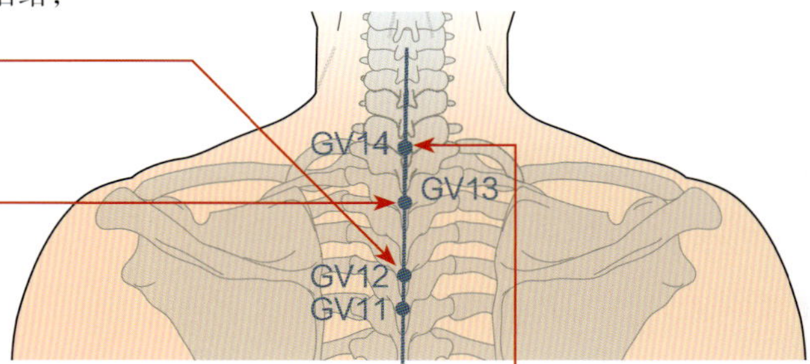

GV15 哑门

别名：舌横、舌厌、暗门。
穴性：开窍醒神，安神。

GV16 风府

别名：舌本、鬼枕、鬼穴。
穴性：清热散风，通关开窍，疏开脑府。

GV17 脑户

别名：匝风、会额。
穴性：清热散风，疏解脑府，开窍。

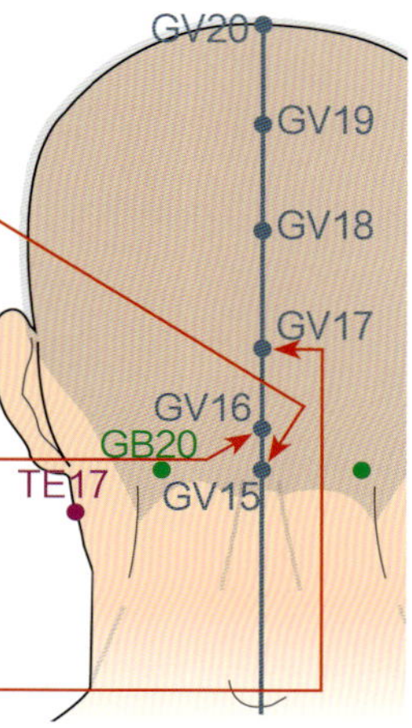

穴性解说

宣肺：也称宣白，宣通肺气。
解表：也称“疏表”，适用于外感初期，是病邪在表的治疗方法。
醒脑：使意识清醒。
疏开：使精神清爽。
脑府：指大脑的功能。
息风：改善眩晕、震颤、痉挛等病症。
升阳固脱：使阳气上升，改善便秘、尿闭等疾患。

GV18 强间

别名：大羽。
穴性：强腰补肾，和胃止痛。

GV19 后顶

别名：交冲。
穴性：清头目，安神志。

GV20 百会

别名：三阳五会。
穴性：苏厥息风，清热开窍，升阳固脱，健脑宁神，回阳固脱，平肝息风。

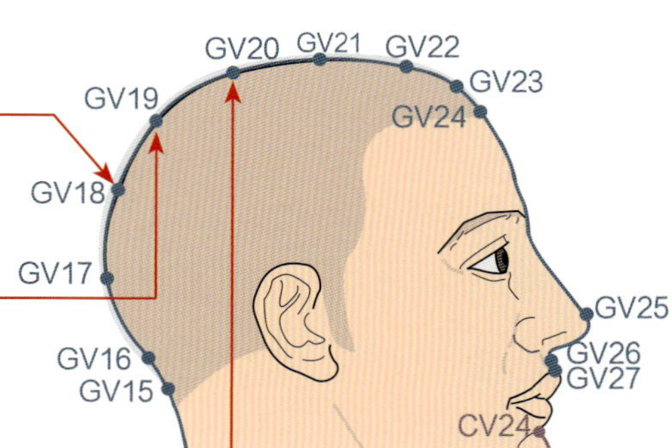

- **身柱**，身体的支柱，即脊柱。
- **陶道**，在第 1、第 2 胸椎棘突之间。“陶”，指瓷窑或土堆，比喻棘突的形状。
- **大椎**，位于颈椎中最大的第 7 颈椎，中国古代称“大椎”。
- **哑门**的“哑”，指发音障碍。此穴对失语症有效。
- **风府**的“府”，指聚集。此穴是风邪易于侵入体内之处。与风池（GB20，胆经），翳风（TE7，三焦经）的“风”意思相近。
- **脑户**，位于保护大脑的枕部的枕外隆凸，也提示该穴位于从脑延伸到脊髓的大孔（枕骨大孔）的位置。
- **强间**的“间”，指位于构成新生儿的小囟门的骨之间。该穴对项强有效。“强”，指强硬的头盖骨（枕骨）。
- **后顶**，位于头顶的百会之后。
- **百会**，位于头顶、头部诸阳之会。该穴是足太阳膀胱经、足少阳胆经、手少阳三焦经、督脉、足厥阴肝经汇聚之处，可以治疗头部各种疾患。

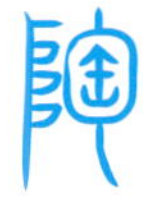
陶的篆文

缶。为瓶身大、瓶口小，且可盛水的器皿。

陶

“陶”由代表陶器的“缶”加上“勹”，表示把做成的陶器的坯子放入瓷窑中，也有烧制瓷器的瓷窑，或土堆、阶梯的意思。后引申为陶器。

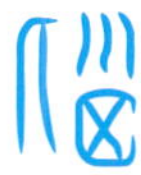
脑的篆文

右侧代表带有头发的头或头盖骨。

脑（脑）

脑表示头盖骨的“囟”加上“月”字旁（肉字旁）。代表头盖骨中柔软的部分（脑）。“囟”中的“乂”代表头盖骨上的缝、囟门（新生儿的血脉搏动处）。也有“乂”代表脑沟的说法。

督脉从神道上行（身柱、陶道、大椎），与手足三阳经脉（手阳明大肠经、手太明小肠经、手少明三焦经、足太阳膀胱经、足阳明胃经、足少阳胆经）交会，上项后（哑门），达枕外隆起（风府），进入脑内，通过头部正中（脑户、强间、后顶），上行巅顶（百会）。

GV21 前顶 穴性：清头目，散风。

别名：囟上、鬼门。
GV22 囟会 穴性：清头目，散风。

别名：鬼堂。
GV23 上星 穴性：清热散风，宣肺通窍。

GV24 神庭 穴性：清热散风，通窍，镇惊安神，镇静醒脑。

别名：面王、面上。
GV25 素髎 穴性：清热，通窍。

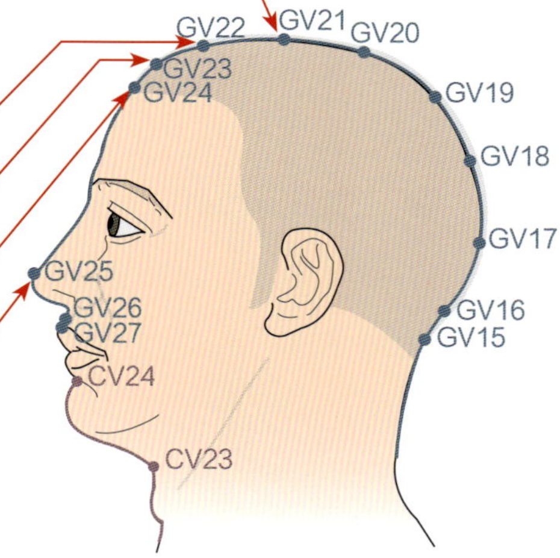

别名：鬼宫、鬼客厅、人中。
GV26 水沟 穴性：清热开窍，回阳救逆，镇痛宁神。

别名：兑骨、壮骨。
GV27 兑端 穴性：清热，止惊。

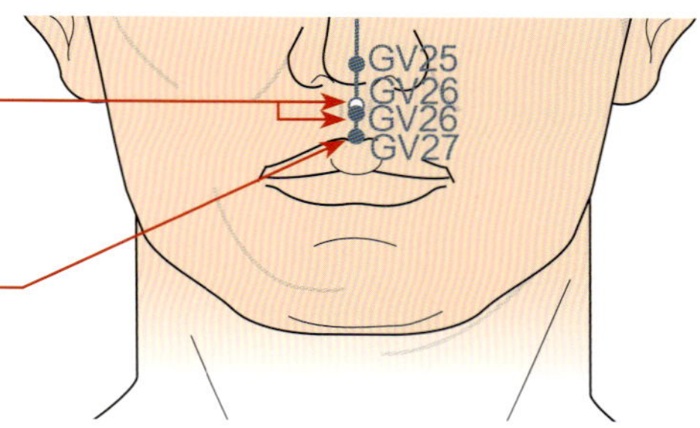

穴性解说

镇惊：改善精神不安、意识障碍、神志不清等。
安神：改善精神不安、心悸、睡眠障碍等。
醒脑：恢复精神意识。
回阳救逆：恢复阳气。
宁神：安定精神不安的状态。

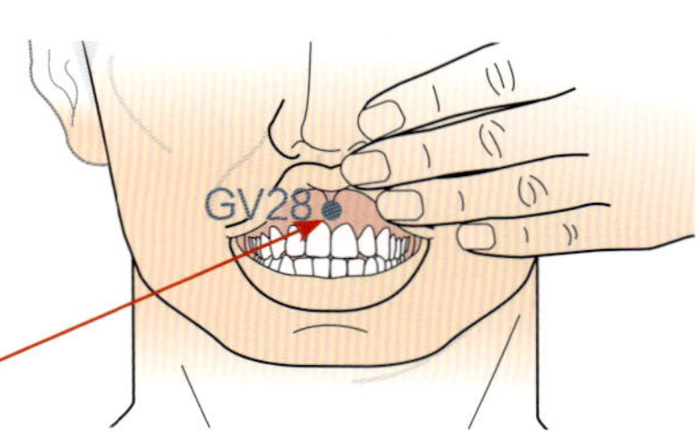

GV28 龈交 穴性：清热，疏经，宁神。

- **前顶**，位于头顶百会的前方。
- **囟会**的“囟”，指前囟门。该穴位于冠状缝上。
- **上星**，在前额发际，抬头仰望星空时头颅最高处。穴名中带“星”的，一般指穴位位于高处，多在头部的高处。
- **神庭**的“神”，指负责精神活动的大脑；“庭”，指前额。
- **素髎**的“髎”，指凹陷部；“素”，的本意是垂直的丝线，比喻笔直的鼻梁。素髎位于鼻梁下的鼻尖的凹陷处。另外，凹陷处不是指鼻孔，而是指按压鼻尖时呈现的凹陷处。
- **水沟**，比喻鼻涕流过的沟槽。水沟的别名为“人中”。该穴位于吸入天气（空气）的鼻和摄入地气（饮食物）的口之间，故称人中（人在天与地之间）。
- **兑端**的“兑”，指尖端，该穴位于口的上端，也有督脉末端之意。
- **龈交**的“龈”，指齿龈。龈交位于上唇系带与上牙齿龈的交点。

督脉在百会与足太阳膀胱经及足厥阴肝经相交，沿前额下行颜面（前顶、囟会、上星、神庭、素髎、水沟、兑端），止于上齿龈（龈交）。

GV1 长强

定位：在会阴区，尾骨下方，尾骨端与肛门连线的中点处。

【解剖】

- 皮肤：肛神经皮支属骶丛阴神经（$S_{2\sim4}$）分支。
- 肛门外括约肌通过梨状肌下孔，是由骶丛阴神经肌支（$S_{2\sim4}$）支配的随意肌。
- 直肠下动、静脉（阴动脉、静脉分支）。
- 深层：肛尾韧带。

GV2 腰俞

定位：在骶部，后正中线上，正对骶管裂孔处。

【解剖】

- 皮肤：骶神经后支（S_4）。
- 骶尾后浅韧带（闭合骶骨裂孔）。
- 臀下动、静脉出梨状肌下孔，营养臀中肌、臀小肌。属髂内动、静脉壁支。

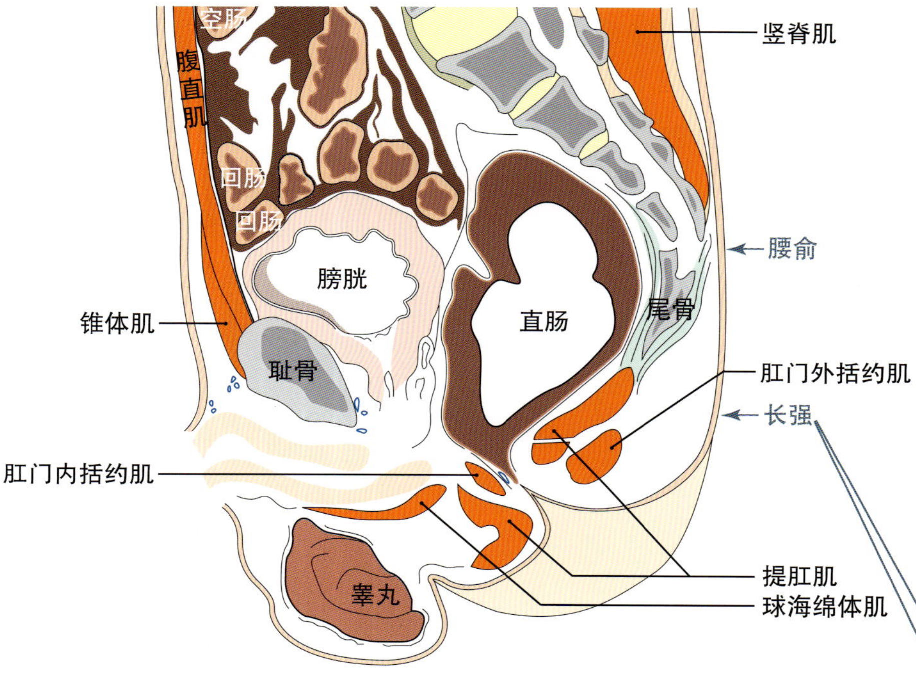

长强矢状面解剖图

长强的取穴方法

尾骨下方，尾骨端与肛门之间即是。针刺长强可采用俯卧位。

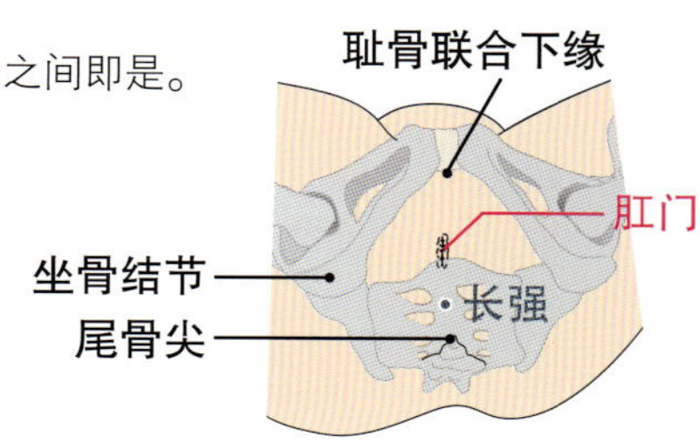

GV3 腰阳关

定位：在腰部，后正中线上，第 4 腰椎棘突下凹陷中。

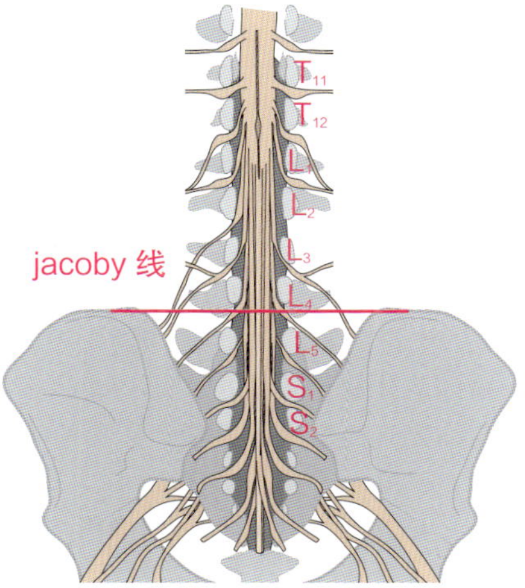

【解剖】

- 皮肤：腰神经后支的内侧皮支（L_4）。
- （腰）棘间肌为背肌固有内侧肌群的竖脊肌之一，由腰神经后支支配。
- 棘上韧带起自第 7 颈椎棘突，止于第 4 腰椎棘突。
- 第 4、5 腰椎间的棘间韧带。
- 腹主动脉（左右）的壁支的腰动脉背支。

jacoby 线与腰椎穿刺

左右两髂嵴最高点连线称为 jacoby 线，通过第 4 腰椎棘突。脊髓下端的脊髓圆锥止于第 1、2 腰椎，所以可以安全地在第 3、4 腰椎处行腰椎穿刺，收集蛛网膜下腔的脑脊液及蛛网膜下腔的腰椎麻醉。

另外，第 4、5 腰椎间及第 5 腰椎、第 1 骶骨间多发椎间盘脱出。

腰阳关的取穴方法

第 4 腰椎棘突下凹陷中。

第 4 腰椎棘突在左右两髂嵴最高点连线（jacoby 线）上。

腰俞的取穴方法

在骶部，后正中线上，正对骶管裂孔处。

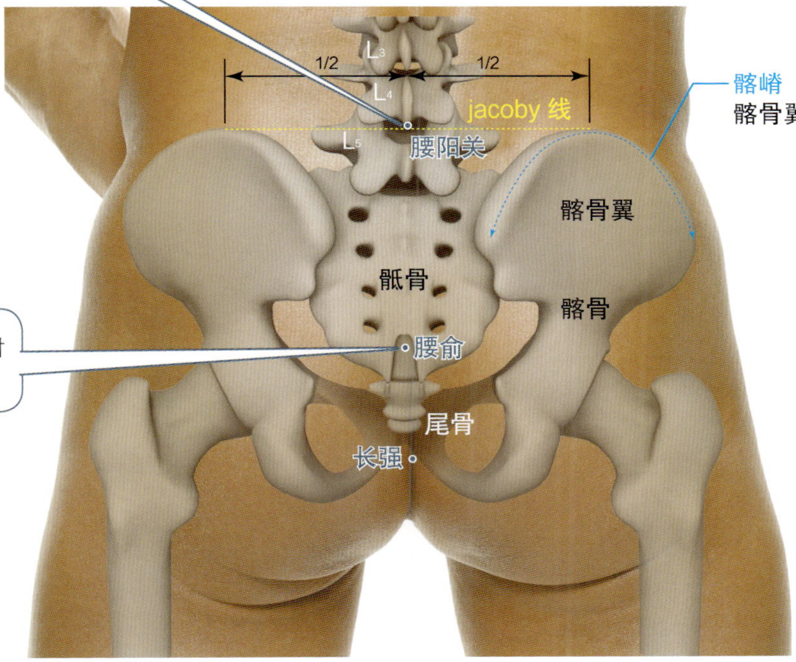

自主神经的副交感神经在机体放松时起主要作用，可降低心率，并促进心脏功能。副交感神经的节前神经元位于脑干及骶髓，所以称为头骶系。12 对脑神经中含有副交感神经纤维的有动眼神经、面神经、迷走神经。

GV4 命门

定位：在腰部，后正中线上，第2腰椎棘突下凹陷中。

【解剖】

- 皮肤：腰神经后支的内侧皮支（L_2）。
- （腰）棘间肌为背肌固有内侧肌群的竖脊肌之一，由腰神经后支支配。
- 棘上韧带起自第7颈椎棘突，止于第4腰椎棘突。
- 第2、3腰椎间的棘间韧带。
- 腹主动脉（左右）的壁支的腰动脉背支。

GV5 悬枢

定位：在腰部，后正中线上，第1腰椎棘突下凹陷中。

【解剖】

- 皮肤：腰神经后支的内侧皮支（L_1）。
- （腰）棘间肌为背肌固有内侧肌群的竖脊肌之一，由腰神经后支支配。
- 棘上韧带起自第7颈椎棘突，止于第4腰椎棘突。
- 第1、2腰椎间的棘间韧带。
- 腹主动脉（左右）的壁支的腰动脉背支。

GV6 脊中

定位：在背部，后正中线上，第11胸椎棘突下凹陷中。

【解剖】

- 皮肤：胸神经后支的内侧皮支（T_{11}）。
- 竖脊肌可伸脊柱，由脊神经后支支配。
- 棘上韧带起自第7颈椎棘突，止于第4腰椎棘突。
- 第11、12胸椎间的棘间韧带。
- 腹主动脉（左右）的壁支的肋间动脉背支。

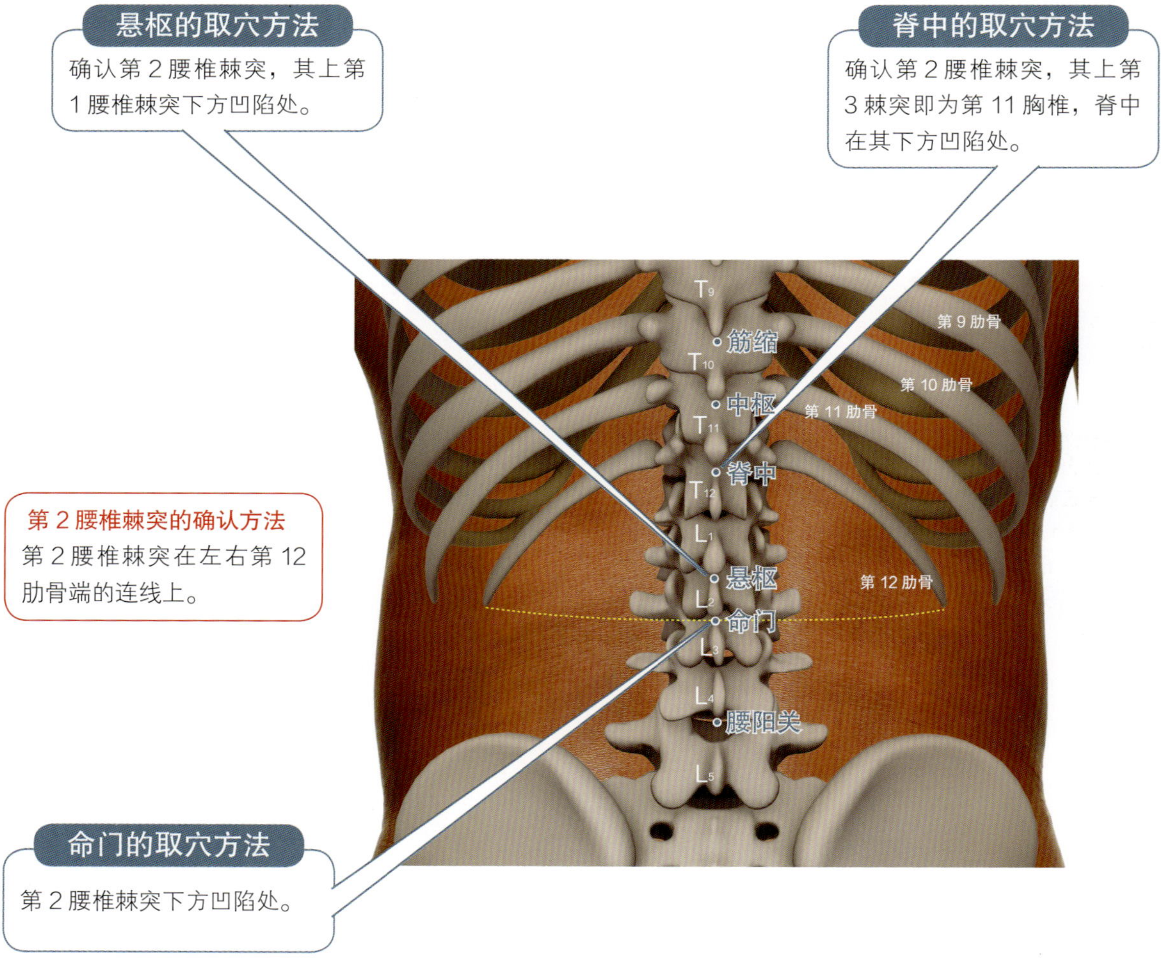

GV7 中枢

定位：在背部，后正中线上，第 10 胸椎棘突下凹陷中。

【解剖】

- 皮肤：胸神经后支的内侧皮支（T_{10}）。
- 竖脊肌可伸脊柱，由脊神经后支支配。
- 棘上韧带起自第 7 颈椎棘突，止于第 4 腰椎棘突。
- 第 10、11 胸椎间的棘间韧带。
- 腹主动脉（左右）的壁支的肋间动脉背支。

GV8 筋缩

定位：在背部，后正中线上，第 9 胸椎棘突下凹陷中。

【解剖】

- 皮肤：胸神经后支的内侧皮支（T_9）。
- 竖脊肌可伸脊柱，由脊神经后支支配。
- 棘上韧带起自第 7 颈椎棘突，止于第 4 腰椎棘突。
- 第 9、10 胸椎间的棘间韧带。
- 腹主动脉（左右）的壁支的肋间动脉背支。

筋缩的取穴方法

确认第 7 胸椎棘突，其下 2 个棘突为第 9 胸椎棘突，筋缩在其下方凹陷处。

中枢的取穴方法

确认左右肩胛骨下角连线上的第 7 胸椎棘突，其下 3 个棘突为第 10 胸椎棘突，中枢在其下方凹陷处。

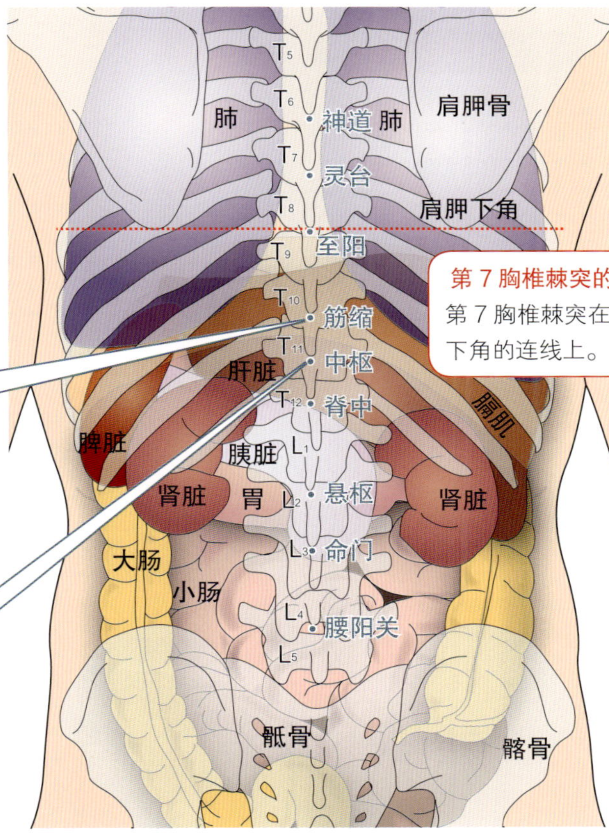

第 7 胸椎棘突的确认方法

第 7 胸椎棘突在左右肩胛骨下角的连线上。

自主神经的交感神经在机体紧张、兴奋、运动时起主要作用。交感神经的节前神经元位于胸髓、腰髓侧角，所以称为胸腰系。副交感神经的神经递质是乙酰胆碱，交感神经的神经递质是去甲肾上腺素，在生理学分别被称为胆碱能神经和去甲肾上腺素能神经。

GV9 至阳

定位：在背部，后正中线上，第 7 胸椎棘突下凹陷中。

【解剖】

- 皮肤：胸神经后支的内侧皮支（T_7）。
- 斜方肌由副神经及颈丛（$C_{2\sim4}$）支配。
- 竖脊肌可伸脊柱，由脊神经后支支配。
- 棘上韧带起自第 7 颈椎棘突，止于第 4 腰椎棘突。
- 第 7、8 胸椎间的棘间韧带。
- 腹主动脉（左右）的壁支的肋间动脉背支。

GV10 灵台

定位：在背部，后正中线上，第 6 胸椎棘突下凹陷中。

【解剖】

- 皮肤：胸神经后支的内侧皮支（T_6）。
- 斜方肌由副神经及颈丛（$C_{2\sim4}$）支配。
- 竖脊肌可伸脊柱，由脊神经后支支配。
- 棘上韧带起自第 7 颈椎棘突，止于第 4 腰椎棘突。
- 第 6、7 胸椎间的棘间韧带。
- 腹主动脉（左右）的壁支的肋间动脉背支。

灵台的取穴方法

确认第 7 胸椎棘突，其上 1 个棘突为第 6 胸椎棘突，灵台在其下方凹陷处。

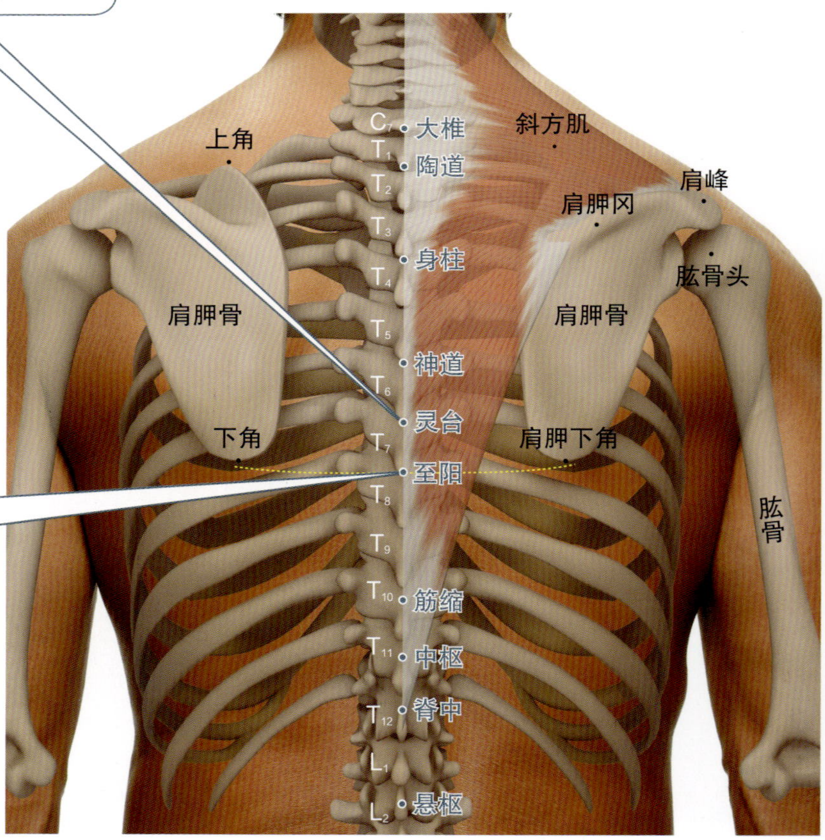

至阳的取穴方法

确认左右肩胛骨下角连线上的第 7 胸椎棘突，至阳在其下方凹陷处。

第 7 胸椎棘突的确认方法

第 7 胸椎棘突在左右肩胛骨下角的连线上。

GV11 神道

定位：在背部，后正中线上，第 5 胸椎棘突下凹陷中。

【解剖】

- 皮肤：胸神经后支的内侧皮支（T_5）。
- 斜方肌由副神经及颈丛（$C_{2\sim4}$）支配。
- 竖脊肌可伸脊柱，由脊神经后支支配。
- 棘上韧带起自第 7 颈椎棘突，止于第 4 腰椎棘突。
- 第 5、6 胸椎间的棘间韧带。
- 腹主动脉（左右）的壁支的肋间动脉背支。

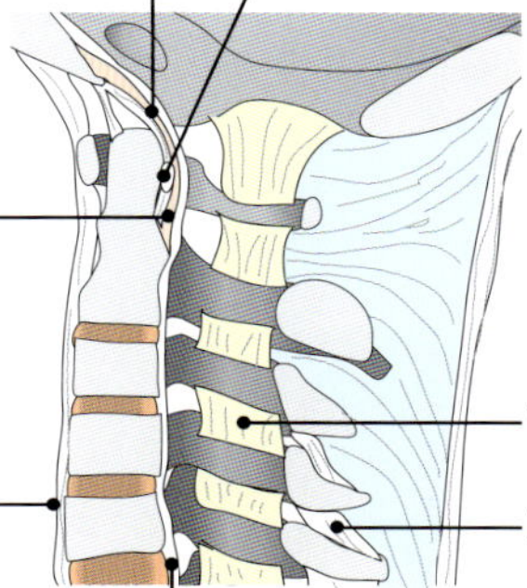

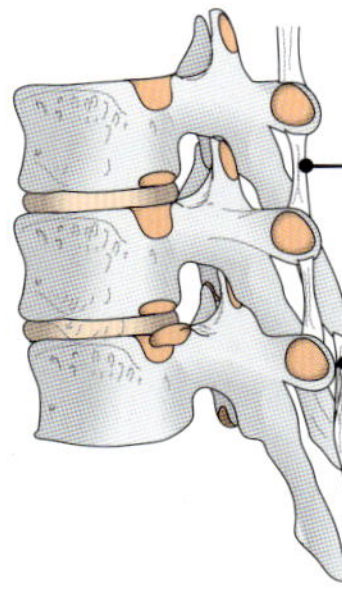

项韧带

项韧带附着于枕外隆凸、枕外嵴，向下达第 7 颈椎棘突并续于棘上韧带。四足步行动物的项韧带十分发达，与后头部肌群一起固定头部。

神道的取穴方法

确认左右肩胛骨下角连线上的第 7 胸椎棘突，其上第 2 棘突为第 5 胸椎棘突，神道在其下方凹陷处。

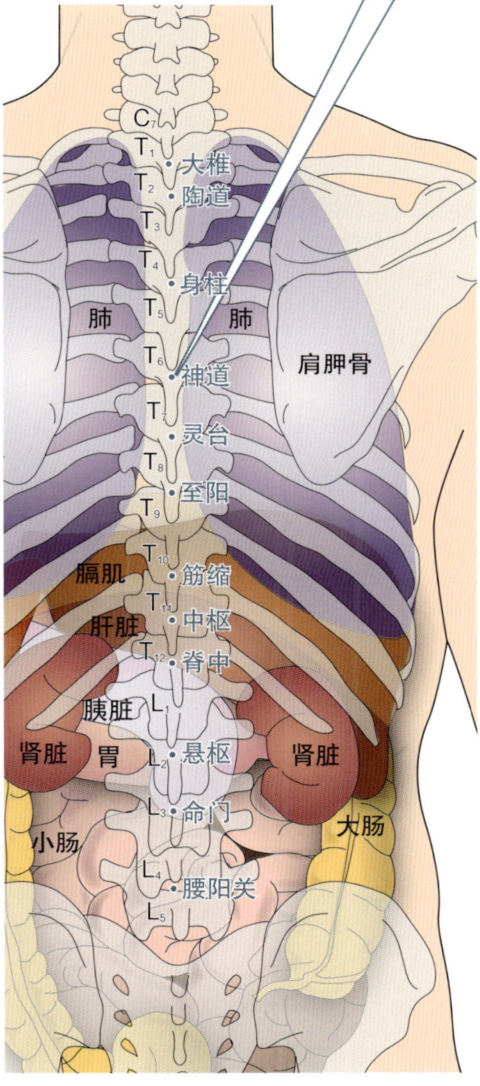

脊椎之间由于韧带牢固地连接，抵抗各方向的负荷及轴枢纵向的压力。附着椎体的韧带有前纵韧带和后纵韧带，它们共同保持脊柱生理弯曲姿势。附着椎弓的韧带有黄韧带、棘间韧带、棘上韧带、项韧带、横突间韧带，黄韧带富含弹性纤维，呈现黄色，厚而强韧的韧带。项韧带是棘上韧带上方延续增宽，从第 7 颈椎棘突开始，附着于枕外隆凸。

GV12 身柱

定位：在背部，后正中线上，第 3 胸椎棘突下凹陷中。

【解剖】

- 皮肤：胸神经后支的内侧皮支（T_3）。
- 斜方肌由副神经及颈丛（$C_{2\sim4}$）支配。
- 竖脊肌可伸脊柱，由脊神经后支支配。
- 棘上韧带起自第 7 颈椎棘突，止于第 4 腰椎棘突。
- 第 3、4 胸椎间的棘间韧带。
- 腹主动脉（左右）的壁支的肋间动脉背支。

GV13 陶道

定位：在背部，后正中线上，第 1 胸椎棘突下凹陷中。

【解剖】

- 皮肤：胸神经后支的内侧皮支（T_1）。
- 斜方肌由副神经及颈丛（$C_{2\sim4}$）支配。
- 竖脊肌可伸脊柱，由脊神经后支支配。
- 棘上韧带起自第 7 颈椎棘突，止于第 4 腰椎棘突。
- 第 1、2 胸椎间的棘间韧带。
- 腹主动脉（左右）的壁支的肋间动脉背支。

陶道的取穴方法

在后颈部，通常最高隆起处为第 7 胸椎棘突，以其为基准，下方棘突为第 1 胸椎棘突，陶道在其下方凹陷处。

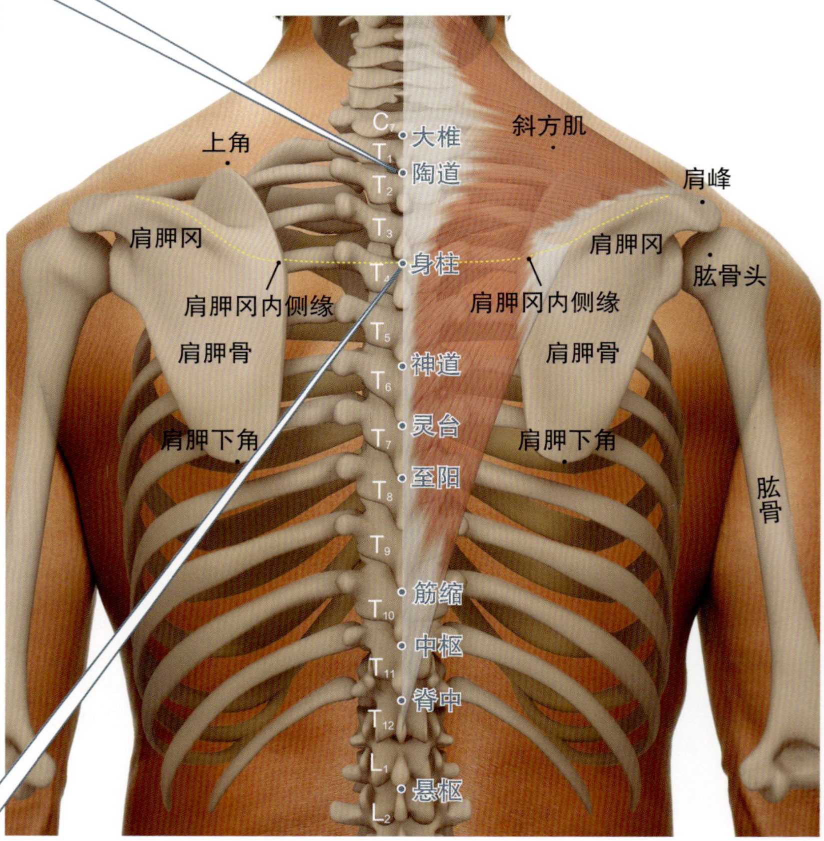

身柱的取穴方法

左右肩胛冈内侧缘与后正中线骨的交点为第3胸椎棘突，身柱在其下方凹陷处。

GV14 大椎

定位：在颈后部，后正中线上，第 7 颈椎棘突下凹陷中。

【解剖】

- 皮肤：胸神经后支的内侧皮支（C_8）。
- 斜方肌由副神经及颈丛（$C_{2\sim4}$）支配。
- （颈）棘间肌是竖脊肌的固有背肌群之一，由颈神经后支支配。
- 棘上韧带起自第 7 颈椎棘突，止于第 4 腰椎棘突。
- 第 7 颈椎、第 1 胸椎间的棘间韧带。
- 颈横动、静脉的上行支（锁骨下动脉分支的甲状颈动、静脉的分支）。

大椎的取穴方法

第 7 颈椎棘突下方凹陷处。在颈后部，通常最高隆起处为第 7 颈椎棘突。

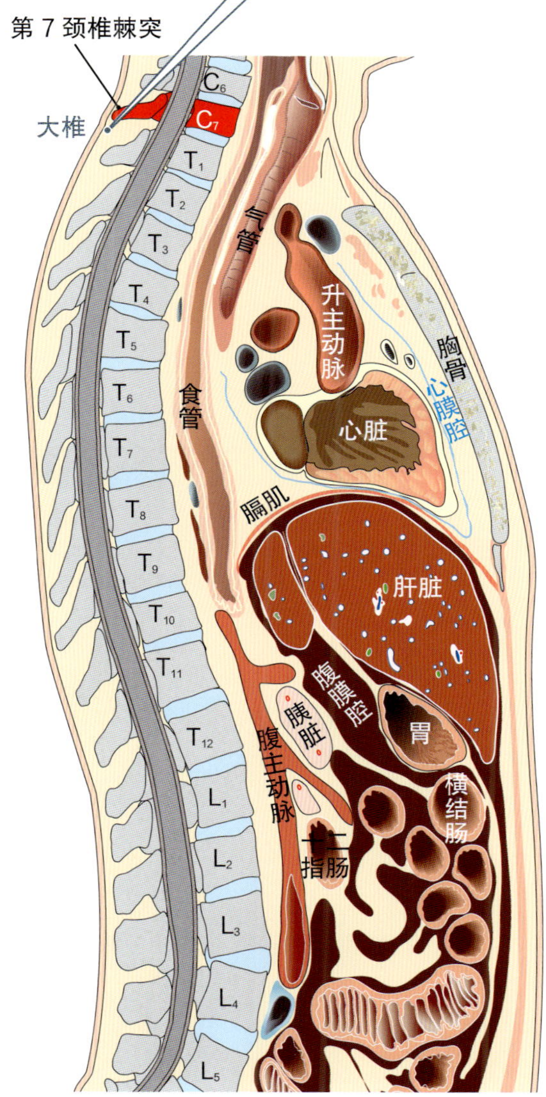

第 7 颈椎棘突的确认方法

中指触摸在第 7 胸椎棘突，食指和无名指分别放在其上下方的棘突上，颈部轻微前屈，转动头部。颈椎随之转动，而胸椎不动。

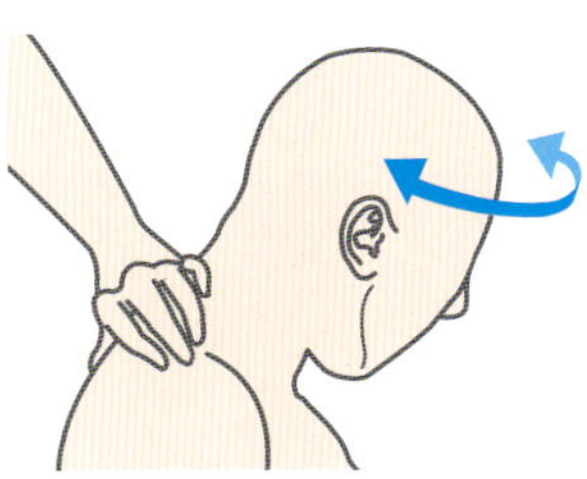

颈椎前弯，棘突从椎体向后方水平突出，椎体几乎与棘突出于同一高度。特别是 $C_{3\sim5}$ 的棘突比其他的颈椎要短，所以 C_7（隆椎）的棘突明显，容易触到。

GV15 哑门

定位：在颈后部，后发际正中线上，第 2 颈椎棘突上凹陷中。

【解剖】

- 皮肤：第 3 枕神经（C_3）分布于项区上部的皮肤，属第 3 颈神经后支。
- 项韧带起于枕外隆凸及枕外嵴，向下达第 7 颈椎棘突的弹性纤维韧带。
- 头夹肌可伸展、侧屈、回旋头部，由颈神经后支（$C_{3\sim8}$）支配。
- （颈）棘间肌为竖脊肌的固有背肌群之一，由颈神经后支支配。
- 头半棘肌由颈神经后支支配，可伸展及侧旋头部。
- 颈横动、静脉的上行支（锁骨下动脉分支的甲状颈动、静脉的分支）。
- 深层：脊髓。

GV16 风府

定位：在颈后部，枕外隆凸直下，两侧斜方肌之间凹陷中。

【解剖】

- 皮肤：枕大神经（C_2）分布于项区上部的皮肤，属第 2 颈神经后支。
- 斜方肌由副神经及颈丛（$C_{2\sim4}$）支配。
- 项韧带起于枕外隆凸及枕外嵴，向下达第 7 颈椎棘突的弹性纤维韧带。
- 头半棘肌由颈神经后支支配，可伸展及侧旋头部。
- 头后大、小直肌，可旋转头部，由颈神经后支的枕下神经（C_1）支配。
- （颈）棘间肌为竖脊肌的固有背肌群之一，由颈神经后支支配。
- 头半棘肌由颈神经后支支配，可伸展及侧旋头部。
- 枕动、静脉（颈外动脉的面动、静脉的分支）。
- 颈横动、静脉的上行支（锁骨下动脉分支的甲状颈动、静脉的分支）。

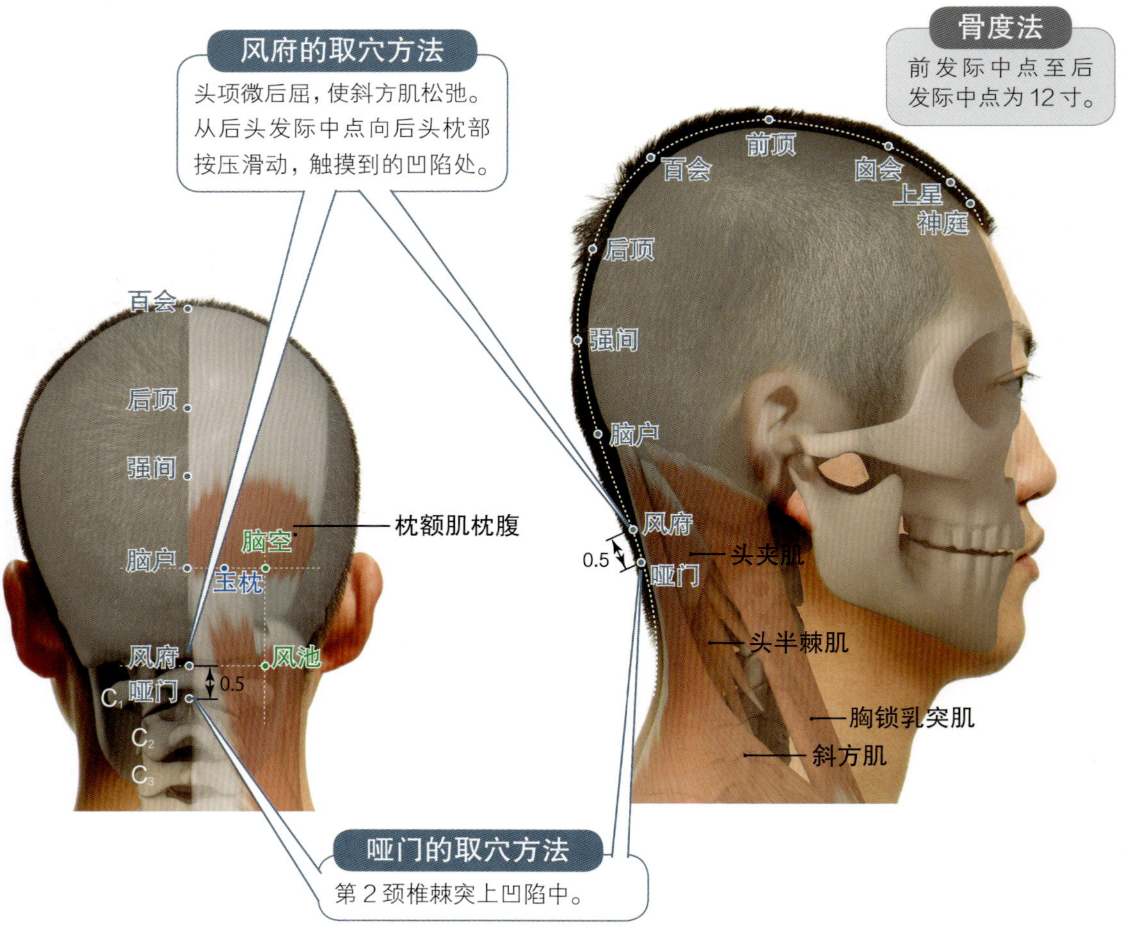

GV17 脑户

定位：在头部，枕外隆凸的上缘凹陷中。

【解剖】

- 皮肤：枕大神经（C_2）分布于项区上部的皮肤，由第 2 颈神经后支支配。
- 枕额肌枕腹是帽状腱膜的延续，由面神经支配的表情肌。
- 枕动、静脉（颈外动脉的面动、静脉的分支）。

脑户的取穴方法

后正中线的垂线与枕外隆凸上缘的水平线的凹陷处。与玉枕（BL9，膀胱经）平齐。枕外隆凸的上缘凹陷中。

玉枕的取穴方法

斜方肌外缘垂线与枕外隆凸上缘水平线的交点，与脑户（GV17，督脉）平齐。

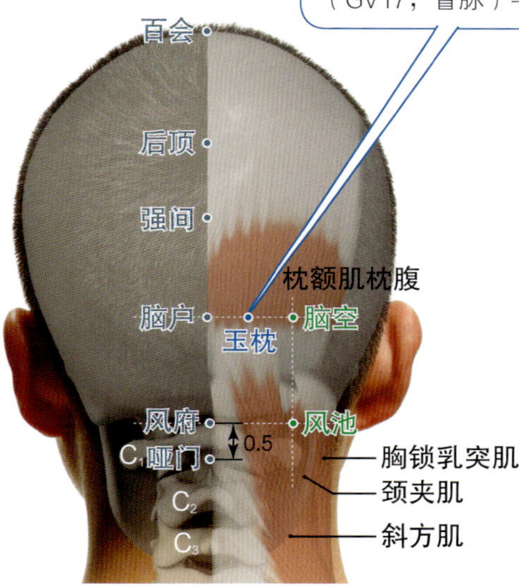

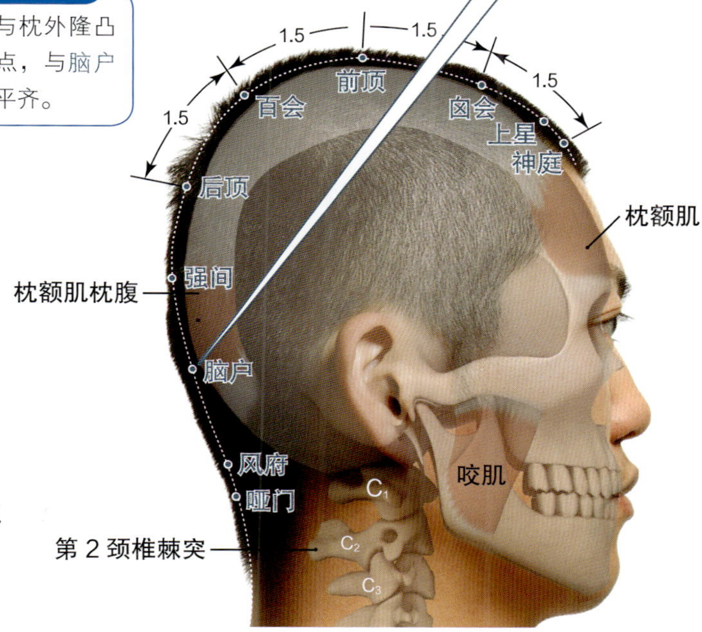

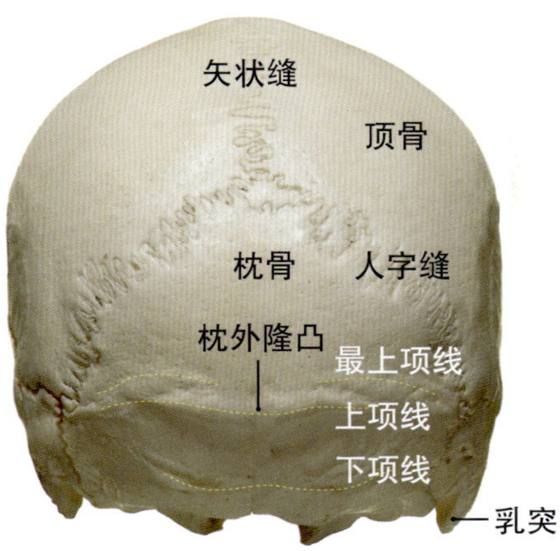

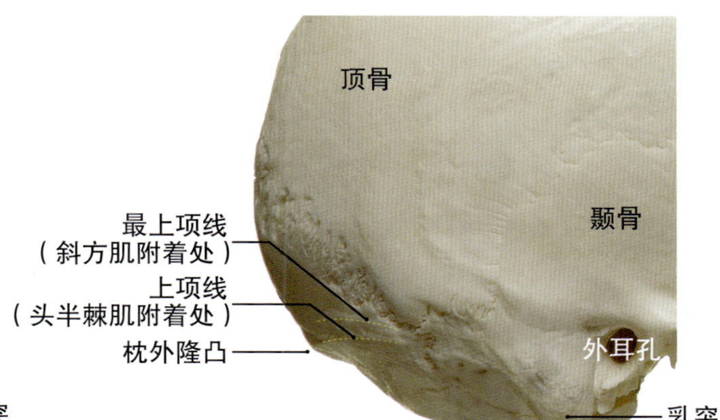

后侧　　**枕外隆凸**　　右外侧面

枕外隆凸指手掌触摸枕骨外面后中部的显著隆起。位于枕外隆凸向两侧的弓形骨嵴上的线条称上项线，其上方有最上项线，下方有下项线，为斜方肌、头夹肌、枕额肌枕腹的起点。从枕外隆凸向下方滑动，最先触摸到的棘突为第 2 颈椎棘突，哑门位于其上方。

GV18 强间

定位：在头部，后正中线上，后发际正中直上4寸。

【解剖】

- 皮肤：枕大神经（C_2）分布于项区上部的皮肤，由第2颈神经后支支配。
- 枕额肌额腹与枕腹之间的帽状腱膜。
- 枕动、静脉（颈外动脉的面动、静脉的分支）。

GV19 后顶

定位：在头部，后正中线上，后发际正中直上5.5寸。

【解剖】

- 皮肤：枕大神经（C_2）分布于项区上部的皮肤，第2颈神经后支支配。
- 枕额肌额腹与枕腹之间的帽状腱膜。
- 枕动、静脉（颈外动脉的面动、静脉的分支）。

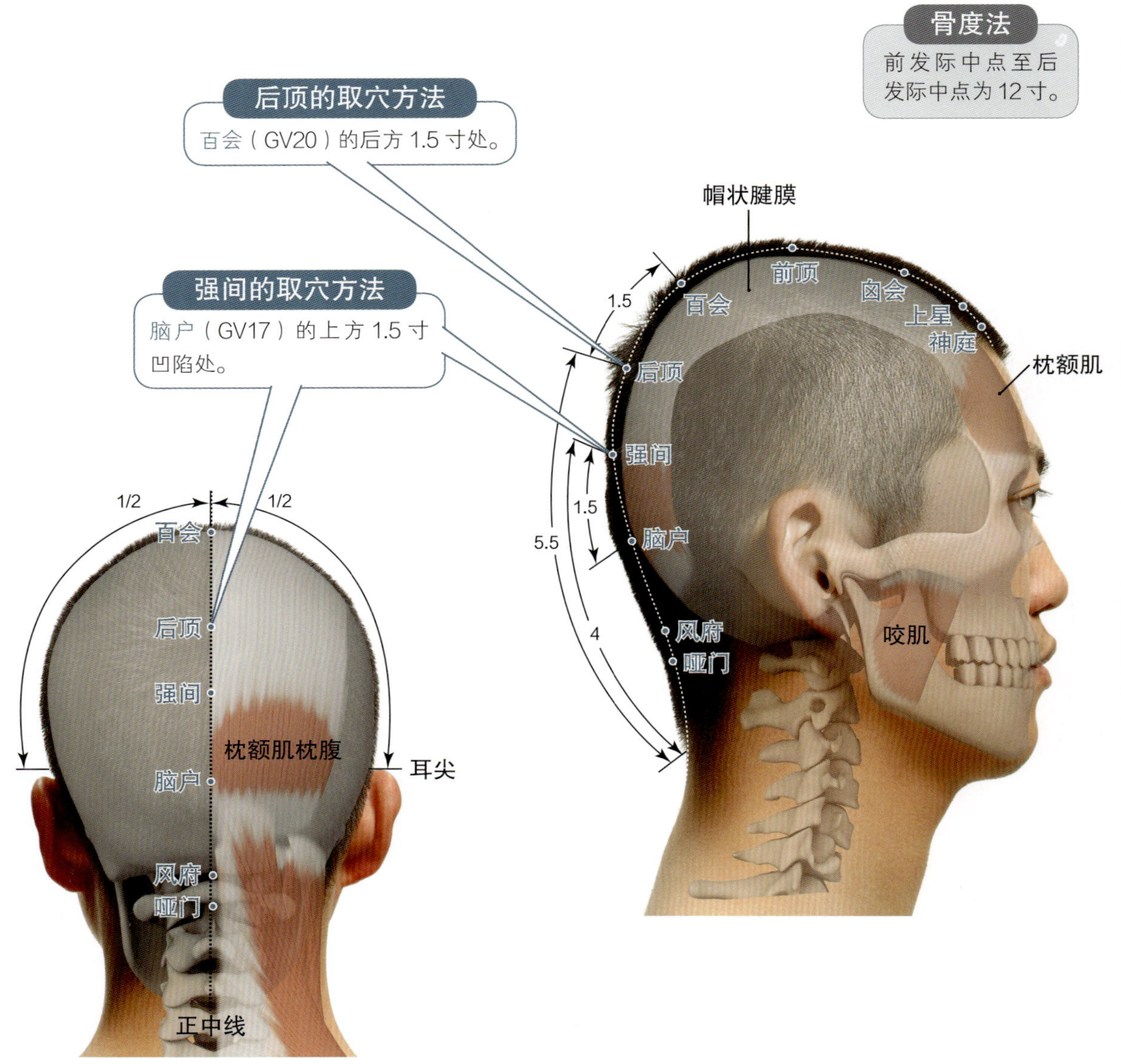

GV20 百会

定位：在头部，前正中线上，前发际正中直上5寸。

【解剖】

- 皮肤：枕大神经（C_2）分布于项区上部的皮肤，由第2颈神经后支支配；眶上神经（通过眶上孔的眼神经分支）。
- 枕额肌额腹与枕腹之间的帽状腱膜。
- 颞浅动脉属颈外动脉的分支，外耳孔前方凹陷处可以触到。
- 眶上动、静脉属颈内动脉的眼动、静脉的分支，通过眶上孔。

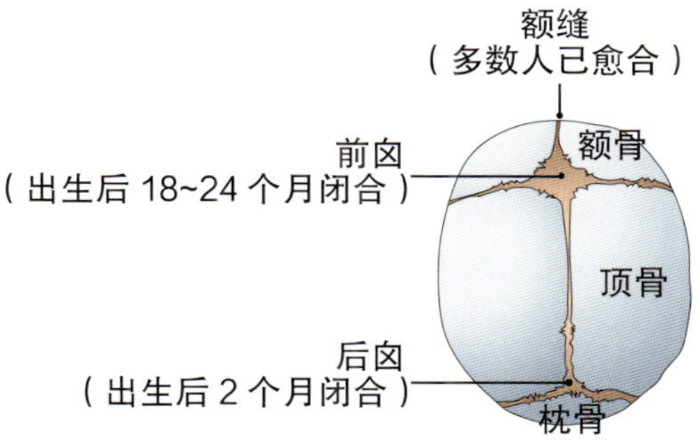

新生儿头骨（俯视）图

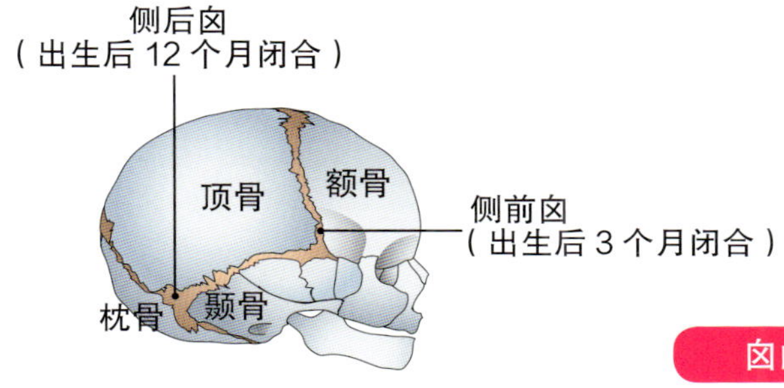

新生儿头骨（侧面）图

囟门

百会的取穴方法

前发际与后发际连线中点的前方1寸凹陷处。耳廓前折，两耳尖连线中点处。

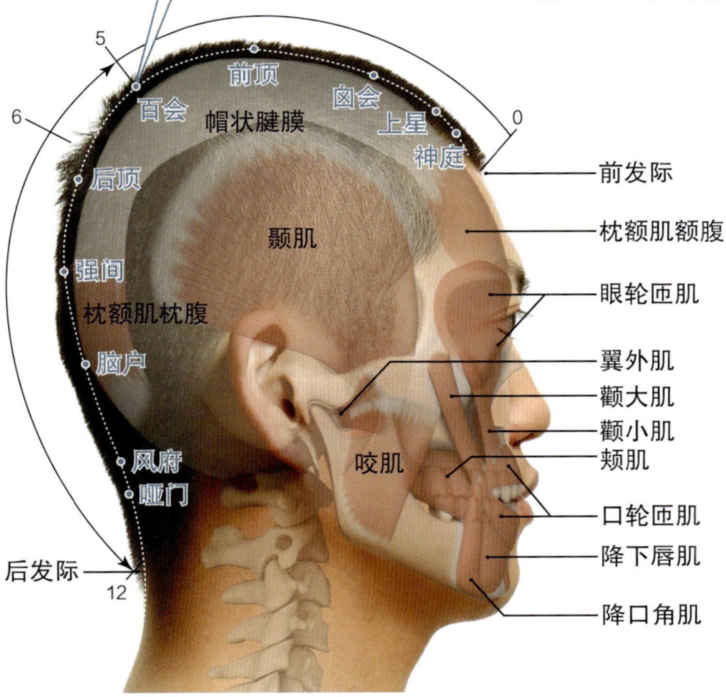

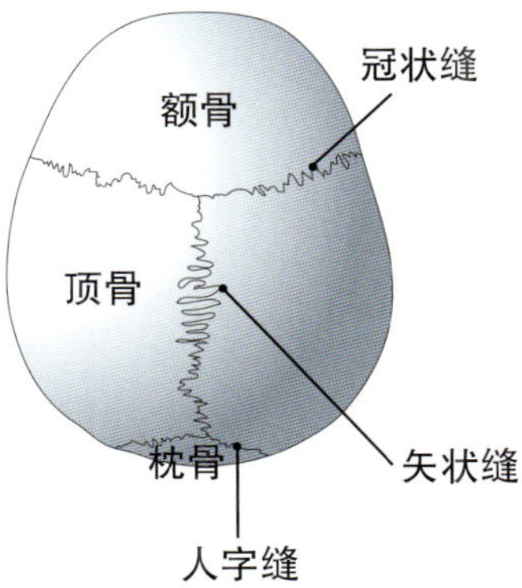

缝合

成人头骨（俯视）图

枕大神经以第2颈神经后支为主的感觉神经。该神经贯穿斜方肌，分布于项区上部的皮肤。后头痛、眼窝深处疼痛、眼睛疲劳等症状称为枕大神经三叉神经综合征。

GV21 前顶

定位：在头部，前正中线上，前发际正中直上3.5寸。

【解剖】

- 皮肤：眶上神经（通过眶上孔的眼神经分支）。
- 枕额肌额腹与枕腹之间的帽状腱膜。
- 颞浅动脉属颈外动脉的分支，外耳孔前方凹陷处可以触到。
- 眶上动、静脉通过眶上孔属颈内动脉的眼动、静脉的分支。

GV22 囟会

定位：在头部，前正中线上，前发际正中直上2寸。

【解剖】

- 皮肤：眶上神经（通过眶上孔的眼神经分支）。
- 枕额肌额腹与枕腹之间的帽状腱膜。
- 颞浅动脉属颈外动脉的分支，外耳孔前方凹陷处可以触到。
- 眶上动、静脉通过眶上孔属颈内动脉的眼动、静脉的分支。

骨度法

前发际中点至后发际中点为12寸。

前顶的取穴方法

百会（GV20）与囟会（GV22）的中点处。

囟会的取穴方法

百会（GV20）的前方3寸。百会与神庭（GV24）连线3等分，从神庭1/3处。幼儿在前囟处。

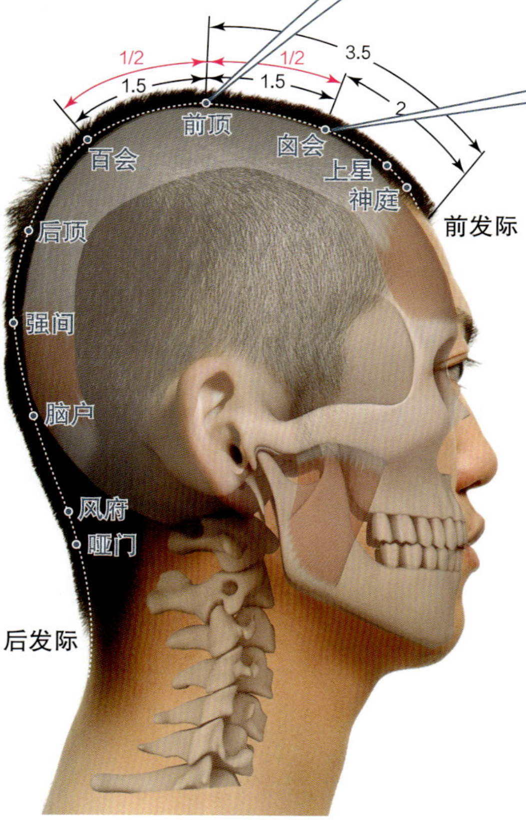

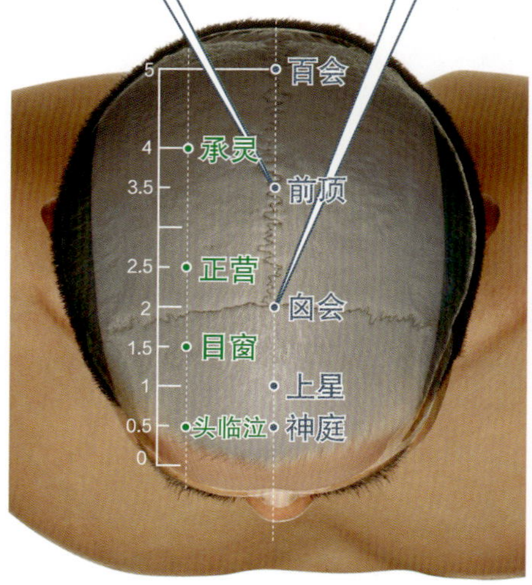

GV23 上星

定位：在头部，前正中线上，前发际正中直上1寸。

【解剖】

- 皮肤：眶上神经（通过眶上孔的眼神经分支）。
- 枕额肌额腹与枕腹之间的帽状腱膜。
- 眶上动、静脉通过眶上孔，属颈内动脉的眼动、静脉的分支；通过额切迹的滑车上动、静脉。

GV24 神庭

定位：在头部，前正中线上，前发际正中直上0.5寸。

【解剖】

- 皮肤：眶上神经（通过眶上孔的眼神经分支）和通过额切迹的滑车上神经。
- 额肌（面神经支配的表情肌）。
- 眶上动、静脉通过眶上孔，属颈内动脉的眼动、静脉的分支；通过额切迹的滑车上动、静脉。

骨度法

眉间至前发际中点为3寸。

上星的取穴方法

囟会（GV22）的前方，与前发际的中点处。

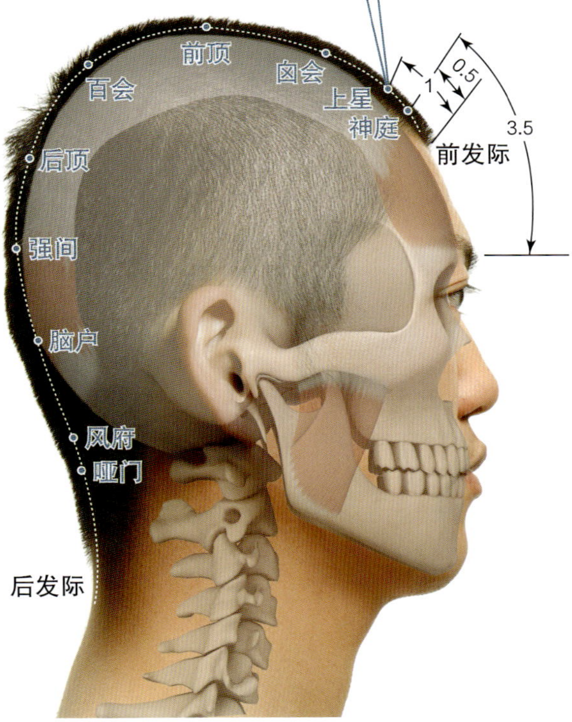

神庭的取穴方法

前发际不明了或难以确定时，眉间中点上方3.5寸（眉间至前发际3寸）处。

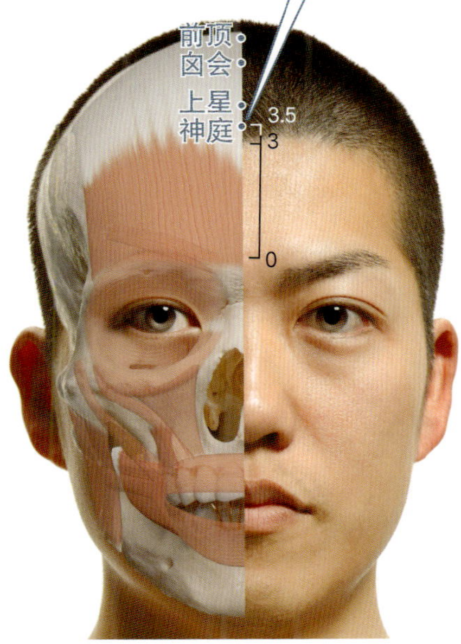

面神经分布于面部，支配面部表情肌运动。面部感觉不是由面神经，而是由三叉神经支配。面神经中的特殊感觉神经鼓索神经支配舌前2/3味觉。面神经障碍，除面表情肌外，也伴随味觉障碍，听觉过敏及支配的舌下腺、下颌下腺、泪腺的分泌障碍。

GV25 素髎

定位：在面部，鼻尖的正中央。

【解剖】

- 皮肤：眶上神经（通过眶上孔的三叉神经第 1 支的眼神经的分支）。
- 颈外动、静脉之一的面动、静脉（可以触到）及其延续的内眦动脉分支的鼻背动、静脉。

素髎的取穴方法

鼻尖的正中央即是。

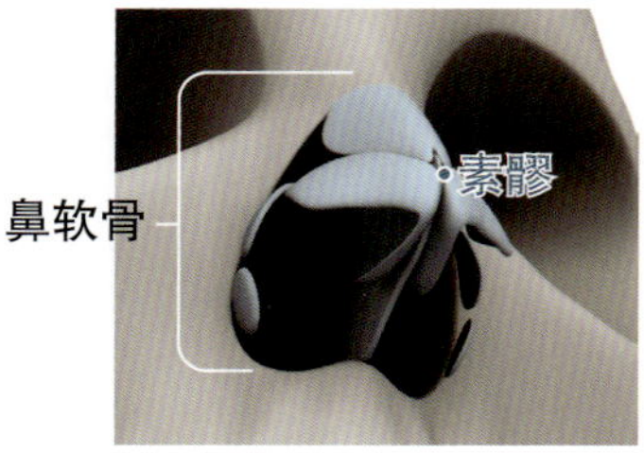

于右斜下方的仰视图

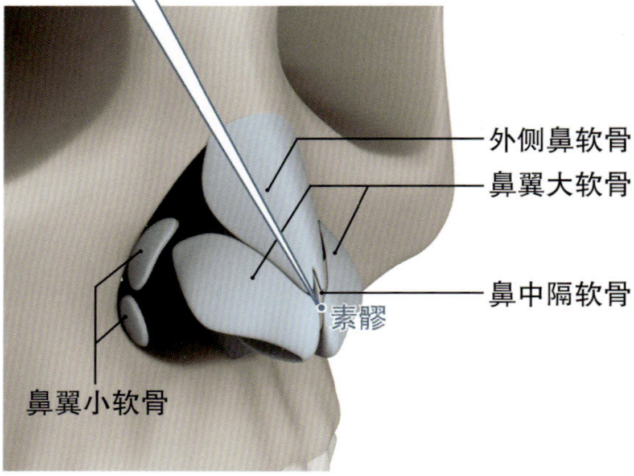

上唇系带与下唇系带

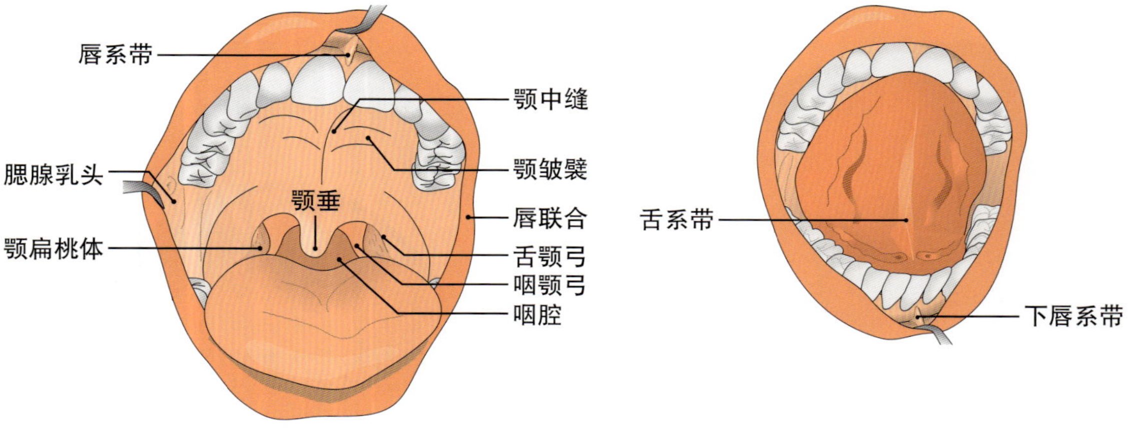

上唇和上齿、下唇和下齿之间，有口腔前庭。牙弓与口咽峡构成固有口腔。上、下唇内侧正中黏膜面有上、下唇系带皱襞。

咽淋巴环［瓦尔代尔（waldeyer）淋巴环］

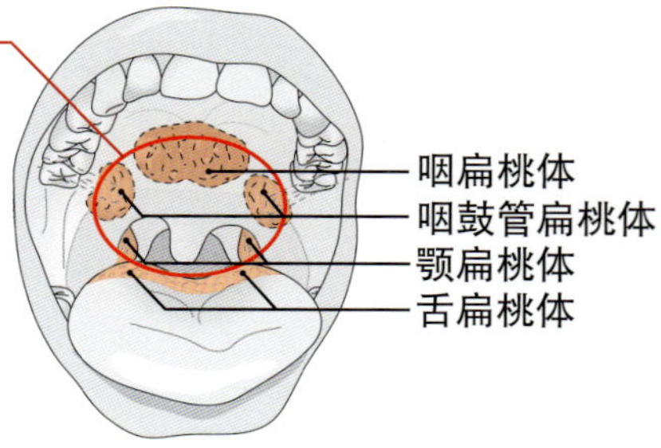

咽部分为鼻咽部、颚咽部、喉咽部等 3 个部分。在鼻咽部黏膜淋巴滤泡发达形成咽扁桃体，腮腺周围黏膜有左右咽鼓管扁桃体，口颚周围有腭扁桃体，舌根部有左右舌扁桃体，与口腔内免疫系统有关。婴幼儿期，咽扁桃体肥大称咽扁桃体肥大症［腺样体（咽扁桃体肥大、腺样体肥大）］，可见鼻塞、耳闷等呼吸障碍症状。

GV26 水沟

定位：在面部，人中沟的中间。
替代穴位：在面部，人中沟的上 1/3 与下 2/3 的交点处。

【解剖】

- 皮肤：眶下神经（通过眶下孔的三叉神经第 2 支的上颌神经的分支）。
- 口轮匝肌可闭合口裂，由面神经支配。
- 面动、静脉分支的上唇动、静脉（可以触到）。

GV27 兑端

定位：在面部，上唇结节的中点。

【解剖】

- 皮肤：眶下神经（通过眶下孔的三叉神经第 2 支的上颌神经的分支）。
- 口轮匝肌可闭合口裂，由面神经支配。
- 面动、静脉分支的上唇动、静脉（可以触到）。

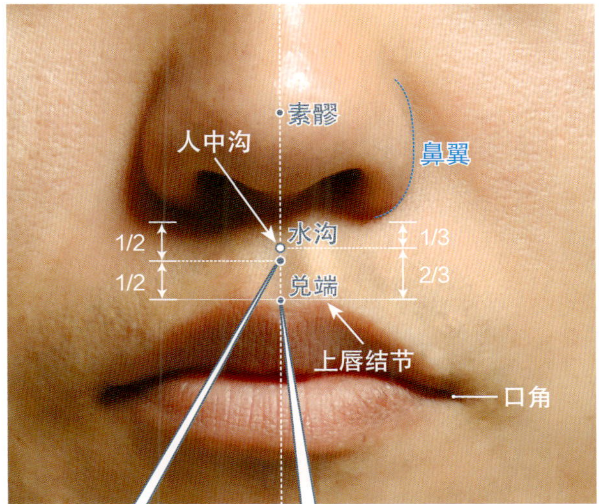

兑端的取穴方法

上唇结节的中点处。

水沟的取穴方法

人中沟的中点。
替代穴位：在面部，人中沟的上 1/3 与下 2/3 的交点处。

GV28 龈交

定位：在面部，在上唇内，上唇系带与上牙齿龈的交点。

【解剖】

- 皮肤：眶下神经（通过眶下孔的三叉神经第 2 支的上颌神经的分支）。
- 上牙槽前动脉从上颌动脉分出，出眶下孔的眶下动、静脉。
- 上唇系带，从上口唇连于牙龈基部的皱襞。

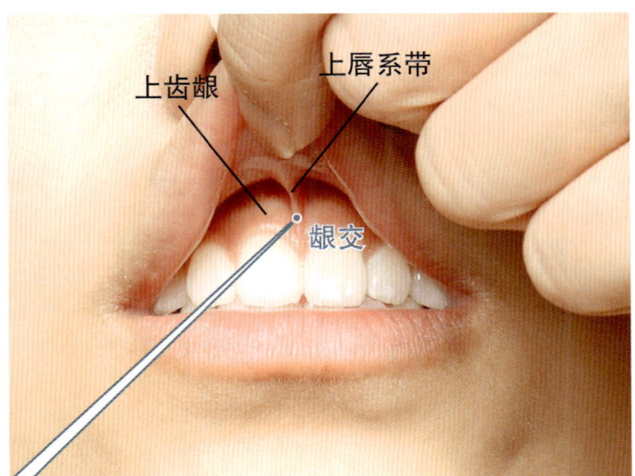

龈交的取穴方法

把上唇向上翻，上唇系带与上牙齿龈的交点。

水沟在古代多用于昏迷、神志不清的急救。虽然现在已少用该穴急救，但是由于部位敏感，针刺时要注意刺激强度。

关于“气”的思考

我们在日常生活中，有意无意之中，常常使用与“气”有关的词汇。

如“人气”“天气”“元气”“空气”“病气”等，不胜枚举。由此证明，“气”与人们的日常生活息息相关。其实，“气”是“氣”的简体字，其本意是“气”的部分表示天体和自然，下面的“米”表示人向四面八方放光的样子（也有食物稻米的解释）。因此，“气”表示人摄入天地自然的能量，维持生命活动。在古代中国哲学思想中，世界由气构成，人亦由气构成，维持生命活动。

身心的所有病证的基本病理变化被认为都是由“气”的异常所致。健康时运行周身“气”的通路通畅。疾病的发生是由于经络“气”的阻滞所致。人们经常所说的百病由气生，这是说的“气”与其说是“气”的本意“生命活力的气”，不如理解为“经络中流注的气”更准确。由此，用针或灸，通过腧穴调整经络的气的流注，提高人体的本身的治愈能力，预防疾病的发生，或发病后，使其向易于治愈的方向转换。

人是自然的一分子，生命活动离不开自然中的“气”。在现代社会，随着世界的经济发展，森林面积减少，水资源匮乏，二氧化碳等温室效应增加，地球温暖化等环境破坏越来越严重，我们人类为了一己私欲导致环境的破坏，对人类自身的“气”也带来负效应，导致各种疾病发生。虽然现代科学的发展使西洋医学的治疗方法有了长足的进步，但是，重视大自然馈赠给我们的“气”（与自然共生）的治疗方法也弥足珍贵。

坂元大海

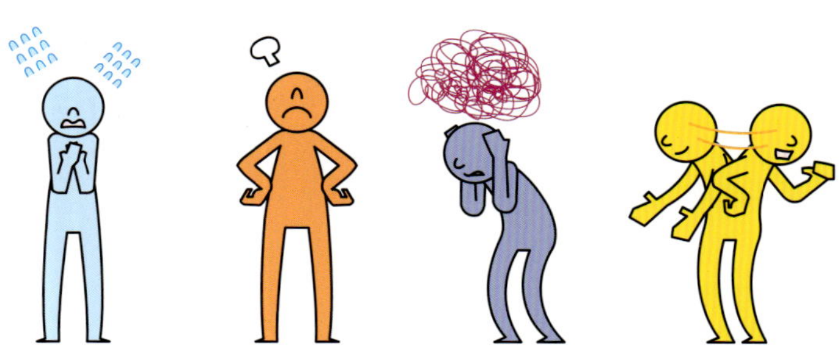

介意　强势　消沉　细心　挑剔

任　脉
CV(Conception Vessel)

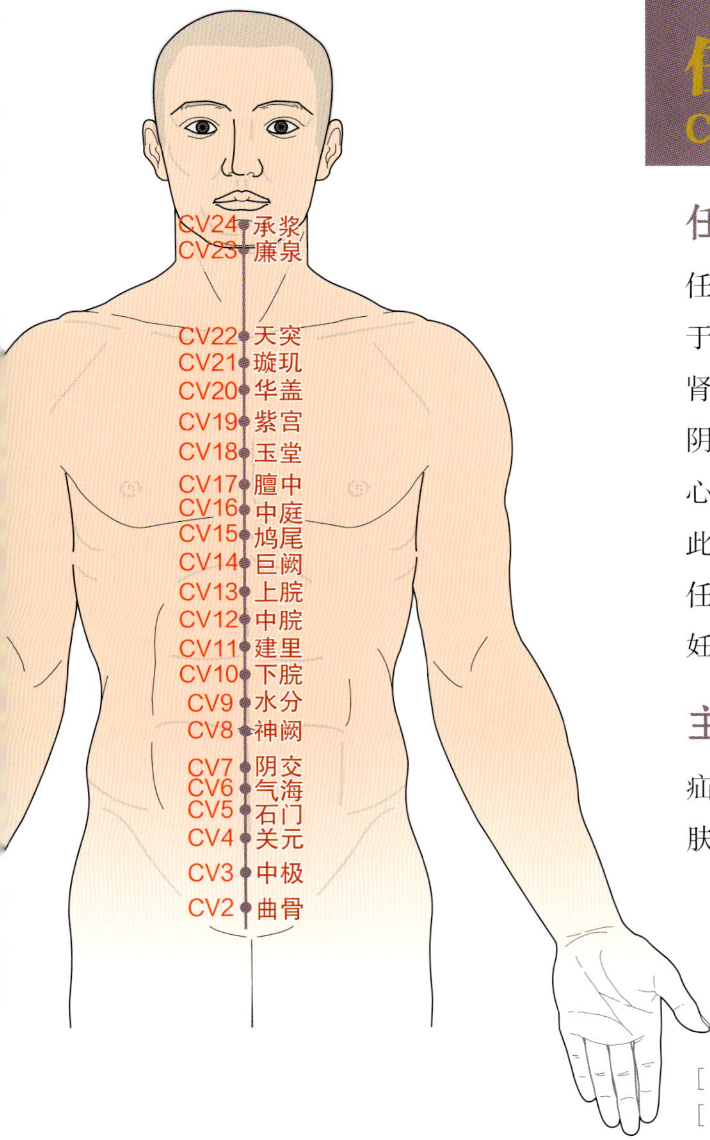

任脉统帅诸阴经

任脉的“任”，有统领的意思。任脉循行于胸腹的正中线，与3条足阴经（脾经、肾经、肝经）在下腹部交会，与左右的阴经互相联系，调整、统领诸阴经（肝经、心经、心包经、脾经、肺经、肾经）。因此，任脉也称“阴经之海”。

任脉的“任”与“妊”同义，与月经、妊娠密切相关。

主治

疝气[1]，带下病[2]，月经异常，腹部皮肤的疼痛、瘙痒。

[1] 疝气：男性从下腹部至睾丸的剧痛。

[2] 带下病：带下为女性阴道的黏液分泌物。正常时无色透明，无异味，分泌物也不多。量、色、味异常时称为“带下病”。

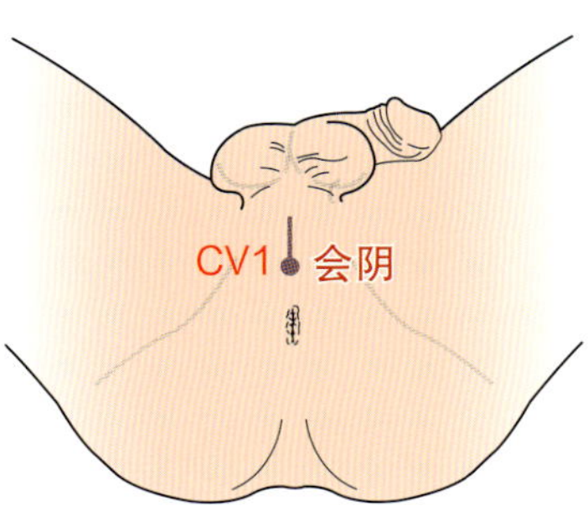

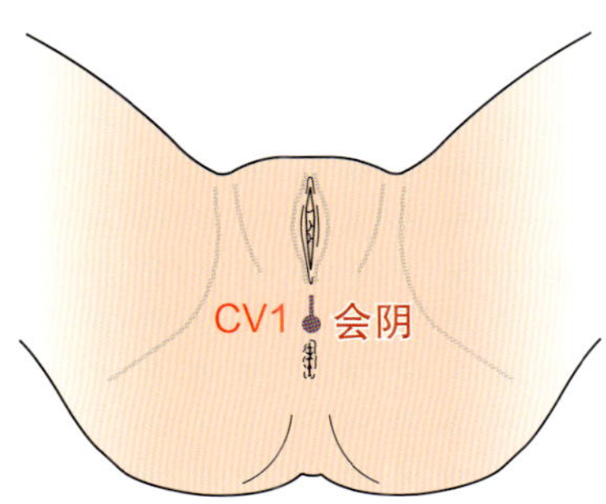

CV1 会阴

别名：屏翳、金门。

穴性：调经强肾，清利湿热，回阳固脱。

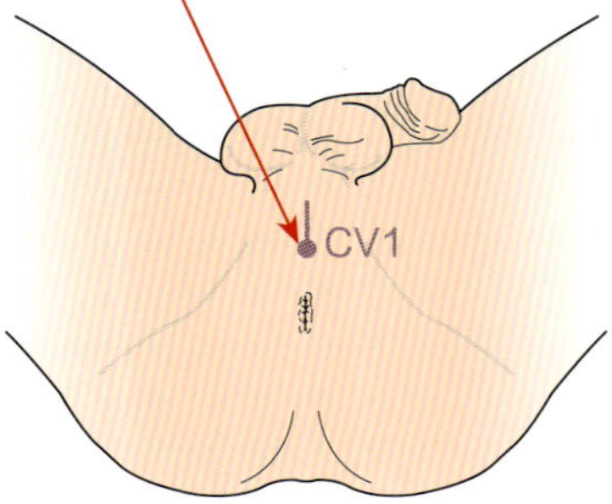

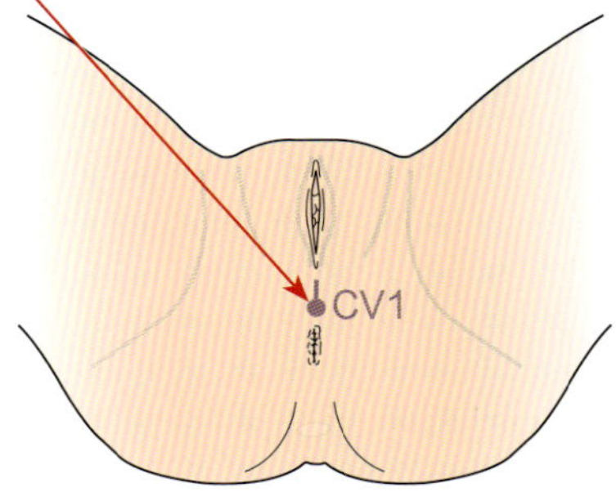

CV2 曲骨

别名：尿胞、屈骨、屈骨端。

穴性：温补肾阳，调经止带。

CV3 中极

别名：气原、玉泉。

特定穴：膀胱的募穴。

穴性：助阳调经，利膀胱，理下焦，培元气，助气化，补肾调气。

CV4 关元

别名：次门、丹田。

特定穴：小肠的募穴。

穴性：温肾壮阳，培补元气，通调经脉，培肾固本。

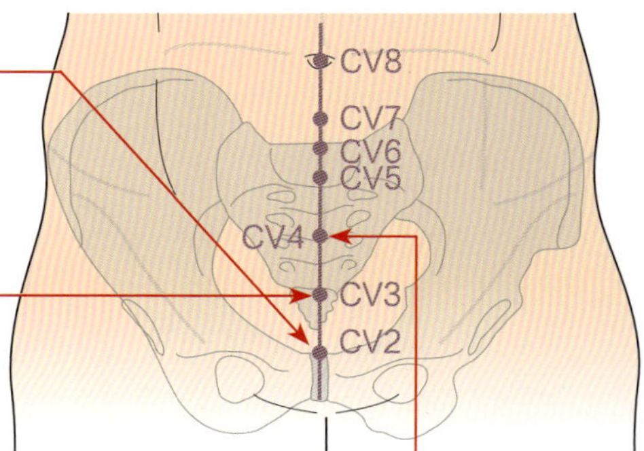

穴性解说

培补：滋养。

元气：也称原气、真气。生命活动的基本源泉（气）。

固本：滋养生命之源。

固精止遗：防止精液早泄。

CV5 石门

别名：利机、精露、丹田、命门。

特定穴：三焦的募穴。

穴性：调经止带，培肾固本。

CV6 气海

别名：脖映、下肓。

穴性：升阳补气，益肾固精，调补下焦，补肾虚，益元气，固精止遗。

CV7 阴交

别名：少关、横户。

穴性：调经血，温下元。

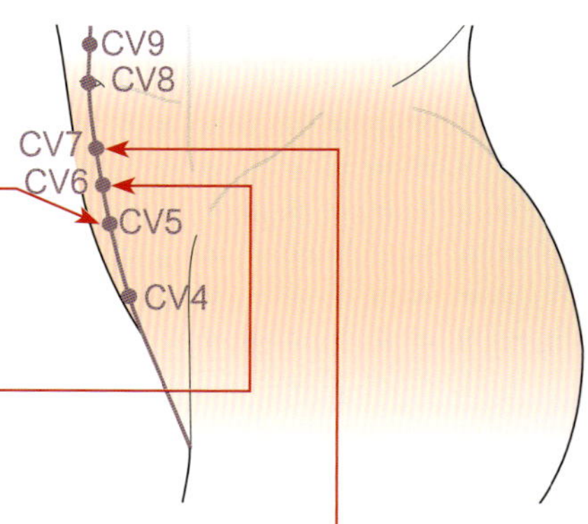

- **会阴**位于足太阳膀胱经和督脉阳经交会处的阴侧（体干的腹侧），与之相对，在阳侧（体干阳侧）的是会阳。会阳（BL35，膀胱经）是足太阳膀胱经的经穴，位于尾骨下端外方。会阴由来于拉丁语 Perineum，解剖学的“会阴”狭义指外阴部和肛门之间，广义指耻骨结合下缘、左右坐骨结节及尾骨尖围成的菱形区域，即骨盆出口（详情见 P290）。广义的“会阴”称会阴部（perineal region）。解剖学的“会阴”（无论广义还是狭义），指具体的区域。需要注意的是，经穴的“会阴”不是某一区域，而是指一个穴位点。
- **曲骨**的“曲”指耻骨上支弯曲的部分。曲骨位于耻骨上支中央，即耻骨结合部。
- **中极**位于全身，即从头到足跟的中间，是身体的根本所在，元气之根的重要位置。也称“玉泉”，指尿液储存于膀胱。
- **关元**，元气（原气、生命活动的原动力）的聚集之处，别名“丹田”。“丹”指元气。
- **石门**的“石”，指石女，即不孕的妇人。由于此穴会导致不孕，所以孕妇禁针、禁灸此穴。另一方面，该穴有调节水液代谢，壮阳及激活脏腑功能，调和阴阳的作用。
- **气海**的“海”，有聚集之意。此穴为元气或肾气聚集之处。
- **阴交**在阴侧（体干的腹侧），任脉（隶属阴经）、冲脉及足少阴肾经交会穴。

“阴侧”指躯干的腹侧。

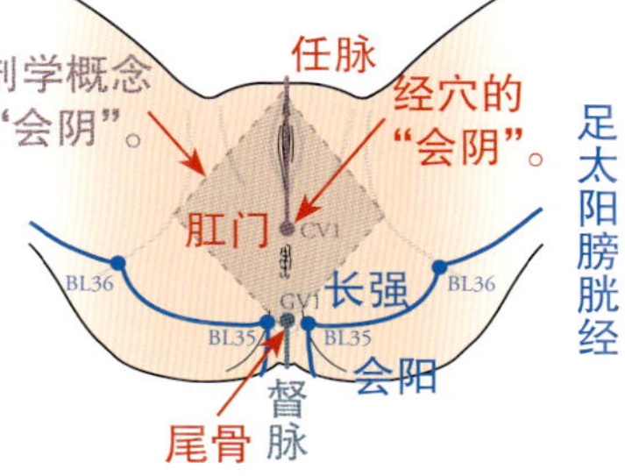

“阳侧”指躯干的背侧。

解剖学的“会阴”与穴位的“会阴”

任脉与足太阳膀胱经交会处有会阴和会阳。而解剖学术语中的会阴，不仅用于中医，广泛使用于现代医学。作为解剖学术语命名穴位名称的还有“人中”，“鸠尾”。

奇经八脉之一的任脉，起于胞中（小腹内），下出会阴部（会阴），沿着腹部正中线上行（曲骨、中极、关元、石门、气海、阴交）。

别名：脐中、气舍、气合。
穴性：健运脾阳，和胃理肠，温阳救逆，开窍复苏，利肠止泻。

CV8 神阙

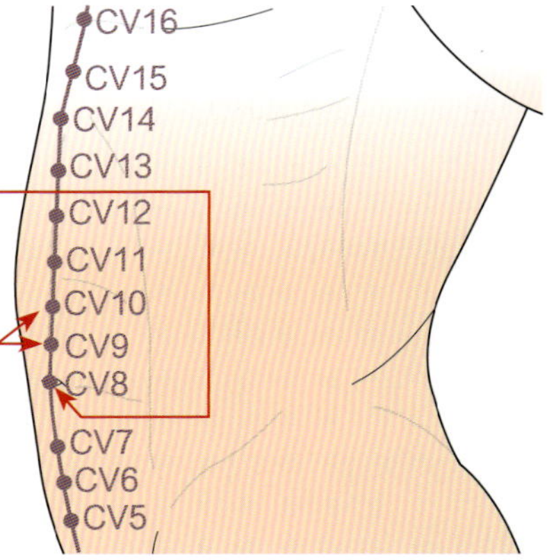

CV9 水分
别名：中守。
穴性：健脾胃，分利水湿，和中理气。

CV10 下脘
别名：下管。
穴性：健脾和胃，消食化滞。

CV11 建里 穴性：健脾化湿，消食化滞。

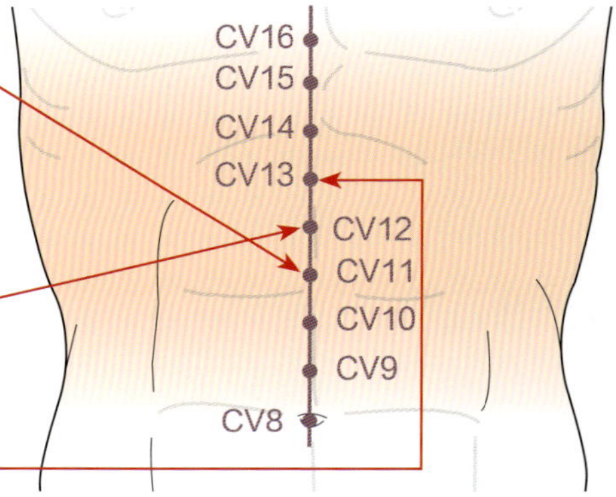

CV12 中脘
别名：胃募、中管。
特定穴：胃的募穴，八会穴的腑会。
穴性：调理中焦，健脾化湿，和胃降逆。

CV13 上脘
别名：上管。
穴性：健胃理气，降逆止呕。

穴性解说

健运：脾胃的功能，提供身体必要的营养和水分。
复苏：苏醒。
分利水湿：改善腹泻和尿闭的症状。
止呕：治疗呕吐。

CV14 巨阙
特定穴：心的募穴。
穴性：宽胸化痰，和胃降逆。

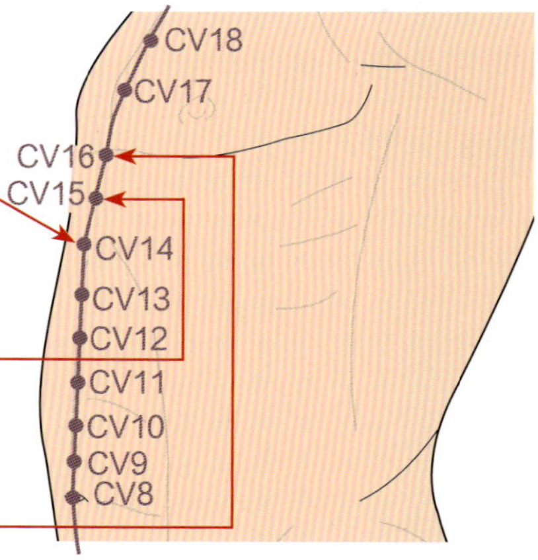

CV15 鸠尾
别名：神府。
特定穴：任脉的络穴。
穴性：和胃降逆，宁心安神。

CV16 中庭 穴性：理气降逆，宽胸理气。

- **神阙**的“阙”，指宫殿的大门；“神”为神气或生命力。神阙是元气出入的门户或元气聚集之处。又称“脐中”，因该穴位于脐中央而得名。
- **水分**，该穴下面是小肠。古人认为，小肠有分清（小便）泌浊（大便）的作用，故此穴有利水功能。
- **下脘**、**中脘**、**上脘**的“脘”，指胃脘。也有的文献称下脘、中脘、上脘为下管、中管、上管。下脘在胃的下口幽门（也称幽门部），中脘在胃小弯，上脘在胃的上口贲门。
- **建里**的“里”，指人居住的地方，此处指胃。该穴可以提高胃功能，调整胃肠，故称“建”胃肠，有健胃之效。
- **巨阙**的“阙”，意思是凹陷，俯身，指该穴在心窝部、大的凹陷处。
- **鸠尾**，指剑突类似鸽子的尾巴，左右的下部肋骨如展翅的羽翼。此外，鸠尾在解剖学中为上腹部，在中医则称为心下。
- **中庭**，从中庭以后的几个穴位仿佛天子居住的宫殿的建筑群。中庭相当于宫殿的中庭。

阙

“屰”是人体倒立姿势的象形字。“逆”的意思是向相反方向行进。

“阙”字中的“欮”由“屰加欠”组成，表示弯腰俯身的样子。“门”加“欮”意思是城墙及土垒凹陷的入口，引申为宫殿的大门。

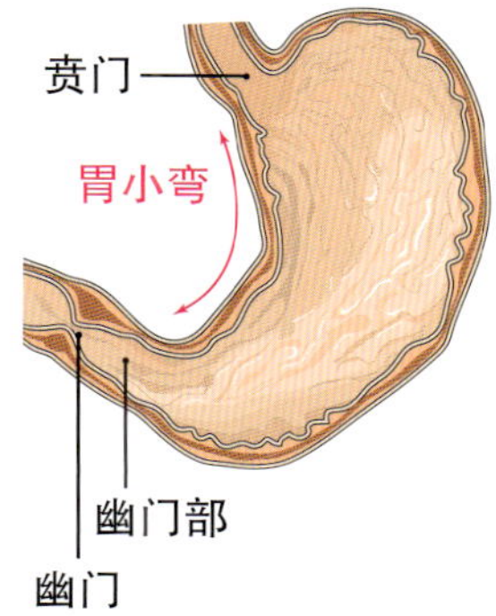

脘

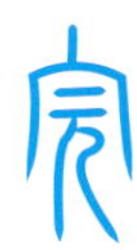
完的篆文

元是表示圆形头部的象形字。

“脘”由“月”加“完”组成（卷成的圆圆的东西）。完由家及建筑物的“宀”加“元”组成，表示围成的圆圈、无缺、守护的样子（关于完，有不同的说法）。

鸠

“鸠”由“九”加“鸟”组成，表示鸟聚集在一个地方。

里

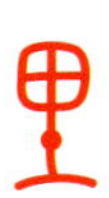
里的金文

里的本意由“田（四角规划整齐的田地）”加“土（祭祀神明的神社）”的象形字。以“社（祭祀土神的社庙）”为中心聚集的地方为“村、村落”，后来，由于时代、地域不同，“里”作为距离的单位使用。

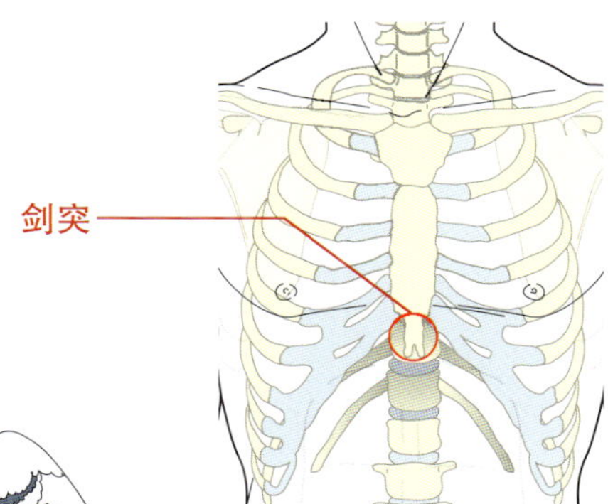

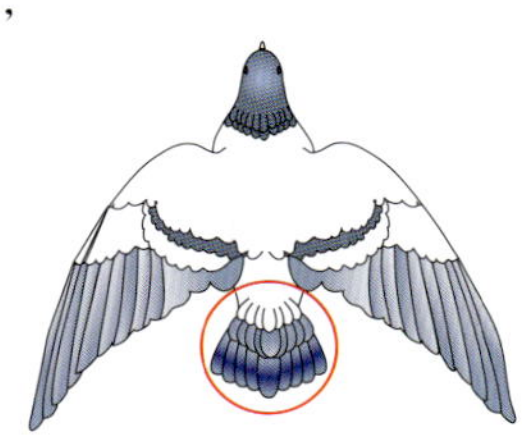
鸽子的尾巴

督脉从阴交沿着腹部正中线继续上行（神阙、水分、下脘、建里、中脘、上脘、巨阙、鸠尾），抵达胸部（中庭）。

CV17 膻中
别名：元儿。
特定穴：心包的募穴，八会穴的气会。
穴性：调理气机，宣肺降逆，宽胸化痰，通乳宁神。

CV18 玉堂
别名：玉英。
穴性：宽胸止咳，清利肺气。

CV19 紫宫
穴性：宽胸止咳。

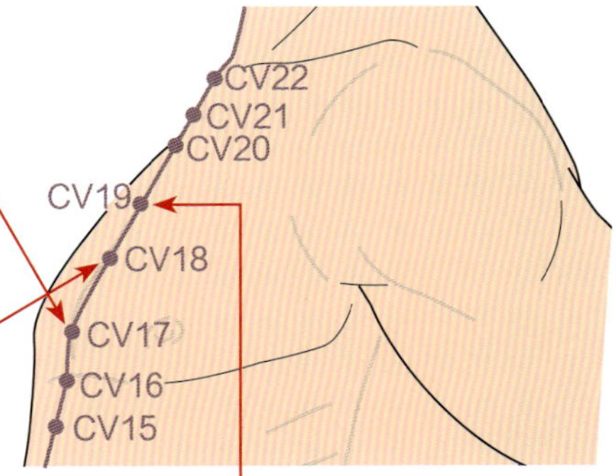

穴性解说

气机：功能、活动，主要指各脏腑的功能。
清音：使发音流畅。
开音：与“清音”意思相近，使发音流畅。

CV20 华盖
穴性：宽胸止咳，清肺化痰。

CV21 璇玑
穴性：宽胸止咳。

CV22 天突
别名：玉户、天瞿。
穴性：宽胸止咳，清肺化痰，清利咽喉，利咽清音。

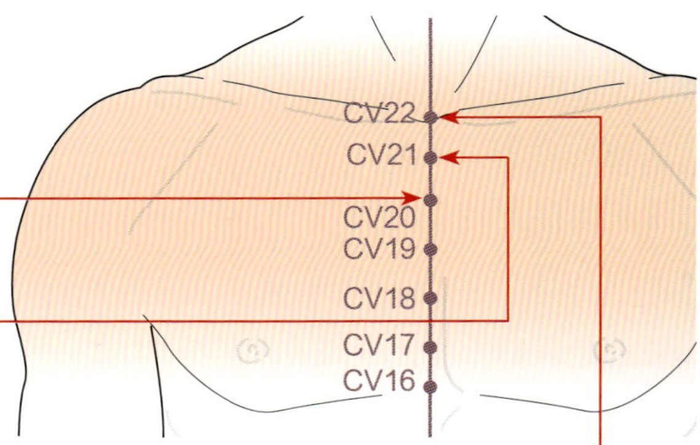

CV23 廉泉
别名：本池、舌本。
穴性：利喉舌，清咽开音。

CV24 承浆
别名：天池、鬼市。
穴性：祛风通络，通调任督。

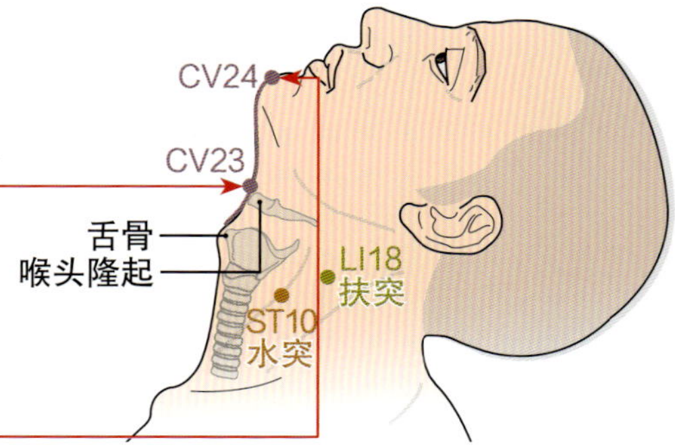

- **膻中**的“膻”，指左右的乳头之间的胸部。膻中于其中央。也有膻中指心包（胸膜或心膜）的说法。
- **玉堂**，指神殿，或帝王及君主居住的宫殿。该穴位于“君主之官的心”之上，故曰玉堂。
- **紫宫**，指玉皇、天子或神仙居住的地方，位于心的部位。该穴名与北极星的紫微星相关，其周围穴名也多与天文星座有关（如璇玑等）。
- **华盖**，指帝王出行时乘坐的马车上面的伞盖、屋顶。此处比喻肺如屋顶一样，覆盖在五脏六腑之上。此穴可治疗与肺有关的病证。
- **璇玑**，北斗七星的第 2 位星称“璇”，第 3 位星称“玑”。肺宛如天穹之顶（盖），该穴位其中，比喻如环绕北极星座为轴心的北斗七星。
- **天突**的“天”，指人体的高位；“突”，指喉结。
- **廉泉**的“泉”，指舌骨上方的凹陷部。“廉”有不同说法，有的说法认为“廉”指建筑物的交界、角落，或房间的一角。另外，还有说法认为，廉比喻附着舌骨的肌肉如帘子一样。
- **承浆**的“浆”，指饮料、稀粥。承浆的意思是承“浆”的部位，即喝东西时唇接触到的地方。

膻

“亶”代表谷物堆放在屋顶下仓库中。

膻由月（肉）字旁加堆积物品的地方（亶）组成。另外，紫檀、黑檀等的“檀”是由木字旁加亶组成，代表粗大沉重的木头。

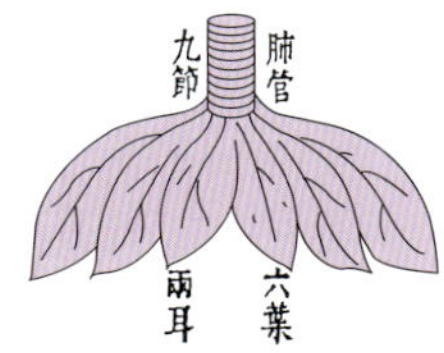

华盖，伞的意思。古代中国文献中描写的肺形状如伞。

引自《类经图翼》

星座与经穴名称

虽然本书中没有详细论述，很多经穴名称同中国古代的星座及天体名称相关。

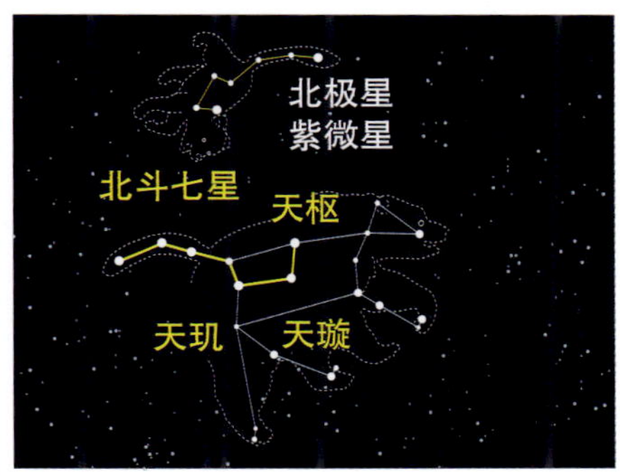

将 浆（漿）

将的篆文

将指细长的中指（中国古代，中指也称为将指。

浆指拉出的细长线的液体，多指浓稠的液体。虽然浆字上部的“将”的意思是中指，由此引申为手持、作为领头人率领的意思。酱油的“酱”的意思是细长垂直的浓稠的发酵液体状调味品（尽管日本的酱油比较爽口）。

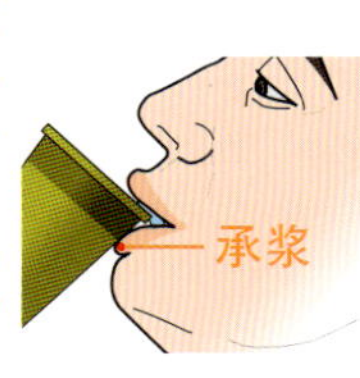

杯具入口深时，口唇直接接触到浆液。

督脉从中庭沿胸部（膻中、紫宫、华盖、璇玑、天突、廉泉、承浆）及颈部前正中线上行，至咽喉部。从下颚正中（承浆），再上行环绕口唇，在上唇的龈交（CV28，督脉）与督脉交会，沿鼻翼外侧至承泣（ST1，胃经），进入内眼角。

CV1 会阴

定位：在会阴区，男性当阴囊根部与肛门连线的中点，女性当大阴唇后联合与肛门连线的中点。

【解剖】

- 皮肤：股后皮神经（$S_{1\sim3}$）属骶丛神经分支。
- 会阴中心腱是由耻骨联合、左右坐骨结节与尾骨构成的菱形的会阴部的中心。
- 耻尾肌附属于会阴中心腱的肛门外括约肌与提肛肌。
- 肛门外括约肌会阴神经（$S_{2\sim4}$）支配的随意肌。
- 阴部内动脉、静脉出梨状肌下孔，分布至会阴部。

CV2 曲骨

定位：在下腹部，耻骨联合上缘，前正中线上。

【解剖】

- 皮肤：髂腹下神经的前皮支（$T_{12}\sim L_1$）和髂腹股沟神经（L_1）的前阴囊支（男性）或前阴唇支（女性）。
- 腹白线位于将腹直肌分为左右两部分的腹直肌鞘的正中。
- 腹壁浅动脉、静脉属髂外动脉、静脉分支的腹壁下动脉、静脉和股动脉、静脉的分支。

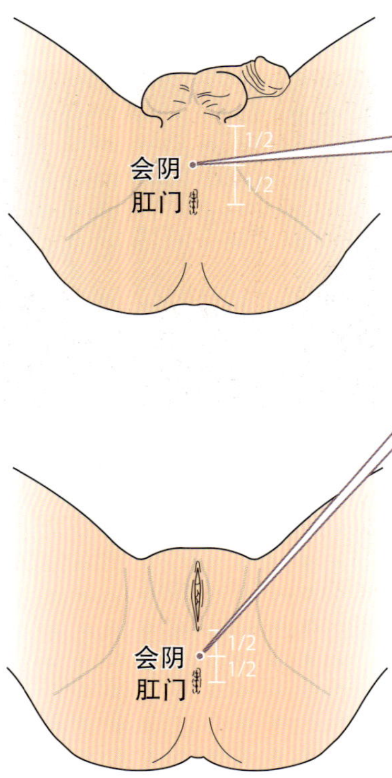

会阴的取穴方法

侧卧位或膝胸位。男性当阴囊根部与肛门连线的中点，女性当大阴唇后联合与肛门连线的中点。

会阴

会阴指耻骨联合下缘、坐骨结节与尾骨尖构成的菱形部分。前面的三角称为尿生殖三角，深层有阴横韧带，尿道括约肌，男性的尿道球腺，或女性的前庭大腺。与男性的尿道，或女性的尿道及阴道联通。后面是肛门三角，联通肛门。

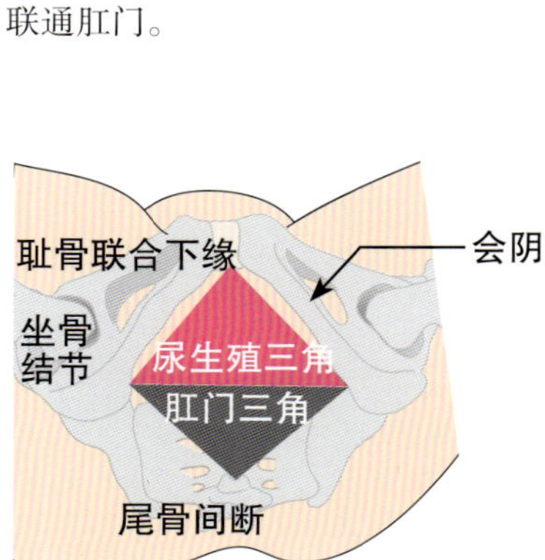

CV3 中极

定位：在下腹部，前正中线上，脐中下 4 寸。

【解剖】

- 皮肤：髂腹下神经前皮支（T_{12}~L_1）。
- 腹白线是位于前腹壁正中线上的，由两侧阔肌的腱膜互相交叉而成的强韧的索状白线。
- 腹壁下动脉、静脉（髂外动脉、静脉分支）。
- 腹壁浅动脉、静脉（股动脉、静脉分支）。

CV4 关元

定位：在下腹部，前正中线上，脐中下 3 寸。

【解剖】

- 皮肤：肋间神经前皮支（T_{11}）。
- 腹白线是位于前腹壁正中线上的，由两侧阔肌的腱膜互相交叉而成的强韧的索状白线。
- 腹壁下动脉、静脉（髂外动脉、静脉分支）。
- 深层：小肠。

CV5 石门

定位：在下腹部，前正中线上，脐中下 2 寸。

【解剖】

- 皮肤：肋间神经前皮支（T_{11}）。
- 腹白线是位于前腹壁正中线上的，由两侧阔肌的腱膜互相交叉而成的强韧的索状白线。
- 腹壁浅动脉、静脉（股动脉、静脉分支）。
- 腹壁下动脉、静脉（髂外动脉、静脉分支）。
- 深层：小肠。

骨度法

脐中央至耻骨联合上缘为 5 寸。

* 从神阙（CV8）至曲骨（CV2）5 寸。

石门的取穴方法

神阙（CV8）至曲骨（CV2）的连线的中点上方 0.5 寸。

关元的取穴方法

神阙（CV8）至曲骨（CV2）的连线的中点下方 0.5 寸。

中极的取穴方法

神阙（CV8）的下方 4 寸，曲骨（CV2）上方 1 寸。

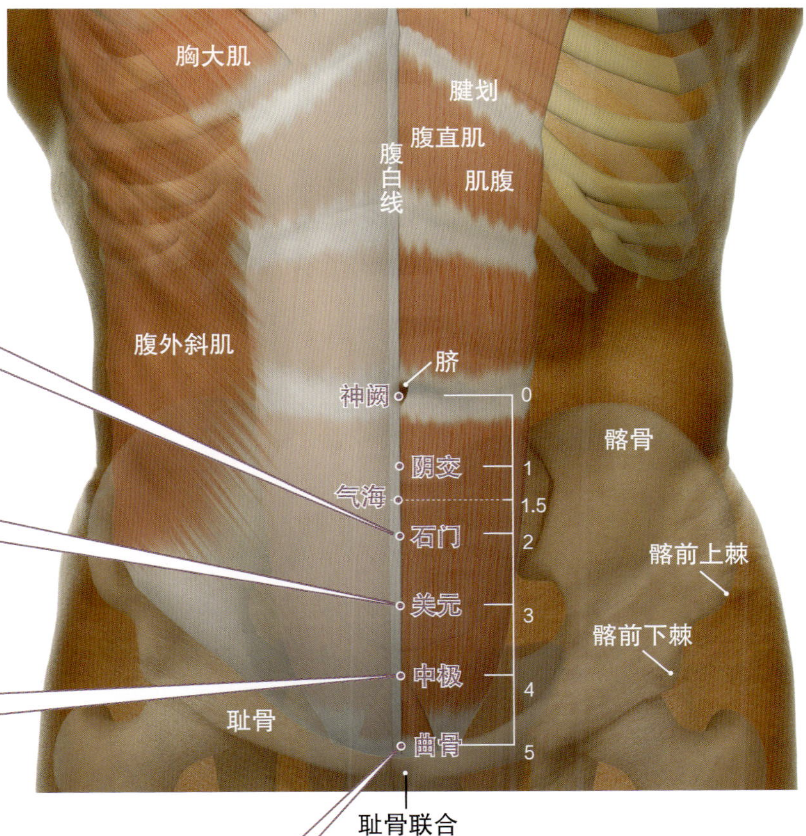

曲骨的取穴方法

耻骨联合上缘的中点。

关元位于脐下丹田，周身的气汇聚之处。丹田也存在于头顶部、眉间与胸部等其他部位。由于关元所在的丹田位于脐下 3 寸，故称脐下丹田。脐下丹田（关元）系人体的真气及原气之源泉，呼吸之门户，人体的脏腑及经络的根本。

CV6 气海

定位：在下腹部，前正中线上，脐中下 1.5 寸。

【解剖】

- 皮肤：肋间神经前皮支（T_{10}）。
- 腹白线是位于前腹壁正中线上的，由两侧阔肌的腱膜互相交叉而成的强韧的索状白线。
- 腹壁下动、静脉（髂外动、静脉分支）。
- 深层：小肠。

CV7 阴交

定位：在下腹部，前正中线上，脐中下 1 寸。

【解剖】

- 皮肤：肋间神经前皮支（T_{10}）。
- 腹白线是位于前腹壁正中线上的，由两侧阔肌的腱膜互相交叉而成的强韧的索状白线。
- 腹壁下动、静脉（髂外动、静脉分支）。
- 深层：小肠。

CV8 神阙

定位：在上腹部，脐中央。

【解剖】

- 皮肤：肋间神经前皮支（T_{10}）。
- 腹白线是位于前腹壁正中线上的，由两侧阔肌的腱膜互相交叉而成的强韧的索状白线。
- 腹壁上动脉、静脉（锁骨下动脉及沿胸腹壁下行的动、静脉分支）与腹壁下动、静脉（髂外动、静脉分支）的吻合。
- 深层：小肠。

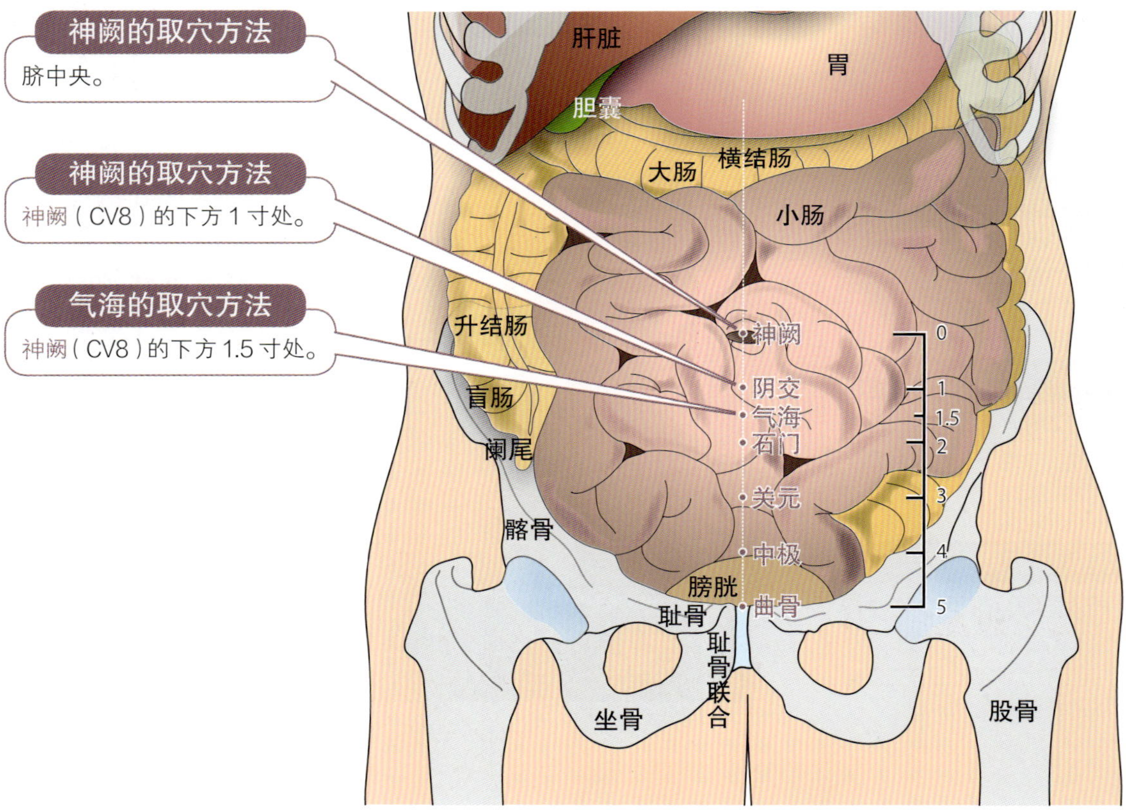

CV9 水分

定位：在上腹部，前正中线上，脐中上 1 寸。

【解剖】

- 皮肤：肋间神经前皮支（T_9）。
- 腹白线是位于前腹壁正中线上的，由两侧阔肌的腱膜互相交叉而成的强韧的索状白线。
- 腹壁上动、静脉（锁骨下动脉及沿胸腹壁下行的动、静脉分支）与腹壁下动脉、静脉（髂外动、静脉分支）的吻合。
- 深层：小肠。

CV10 下脘

定位：在上腹部，前正中线上，脐中上 2 寸。

【解剖】

- 皮肤：肋间神经前皮支（T_9）。
- 腹白线是位于前腹壁正中线上的，由两侧阔肌的腱膜互相交叉而成的强韧的索状白线。
- 腹壁上动、静脉（锁骨下动脉及沿胸腹壁下行的动、静脉分支）与腹壁下动、静脉（髂外动、静脉分支）的吻合。
- 深层：横结肠、小肠。

CV11 建里

定位：在上腹部，前正中线上，脐中上 3 寸。

【解剖】

- 皮肤：肋间神经前皮支（T_9）。
- 腹白线是位于前腹壁正中线上的，由两侧阔肌的腱膜互相交叉而成的强韧的索状白线。
- 腹壁上动、静脉（锁骨下动脉及沿胸腹壁下行的动、静脉分支）与腹壁下动、静脉（髂外动、静脉分支）的吻合。
- 深层：横结肠、小肠。

骨度法

胸骨体下端至脐中央为 8 寸。

* 从中庭（CV16）至神阙（CV8）为 8 寸。

建里的取穴方法

先取中脘（CV12），建里在其下方 1 寸。

下脘的取穴方法

把中庭（CV16）与神阙（CV8）的连线分为 4 等分，从神阙的 1/4 处。

水分的取穴方法

神阙（CV8）的上方 1 寸。

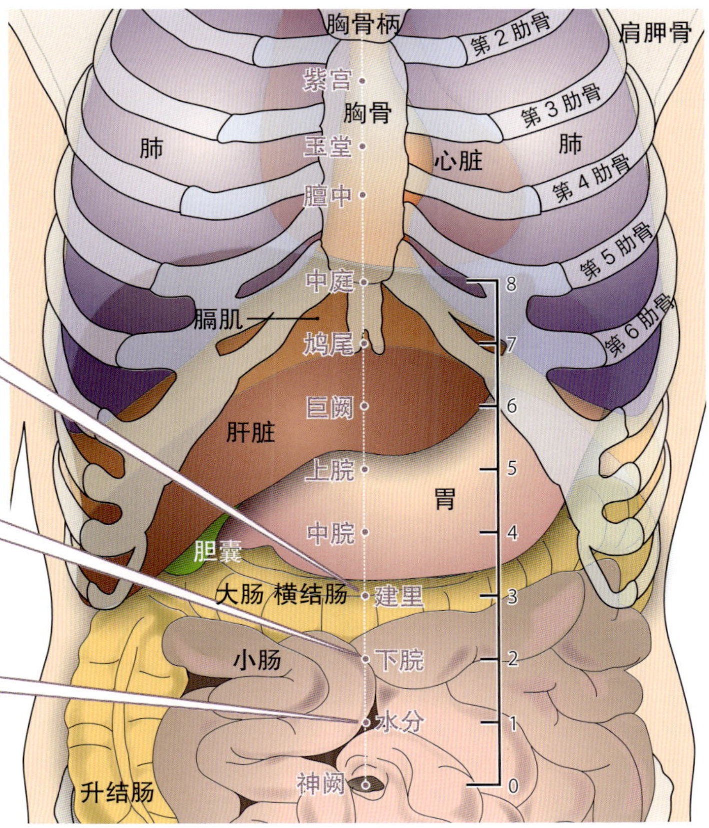

腹白线是位于前腹壁正中线上的，由两侧阔肌的腱膜互相交叉而成的直线腱膜，也是腹内斜肌、腹外斜肌停止处。脐部附近的腹白线称为脐环，是脐动脉出生后闭锁形成脐内侧韧带、脐静脉闭锁形成的肝圆韧带及脐尿管闭锁形成的脐正中韧带的起点。脐环及腹白线是腹壁的薄弱点之一，故易发生脐疝（腹内脏器脱出）。

CV12 中脘

定位：在上腹部，前正中线上，脐中上 4 寸。

【解剖】

- 皮肤：肋间神经前皮支（T_8）。
- 腹白线是位于前腹壁正中线上的，由两侧阔肌的腱膜互相交叉而成的强韧的索状白线。
- 腹壁上动、静脉（锁骨下动脉及沿胸腹壁下行的动、静脉分支）与腹壁下动、静脉（髂外动、静脉分支）的吻合。
- 深层：横结肠、胃。

CV13 上脘

定位：在上腹部，前正中线上，脐中上 5 寸。

【解剖】

- 皮肤：肋间神经前皮支（$T_{7\sim8}$）。
- 腹白线是位于前腹壁正中线上的，由两侧阔肌的腱膜互相交叉而成的强韧的索状白线。
- 腹壁上动、静脉（锁骨下动脉及沿胸腹壁下行的动、静脉分支）与腹壁下动、静脉（髂外动、静脉分支）的吻合。
- 深层：横结肠、胃。

鸠尾的取穴方法

中庭（CV16）下方 1 寸处。

巨阙的取穴方法

把中庭（VC16）与神阙（CV8）的连线分为 4 等分，从中庭的 1/4 处。

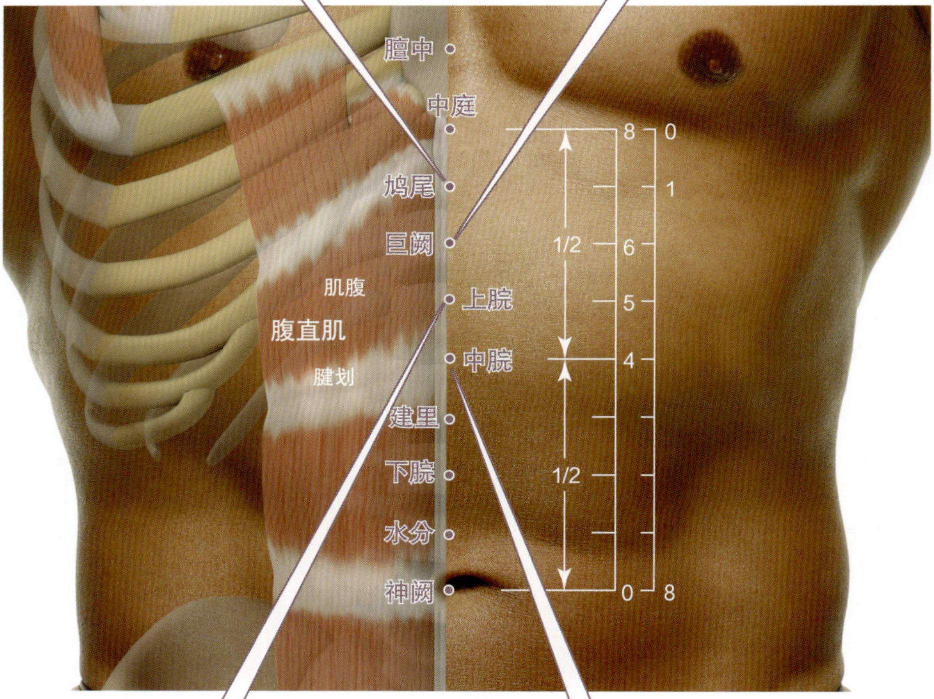

上脘的取穴方法

先取中脘（CV12），上脘在其上方 1 寸处。

中脘的取穴方法

胸骨体下端与脐中央连线的中点。中庭（CV16）与神阙（CV8）的连线的中点处。

CV14 巨阙

定位：在上腹部，前正中线上，脐中上 6 寸。

【解剖】

- 皮肤：肋间神经前皮支（T_7）。
- 腹白线是位于前腹壁正中线上的，由两侧阔肌的腱膜互相交叉而成的强韧的索状白线。
- 腹壁上动、静脉（锁骨下动脉及沿胸腹壁下行的动、静脉分支）与腹壁下动、静脉（髂外动、静脉分支）的吻合。
- 深层：胃、肝脏。

腹壁肌纤维走向与腰围

右腹外斜肌与左腹内斜肌的肌纤维走行一致，而右腹内斜肌与左腹外斜肌的肌纤维走行一致，其结果是腹部肌纤维的走行以腹白线为中心交叉，形成腰围。

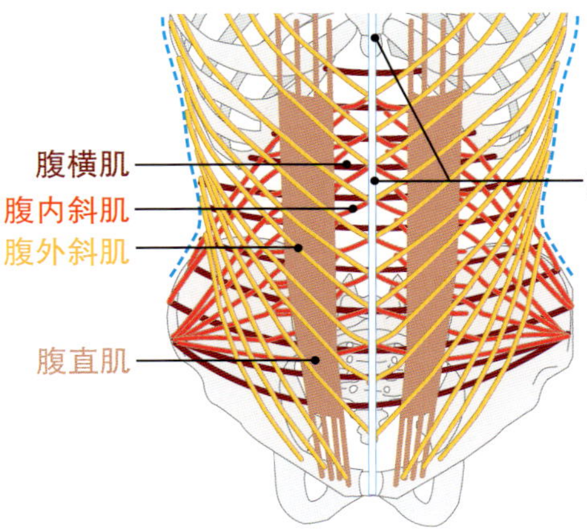

腹白线与腹白线疝

腹侧壁的 3 个腹肌，分别是腹内、外斜肌与腹横肌的腱膜，包裹腹直肌的前部和后部，形成前叶和后叶。前叶和后叶的肌纤维在正中线融合，成为腹白线。在脐的上面的腹白线出现裂缝时，腹部脏器脱出，称为腹白线疝。

中脘位于上腹部、胃的中间，胃经的募穴。常用于治疗胃肠病症（食后胀满、胃炎、胃下垂、大便异常等），以及心窝疼痛、精神紧张（应激反应）等。胃溃疡多见于饱餐后，十二指肠溃疡多见于空腹时，进食后缓解。

CV15 鸠尾

定位：在上腹部，前正中线上，胸剑结合下 1 寸。

【解剖】

- 皮肤：肋间神经前皮支（T_7）。
- 腹白线是位于前腹壁正中线上的，由两侧阔肌的腱膜互相交叉而成的强韧的索状白线。
- 腹壁上动、静脉（锁骨下动脉及沿胸腹壁下行的动、静脉分支）与腹壁下动、静脉（髂外动、静脉分支）的吻合。
- 大多数人可以触诊到剑突，但人剑突向内，难以触到。
- 深层：肝脏。

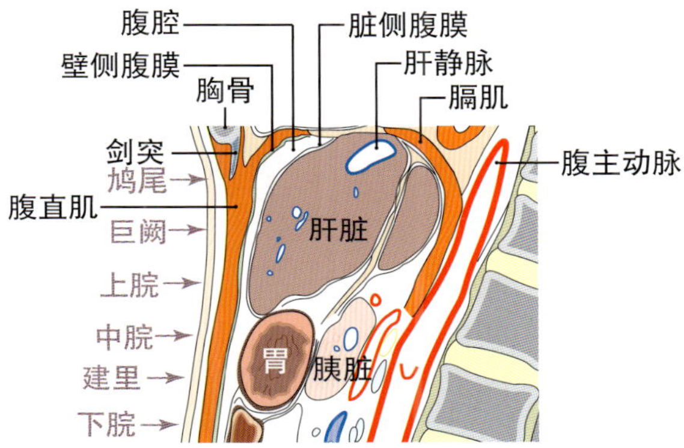

鸠尾附近的正中矢状面

腹直肌与腹直肌腱鞘的前叶和后叶

腹侧壁的 4 条肌肉之一的腹直肌，被腹直肌腱鞘（由腹内、外斜肌和腹横肌腱膜构成的前叶和后叶而成）。但是，在脐部和耻骨联合的中点以下，没有后叶，左右的下缘呈弓状，称为弓状线，有腹壁下动、静脉通过。

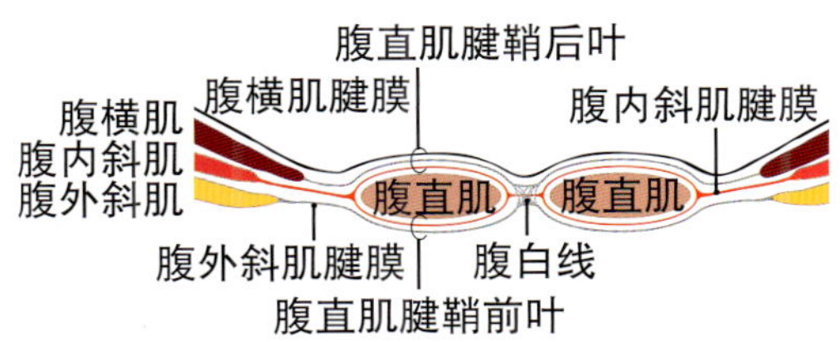

弓状线之上的横断面

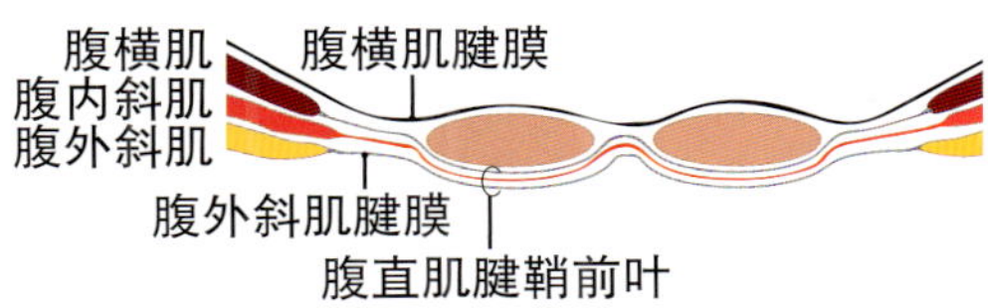

弓状线之下的横断面

CV16 中庭

定位：在前胸部，胸剑结合中点处，前正中线上。

【解剖】

- 皮肤：肋间神经前皮支（$T_{5\sim6}$）。
- 腹白线是位于前腹壁正中线上的，由两侧阔肌的腱膜互相交叉而成的强韧的索状白线。
- 胸壁内动、静脉（锁骨下动、静脉的分支）。
- 深层：胸骨体下端的剑突。

CV17 膻中

定位：在前胸部，横平第 4 肋间隙，前正中线上。

【解剖】

- 皮肤：肋间神经前皮支（$T_{4\sim5}$）。
- 胸大肌由内侧（$C_8\sim T_1$）、外侧胸前神经肌支（$C_{5\sim7}$）支配，肩关节内收。
- 胸壁内动、静脉（锁骨下动、静脉的分支）。
- 深层：胸骨体。

注意：有的个体有胸骨裂孔存在。

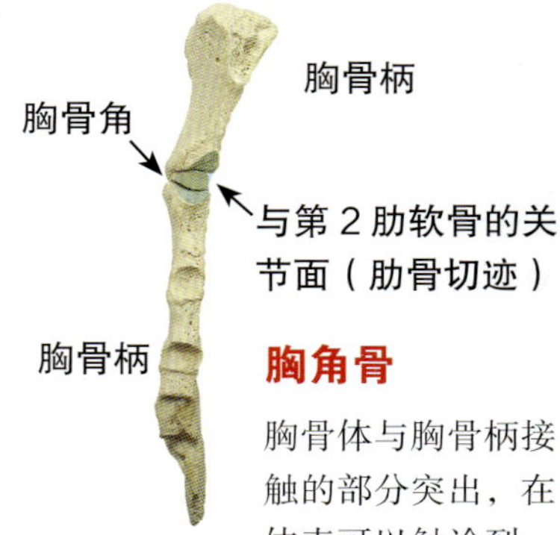

胸角骨

胸骨体与胸骨柄接触的部分突出，在体表可以触诊到。以第 2 肋软骨为触诊基准。

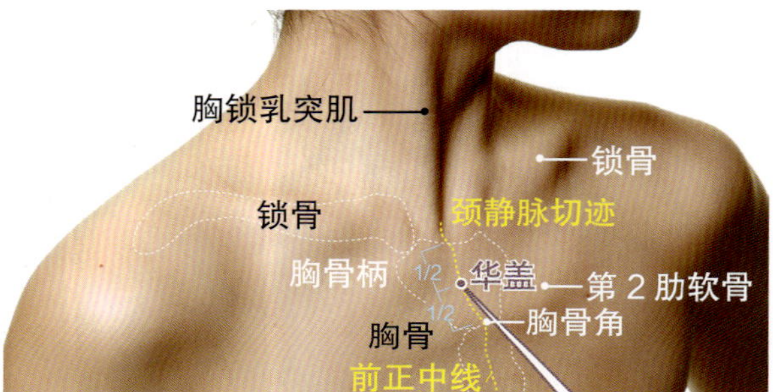

华盖的取穴方法

胸骨前面的正中线上，与第 1 肋骨间隙等高。

胸骨裂孔

胸骨分为胸骨柄、胸骨体与剑突，在发生学上，由于分解性形成，2%~8% 的频率、在第 4 肋间发生先天性胸骨裂孔。膻中与胸骨裂孔平齐，所以针刺膻中要谨慎。误刺入胸骨裂孔，刺伤心脏、引起心脏压塞。从体表—胸骨后面间的距离，根据研究，除极端累瘦体型之外，与体型无关，刺入 10mm 安全深度，不会损伤心脏。

［文献］尾崎朋文等人：《膻中穴针刺的安全深度的研究（1）－尸检的胸骨裂孔的形状和胸骨的厚度及人体影像医学的安全深度的研究》，全日本针灸学会杂志 50 卷 1 号，103—110，2003。

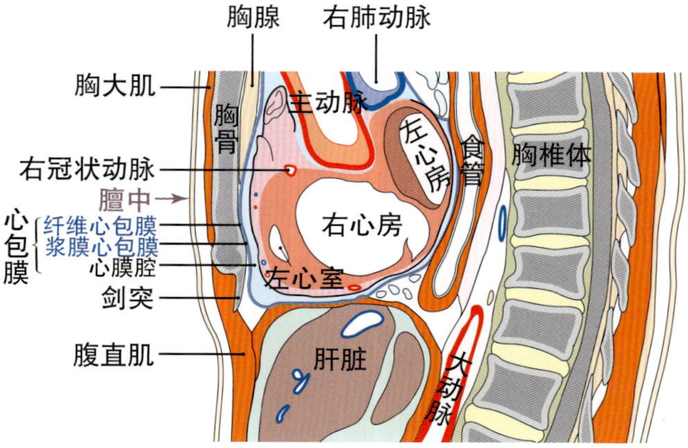

膻中附近的正中矢状面

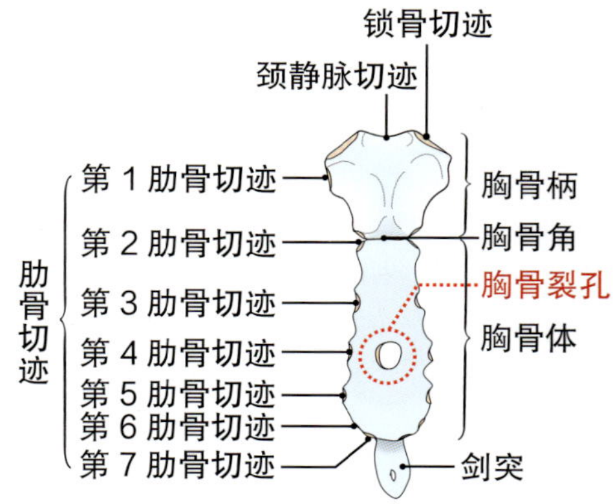

CV18 玉堂

定位：在前胸部，前正中线上，横平第 3 肋间隙。

【解剖】

- 皮肤：肋间神经前皮支（$T_{3\sim4}$）。
- 胸大肌由内侧（$C_8\sim T_1$）、外侧胸前神经肌支（$C_{5\sim7}$）支配，可内收肩关节。
- 胸壁内动、静脉（锁骨下动、静脉的分支）。
- 深层：胸骨体、心脏。

CV19 紫宫

定位：在前胸部，前正中线上，横平第 2 肋间隙。

【解剖】

- 皮肤：肋间神经前皮支（$T_{2\sim3}$）。
- 胸大肌由内侧（$C_8\sim T_1$）、外侧胸前神经肌支（$C_{5\sim7}$）支配，可内收肩关节。
- 胸壁内动、静脉（锁骨下动、静脉的分支）。
- 深层：胸骨体。

CV20 华盖

定位：在前胸部，前正中线上，横平第 1 肋间隙。

【解剖】

- 皮肤：肋间神经前皮支（$T_{1\sim2}$）。
- 胸大肌由内侧（$C_8\sim T_1$）、外侧胸前神经肌支（$C_{5\sim7}$）支配，可内收肩关节。
- 胸壁内动、静脉（锁骨下动、静脉的分支）。
- 深层：胸骨柄。

紫宫的取穴方法

胸骨前面的正中线上，与第 2 肋骨间隙等高。

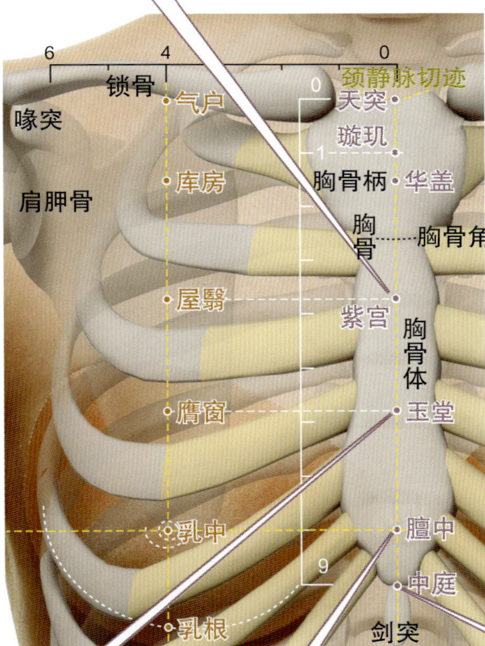

玉堂的取穴方法

以胸骨角（与第 2 肋骨等高）为基准，胸骨前面的正中线上，与第 3 肋骨间隙等高。

膻中的取穴方法

以胸骨角（与第 2 肋骨等高）为基准，胸骨前面的正中线上，与第 4 肋骨间隙等高。

中庭的取穴方法

前正中线上，胸剑结合中点处。

骨度法

颈静脉切迹至胸骨体为 9 寸。

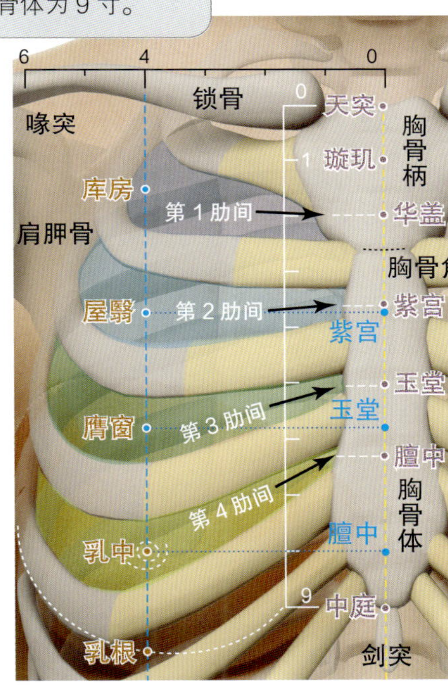

膻中至华盖取穴基准的第 1~4 肋间不是水平的。从膻中到华盖、理论上与胃经的肋间平齐（左图），临床上，确认肋骨切迹后，确认穴位部位。结果是多在肋软骨与胸骨连接部分的第 1~4 肋骨间（右图）。

胸骨从上方顺序为胸骨柄、胸骨体、剑突，从青春期到年轻的成年期、相互软骨性结合，随着年龄增长转变为骨性结合。第 2~7 肋骨与胸骨体构成关节，第 7 胸肋关节在胸骨体和剑突的结合处（上方是胸骨体，下方是剑突）。第 6、7 肋骨的切迹非常接近，几乎没有间隙。剑突因人而异，有的成人也可见软骨性结合。腹直肌及膈肌的一部分附着在剑突。

CV21 璇玑

定位：在前胸部，前正中线上，胸骨上窝下 1 寸。

【解剖】

- 皮肤：肋间神经前皮支（$T_{1\sim2}$）、锁骨上神经（$T_{3\sim4}$）。
- 胸大肌由内侧神经（$C_8\sim T_1$）、外侧胸前神经肌支（$C_{5\sim7}$）支配，可内收肩关节。
- 胸壁内动、静脉（锁骨下动、静脉的分支）。
- 深层：胸骨柄。

CV22 天突

定位：在颈前部，前正中线上，胸骨上窝中央。

【解剖】

- 皮肤：颈横神经（$C_{3\sim4}$）属颈神经丛分支，分布于颈部至肩部的皮肤。
- 胸骨舌骨肌、胸骨甲状肌属舌下肌群，由颈神经丛支配。
- 甲状腺下动脉（从锁骨下动脉分出的甲状颈干的分支之一）及其静脉。
- 体表：可以触到锁骨上窝。

天突的取穴方法

左右的锁骨内侧端的中央凹陷处。

璇玑的取穴方法

天突（CV22）的下方 1 寸处。

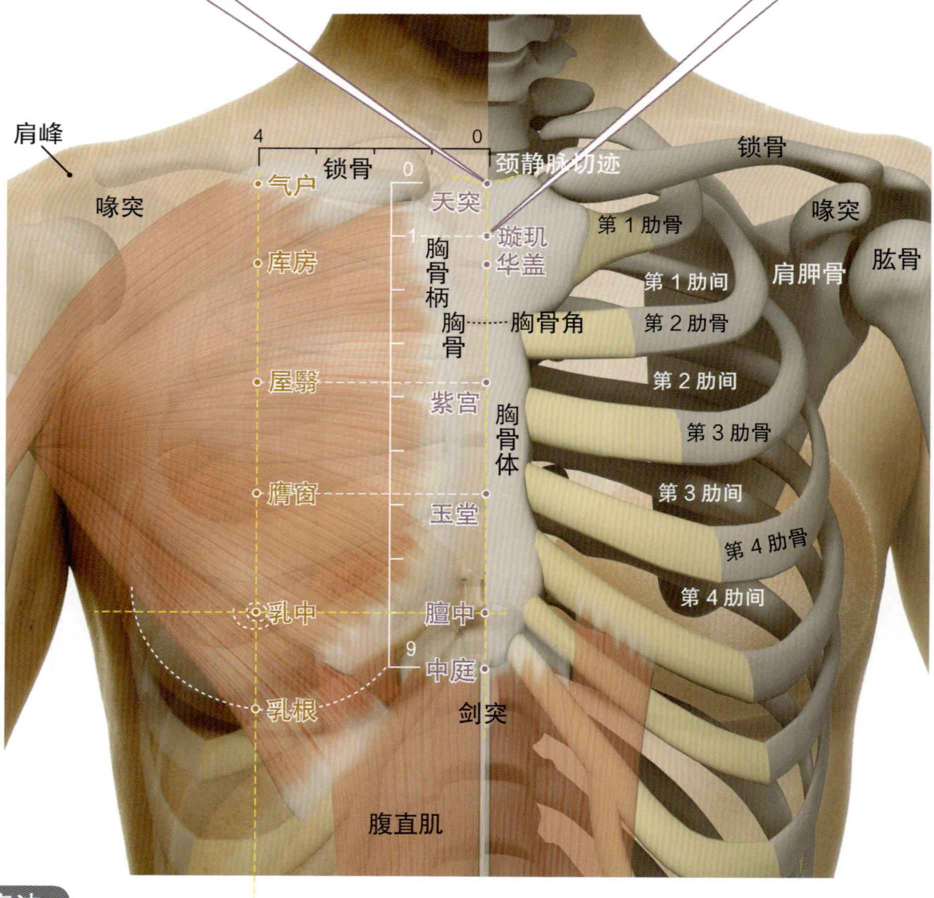

骨度法

两乳头间为 8 寸。

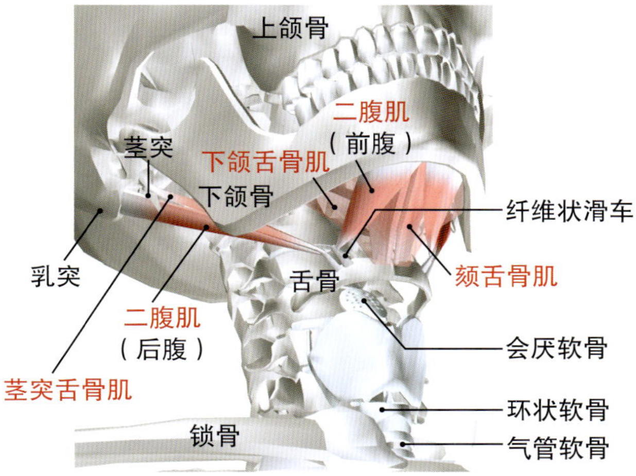

舌骨上肌群

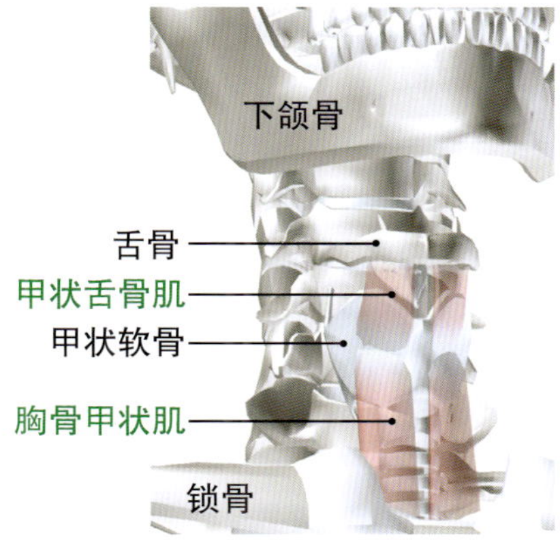

舌骨下肌群

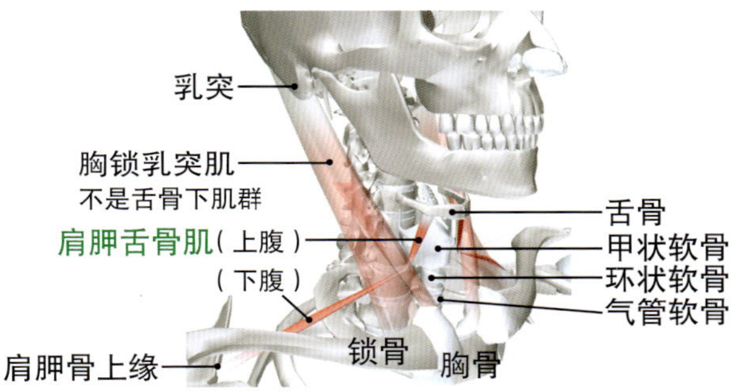

舌骨下肌群

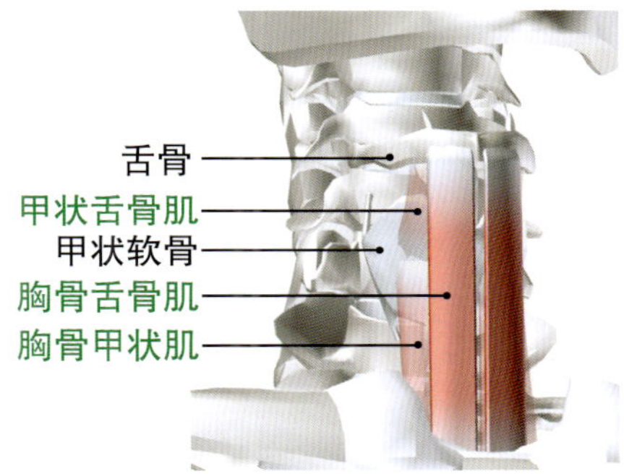

舌骨下肌群

舌骨上肌群与舌骨下肌群

以舌骨为中心，其上、下起始的肌群。功能是吞咽及发声。

肌群		起点	止点	支配神经	主要功能
舌骨上肌群	颏舌骨肌	下颌骨（颏棘）	舌骨体	C_1、C_2 前支	使舌骨向前方移动
	下颌舌骨肌	下颌舌骨线	舌骨体	下颌神经舌骨肌支	上提舌骨
	茎突舌骨肌	颞骨（茎突）	舌骨小角	面神经	上提舌骨
	二腹肌	颞骨（乳突）	下颌骨下缘	前腹：下颌神经 后腹：面神经	上提舌骨 降低颌骨
舌骨下肌群	甲状舌骨肌	甲状软骨	舌骨体	颈丛：C_1、C_2 的上根与 C_2、C_3 的下根吻合而成	使舌骨向甲状软骨移动
	胸骨舌骨肌	胸骨	舌骨体		降下舌骨
	胸骨甲状肌	胸骨	甲状软骨		降下甲状软骨
	肩胛舌骨肌	肩胛骨上缘	舌骨体		降下舌骨

胸骨从上方顺序为胸骨柄、胸骨体及剑突，从青春期到年轻的成年期、相互软骨性结合，随着年龄增长转变为骨性结合。第 2~7 肋骨与胸骨体构成关节，第 7 胸肋关节在胸骨体和剑突的结合处（上方是胸骨体，下方是剑突）。第 6、7 肋骨的切迹非常接近，几乎没有间隙。剑突因人而异，有的成人也可见软骨性结合。腹直肌及膈肌的一部分附着在剑突。

CV20 廉泉

定位：在颈前部，前正中线上，甲状软骨上缘上方，
舌骨上缘凹陷中。

【解剖】

- 皮肤：颈横神经（$C_{1\text{-}4}$）分布于颈部至肩部。
- 颈阔肌是由面神经肌支配的表情肌，可下拉口角。
- 胸壁内动脉、静脉（锁骨下动、静脉的分支）。
- 深层：胸骨柄。

廉泉的取穴方法

颈部微后屈，触摸到舌骨。舌骨上方的凹陷处即是。

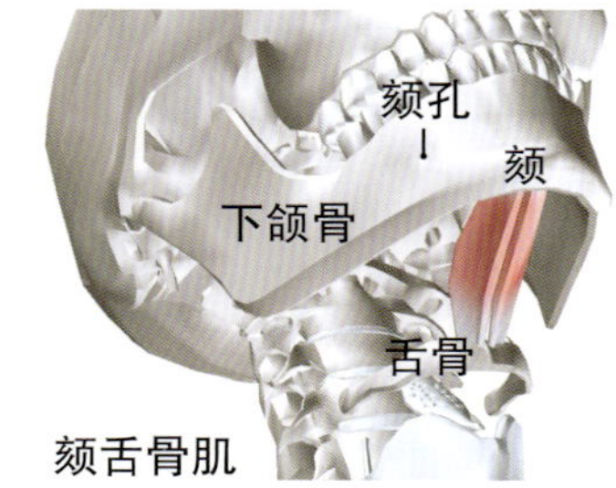

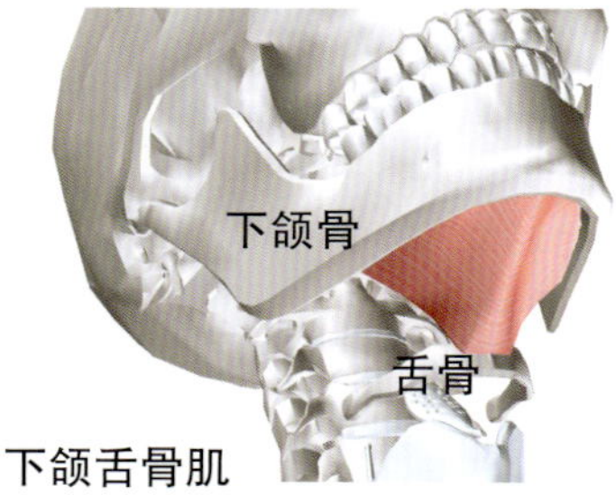

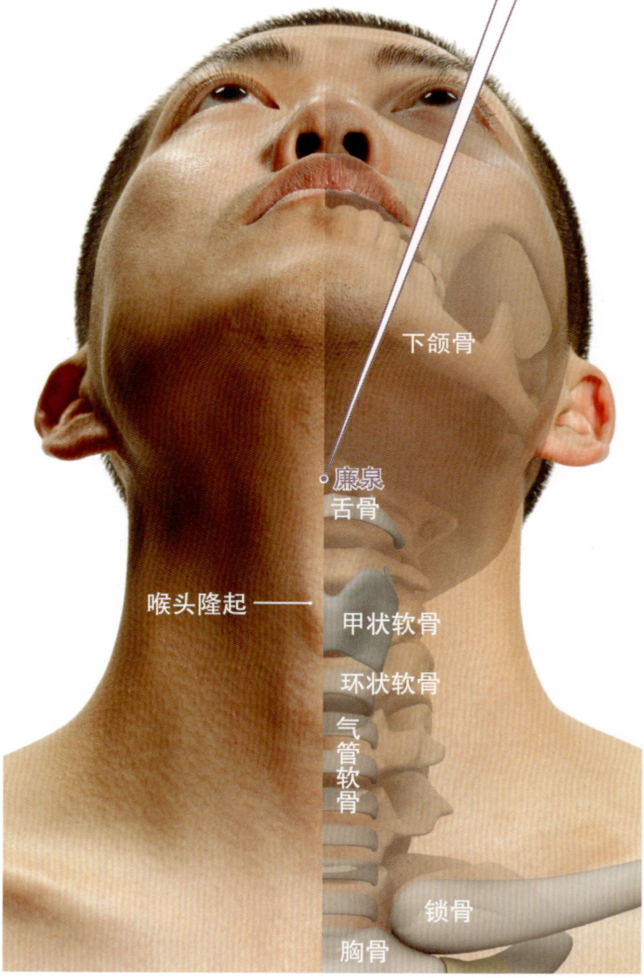

甲状腺与上、下甲状腺动脉

甲状腺实质主要由许多甲状腺滤泡组成。在人体胚胎初期，甲状腺原基底下降，通过"甲状舌管"与咽头连接。其后，甲状舌管消失，成为"舌盲管"。"甲状舌管囊胞"是发育过程中的甲状舌管的残存而成。下垂体的前叶激素 TSH 调节，甲状腺分泌 T3、T4，营养血管为甲状腺上动脉（颈外动脉第 1 支的分支）与甲状腺下动脉（锁骨下动脉分支的甲状颈动脉的支脉）。甲状腺下动脉主要营养甲状腺背侧的 4 个副甲状腺（上皮小体）。

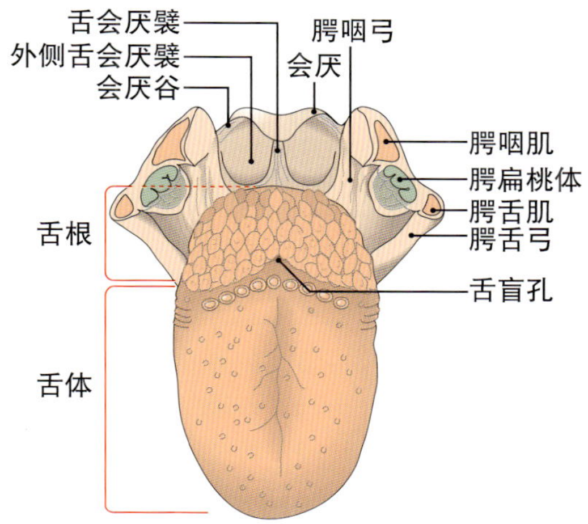

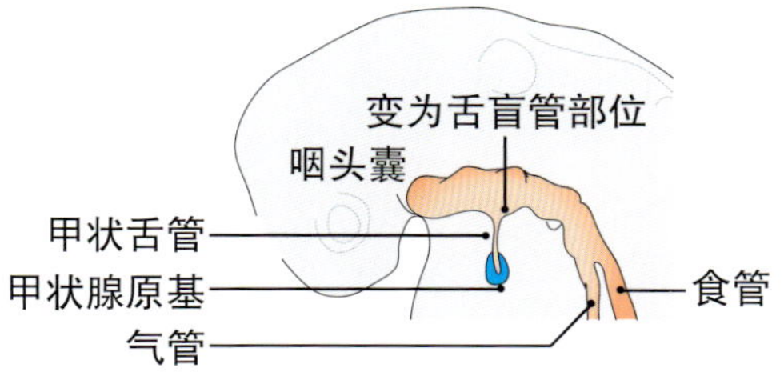

CV24 承浆

定位：在面部，颏唇沟的正中凹陷中。

【解剖】

- 皮肤：颏神经属下颌神经的分支，出颏孔。
- 口轮匝肌是由面神经肌支配的表情肌，可闭合口裂。
- 降下唇肌可降口角。
- 下唇动脉、静脉在咬肌前缘与下颌骨下缘的交点附近，可以触诊到。属面动、静脉的分支。

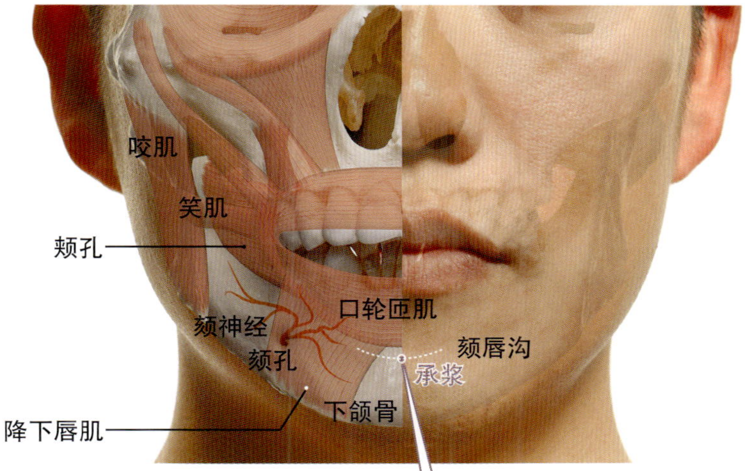

承浆的取穴方法

在面部正中线上，颏唇沟的正中凹陷中。

甲状软骨的凸出部的喉头隆起（喉结）称为"喉佛"。来源于火化后残留的第 2 颈椎（轴椎）的形状酷似坐禅的佛陀，甲状软骨火化后被高温烧尽。英语称喉头隆起（喉结）为"Adam's Apple"，意思是"亚当的苹果"，来源于亚当偷吃了禁忌果实——苹果，堵在喉部形成了喉头隆起（喉结）。其实圣经中记载的"分别善恶树上的果实"不是苹果，且堵在喉部之说也是后世的演义。

奇穴

头颈部穴

百会的取穴方法

前发际与后发际连线中点的前方1寸凹陷处。耳廓前折，两耳尖边线中点处。

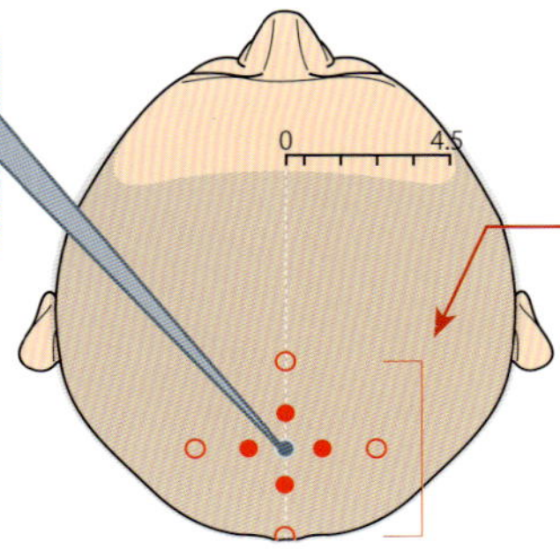

四神聪 EX-HN1

定位：当百会（GV20，督脉）为中心，前后左右各1寸或2.5寸，共4穴。现代文献中，多采用当百会前后左右各1寸处。

当阳 EX-HN2

定位：在头前部，当瞳孔直上，前发际上1寸处。

注：头临泣（GB15，胆经）上0.5寸处。

印堂 EX-HN3

定位：当两眉头之中间的凹陷处。

注：古代女性化妆时，会在此处点红色印记。

鱼腰 EX-HN4

定位：瞳孔直上，眉毛中。

注：将眉毛的形状比喻为鱼。

球后 EX-HN7

定位：当眶下缘外1/4与内3/4交界处（有不同说法）。

注：新穴。“球”指眼球。

头临泣的取穴方法

目视前方，瞳孔中央直上，神庭（GV24，督脉）与头维（ST8，胃经）连接的弧线上中点处。

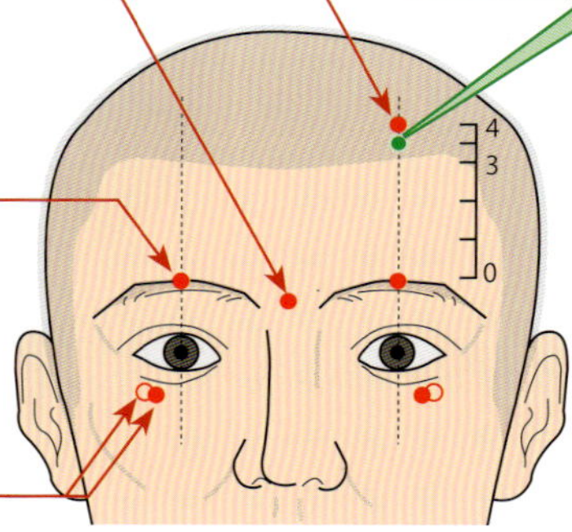

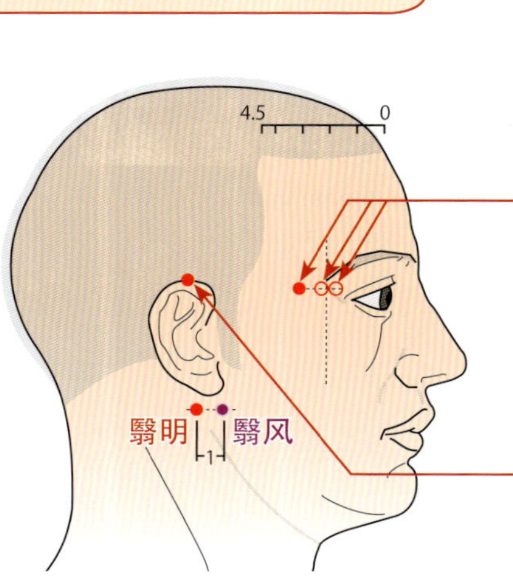

太阳 EX-HN5

定位：当眉梢与外眦之间，向后约1寸或外眦的静脉凹陷处（有不同说法）。现代文献中，多采用外眦向后约1寸。

耳尖 EX-HN6

定位：在耳廓的上方，当折耳向前，耳廓上方的尖端处。

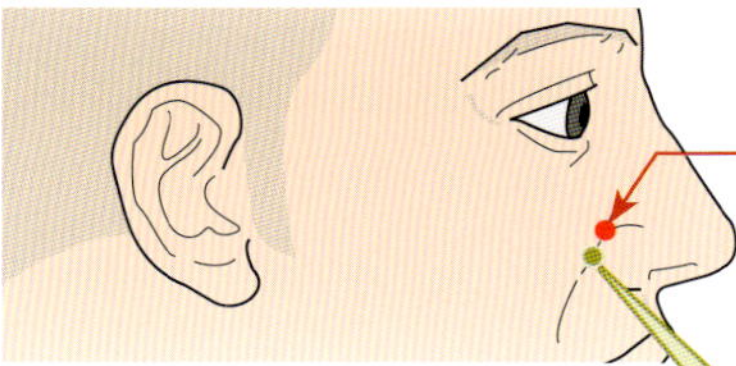

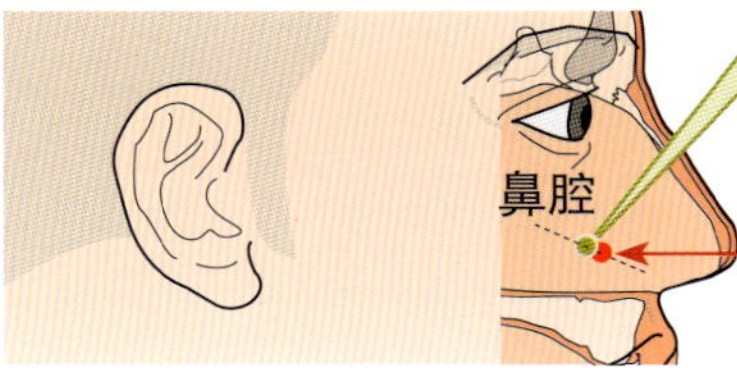

上迎香 EX-HN8

定位：当鼻翼软骨与鼻甲的交界处，近鼻唇沟上端、迎香（LI20，大肠经）之上。

迎香的取穴方法

横平鼻翼外缘中点，鼻唇沟中。另一说：在面部，鼻唇沟中，鼻翼外缘的下端。

内迎香 EX-HN9

定位：当鼻翼软骨，与迎香（LI20，大肠经）相对应，鼻甲交界的黏膜处。

聚泉 EX-HN10

定位：当舌背正中缝的中点处。

海泉 EX-HN11

定位：当舌下系带中点处。

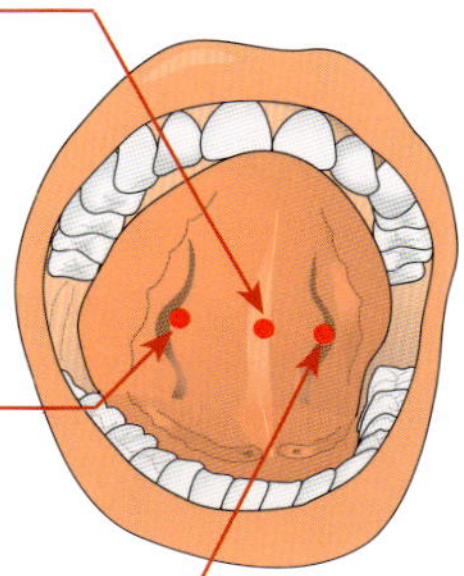

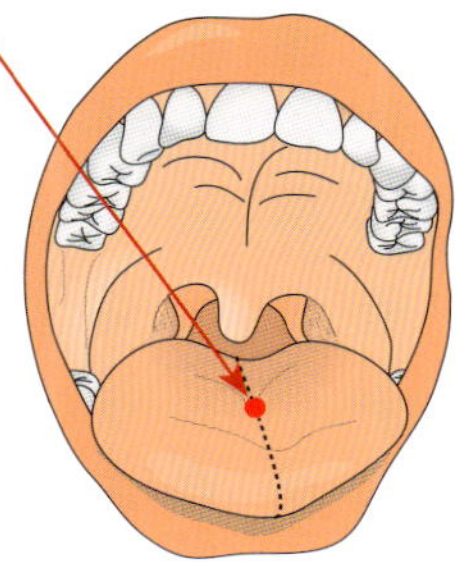

玉液 EX-HN13

定位：当舌下系带右侧的静脉上。
注：看到的紫色血管是静脉。左侧是金津。

金津 EX-HN12

定位：当舌下系带左侧的静脉上。
注：看到的紫色血管是静脉。右侧是玉液。

颈百劳 EX-HN15

定位：当大椎（GV14，督脉）直上 2 寸，后正中线旁开 1 寸处。

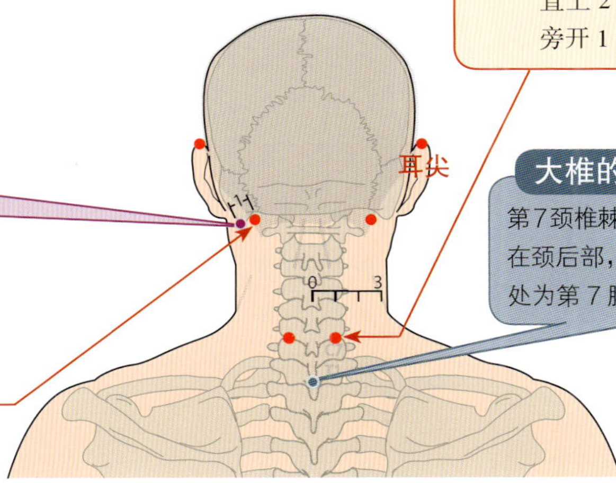

翳风的取穴方法

天容（SI17，小肠经）的上方，乳突下方与下颌支之间的凹陷处。

大椎的取穴方法

第7颈椎棘突下方凹陷处。在颈后部，通常最高隆起处为第 7 胸椎棘突。

翳明 EX-HN14

定位：当翳风（TE17，三焦经）后 1 寸处。
注：新穴。

关于本书记载的 WHO 国际标准的 48 个奇穴

WHO 目前已经规定了奇穴的数目（48 个）、名称及标记方法，至于穴位的标准定位及取穴方法，预计会在今后确定。本书按身体的不同部位分类，表述了奇穴的名称、标记方法与传统中医记载的奇穴定位。关于奇穴定位的表述方法，传统与现代文献记载一致的，穴点用“●”来标记，有不同说法的，用“○”来标记。不同说法中，现代文献记载多的，用“●”来标记。

胸腹穴

中极的取穴方法

神阙（CV8，任脉）下方 4 寸，曲骨（CV2，任脉）上方 1 寸处。

子宫 EX-CA1

定位：古籍文献认为，子宫当脐中下 4 寸，中极（CV3，任脉）旁开 2 寸或 3 寸处。后世的文献，中极旁开 0.5 寸。

注：中极旁开 0.5 寸是大赫（KI12，肾经），旁开 2 寸是归来（ST29，胃经）。

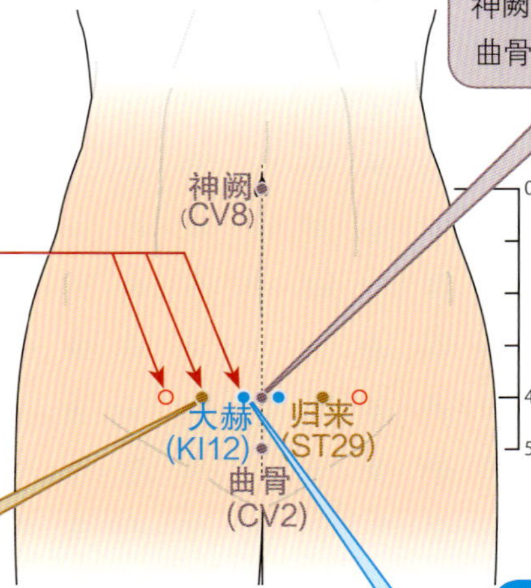

归来的取穴方法

天枢（ST25）下方 4 寸，水道（ST28）下方 1 寸，中极（CV3，任脉）外侧 2 寸，腹直肌上。

大赫的取穴方法

中极（CV3，任脉）外侧 0.5 寸处。

背部穴

大椎的取穴方法

第 7 颈椎棘突下方凹陷处。

在颈后部，通常最高隆起处为第 7 胸椎棘突。

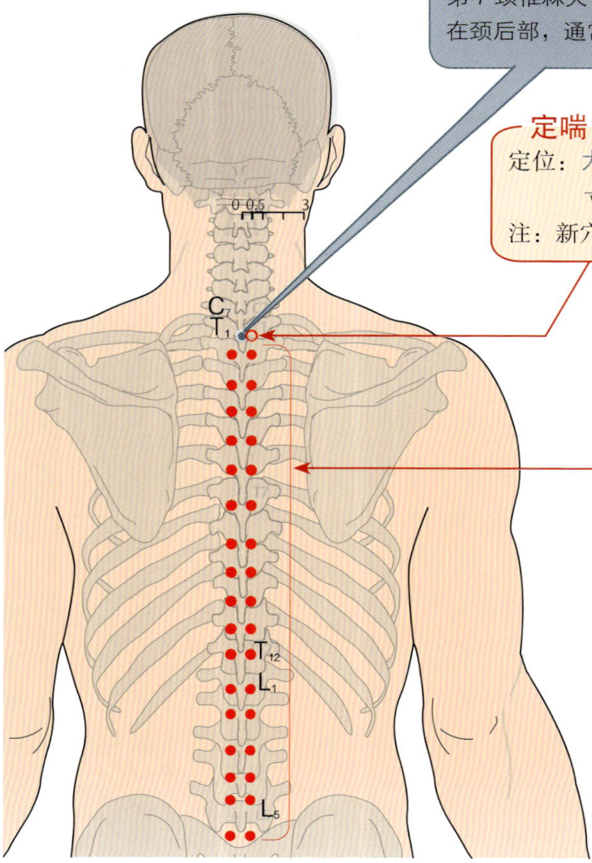

定喘 EX-B1

定位：大椎旁开 1.3~1.5 寸，或旁开 0.5 寸（2 种说法）。

注：新穴。

夹脊 EX-B2

定位：在背腰部，当第 1 胸椎至第 5 腰椎棘突下两侧，后正中线旁开 0.5 寸。

注：左右各 17 穴，合计 34 穴。“夹”的意思是从两肋相夹，即从两侧夹住脊柱，也称华佗夹脊穴。

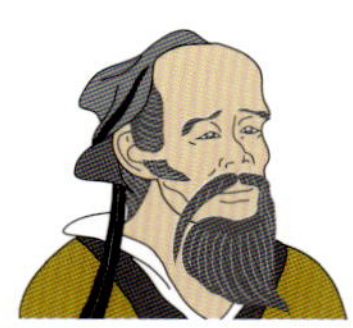

华佗（？ –208 年）

中国东汉传说中的名医。

与华佗有关的轶闻有他用“紫苏”使病人苏醒，为毒箭负重伤的关羽做手术等。一般认为，华佗夹脊穴的名称，乃后人所命名。

胃脘下俞 EX-B3

定位：当第 8 胸椎棘突下，旁开 1.5 寸处。

痞根 EX-B4

定位：当第 1 腰椎棘突下，旁开 3.5 寸处，或当第 12 胸椎棘突下，旁开 3.5 寸处，或当第 11 胸椎棘突下，旁开 3.5 寸处（3 种说法）。

肾俞的取穴方法

命门（GV4，督脉）旁开 1.5 寸处。

下志室 EX-B5

定位：第 3 腰椎棘突下，旁开 3 寸处。

腰宜 EX-B6

定位：在腰部，当第 4 腰椎棘突下，旁开 3 寸处。

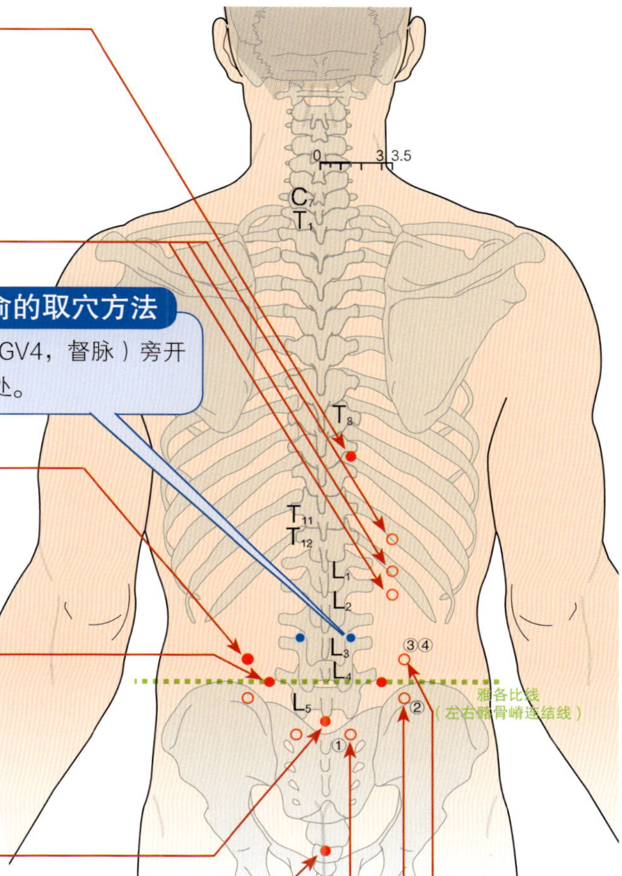

十七椎 EX-B8

定位：第 5 腰椎棘突下。

注：12 个胸椎加 5 个腰椎，合计为 17 个脊椎，该穴在其之下。

腰奇 EX-B9

定位：当尾骨端直上 2 寸处。

注：新穴。据《中医杂志》（1955 年）记载腰奇位于尾骨端直上 3 寸处，其定位与腰俞（GV2，督脉）重叠或极为接近。

腰眼 EX-B7

定位：肾俞（BL23，膀胱经）下 3 寸，腰椎棘突下旁开约 1.5 寸；第 4、5 腰椎外侧凹陷中；俯卧位，两手上举时，第 3 腰椎棘突下旁开 3~4 寸；使患者两手上举时，左右腰部的凹陷处（4 种说法）。

原则上，隶属于经脉的穴位定义为经穴，没有隶属经脉的穴位定义为奇穴。奇穴可以理解为传承下来的、临床有效的经验穴，也可以称为特定穴。虽然没有所属脏腑，但是，疗效显著，对特定的疾患有特殊的效果，有特别的取穴方法。

上肢穴

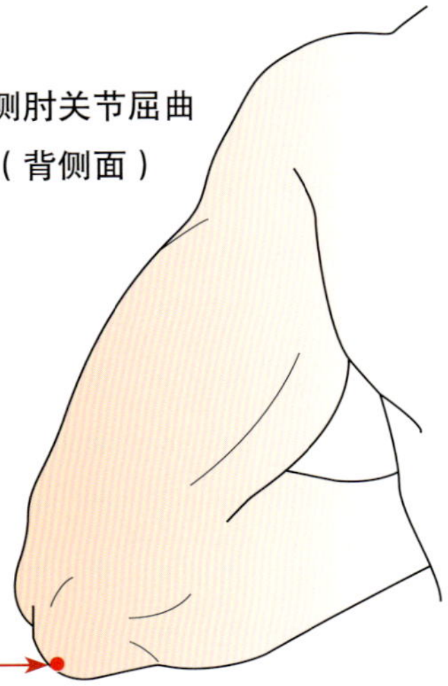

肘尖 EX-UE1

定位：在肘后部，屈肘，当尺骨鹰嘴的尖端。

二白 EX-UE2

定位：腕横纹上4寸，桡侧腕屈肌腱的两侧各1穴，合计2穴。

中泉 EX-UE3

定位：在腕背侧横纹中，阳溪（LI5，大肠经）与阳池（TE4，三焦经）中间的凹陷处。

阳溪的取穴方法

拇长伸肌腱与拇短伸肌腱之间，拇指充分外展，伸展时出现的凹陷处，桡骨与手舟骨之间即是。

阳池的取穴方法

沿第4、5掌骨之间上滑的抵触处，与阳溪（LI5，大肠经）、阳谷（SI5，小肠经）平齐处即是。抵抗外力，伸展腕关节时，容易触到（总）指伸肌腱。

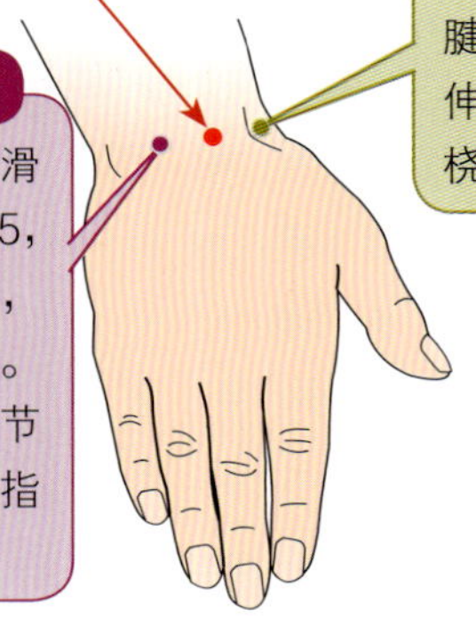

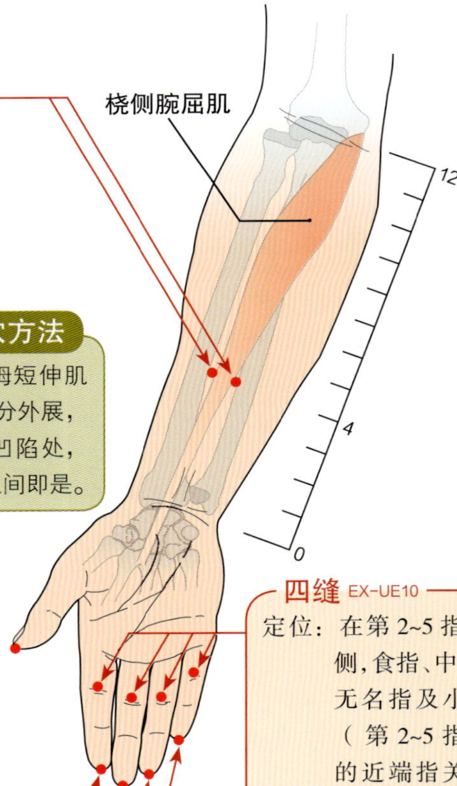

四缝 EX-UE10

定位：在第2~5指掌侧，食指、中指、无名指及小指（第2~5指）的近端指关节的中央，一侧4穴。

十宣 EX-UE11

定位：在手指尖端，距指甲游离缘0.1寸（指寸），左右共10穴。

中魁 EX-UE4

定位：在中指（第3指），屈指时，当背侧近侧指间关节的中点处。

大骨空 EX-UE5

定位：在拇指（第1指）背侧指间关节的中点处。

小骨空 EX-UE6

定位：在小指（第5指）背侧近侧指间关节的中点处。

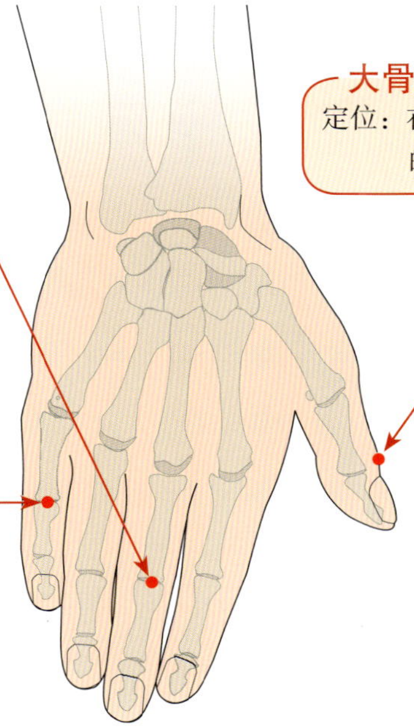

腰痛点 EX-UE7

定位：在手背侧，当第2、3掌骨及第4、5掌骨之间，当腕横纹与掌指关节中点处，一侧2穴。

外劳宫 EX-UE8

定位：在手背侧，第2、3掌骨之间，掌指关节后1/3凹陷处，与劳宫（PC8，心经）相对应。

注：也称“落枕”。

八邪 EX-UE9

定位：在手背侧，微握拳，第1~5指间，指蹼缘后方赤白肉际处，左右共8穴。

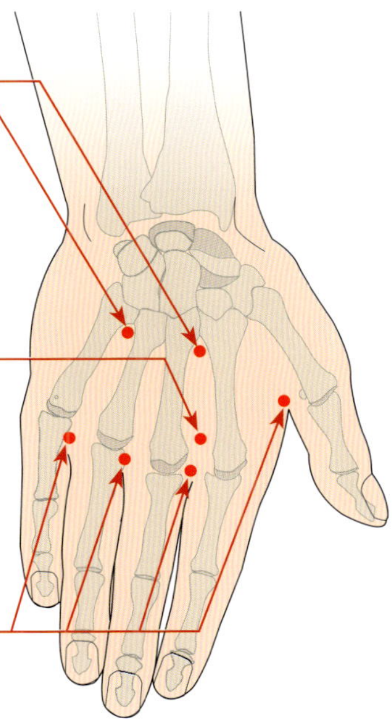

奇穴的数目比正经的经穴多。WHO认定的正经的经穴为361穴，但是，古代传承下来的奇穴加上新认定的新穴，临床上使用的超过1000个。

下肢穴

梁丘的取穴方法

大腿肌群收缩时，股直肌和股外侧肌轮廓清晰可见，梁丘在股直肌和股外侧肌之间，髌底上 2 寸，阴市（ST33）直下 1 寸。

髋骨 EX-LE1

定位：在髌骨上方，当梁丘（ST34，胃经）两旁各 0.5 寸或 1.5 寸。现代文献中，多采用梁丘的外侧 1.5 寸一侧穴。

鹤顶 EX-LE2

定位：在髌骨尖上部，膑底的中点上方 1 寸，或髌骨尖上部的凹陷处（3 种说法）。

注：髌骨的形状与“鹤顶”相似。

阑尾 EX-LE7

部位：在小腿前侧上部，当足三里（ST36，胃经）下 1.5 寸或 2 寸。

注：新穴。“虫垂”中文称“阑尾”。

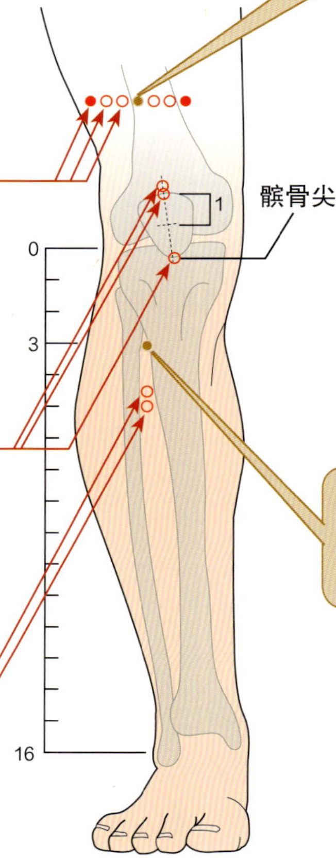

足三里的取穴方法

犊鼻（ST35）下 3 寸，腓骨头与胫骨粗隆之间，胫骨前肌上。

犊鼻的取穴方法

微屈膝，髌韧带外侧凹陷中。

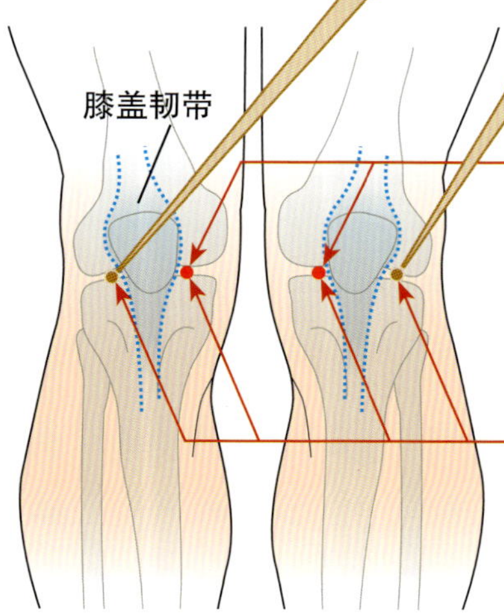

内膝眼 EX-LE4

定位：屈膝，在髌韧带内侧凹陷处。

注：外侧是犊鼻（ST35，胃经）。

膝眼 EX-LE5

定位：屈膝，在髌韧带两侧凹陷处，左右合计 4 穴。

注：外侧是犊鼻（ST35，胃经），内侧是内膝眼。

膝内 EX-LE3

定位：在髌骨底内侧上方2寸或3寸的凹陷处。但是，其上方2寸是血海（SP10，脾经），所以也有文献认为与血海是同一穴。

注：也称“百虫窝”。

血海的取穴方法

髌骨底内侧上方2寸，股内侧肌隆起处。

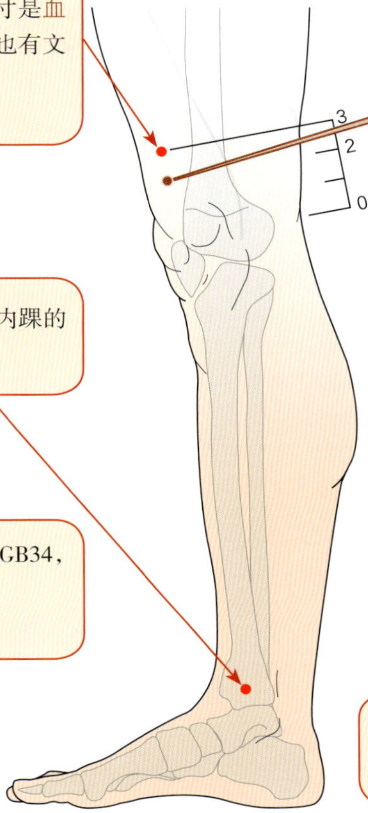

内踝尖 EX-LE8

定位：在胫骨下端的足内侧面，内踝的凸起处。

胆囊 EX-LE6

定位：在小腿外侧上部，阳陵泉（GB34，胆经）下方1~2寸。

注：新穴。

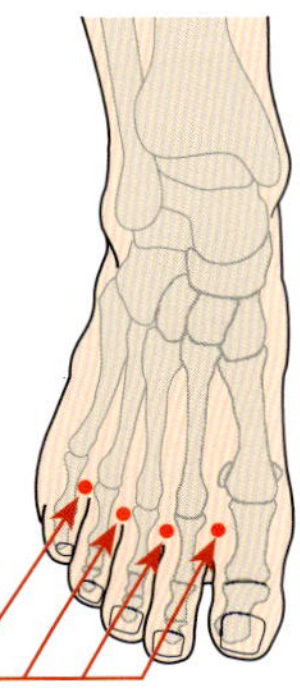

八风 EX-LE10

定位：在足背侧，第1~5趾间，趾蹼缘后方赤白肉际处，左右共8穴。

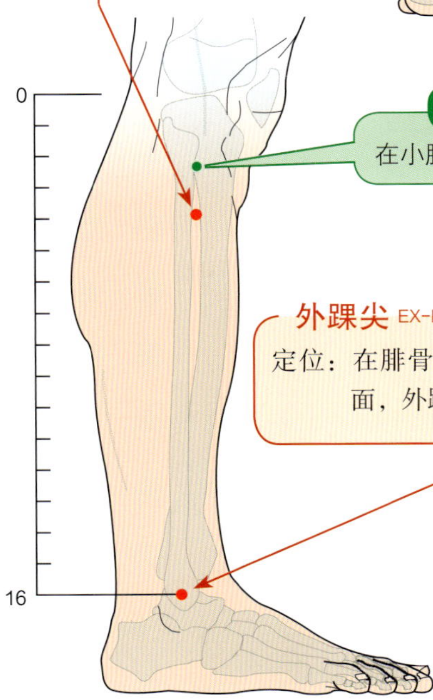

阳陵泉的取穴方法

在小腿外侧，腓骨头前下方凹陷中。

外踝尖 EX-LE9

定位：在腓骨下端的足外侧面，外踝的凸起处。

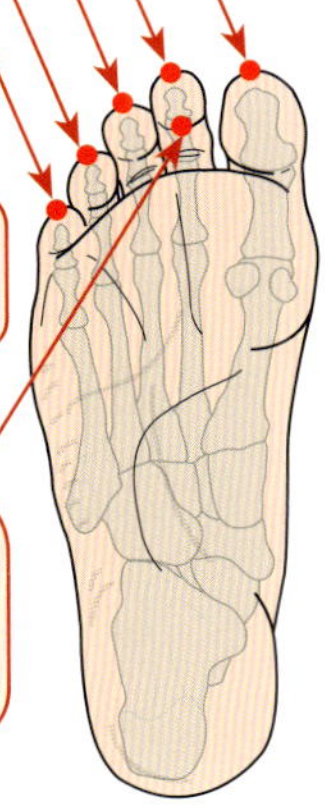

气端 EX-LE12

定位：在第1~5趾尖端中央处。

独阴 EX-LE11

定位：第2趾远端趾间关节横纹的中央处。

奇穴与新穴的定义

奇穴指1900年以前文献记载的、使用频率高的穴位。

新穴指1900年以后文献记载的、临床确有疗效的穴位。

穴位处方一览

（西）：依据西医学概念所下的经穴处方

（中）：中医病证的经穴处方

头痛

（西）头痛

紧张性头痛：天柱、风池、肩井、悬颅、完骨。

偏头痛：天柱、完骨、口和髎、阳白、颔厌。

（中）气血虚型头痛

百会、心俞、脾俞、三阴交、血海、上星。

（中）痰浊型头痛

中脘、丰隆、合谷、百会、头维、足三里、阳陵泉。

面神经麻痹

（西）面神经麻痹

阳白、四白、地仓、翳风、天柱、瞳子髎。

（中）风寒型面神经麻痹

地仓、颊车、阳白、四白、攒竹、下关。

颜面痛

（西）非特异性颜面痛

颜面：四白、攒竹。

颈部：人迎、水突。

（西）特异性三叉神经痛

第 1 支：阳白、攒竹、曲差、头维。

第 2 支：四白、承泣、巨髎、迎香。

第 3 支：大迎、颊车、地仓、承浆。

（中）阴虚型颜面痛

照海、三阴交、风池、太溪。

（中）肝（胃）火型颜面痛

内庭、阳陵泉、蠡沟、大陵、合谷。

眩晕

（西）眩晕

口和髎、完骨、头窍阴、风池、肩井、内关。

（中）气血两虚型眩晕

百会、脾俞、膈俞、足三里、三阴交、气海。

（中）肝阳上亢型眩晕

风池、侠溪、阳辅、太冲、太溪、肝俞、肾俞。

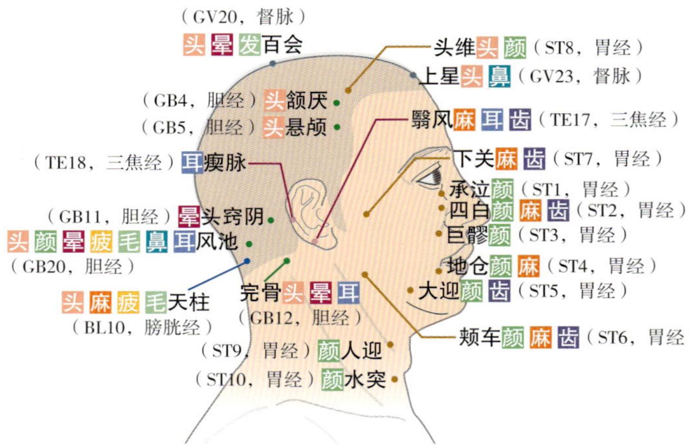

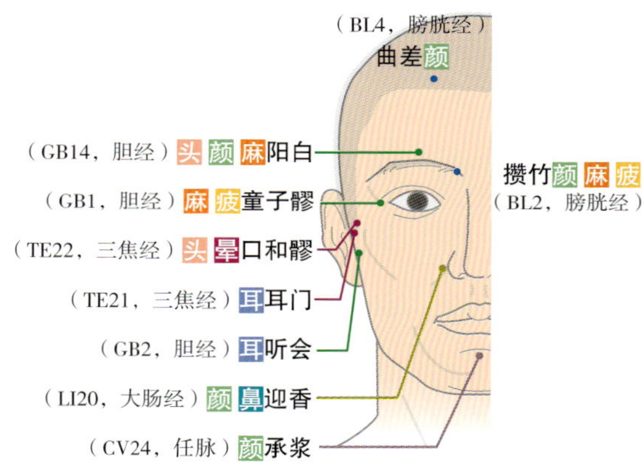

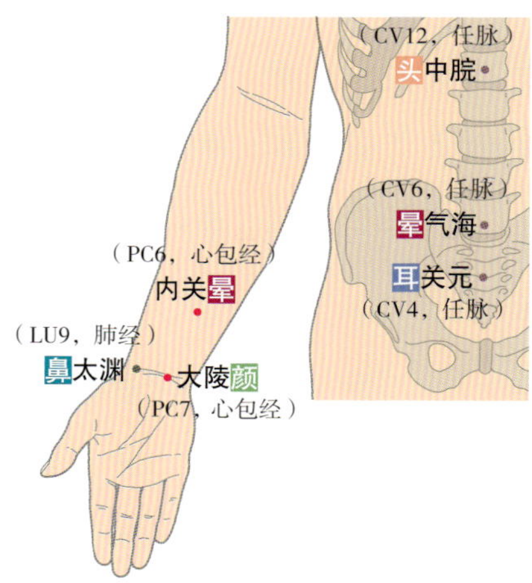

在日本头痛的发病频率很高，每 3~4 人中，便有 1 人会有头痛。病因多种多样，有精神的、身体紧张刺激的紧张性头痛，脑血管及血流、5- 羟色胺神经传导物质分泌异常的偏头痛，也有脑出血、（脑）脊髓膜炎及脑肿瘤等有生命危险的症状引起的头痛等。

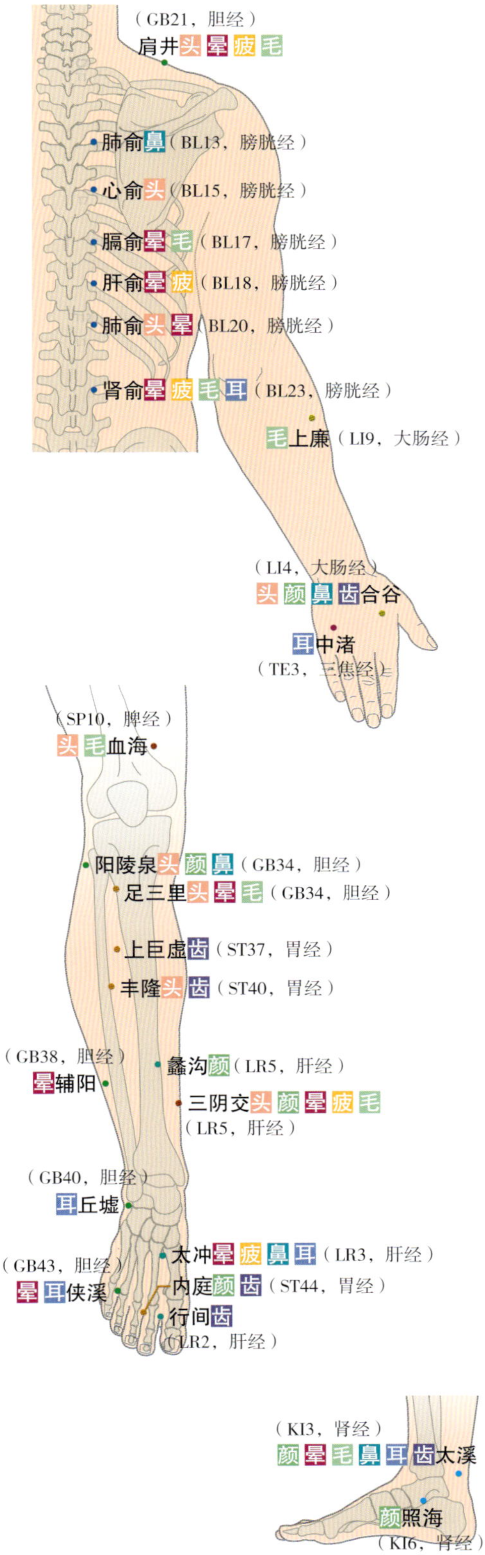

视疲劳

（西）视疲劳

攒竹、风池、瞳子髎、天柱、肩井。

（中）肝血虚、肝肾阴虚型视疲劳

太冲、三阴交、攒竹、风池、肾俞。

脱发

（西）斑秃

天柱、肩井、风池、百会。

（中）肝肾阴虚型脱发

太溪、肾俞、上廉、足三里、风池。

（中）血瘀型脱发

膈俞、三阴交、血海、风池、上廉。

鼻塞、鼻涕

（西）过敏性鼻炎、血管运动性鼻炎

迎香、攒竹、风池、上星。

（中）肺气虚型鼻渊

上星、迎香、肺俞、太渊、太溪、合谷。

（中）肝胆郁热型鼻渊

太冲、风池、阳陵泉、上星、迎香、合谷。

耳鸣、听力障碍

（西）无听力障碍的耳鸣

耳门、听会、翳风、完骨、风池、瘈脉。

（中）肾精不足型耳鸣、听力障碍

翳风、听会、肾俞、关元、太溪、侠溪。

（中）肝火型耳鸣、听力障碍

翳风、听会、侠溪、中渚、太冲、丘墟。

齿痛

（西）牙周炎

大迎、下关、翳风、四白。

（中）肾阴虚型齿痛

下关、颊车、合谷、太溪、行间。

（中）实火型齿痛

下关、颊车、合谷、内庭、上巨虚、丰隆。

咳嗽

（西）感冒症候群

天突、大杼、尺泽、厥阴俞。

（中）肺肾阴虚型咳嗽

肺俞、肾俞、膏肓、尺泽、照海、太溪。

（中）肺火型咳嗽

肺俞、鱼际、尺泽、行间、阳陵泉、太冲。

喘息

（西）支气管喘息

天突、中府、身柱、肺俞、膈俞、大椎。

（中）肾气虚型哮喘

肺俞、太渊、肾俞、太溪、足三里、命门、尺泽、照海、太溪。

（中）痰热型哮喘

合谷、丰隆、膻中、中府、孔最、大陵。

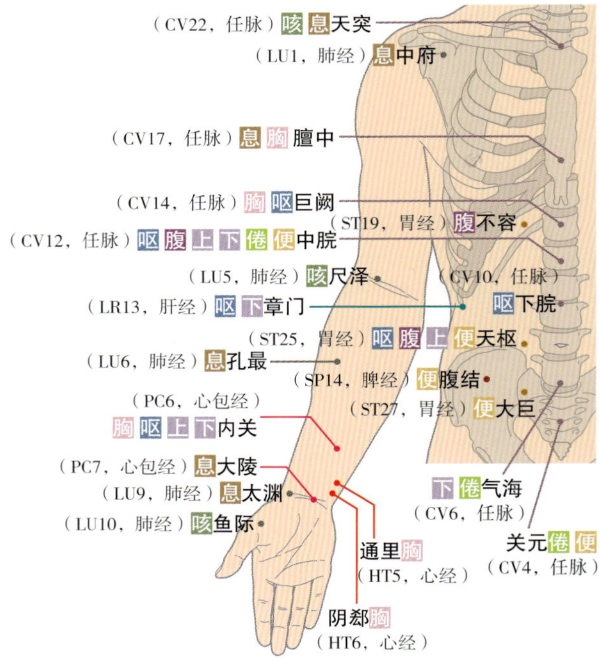

胸痛

（西）特发性肋间神经痛

前皮支：肋肩间部的胸骨旁边（胸骨点）。

外侧皮支：前腋窝上的肋肩间部（腋窝点）。

后支：棘突的外侧 3cm 处（脊柱点）。

（中）阳虚型胸痛

心俞、厥阴俞、膻中、内关、通里。

（中）瘀血型哮喘

心俞、膈俞、膻中、巨阙、阴郄、三阴交。

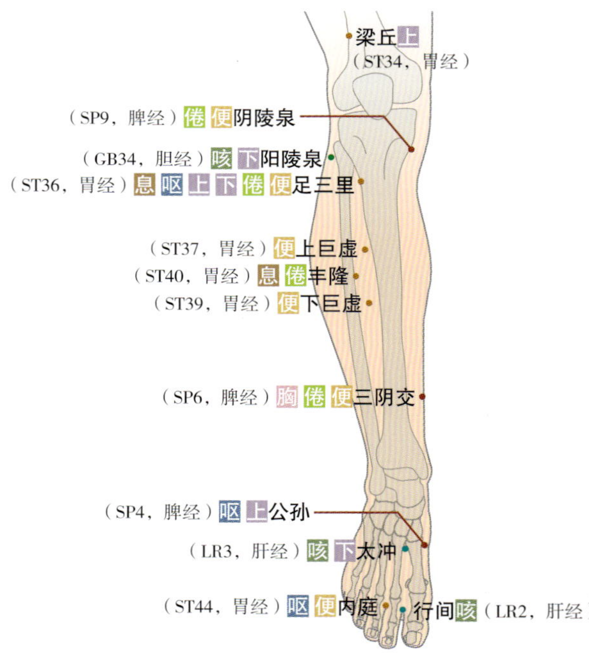

恶心与呕吐

（西）急性、慢性胃炎

巨阙、中脘、天枢、内关。

膈俞、肝俞、脾俞（胃之六灸）。

（中）脾胃虚型恶心、呕吐

中脘、内关、足三里、脾俞、章门、公孙。

（中）食滞型恶心、呕吐

下脘、内关、足三里、天枢、内庭、中脘、公孙。

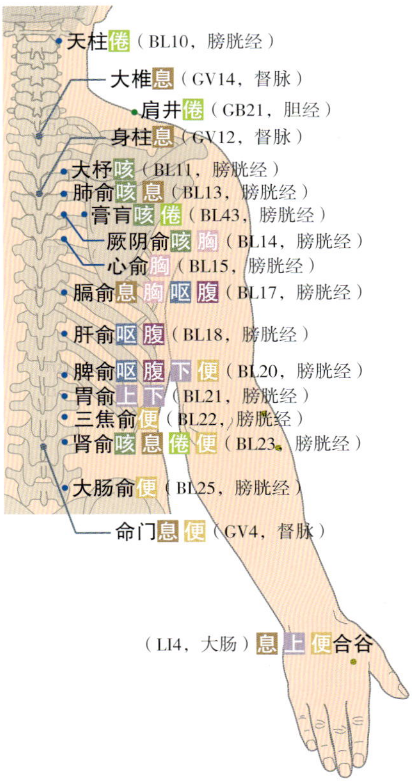

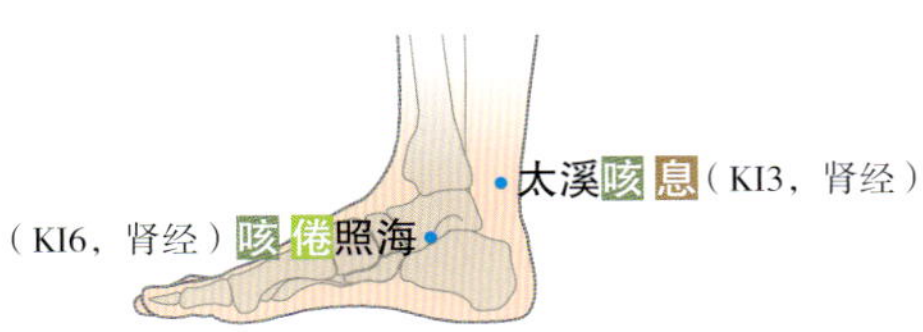

腹痛

（西）心引性、慢性消化系统疾患

腹部：中脘，天枢，不容。

背部：膈俞、肝俞、脾俞（胃之六灸）。

上腹部痛

（西）心因性、慢性消化系统疾患

腹部：中脘、天枢、不容。

背部：膈俞、肝俞、脾俞（胃之六灸）。

（中）脾胃虚寒型胃脘痛

胃俞、中脘、足三里、内关、公孙、天枢。

（中）寒邪型胃脘痛

中脘、足三里、内关、公孙、梁丘、合谷。

下腹部痛

（中）脾阳虚型腹痛

脾俞、胃俞、章门、中脘、足三里、气海。

（中）肝郁型腹痛

章门、太冲、内关、中脘、气海、阳陵泉。

疲劳与倦怠

（西）生理性疲劳

肩井、中脘、肾俞、手三里、足三里、天柱。

（中）脾气虚型倦怠

关元、气海、中脘、足三里、三阴交、膏肓。

（中）痰湿型倦怠

关元、中脘、阴陵泉、足三里、丰隆、照海。

便秘与腹泻

（西）习惯性便秘、过敏性肠炎

腹结、天枢、三焦俞、大肠俞、大巨。

（中）气虚、血虚型便秘

脾俞、大肠俞、三阴交、上巨虚、足三里、关元。

（中）胃肠（热）型便秘

合谷、曲池、内庭、天枢、上巨虚、足三里。

（中）肾阳虚型腹泻

中脘、天枢、脾俞、肾俞、命门、足三里。

（中）湿热型腹泻

天枢、合谷、阴陵泉、上巨虚、下巨虚、中脘。

中医学中，称“便秘”为“大便秘结”，病因归结为4种。①嗜好辛辣食物，导致津液损伤引起的热秘。②情志失调、气机紊乱导致肠的蠕动功能紊乱的气秘。③病后、产后及气血亏虚，肠的蠕动功能低下、肠液不足的虚秘。④体质虚弱者及老人，下焦（肠）阳虚，温煦功能低下的冷秘。

月经不调

（西）经前紧张征、月经不调

关元、肾俞、次髎、三阴交、上髎。

（中）气虚型月经先期

关元、气海、血海、足三里、脾俞、三阴交。

（中）郁热型月经先期

关元、行间 、血海 、地机。

（中）血虚型月经后期

气海、气穴、三阴交、脾俞、膈俞、足三里。

（中）寒邪型月经后期

气海、气穴、三阴交、归来、天枢。

（中）肾虚型月经不调

关元、三阴交、肾俞、太溪、水泉、血海。

（中）肝郁型月经不调

肝俞、期门、太冲、中极、三阴交、关元。

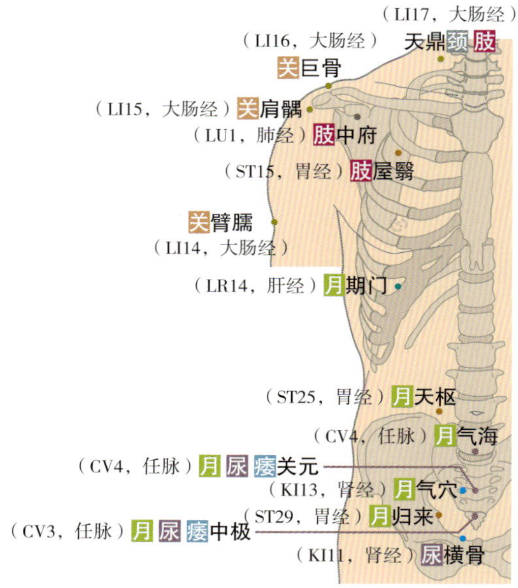

排尿障碍

（西）慢性前列腺炎、神经性膀胱炎

中极、横骨、肾俞、次髎、三阴交、关元。

（中）肾阳虚型癃闭

阴谷、肾俞 、三焦俞、次髎、三阴交、关元。

（中）膀胱湿热型癃闭

阴陵泉、三阴交、膀胱俞、中极、次髎、中枢。

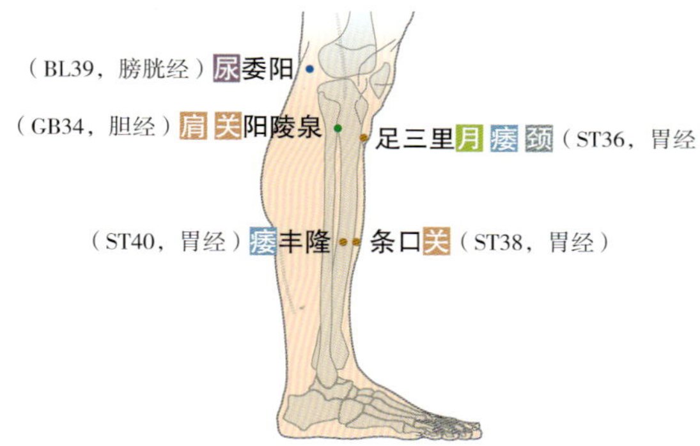

阳痿

（西）心因性阳痿

次髎、中髎、肾俞、中极、志室。

（中）命门火衰型阳痿

关元、命门、肾俞、太溪、三阴交。

（中）湿热型阳痿

中枢、肾俞、膀胱俞、三阴交、阴陵泉、足三里、丰隆。

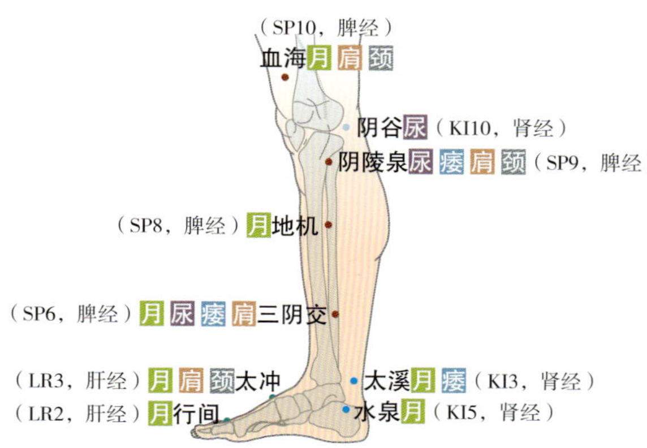

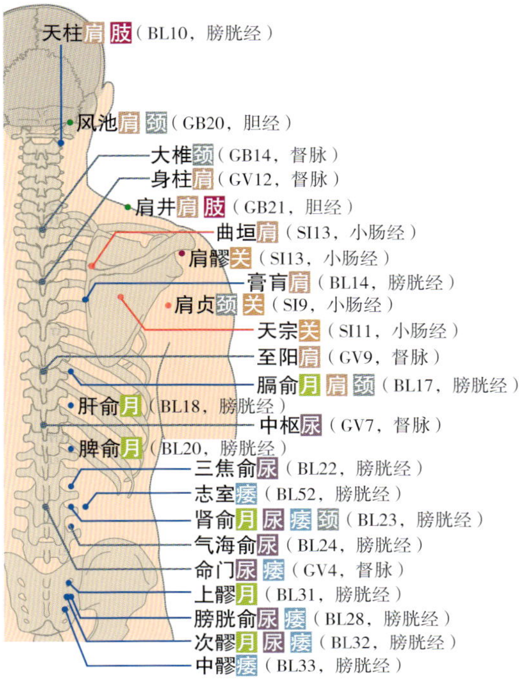

肩膀酸痛

（西）肩膀酸痛

天柱、风池、肩井、膏肓、身柱、曲垣。

（中）肝血虚型肩凝

至阳、天柱、肩井、三阴交、血海、阴陵泉。

（中）气滞血瘀型肩凝

至阳、肩井、膈俞、太冲、阳陵泉、血海。

颈肩腕痛

（西）颈椎病、颈肩腕痛

风池、大椎、天鼎、肩贞、曲池。

（中）行痹

风池、膈俞、血海、太冲。

（中）痛痹

肾俞、关元。

（中）着痹

阴陵泉、足三里。

（中）热痹

大椎、曲池、合谷。

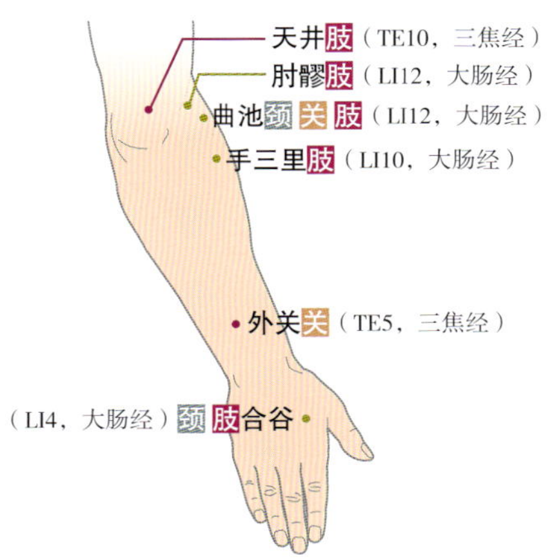

肩关节痛

（西）肩周炎

肩髃、肩髎、肩贞、臂臑、天宗。

（中）经络型肩关节痛

肩髃、肩髎、肩贞、曲池、外关。

（中）经筋型肩关节痛

肩髃、肩髎、肩贞、条口、阳陵泉。

上肢痛

（西）胸廓出口综合征

天鼎、屋翳、中府、天柱、肩井。

（中）肘劳

曲池、手三里、合谷、肘髎、天井。

中医认为，肩膀酸痛的病因有过度用眼导致视疲劳、气血运行不畅、肝血虚（肝开窍于目）导致的肩膀酸痛；也有精神抑郁、气滞导致肩部血行障碍的肩膀酸痛。

腰及下肢痛

（西）急性腰扭伤、腰椎间盘突出、腰椎退行性改变

脾俞、胃俞、肾俞、志室、大肠俞、次髎。

（西）根性坐骨神经痛

胞肓、殷门、承筋、阳陵泉、足三里、环跳。

（中）急性气血阻滞型腰痛

肾俞、委中、环跳、大肠俞 、腰阳关。

（中）慢性寒湿型腰痛

太阳型：肾俞、环跳、大肠俞、委中、昆仑。

少阳型：大肠俞、环跳、风市、阳陵泉、飞扬。

（中）慢性肾虚型腰痛

大肠俞、环跳、委中、肾俞、太溪、命门。

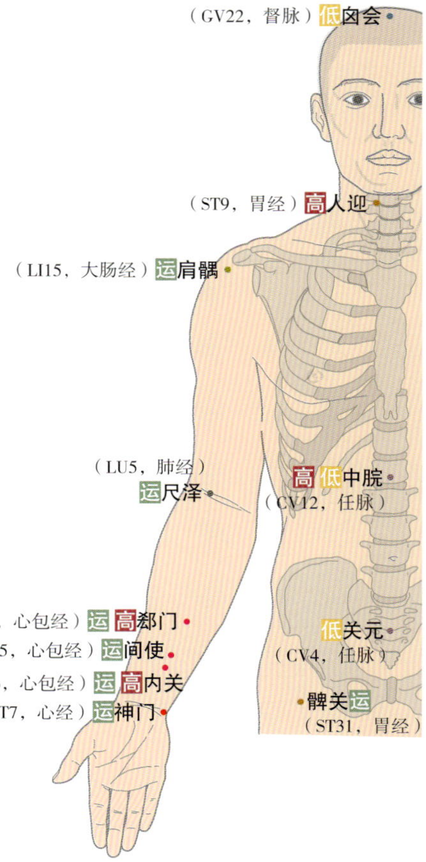

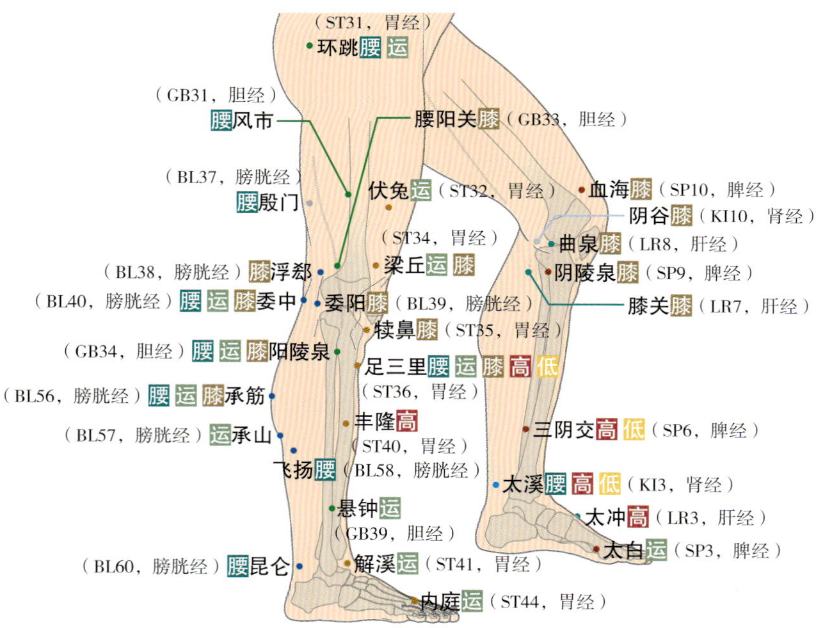

膝痛

（西）变形性膝关节痛

梁丘、血海、委中、犊鼻。

（中）膝痛

足三里、犊鼻、梁丘、阳陵泉、腰阳关、阴陵泉、膝关、环跳、曲泉、阴谷、浮郄、委阳、委中。

很多疾病可以引起腰痛，但是最多见的原因是腰椎间盘突出。腰椎间盘突出的基本病机是伴随年龄增长、椎间盘的退行性病变，有脊柱缓冲作用的椎间盘变形后压迫了后面的神经根，引起腰痛、下肢的麻痹、感觉障碍及肌力低下等症状。大多数患者经过 3 个月左右的保守治疗（静养、药物疗法、康复疗法等），症状会减轻。

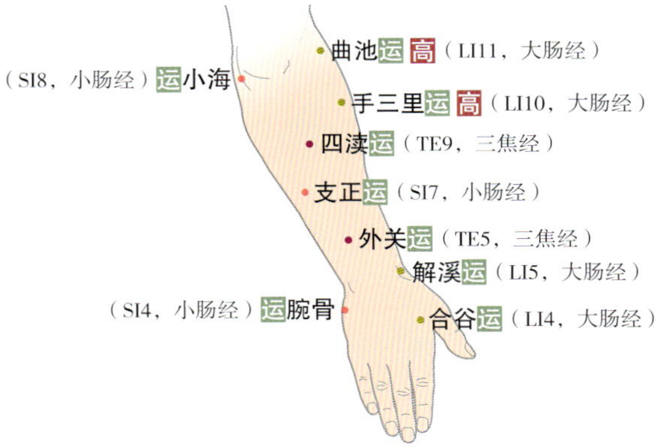

运动麻痹

（西）脑血管病变后遗症

天柱、曲池、合谷、伏兔、足三里、解溪。

（西）末梢神经麻痹

桡神经麻痹：曲池、手三里、合谷、四渎。

正中神经麻痹：郄门、间使、内关。

尺神经麻痹：小海、支正、神门、腕骨。

总腓神经麻痹：阳陵泉、悬钟、足三里。

胫神经麻痹：承筋、承山、委中。

（中）肝肾阴虚、湿热型运动麻痹

上肢：肩髃、曲池、手三里、外关、合谷、阳溪。

下肢：环跳、伏兔、梁丘、足三里、解溪、髀关。

肺热：尺泽、肺俞。

湿热：阳陵泉、内庭、脾俞。

脾胃虚弱：脾俞、胃俞、太白。

肝肾阴虚：肝俞、肾俞、悬钟、阳陵泉。

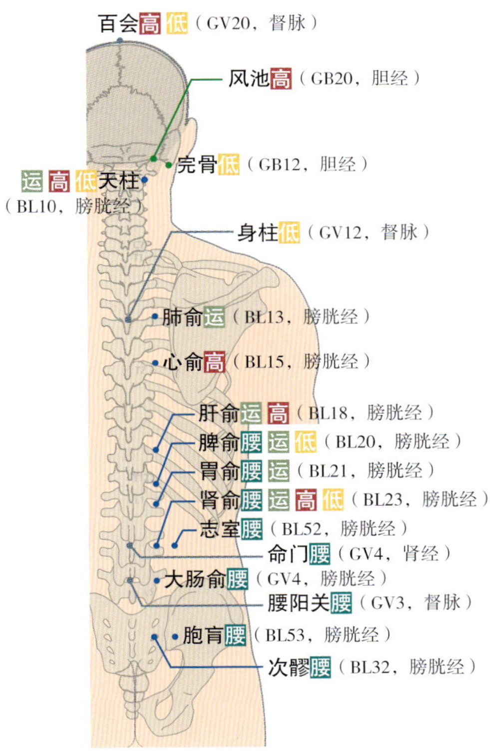

高血压

（西）原发性高血压

天柱、人迎、心俞、肾俞、郄门、百会。

（中）阴虚阳亢型高血压

风池、曲池、内关、三阴交、太溪、肝俞。

（中）痰浊型高血压

风池、丰隆、足三里、太冲、中脘。

低血压

（西）原发性低血压

完骨、中脘、身柱、脾俞、囟会、天柱。

气虚型低血压

百会、肾俞、脾俞、关元、足三里。

气阴两虚型低血压

脾俞、肾俞、足三里、太溪、三阴交。

食欲不振

（西）胃神经症

中脘、巨阙、膈俞、脾俞、百会、胃俞。

（中）胃阴虚型食欲不振

足三里、解溪、太溪、胃俞。

（中）脾胃湿热型食欲不振

中脘、足三里、曲池、阴陵泉 、三阴交。

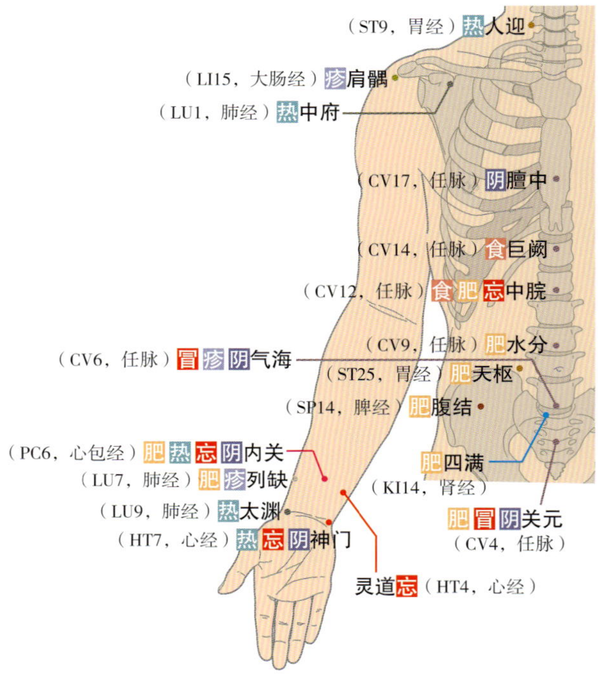

肥胖

（西）单纯性肥胖

天枢、脾俞、肾俞、曲池、足三里、关元。

（中）气虚型肥胖

内关、列缺、丰隆、三阴交、水分、天枢、太溪。

（中）痰湿型肥胖

曲池、支沟、三阴交、内庭、四满、腹结、中脘、丰隆。

发热

（西）慢性扁桃体炎

肩井、肾俞、中府、人迎、合谷。

（中）阴虚型发热

神门、心俞、太溪、肾俞、三阴交、内关、天枢、太溪。

（中）瘀血型发热

心俞、膈俞、太渊、内关、太冲。

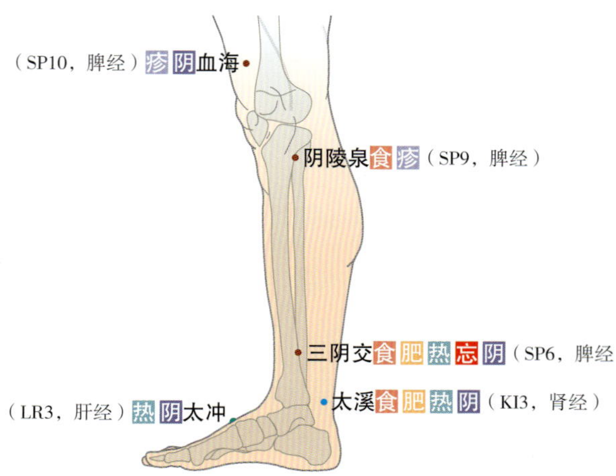

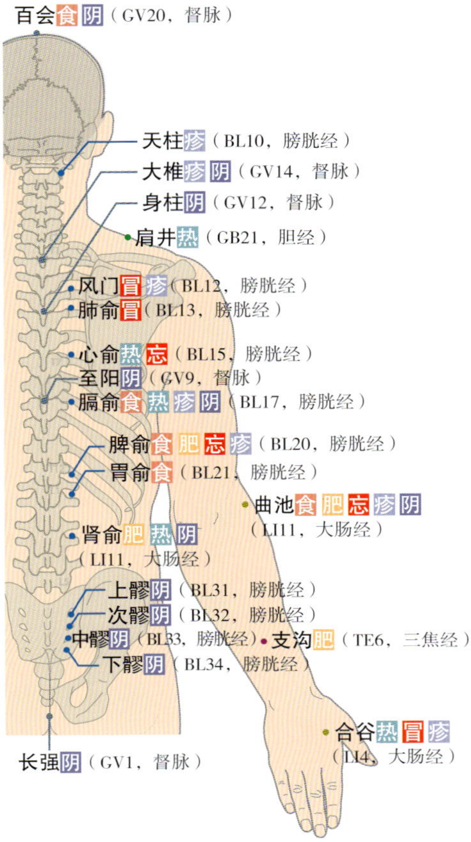

健忘

（中）心脾两虚型健忘

神门、灵道、心俞、脾俞、三阴交。

（中）痰浊型健忘

神门、内关、曲池、丰隆、三阴交、中脘。

感冒

（中）风寒型感冒

合谷、风门、肺俞。

（中）气虚型感冒

足三里、气海、关元。

发疹

（西）荨麻疹

天柱、肩髃、曲池、足三里、大椎。

（中）气血两虚型发疹

膈俞、脾俞、气海、血海、足三里、风门。

（中）胃湿热型发疹

曲池、足三里、阴陵泉、血海、列缺、合谷。

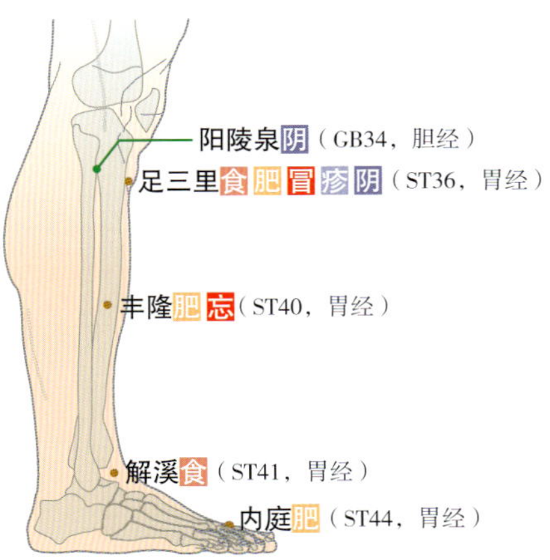

阴虚发热、肢冷

（西）更年期综合征

身柱、次髎、三阴交、足三里、太冲、曲池。

（中）心肾不交型阴虚发热、肢冷

内关、神门、三阴交、太溪、大椎、肾俞、长强、百会、关元。

（中）阳虚、寒湿、瘀血型肢冷

至阳、膈俞、肾俞、上髎、次髎、中髎、下髎、膻中、气海、关元、三阴交、阳陵泉、血海。

阴虚发热、肢冷等症状，中医称为“上热下寒”，以上部（头面部）的虚热及下部（足部）的厥冷为主要症状。病因为“心属火，为阳”与“肾属水，为阴”的平衡失调、心肾不交导致上热下寒，阴盛使下肢厥冷，阳亢虚火上炎导致颜面潮热。

运动引起的肩关节痛

（西）投掷肩损伤，肱二头肌长头肌腱炎

三角肌：臑会、臑俞、肩贞、肩髃、肩髎。

肱二头肌：天府、侠白、肩臑、天泉。

冈上肌：曲垣、秉风、巨骨。

斜方肌：肩井、肩外俞、秉风、肩中俞、巨骨、天柱、天髎。

背阔肌：肾俞、志室。

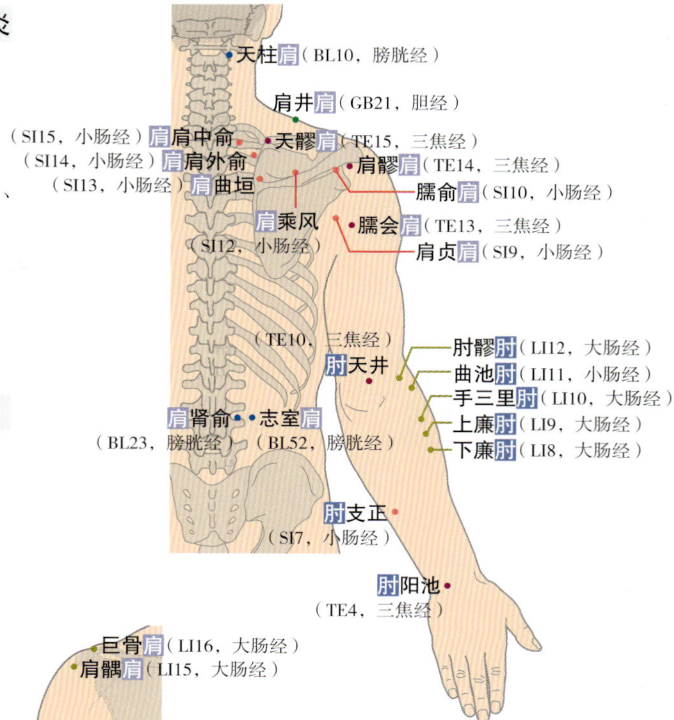

运动引起的肘关节痛

（西）肱骨外上髁炎（网球肘）

肱骨外上髁：曲池、肘髎。

尺骨鹰嘴：天井。

前臂伸肌群：手三里、阳池、下廉、上廉。

肘窝：尺泽、曲泽。

肱骨内上髁：少海。

前臂屈肌群：支正、大陵、郄门。

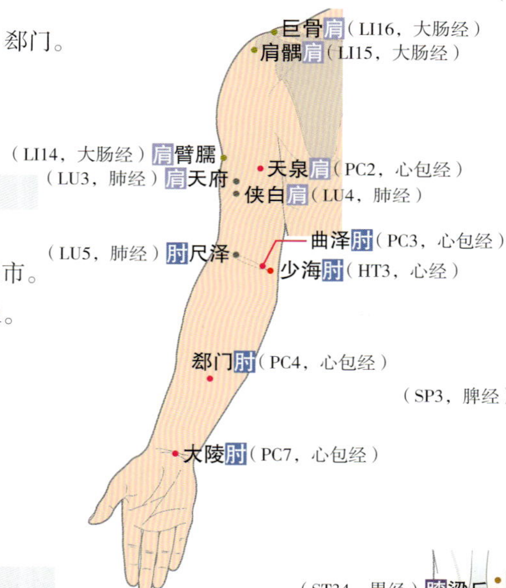

运动引起的膝关节痛

（西）髌韧带炎等

髌韧带：犊鼻。

股四头肌：血海、梁丘、阴市。

胫骨外侧：足三里、阳陵泉。

胫骨内侧：阴陵泉。

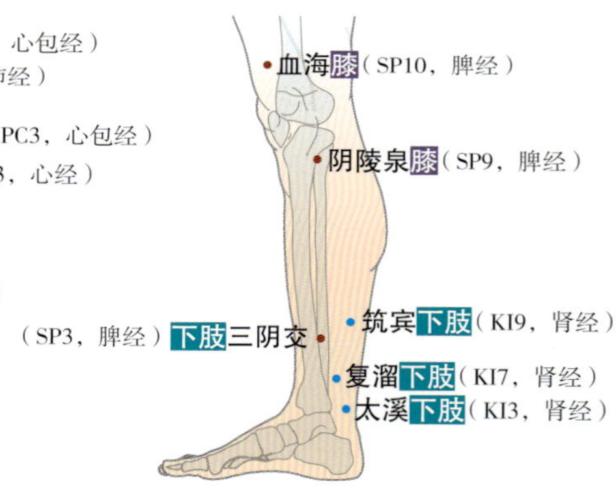

运动引起的下肢痛

（西）跟腱炎等

腓肠肌：承筋、承山、合阳。

比目鱼肌：飞扬、筑宾、三阴交。

跟腱：昆仑、太溪、复溜、承筋、跗阳。

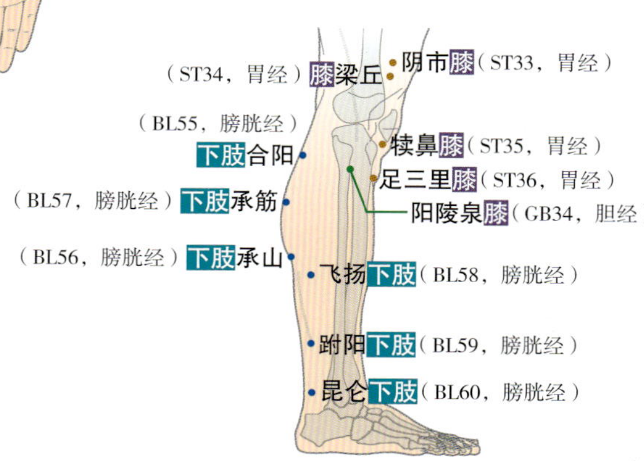

网球肘是以附着肱骨外上髁的腕关节、手指伸肌的以疼痛为主的病症，由于多见于击打网球的反手动作时疼痛，所以称为“网球肘”。日常多见于劳作的中年女性。髌韧带炎多发于长期大量的篮球及排球的跳跃动作，使膝关节周围的肌肉过度牵拉，导致股四头肌及附着膝盖附近的肌腱的炎症性病变。

参考资料

●穴位相关咨讯

WHO 西太平洋地域事務局 原著，第二次日本経穴委員会 監訳：WHO/WPRO 標準経穴部位—日本語公式版—，医道の日本社（2009）

第二次日本経穴委員会 編：詳解·経穴部位完全ガイド 古典からWHO標準へ，医歯薬出版（2009）

第二次日本経穴委員会 編：経穴集成 復刻版，医歯薬出版（2009）

形井秀一 著：治療家の手の作り方—反応論・触診学試論—，六然社（［2001］2004）

形井秀一 著：からだの声を聴く—東洋医学がよくわかる54話，医道の日本社（［1997］2009）

厳振国 主編，川俣順一 監訳：カラーアトラス経穴断面解剖図解（上肢編），（下肢編），医歯薬出版（1992）

严振国 主编：经穴断面解剖图解（头颈・胸部），（腹盆部），上海科学技术出版社（1990，2002）

严振国 主编：全身经穴应用解剖图谱，上海中医药大学出版社（1997）

山下詢 著：臨床経絡経穴図解 第2版，医歯薬出版（［1972］2003）

森秀太郎 著，青野三郎 画：解剖経穴図，医道の日本社 (1981)

日本理療科教員連名，（社）東洋療法学校協会 編，教科書執筆小委員会 著，第二次日本経穴委員会 協力：新版 経絡経穴概論，医道の日本社（2009）

高橋秀則 医学監修，J.Y.Wong 原著：神経解剖学による鍼治療マニュアル，エルゼビア・ジャパン（2005）

創医会学術部 著：漢方用語大辞典，燎原（［1984］2005）

伊藤良 著，森有材 監修：中医学大全科，法研

高金亮 監修，劉桂平，孟静岩 主編：中医基本用語辞典，東洋学術出版社（2006）

山田光胤，代田文彦，はやし浩司：図説 東洋医学，学研研究社（1979）

国分正一，鳥巣岳彦 監修：標準整形外科学，医学書院（2005）

伊藤美千穂，北山隆 監修，原島広至 著：生薬単，エヌ・ティー・エス（［2007］2010）

●穴名来源

王德深 主编：中国针灸穴位通鉴 上・下卷，青岛出版社（2004）

高式国 著：針灸経穴名の解説，燎原（［1988］2009）

李丁 著，浅川要，木田洋，兵藤明，生田知恵子，横山瑞生 訳：針灸経穴辞典，東洋学術出版所 (1986)

小田規矩之助 著，孫基然，戴昭宇 編：経穴名辞攷，株式会社パレード（2009）

張晟星，戚淦 著，川口準子 訳：鍼灸経穴名の解釈と意義，近代文芸社（1990）
篠原昭二 著：臨床経穴ポケットガイド 361 穴，医歯薬出版（2009）
王暁明，金原正幸，中澤寛元 著，森和 監：経穴マップ，医歯薬出版（2004）
周春才 著，土屋憲明 訳：まんが経穴入門，医道の日本社（2004）

●文字相关咨讯

山田勝美，進藤英幸 著：漢字字源辞典，角川書店（1995）
鎌田正，米山寅太郎 著：漢語林，大修館書店（1990）
藤堂明保，加納喜光 著：学研漢和大字典，学習研究社（1978）
藤堂明保，加納喜光 編：漢字源，学習研究社（1988）
白川静 著：字統 普及版，平凡社（［1994］/1999）
A.Cotterell 著，佐々木達夫 日本語版監修：写真でたどる中国の文化と歴史（「知」のビジュアル百科），あすなろ書房（2006）
稲畑耕一郎 監修，劉煒 編，尹盛平 著，荻野友範，崎川隆 訳：図説 中国文明史〈2〉殷周—文明の原点，創元社（2007）
林巳奈夫 著：中国古代の生活史，吉川弘文館（2009）

●相关咨讯

藤田恒太郎 著，寺田春水 改訂：生体観察，南山堂（［1950］1976）
青木隆明 監修，林典雄 著：運動療法のための機能解剖学的触診技術，MEDICAL VIEW（2006）
J.H.Clay & D.M.Pounds 著，大谷素明 監訳：クリニカルマッサージ —ひと目でわかる筋解剖学と触診・治療の基本テクニック—，医道の日本社（2004）
河合良訓 監修，原島広至 著：骨単 / 肉単 / 脳単 / 臓単 /3D 踊る肉単，エヌ・ティー・エス（［2004–2009］2010）
K.L.Moore，A.F.Dalley：Clinically Oriented Anatomy，L.Williams & Wilkins（［1980］2006）
R.Putz，R.Pabst：Sobotta –Atlas of Human Anatomy–，E.URBAN & FISCHER（2006）
L.M.Ross，E.D.Lamperti：THIEME Atlas of Anatomy，Thieme（2006）
P.Richer，R.B.Hale：ARTISTIC ANATOMY，Watson–Guptill（1971）
Fritz Schider : AN ATLAS OF ANATOMY FOR ARTISTS，Dover（1957）

穴位名笔画索引

五画

六画

七画

八画

九画

十画

十一画

十二画

十三画

十四画

十五画及以上